The Orthopaedic Therapeutic Exercise Navigation
Based on the Joint Functional Anatomy-The Lower Extremity & Trunk

整形外科運動治療

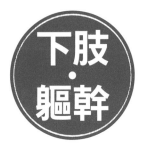

下肢
·
軀幹

U0080634

序　文

　　整型外科復健學會，前身為1991年8月成立的整型外科復健研究會，於2007年1月完成正式手續後，改以「學會」之名重新踏出第一步。整型外科復健學會秉持從研究會時代開始「仔細看待每一個病例」的精神，持續每月召開一次以檢討病例為主題的定期會議、演講、技術研討會等。每一次的討論，以病況考察為基礎，從機能解剖學、基礎醫學的生理學、病理學各個角度來加以思考「要如何治癒這個病例？」，並且重視「治療成效」，會員之間彼此切磋互相成長。

　　提及整型外科復健學會的由來，要回溯到大約20年前。本書編輯碧南市民醫院物理治療師淺野昭裕醫師與我在一次飲酒會中的閒話家常就是這一切的開端。從學生時代開始我們就是麻將好友，後來淺野醫師到名古屋工作，我到津市服務，但彼此還是互相往來，偶爾品嚐美食，偶爾交換工作上的各種資訊。慢慢不知不覺間，閒聊中總是會彼此為自己手上的病例相互爭辯、相互討論彼此的作法與想法、帶著些許自傲的心情述說自己是如何醫好病患。特別是淺野醫師臨床第二年調往中部勞災醫院的時候，他在那裡負責許多整型外科病患的復健工作，印象中我們飲酒會的次數也隨之暴增。關於整型外科的專業知識，因為我師承整型外科名醫加藤明醫師，所以最初多半是淺野醫師向我詢問專業知識，但自從碧南醫院開辦，以及開始正統的整型外科運動治療，淺野醫師精闢的洞察力與觀察力，以及他對解剖學、生理學、運動學精準要求的認真模樣，從中途開始反而成為我仿效的目標。因為這樣的一個過程，在我們臨床第六年的時候，在同樣身為此書編輯的岸田敏嗣醫師協助下，我們成立了整型外科復健研究會。

　　說到整型外科復健學會這個概念，絕對要提到的，且不可遺忘的就是我的老師加藤明醫師。他從我臨床第一年就開始指導我，醫療的基本知識與對「治癒」不可動搖的信念就是從那時開始深植我心。當時我的知識和技術都還相當稚嫩不成熟，有些患者沒有回診，老師就會在病患面前訓責我，病患還會幫我說話「是我不夠努力，不是林醫師的錯！」，至今這些艱苦的經驗還深印我腦中揮之不去。現在仔細想想，當時老師是依據我的實力分配一些理論上一定會好轉的病例給我，然而我當時卻花了2～3年才察覺到這一點。於是我後來在沒有手術的時候，便會到復健室和病患一起檢討我那不夠純熟的技巧，認真唸書，當我對整型外科掌握得更加透徹後，老師開始教我一些實際操作上的知識與最基本的治療處方。現在復健學會的知識及技術都是「加藤流」，我也希望年輕的醫生能代代相傳下去。在這裡我要將老師教給我的實踐整型外科運動治療的6個概念介紹給大家。

①骨頭屈曲又扭轉的話就會斷裂。

②骨頭除非骨折，否則幾乎不會感到疼痛。

③肌肉只會朝纖維走向收縮。

④萎縮的肌肉，再怎麼用力拉也不會伸長。

⑤韌帶用力拉扯的話會斷裂。

⑥神經問題單憑物理治療不會好轉。

當能夠完全融會貫通這幾點時，你肯定就是一個最優秀的整型外科復健師。

「機能解剖學的觸診技術」(中文由三悅文化出版)這本書上市後受到大家的支持，有感於此，深覺有必要再策劃一套對物理治療師在進行治療時能有實際幫助的實用手冊。猛然想起在整型外科復健研究會時代大家一起討論過的病例，以及學術研討會上大家發表過的數百件病例。於是，翻箱倒櫃將所有病例找出來，加以重新整理歸類，彙整成「上肢」、「下肢·軀幹」兩冊，裡頭記載了當物理治療師負責一個病例時，該擁有的基本知識，以及透過病例來瞭解整個治療過程、成效，與治療時的重點所在。同樣的肱骨頸骨折，依照醫師選用的治療方針之不同，運動治療的項目也會有所不同。這就是臨床上的困難，但也是富含趣旨的地方。希望這套書能成為新手治療師的指南，也希望在追求更高深學問及高超技術的過程中，這套書能對大家有所幫助。今後也必須要再追蹤整型外科復健學會中所檢討的以及學術研討會上所發表的新病例。因此，敬請各位讀者期待本會會員在臨床上以他們誠摯的熱情，積極的態度去面對每一個新的挑戰，並紀錄下他們的心血歷程。

在最後，要感謝給予這本書出刊機會的MEDICAL VIEW出版社，協助編輯企畫的編輯部安原範生先生，以及為這本書執筆的各位整型外科復健學會的成員，還有為這本書的製作投入大量心血的碧南市民醫院的淺野昭裕醫師、國立醫院機構東名古屋醫院附屬復健學系的岸田敏嗣醫師、中部學院大學的鵜飼建志醫師，由衷感謝大家。

整型外科復健學會代表理事

中部學院大學復健學部教授

理學治療師　林　典雄

執筆者一覧

■編　輯 ─────────────────────────────

林	典雄	中部学院大学リハビリテーション学部理学療法学科教授
浅野	昭裕	碧南市民病院リハビリテーション室
岸田	敏嗣	国立病院機構東名古屋病院附属リハビリテーション学院
鵜飼	建志	中部学院大学リハビリテーション学部理学療法学科准教授

■執　筆(照登載順) ─────────────────────────────

河合	真矢	吉田整形外科病院リハビリテーション科	林	優	吉田整形外科病院リハビリテーション科
熊谷	匡晃	鈴鹿中央総合病院リハビリテーション科主任	岡西	尚人	平針かとう整形外科
岸田	敏嗣	国立病院機構東名古屋病院附属リハビリテーション学院	永井	教生	名古屋スポーツクリニック
細居	雅敏	吉田整形外科病院リハビリテーション科	直江	祐樹	三重大学医学部附属病院リハビリテーション部
赤羽根良和		吉田整形外科病院リハビリテーション科	風間	裕孝	富永草野クリニックリハビリテーション科係長
浅野	昭裕	碧南市民病院リハビリテーション室	猪田	茂生	伊賀市立上野総合市民病院リハビリテーション科
村瀬	善彰	岐阜大学医学部附属病院リハビリテーション部	近藤	照美	吉田整形外科病院リハビリテーション科
千竃	里美	碧南市民病院リハビリテーション室	鵜飼	建志	中部学院大学リハビリテーション学部理学療法学科准教授
林	典雄	中部学院大学リハビリテーション学部理学療法学科教授	中宿	伸哉	吉田整形外科病院リハビリテーション科
小野	志操	大阪医専療法学部理学療法学科	松本	正知	桑名市民病院整形外科リハビリテーション室
山本	昌樹	トライデントスポーツ医療科学専門学校理学療法学科	前田	幸子	鈴鹿回生病院リハビリテーション科
豊田	弓恵	土浦協同病院リハビリテーション科	清水	智恵	あずま整形外科
小野	晶代	岐阜中央病院リハビリテーションセンター	小林	公子	土浦協同病院リハビリテーション科
松本	裕司	吉田整形外科病院リハビリテーション科	村野	勇	土浦協同病院リハビリテーション科
加藤	康吉	碧南市民病院リハビリテーション室	宿南	高則	吉田整形外科病院リハビリテーション科
豊田	和典	取手協同病院リハビリテーションセンター	田中	幸彦	吉田整形外科病院リハビリテーション科
橋本	貴幸	土浦協同病院リハビリテーション科	桑原	隆文	富永草野病院リハビリテーション科
増田	一太	吉田整形外科病院リハビリテーション科	犬塚	好彦	吉田整形外科病院リハビリテーション科

目次

膝關節

軀幹

本書特色・使用方式

30 因骨列異常引起鵝足炎之運動治療

Check it !

1. ●針對引發鵝足炎的關鍵肌肉進行辨別測試，找出造成鵝足部疼痛的肌肉，這樣才能有效給予治療。
●造成鵝足部疼痛的多半是股薄肌與縫匠肌，能針對這兩條肌肉確實做到伸張運動是很重要的治療技術。
●在骨列異常造成強大影響力的病例中，適時使用矯正鞋墊會有助於縮短治療的時間。

針對鵝足炎的關鍵肌肉鑑別測試

2. 這是為了加以分辨鵝足部疼痛是否與鵝足肌群有關的徒手觸診。選擇性對股薄肌、縫匠肌、半腱肌等肌肉進行伸展刺激，使肌肉因承重刺激而引發疼痛。在我個人遇到的病例中多半都是因為股薄肌或與股薄肌起連鎖關係而引發鵝足部疼痛。

●縫匠肌的測試(圖1a)：讓病患的下側腳彎曲保持骨盆後傾。伸展患側腳的髖關節，並使其內收，後，伸展膝關節使縫匠肌得以伸展。如果鵝足部出現疼痛現象即呈陽性。髖關節伸展會使半腱肌鬆弛；髖關節內收則使股薄肌鬆弛。

●股薄肌的測試(圖1b)：讓病患仰躺，彎曲膝關節，伸展髖關節並做出最大幅度的外展。然後伸展膝關節，讓股薄肌得以伸展。如果鵝足部會疼痛則呈陽性。髖關節伸展會使半腱肌鬆弛；髖關節外展則使縫匠肌鬆弛。

●半腱肌的測試(圖1c)：讓病患仰躺，髖關節屈曲並內收。然後在這個姿勢下伸展膝關節，使半腱肌得以伸展。如果鵝足部會疼痛則呈陽性。髖關節屈曲會使縫匠肌鬆弛；而髖關節內收則會使股薄肌鬆弛。

⋯⋯⋯⋯ **知識重點** ⋯⋯⋯⋯

圖1 關鍵肌肉鑑別測試

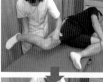
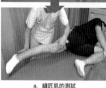

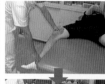
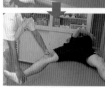

a. 縫匠肌的測試　　b. 股薄肌的測試　　c. 半腱肌的測試

160

鵝足肌群與膝關節穩定性之間的機能解⋯

股薄肌起自恥骨聯合外側，與縫匠肌腱、半腱肌⋯作用是在髖關節處，可內收、屈曲，在膝關節處可屈曲⋯肌部會有壓痛。

3. 縫匠肌起自髂骨前下棘，從大腿前面往內下方延伸⋯呈繩狀的肌肉。其作用是在髖關節處可屈曲、外⋯鍵，具有穩定膝關節的功用。當需要過度knee in⋯外旋強制力產生抗力作用，使髖關節穩定(圖2)。

半腱肌起自坐骨結節，止於脛骨結節內側。其作用⋯腿。疼痛的原因很少與半腱肌有關。

而所謂鵝足炎，是股薄肌腱、縫匠肌腱、半腱⋯反覆屈伸而使鵝足部過度摩擦所造成。

承重下，在小腿外旋姿勢反覆屈伸動作就會引發⋯外，如果以貼紮限制小腿外旋後再去跑步的話，疼痛⋯

從股薄肌的局部壓痛以及關鍵肌肉辨別測試的高度⋯縮，造成摩擦刺激加大及附著部因發炎而引發疼痛，⋯度內旋與小腿過度外旋等骨列異常，又助長了上述的⋯

圖2 鵝足肌⋯

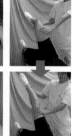

大腿內旋

小腿外旋

在需要過度knee in⋯
股薄肌為首的鵝足⋯
用，進而於動態⋯

Case Study 矯正⋯

4. 這個病例是利用矯正鞋⋯痛。依關鍵肌肉辨別測試⋯旋姿勢下的屈伸動⋯制小腿外旋後再去⋯。在本病例中縱使改善⋯來矯正骨列的治療。從腳⋯

⋯⋯⋯⋯⋯

◆病例
10多歲。3年前右腳踝關節⋯

◆現在病程
5. 前開始右膝關節疼⋯步時常常會出現疼痛⋯動治療開始時的檢⋯
・鵝足部、股薄肌腱有⋯
・關鍵肌肉辨別測試，股⋯
・跑步時的骨列呈現過度⋯
・起立時的靜態骨列呈現⋯

圖3 針對股薄肌進行運⋯

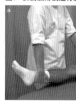

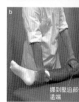

挪到壓迫部⋯
遠端

讓病患仰躺，先將對側腳輕⋯近端的伸展性。觸診確認股薄⋯緊後再內收，重複外展-內收⋯近端部位是這個伸張運動的特⋯

162

---

❶ 簡單介紹診斷時及進行運動治療時的重點。

❷ 為了更加瞭解病例，詳細解說疾患的相關整型外科知識。

❸ 為了診斷病例，詳細解說相關的關節解剖學知識。

❹ 針對病例的病症與治療方針進行總結。

❺ 以實際的病例解說進行哪些運動治療及最後的成效如何。

＊診斷時所需的重要知識、技術，以 "知識重點"
　與 "技術重點" 標示。

這本書所記載的病例，是經過整型外科醫師及物理治療師之間密切的配合下所得的結果，並非只是要呈現一般制式的治療成效。特別是，即便在整型外科領域是同樣的病名，但依據年齡、骨折類型、組織損傷程度、全身的併發症、手術目的、方式的不同，結果也會大不相同。然而因篇幅有限，本書無法將所有情況一一收錄，這一點還懇請大家諒解，也希望這本書能對大家有所建樹。衷心期望治療師能與主治醫師攜手合作，以期能累積更高深的知識與技術。

（左側欄）

著於脛骨結節內側。其疼痛的病例，幾乎股薄

，附於脛骨結節內側，股薄肌肌腱共同形成鵝，鵝足肌群就會對小腿

關節可屈曲，可內旋小

腱因跑為主的膝關節

伸，疼痛就會減輕。另

囊本身發炎且股薄肌攣大主因。再加上大腿過久不癒。

骨列異常引發的鵝足炎病例

引起的鵝足炎。確認鵝足部、股薄肌肌腱部位有壓步時的骨呈現過度knee in-toe out。承重時，在旋姿勢下的屈曲，疼痛情況就會減輕。另外，如果以愛。所以，強烈懷疑鵝足部的疼痛與小腿強制外旋有不見鵝足部的疼痛完全消失，所以追加了以矯正鞋墊期間以矯正鞋墊來誘導小腿內旋。

....

眼式之髕骨(squinting patella)。

◆**運動治療過程**
開始運動治療(第1次治療)
運動處方①：進行選擇性伸張運動(圖3)，藉以排除對股薄肌造成牽引刺激。壓迫股薄肌終點的近端部往遠端牽引，在不牽引鵝足部的狀態下利用髖關節外展運動來伸展壓迫部位近端的股薄肌。

運動治療開始後4天(第2次治療)
運動處方②：製作矯正鞋墊

為了矯正knee in-toe out的骨列異常而製作矯正鞋墊。

運動治療開始後10天(第3次治療)
跑步時的疼痛幾乎消失，鵝足部與股薄肌肌腱處的壓痛也消失了。完成矯正鞋墊的治療，運動治療結束。

圖4 製作矯正鞋墊

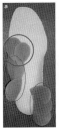
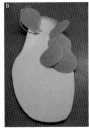

a. 上方俯瞰圖
①保持前足部的橫弓。
②支撐。
③誘導小腿內旋。
b. 從前方看
c. 從後方看

本針對鵝足炎的第一治療選擇，就是針對鵝足肌群的選擇性伸張運動(圖3、5)，但治療過程中若判定骨列異常的影響也很強烈時，就要適時給予針對改善骨列異常的矯正鞋墊治療，這樣才能有效縮短運動治療的時間。

圖5 針對縫匠肌的選擇性伸張運動

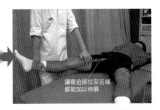

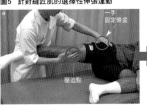
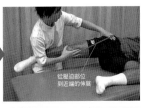

讓壓迫部位至近端都能加以伸展

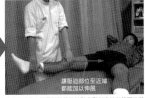

讓壓迫部位至遠端都能加以伸展

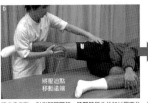
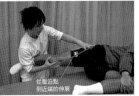

動的基本作法是在不帶給股薄肌終點牽引刺激的狀態下改善主動-協助方式將鵝足肌外展(a)。在外展時感覺到股薄肌拉移到遠端，然後重複同樣動作(b)。藉由治療師的壓迫只伸展

讓病患側臥，對側髖關節、膝關節屈曲並加以固定住。伸張運動的基本方式與前述股薄肌相同，都是不要帶給肌腱終點牽引刺激，然後改善近端的伸展性。觸診確認縫匠肌後，邊壓迫縫匠肌邊以主動-協助方式將髖關節伸展同時內收(a)。壓迫縫匠肌肌腱終點的近端部位，然後往遠端移動。慢慢將壓迫點移到遠端，然後重複同樣動作(b)。藉由治療師的壓迫只伸展近端是這個伸張運動的特點。

本書特色・使用方式 ……… (附錄1・2)

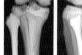

4 後內側有骨碎片的脛骨平台骨折病例

特徵

好發於年輕人的脛骨平台骨折多半是由強大外力造成，縱使將其板復到解剖學上的位置，卻很有可能會位。在不得已之下只能還原重及長期固定。另外練報告顯示，如果是後內側有骨碎片的骨折，前開刀法(前方入口)處置，固定力可能會不會，若是後開刀法(後方入口)，在脛骨後面以支撐骨板固定，固定效果會比較良好，但是後開刀法的侵入性比較大，在本國較無醫生使用此術式。大多都是從前內側進入，以骨板固定，所以術後針對骨碎片的一些力學作用力上的運動治療就非常重要。

病例

30多歲。滑雪中跌倒受傷。醫生診斷為左脛骨髁部骨折(Hohl分類類型III)，受傷後10天進行外科復位（從脛骨前內側進入以骨板固定）及骨移植術。術後以石膏固定2週，開始運動治療。石膏固定中的運有維持髖骨周圍的可動性，股四頭肌收縮運動。而拿掉石膏後，要考慮施加於骨碎片上的力學非常謹慎的進行大腿的可動範圍(ROM)的運動治療。拿掉石膏後的ROM為0～90度。術後膝關節屈曲角度順利大到120度，但是再繼續屈曲的話，MCL前緣會有疼痛現象。6週後開始1/3部分承重(PWB)，膝關節屈曲改善至145度。7週時改為1/2PWB，恢復全區域的可動範圍。8週時順利改善至可全承重。

受傷時的X攝影　　受傷後X光攝影

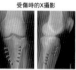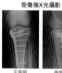

正面照　側面照　　　正面照　側面照

◆運用的知識・技術・準則
◎控制膝關節旋轉時的不穩定 ⇒
・膝21／圖1(p.124)
◎針對脛骨平台骨折，以骨板固定 ⇒
・10／圖3(p.81)
◎髖骨周圍的操作 ⇒
・膝5／圖8(p.62)，圖9(p.63)，圖10(p.63)
・膝9／圖7(p.79)，圖8(p.79)
・膝23／圖1(p.135)，圖8(p.135)
◎強化膝關節屈曲 ⇒
・膝21／圖2(p.125)

◆小建議
從前內側進入的骨板固定術，骨板較缺乏支持效果，所以必須再仰賴骨螺絲釘的固定力。運動也要將施加在後內側骨碎片的力學負荷也考慮進去。為了不造成脛骨有強大的軸壓，要在屈曲姿勢下進行半腱肌的緩和等張收縮訓練來握住脛骨近端的後方，慎重地進行ROM訓練。CKC肌力訓練及步行時，會因膝關節屈曲角度的不同而對骨碎片產生向後的軸壓，這一點要特別留意。

從前內進入以骨板　　　從後內進入固定(這個病例)　　固定

◆相關疾患、類似術式
PCL損傷、使用支撐骨板的桡骨遠...

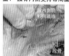

附錄 1

① 提示關於疾患的知識重點。如果是特別的手術會記載術式；如果是疾患的特徵則會針對特徵加以描述。

② 針對上述的病例詳加描述(受傷後、術後、運動治療的過程)。

③ 從本書中擷取各病例所需的知識、技術、規則，依照編號、圖表號碼、頁數的方式編寫。

例如：膝21／圖1(p.124)

④ 臨床上的小建議。將如何治療這個病例的訣竅、知識和技術做個簡單扼要的提示。

⑤ 與這個病例有關的疾患和術式。

---

8 存在於髕骨內側支持帶與膝關節囊之間的黏液囊

膝關節周圍的黏液囊

滑液囊位於人體組織間最容易發生機械式摩擦壓力的部位，最大功能是減少組織間的摩擦係數。人大的黏液囊是膝峰下黏液囊，負責使轉上肌的滑動更加圓滑，這個部位容易發生沾黏，容易引的關節障礙。在膝關節具代表性的黏液囊有，提高髕骨滑動的髕上滑液囊，提高膝足滑動性...滑液囊，另外，終止於膝關節囊間的肌肉、肌腱也附著不少黏液囊。針對膝關節的攣縮進行治...伸展結構的伸展性如果也能針對運動時組織間的滑動性進行改善，治療或效肯定會更好。

結果

觀察部位是股內側肌斜向纖維的內側及內側肌斜向纖維繼續延伸的髕骨內縱向纖維與膝關節囊的中間。股內向纖維的內側有個大範圍的黏液囊。a)。膝關節運動時，黏液囊就會發揮其滑動結構的功能。髕骨內側支持帶與膝關節囊的中間也有個皺摺狀的黏液囊存在。非常具有光澤，以手指觸摸表面，摩擦力非常低(圖1b)。

圖1 髕骨內側支持帶周圍的黏液囊

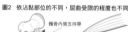

a. 位於股內側肌斜向纖維內側的大範圍黏液囊　　b. 位於髕骨內側支持帶與膝關節囊中間的黏液囊

位於股內側肌斜向纖維內側的黏液囊範圍很大(a箭頭)，可以想像得到，當膝關節運動時，是負責擔任肌與其他組織間的滑動結構。髕骨內側支持帶與膝關節囊之間也有個皺摺般的黏液囊(b箭頭)，同樣也是負責滑動的功能。

解釋

一般膝關節的外科手術，開刀入口不是在前方就是在內側，因為經過髕骨內側支所以從發炎到修復過程完成，這個常容易產生沾黏，舉例來說，如內側肌斜向纖維對髕骨支持帶中生沾黏，那就會妨礙髕骨自身往遠端的移動(圖2a)；如果是髕骨韌帶部位的髕骨內側支持帶產生沾黏的話，就會妨礙內側韌帶(MCL)往後方移動(圖2b)。換言之，若能預防這些部位的沾黏，就可以儘早恢復膝關節屈曲可動範圍(ROM)。

圖2 依沾黏部位的不同，屈曲受限的程度也不同

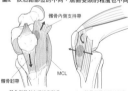

a. 股內側肌斜向纖維與髕骨內側支持帶的沾黏　　b. 髕骨韌帶位置的髕骨內側支持帶的沾黏

如果從股內側肌斜向纖維延到髕骨支持帶中間產生沾黏，那就會妨礙髕骨自身往遠端的移動，屈曲就要受到限制。如果是髕骨韌帶部位的髕骨內側支持帶產生沾黏的話，隨著髕韌帶屈曲而內側韌帶(MCL)會往後移動的運動模式就會受到阻礙，屈曲ROM就於會嚴重受到阻礙。

◆小建議

膝關節周圍外傷及TKA等進行髕骨內側支持帶周圍沾黏程度的不同，之後屈曲ROM恢復程度也會受影響。髕骨內側支...內側肌斜向纖維的纖維束，不僅要以他動方式幫忙伸展，術後初期的股四頭肌收縮訓練...內側肌斜向纖維為主的肌肉收縮訓練對髕骨內側支持帶來說都是非常重要的運動治療。

● 可以運用這個知識的疾患
膝關節周圍外傷(含髖帶損傷、骨折)、TKA術後病例(p.140, 144, 148)、退化性膝關...116)、關節鏡下手術後(p.48)等等。

296

附錄 2

① 描述如何從病例的觀察與研究所得的現象中去思考臨床上的治療方法。

② 以上述治療方式去處理病例。

③ 針對結果加以解釋說明。

④ 臨床上的小建議。

⑤ 可以運用這個知識的相關疾患及參考頁數。

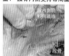

附錄1

髖關節

1 梨狀肌症候群的運動治療

Check it !

● 胸梨狀肌症候群是梨狀肌與坐骨神經之間的壓迫性神經障礙，常常會遭誤診為因腰部神經根障礙所引起的如腰椎椎間盤突出等腰椎疾患，所以需要詳加鑑別。

● 梨狀肌症候群不容易以影像醫學檢查來驗證，所以在診斷和治療上比較困難。為了要正確掌握病況，必須透過更進一步詳細的理學檢查。

● 梨狀肌症候群的運動治療是藉由髖關節外旋肌群的放鬆來降低神經的壓力與改善坐骨神經的滑動性。

梨狀肌症候群之神經壓迫(entrapment)的解剖學重點

梨狀肌症候群，是以梨狀肌為主的髖關節外旋肌群與坐骨神經之間所產生的壓迫性神經障礙。起因有可能是梨狀肌發炎後，再加上臀部輕微外傷與使用過度，而造成梨狀肌肥厚所引起。

說到梨狀肌與坐骨神經的關係，Beaton將240例的解剖檢查結果分成6個類型(圖1)。a型是最多的，其次是b與c型。e型與f型是理論上的分類，臨床上尚未碰過。坐骨神經一分為二，貫穿梨狀肌的這一型，比較容易引起梨狀肌症候群，但也是有例外的病例。這個病例就是由外在因子所引起，髖關節活動時的坐骨神經壓迫、梨狀肌強烈收縮、長期痙攣，這些都有可能引起神經壓迫，治療時需要全部考

圖1 坐骨神經與梨狀肌的關係

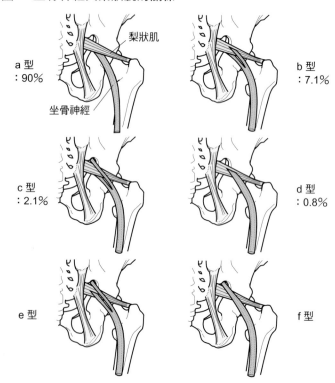

梨狀肌

a型
：90%

坐骨神經

b型
：7.1%

c型
：2.1%

d型
：0.8%

e型

f型

a型最多，其次是b、c型。e型與f型是理論上的分類，臨床上尚未碰過。坐骨神經一分為二，貫穿梨狀肌的那一型是最容易發生本症候群。

圖2 髖關節與臀部神經

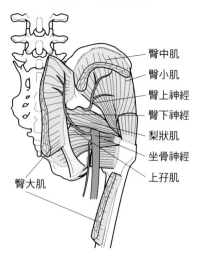

臀中肌
臀小肌
臀上神經
臀下神經
梨狀肌
坐骨神經
上孖肌
臀大肌

坐骨神經穿過坐骨大孔，經過梨狀肌下方至臀部。延伸至臀部的坐骨神經被包覆在臀大肌裡，像是橫切上下孖肌、閉孔內肌、股方肌般順著大腿後側繼續向下延伸。臀下神經以薦神經叢的根部為起點，從梨狀肌的下方穿過坐骨大孔，然後從梨狀肌與上下孖肌的中間穿越直達臀部進入臀大肌。

引用改編自文獻4)

慮在內。

　　另外，臀下神經從薦椎神經叢根部鑽出，位置就在梨狀肌下方，穿過坐骨大孔，從梨狀肌與上下孖肌中間來到臀部，進入臀大肌(圖2)。因此，很有可能和坐骨神經的情況一樣，會因為梨狀肌症候群的關係出現臀下神經障礙，雖然不常見，但也有可能造成臀大肌萎縮。

髖關節外旋肌群與髖關節運動軸的關係

　　梨狀肌起於薦骨前面，向外側前方延伸，穿過坐骨大孔，止於大轉子的頂部。是協同其它肌肉完成髖關節外旋動作的主要肌肉之一。髖關節輕度內收與髖關節屈曲會使梨狀肌變得緊繃，因此在這兩個姿勢下梨狀肌也更為活躍。另外，因梨狀肌通過穿越髖關節中心的矢狀軸上方，所以外展動作時也會使用到這條肌肉(圖3)。臀中肌是主要的外展肌肉，與外展的槓桿支架幾乎垂直，以力學角度來說極具效率(圖4a)。相較於此，因為梨狀肌與槓桿支架幾乎呈平行，要負責外展動作的話，以力學角度來說較不具效率。但是，對關節的中心點反而比較有力，可以提高股骨頭的向心性(圖4b)。也就是說，梨狀肌的功用是輔助外展動作與成為股骨頭的支點來穩定髖關節。

　　上下孖肌從內收外展的軸線上略過，所以較無助於內收外展動作，主要功能在於外旋，但上下孖肌和梨狀肌相同，和股骨頭與髖臼緊密結合，所以也同樣具有穩定髖關節的功用。

　　另外，股方肌起於坐骨結節，從髖關節內收外展軸線下方穿越，止於大轉子後方的轉子間脊。有助於髖關節的活動，也和其他髖關節外旋肌群相同，可以穩定髖關節(圖3)。

圖3　外旋肌群與內收外展軸

梨狀肌位於髖關節內收外展軸(YY')的外側上方，具有外展作用。上下孖肌從軸上方略過，也較為無助於內收外展動作。股方肌位於YY'下方，具有內收作用。
O：髖關節中心
T：大轉子

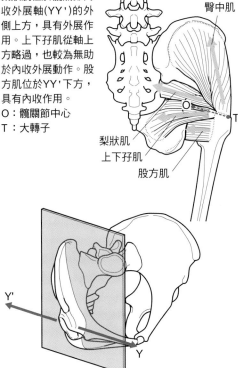

圖4　外展運動時的臀中肌與梨狀肌

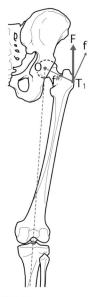

a. 臀中肌
與外展的槓桿支架幾乎垂直，以力學角度來說極具效率。

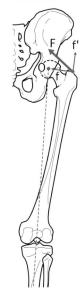

b. 梨狀肌
與槓桿支架幾乎平行，要負責外展動作的話，以力學角度來說較不具效率。但是，對關節的中心點反而比較有力，可以提高骨頭的向心性。

引用改編自文獻8)

引用自文獻8)

　　兩側髖關節臀肌內脫臼併發梨狀肌症候群，因而引發臀部疼痛。髖關節臀肌內脫臼常會造成臀部疼痛，但多半都沒有查清楚發生機轉而直接歸咎於是二次脫臼病變。在這個病例中，不僅有臀部疼痛的問題，疼痛還延伸至下肢，另外，從梨狀肌變緊變硬的情形有暫時減輕的情況來研判，是屬於梨狀肌症候群。從外觀看來，有骨盆前傾及腰椎過度前凸的情況，所以，以梨狀肌為首的外旋肌群才會起代償作用來支撐髖關節。而這個代償作用雖然支撐了承重，但長期下來在步行時會對梨狀肌、上下孖肌施以持續的壓力，最後導致梨狀肌症候群。在運動治療上，因為隨著脫臼，梨狀肌的走向會朝水平方向偏移，上下孖肌會朝髖關節內收外展中間位置的外側上方偏移，所以要在仰臥姿勢下，先輕度外展髖關節，然後再開始讓外旋肌肉進行有節奏的反覆收縮。即使梨狀肌、上下孖肌的痙攣情況改善了，也要繼續這個運動項目以求改善坐骨神經的滑動性。治療的結果，順利改善梨狀肌、上下孖肌的壓痛，臀部與下肢的疼痛也都消失了。

◆**病例**

60多歲。經醫師診斷為兩側髖關節臀肌內脫臼，幼時並沒有機會到醫院接受治療，一直拖延至今。

◆**現在病程**

10天前臀部突然劇烈疼痛，左下肢疼痛，出現發麻現象，行走有困難。不僅臀部疼痛，下肢也有疼痛的現象，從梨狀肌僵硬程度來看，有暫時性減緩的情況研判是梨狀肌症候群。

◆**運動治療開始時的檢查結果**

- 約10m的步行後，臀部疼痛延伸至左下肢。
- 梨狀肌和上下孖肌有明顯的壓迫性疼痛。
- 髖關節內旋姿勢下的SLR測試(直腿抬高測試)，可上抬90度，疼痛不會擴散至下肢。
- 理學檢查中的Freiberg測試呈陽性；Patrick測試呈陰性(圖5)；Pace測試呈陰性，小面關節和薦髂關節沒有特別異常之處。
- 骨盆前傾及腰椎前凸的情況雖然加劇，但無腰痛症狀。
- 髂腰肌和內收肌有明顯的攣縮，雙腿外展受限。
- X光片顯示有兩側臀肌內脫臼的現象。股骨頭發育不完全，股骨頸往髖臼窩後外側上方偏移(圖6)。

◆**運動治療過程**

運動處方①：針對髖關節外旋肌群做反覆收縮運動來幫助放鬆。

運動處方②：利用髖關節、膝關節的運動來改善坐骨神經滑動性。

知識重點

圖5　梨狀肌症候群的徒手觸診

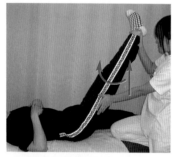 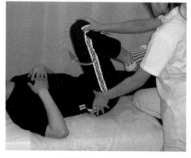 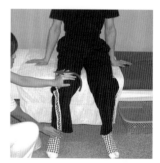

a. 髖關節內旋姿勢下的SLR測試
髖關節內旋姿勢下，稍微讓外旋肌肉繃緊，在這樣的狀態下進行SLR測試。若臀部有疼痛感則是陽性反應。

b. Freiberg 測試
讓病患仰躺，固定骨盆，將髖關節屈曲內旋。若臀部有疼痛感則呈陽性。骨盆固定但呈陰性，骨盆非固定卻呈陽性的話，有可能是薦髂關節性的疼痛。

c. Pace 測試
讓病患端坐，在患者對抗檢查者的施力下讓髖關節外展外旋。肌力下降、臀部疼痛，即是陽性。

運動治療開始後第2天　髖關節反覆外旋←→內旋讓梨狀肌和上下孖肌放鬆。

　　雖然腰椎還有前凸的症狀，但因為臀肌內脫臼且步態穩定，所以暫時不治療腰部，僅針對梨狀肌症候群的部分進行運動治療。

運動治療開始後第4天　延長步行距離，下肢疼痛的症狀也稍微減輕。

　　梨狀肌仍有壓痛。髖關節屈曲受限情況有所改善。

運動治療開始後第10天　梨狀肌的壓痛消失。步行時也不再疼痛。

　　●

　　雖然骨盆前傾及腰椎過度前凸，但因為小面關節和薦髂關節沒有特別異常之處，就僅針對梨狀肌和上下孖肌進行治療(圖7)。藉由放鬆外旋肌肉解除神經的壓迫，改善坐骨神經的滑動性，症狀的減輕也代表這樣的運動治療對解決梨狀肌症候群是有效的。

圖6　X光攝影

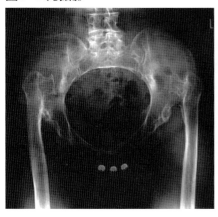
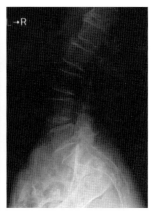

從X光片可看出兩側都有臀肌內脫臼的現象，股骨頭發育不完全，股骨頭向髖臼窩的後外側上方移位。

技術重點

圖7　外旋肌群的放鬆

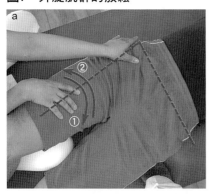
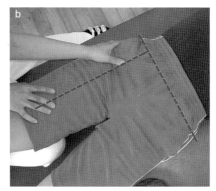
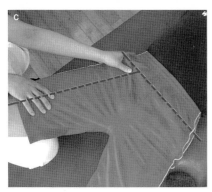

a. 梨狀肌
b. 上下孖肌
c. 股方肌

讓病患仰躺，物理治療師將患者的膕窩靠在自己的大腿上，這是外旋肌肉放鬆的開始姿勢。由物理治療師協助內旋(箭頭①)，然後再由病患主動外旋(箭頭②)，重複同樣的動作。

考慮肌肉走向，治療梨狀肌時要讓髖關節輕度內收(a)，治療上下孖肌時則要擺在中間位置(b)，治療股方肌時則要從稍微外展的姿勢開始(c)。

2 Hanson pin骨折復位術治療股骨頸骨折之術後運動治療

Check it！

- ●提供股骨頭營養的血管有三，上支持帶動脈、下支持帶動脈和圓韌帶小動脈。其中負責提供股骨頭承重部位營養的是上支持帶動脈，如果這條動脈斷裂血液供應不良的話，極有可能會造成股骨頭壞死。
- ●股骨近端部位有5個極具表徵的骨小梁群，可以提高力學上的強度。
- ●Hanson pin具有堅固的固定性，可使病患儘早進入承重步行訓練，若再加上關節可動範圍(ROM)訓練與增強肌力的訓練，初期開始就開始的下肢承重刺激的運動治療成效也相對提高。

股骨頭的營養血管

股骨頸骨折是關節囊內骨折，所以骨折後骨膜會隨之剝離，而且極有可能會連帶損害供應股骨頭營養的血管，再加上股骨頸本身的形狀特殊，是重要的力學承重部位，較不利於骨癒合。提供股骨頭營養的血管主要有三條[1,2]：供應股骨頭上方2/3承重部位營養的是上支持帶動脈(superior retinacular artery；SRA)，供應內側上方1/3部位營養的是下支持帶動脈(inferior retinacular artery；IRA)，以及附著在圓韌帶上，供應小部位營養的圓韌帶小動脈(teres artery；TA)(圖1)。SRA與IRA是從股深動脈的分枝——股內側回旋動脈(medial circumflex femoral artery；MCFA)所分歧出來的。TA則是從閉孔動脈髖臼分枝所分歧出來的，然後貫穿圓韌帶進入股骨頭。這個部位有許多骨折線，所以，若這個部位發生移位的話，就很容易造成SRA斷裂而引起血流不順甚至中斷。另一方面，IRA與股骨頸內側皮質骨平行，並穿越一薄膜形成的索狀物(weitbrecht韌帶)進入股骨頭後方內側，所以若骨折移位情況很嚴重，韌帶就會隨之斷裂。SRA的血流若中斷，剩下的IRA與TA就無法進行代償作用，那麼血液流域內，以股骨頭承重部位為中心將會塌陷變形(late segmental collapse)(圖2)。

圖1 股骨頭的營養血管

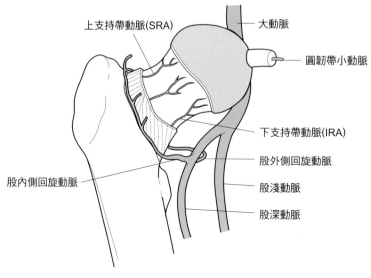

上支持帶動脈(SRA)
大動脈
圓韌帶小動脈
下支持帶動脈(IRA)
股外側回旋動脈
股內側回旋動脈
股淺動脈
股深動脈

引用自文獻6)

●關於late segmental collapse

　　從報告中得知late segmental collapse的發生機率，以Garden分類法來說，在非移位型骨折(StageⅠ、Ⅱ)中約佔10%，在移位型骨折中(StageⅢ、Ⅳ)約佔20～40%。以X光攝影來說，多半要半年～2年的時間才會發現，若以MRI核磁共振攝影來檢查的話，可以早期就檢查出是否有股骨頭壞死的情況(圖2)。根據研究報告指出，在MRI影像中，信號異常區就表示有塌陷的問題，而條狀帶影像若大範圍地橫跨承重部位，就表示那一區較容易塌陷變形。

圖2　影像結果
　　　(MRI T1信號)

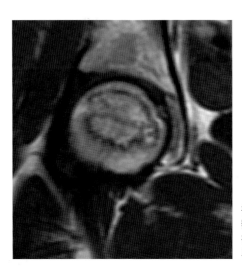

在正常信號區域內出現條狀帶低信號。條狀帶有分跨越所有承重部位與在承重部位外兩種，是產生塌陷前的早期異常影像。

股骨近端的骨小梁構造

　　股骨頸和股骨幹連結的部位有一個特殊的頸幹角，在生物力學上是個弱點，但還好股骨近端部位有特殊的骨小梁構造可以加以代償。1838年Ward[3]將這個骨小梁構造繪製成一張狀似街燈的模擬圖而聞名。Ward's triangle就是以其名來命名的。股骨近端的骨小梁構造(圖3)，有從頸部內側皮質骨(Adams弓)延伸至股骨頭上方內側的主壓縮骨小梁群(principal compressive group)；從近端骨幹外側皮質骨，以弓狀形穿過股骨頸往下延伸至股骨內側下方的主拉力骨小梁群(principal tensile group)；另外還有補強作用的，從小轉子內側及外側皮質骨向中央呈歌德式拱門形狀的副壓縮(拉力)骨小梁群

圖3　股骨近端的骨小梁構造

PC：主壓縮骨小梁群
　　　(principal compressive group)
PT：主拉力骨小梁群
　　　(principle tensile group)
SC：副壓縮骨小梁群
　　　(secondary compressive group)
ST：副拉力骨小梁群
　　　(secondary tensile group)
T ：大轉子骨小梁群
　　　(greater trochanter group)
W ：Ward's triangle(沃氏三角)

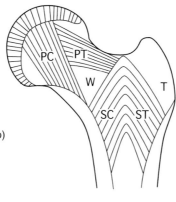

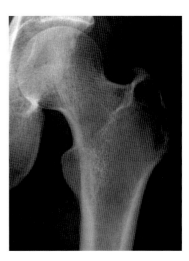

引用改編自文獻8)

(secondary compressive and tensile group)，及大轉子骨小梁群(greater trochanter group)5種。彼此互相交叉的網狀結構增加了力學上的強度。包圍在主壓縮骨小梁群、主拉力骨小梁群、副壓縮骨小梁群網狀結構中的叫做Ward's triangle，伴隨骨質疏鬆的問題，是股骨頸骨折好發的部位。

從股骨頸骨折的X光片來看，依照股骨頭的旋轉移位程度可確認是Garden分類中的StageIII與StageIV。亦即主壓縮骨小梁群的走向以內側部位為中心旋轉移位的部分為StageIII，其餘的則是StageIV。另外，依據報告顯示，當股骨頸骨折進行復位手術時，將股骨內側皮質骨與上方無損傷的骨小梁(calcar)密切結合跟沒有密切結合的情況相比，有密切結合的在骨移植時比較不費力。

Case Study　以Hanson pin固定復位術治療股骨骨折病例

針對股骨頸骨折Garden分類StageIII，以Hanson pin進行固定復位術，術後可以迅速回到職場的病例。在術後隔天即開始進行運動治療。術後1星期開始1/3承重，2週後如果不再疼痛即可開始以T字型柺杖協助步行，在術後18天ADL(日常生活活動功能)可以完全自理，無須柺杖也可以自行穩定步行，辦理出院。Hanson pin骨折復位術在理論上可以恢復到術前的ROM，對關節周圍的組織也幾乎沒有什麼侵入性傷害，可以保持關節原有的感覺接受功能，也可以初期就開始承重步行訓練。這個病例的運動治療，從非承重時期就開始積極進行ROM訓練、強化肌力等訓練，在部分承重時期也以起立運動及直立重心往前或往側邊移動為訓練重點，但尚未顧及到步態的穩定性。一般而言，StageIII以上的移位型骨折，在步行時多半都會引起疼痛。這是因為初期的承重，骨碎片間的微移動會造成骨膜性疼痛的緣故。在這樣的情況下，必須要將疼痛列入考慮，選擇步行以外的訓練方式。

◆病例
60多歲。過去病史及家族病史中無特別註記。

◆現在病程
在自家跌倒受傷。附近診所的醫生診斷為左股骨頸骨折，經醫生介紹住院進行手術。

◆運動治療開始時的檢查結果
· 受傷前ADL可完全自理，無須柺杖就可自行步行。
· Garden分類是StageIII。
· ROM在他動下，左髖關節屈曲90度，外展30度，膝關節屈曲120度，伸展0度。
· 靜態時不會疼痛，左膝關節和踝關節可以主動活動。

◆運動治療過程
手術　Hanson pin骨折復位術
術後隔天　開始運動治療
運動處方①：Quadriceps setting
運動處方②：左膝關節、踝關節的主動運動
運動處方③：預防廢用症候群的患部外訓練
術後3天　開始使用輪椅
運動處方④：擴大髖關節的ROM(圖4)

運動處方⑤：坐時的平衡訓練，床與輪椅之間的移動訓練。
術後5天　開始訓練起立及平衡桿內的步行訓練。

圖4　運用到體幹的髖關節伸屈訓練

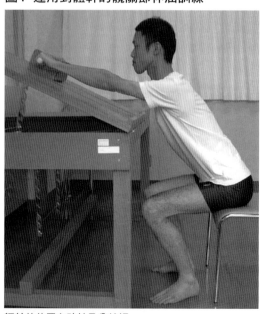

軀幹的伸展有助於骨盆前傾

運動處方⑥：使用滑板的主動協助運動

術後7日　開始拄腋下枴步行

運動處方⑦：拄腋下枴1/3承重之步行訓練(在不疼痛的範圍漸漸增加承重)

術後2週　ROM不受限，開始拄T型枴步行

運動處方⑧：抗重力姿勢(例如直立、坐姿等)下強化肌力

運動處方⑨：患肢承重下的起立運動

運動處方⑩：直立姿，患肢承重下重心往側邊及前方移動的訓練(圖5)

運動處方⑪：拄T型枴杖步行

運動處方⑫：為出院後做準備，訓練上下階梯，進階步行，及延長步行距離

術後18天　出院。ADL可完全自理，無需枴杖可自行步行。

● ● ●

這個病例術後經過良好的原因是，病患年紀不算太大，且受傷前ADL和步行能力都沒有問題，所以使用Hanson pin穩穩地固定在股骨頭下方、股骨頸、外側皮質骨3個點後，就可以進行初期承重訓練[4]，和舊有的骨折復位手術相比提早許多。在我經手的病例研究中，Hanson pin和人工股骨頭置換術相比，短期內的ROM、肌力、跛行出現率都是Hanson pin的表現較佳[5]，所以可以愈早開始ROM訓練、強化肌力訓練和增加下肢承重的運動治療是很重要的。

圖5　患肢承重下的重心移動訓練

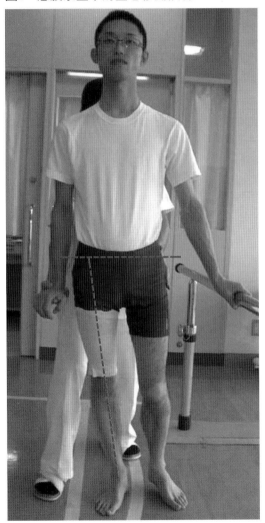

a. 患肢承重下的重心移動訓練
患肢內收姿勢下骨盆的穩定對改善跛行是極為重要的。

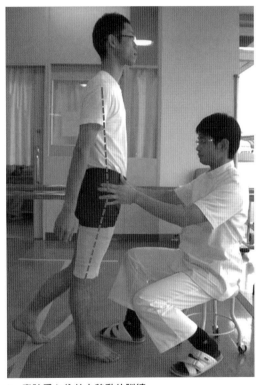

b. 患肢重心往前方移動的訓練
髖關節伸展姿勢下，將重心往前方移動。

3 人工股骨頭置換術治療 股骨頸骨折之術後運動治療

Check it !

● 人工股骨頭置換術後要開始運動治療之前，必須先確認使用機種與手術方式。

● 關於機種，目前Bipolar型(雙極式)的使用頻率較高。Bipolar型是否會造成脫臼與其擺動角度的大小有密切關係，因每個廠牌的機種其擺動角度都不太一樣，手術前最好先進行確認。

● 關於手術方式，至少要先確認是骨水泥固定式或非骨水泥固定式。另外，開刀法是要從前方還是後方，還是傷口最小化的微創手術(minimally invasive surgery；MIS)，這些都必須事先確認。

股骨頸骨折的分類[5)]

關於股骨頸骨折的分類，有Pauwel、Linton、OTA、伊藤、赤星、南澤、橋本、東等各種不同版本，但廣為使用的是Garden分類法。分為StageI～StageIV四種，對於治療方針的選用非常有幫助。一般來說，骨折的程度達StageIII和IV的，適合使用人工股骨頭置換術。

Stage I (不完全骨折)：內側骨骼的連續性還在。

Stage II (完全嵌入骨折)：軟組織的連續性還在。

Stage III (完全骨折，骨頭旋轉移位)：Weitbrecht韌帶連續性還在。

StageIV (完全骨折，骨頭無旋轉移位)：所有的軟組織連續性斷裂。

圖1　股骨頸骨折的分類(Garden分類法)

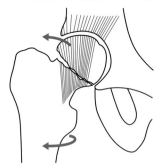

Stage I (不完全骨折)
內側骨骼的連續性還在。

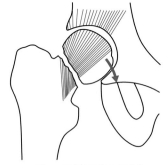

Stage II (完全嵌入骨折)
軟組織的連續性還在。

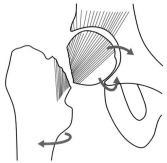

Stage III(完全骨折，骨頭旋轉移位)
Weitbrecht韌帶連續性還在。

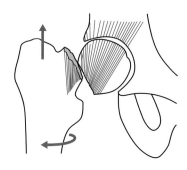

Stage IV(完全骨折，骨頭無旋轉移位)
所有的軟組織連續性斷裂。

Bipolar型人工股骨頭理論

人工股骨頭大致可分為Bipolar型(雙極式)和Monopolar型(單極式)兩種。所謂Monopolar,最具代表的就是Austin-Moore人工股骨頭,從股骨頸到股骨頭都是人工的。而Bipolar型人工股骨頭則是outerhead裡頭有innerhead,確保髖臼窩與outerhead之間、outerhead與innerhead之間各自的可動性。縱使髖臼窩與outerhead之間沒了可動性,至少outerhead與innerhead之間還是可以轉動。一般而言,髖臼窩與outerhead之間的活動減少,意思就是Bipolar型與人工髖關節(THA)之間的活動量減少。基本上,outerhead與innerhead之間的可動範圍必須將髖臼窩與outerhead之間的可動範圍一併計算進去。島津指出股骨頸骨折術後的outerhead可動率平均值是63.8%,但患有退化性關節炎(OA)的族群在術後的可動率就只有15.4%。此外,OA患者在術後先活動的部位是innerhead,而股骨頸骨折的患者先活動的則是outerhead。和THA相比,雖然術後較能確保關節的可動範圍(ROM),但相反地,在outerhead突然靜止不動的情形下,雖然說設置的角度不能動也沒關係,但初期若在動作狀態中突然停止的話,脫臼的危險性可能會增加。報告指出置換Bipolar型的病患常有股骨頭偏移

圖2 動態攝影下零件可動性的評估

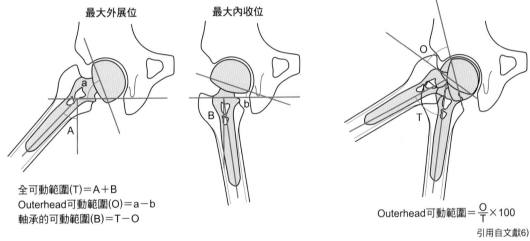

最大外展位　最大內收位

全可動範圍(T)＝A＋B
Outerhead可動範圍(O)＝a－b
軸承的可動範圍(B)＝T－O

Outerhead可動範圍＝$\frac{O}{T}$×100

引用自文獻6)

圖3 Bipolar型人工股骨頭之關節運動

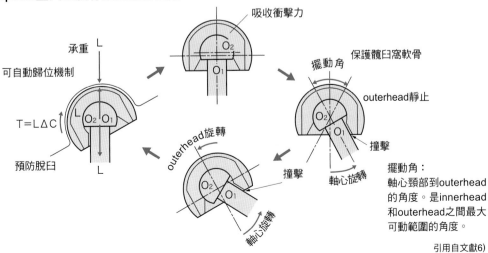

承重
可自動歸位機制
$T=L\Delta C$
預防脫臼

吸收衝擊力

保護髖臼窩軟骨
擺動角
outerhead靜止
撞擊
軸心旋轉

outerhead旋轉
撞擊
軸心旋轉

擺動角:
軸心頸部到outerhead的角度。是innerhead和outerhead之間最大可動範圍的角度。

引用自文獻6)

(migration)的問題。此種手術較適用於高齡者或是步行能力較低的病患。不過，因為Bipolar型的費用較高，所以也有考慮適應症後改用Monopolar型的。

Case Study 以人工股骨頭置換術治療股骨頸骨折的病例

　　依據Garden分類屬於StageIII的股骨頸骨折，以置換Bipolar型人工股骨頭來加以治療的病例。依手術技法而多少會有些不同，但一般而言大約2～5日就可以承重，約1個月就可以自行步行且出院。接受人工股骨頭置換術的患者，初期要特別注意脫臼問題。因為手術的關係，初期關節周圍的肌肉斷裂，關節囊也被切開，靜態動態時都會出現關節不穩定的情況，需要約2週才能復原，所以即使開始步行訓練，在日常生活活動(ADL)也要特別留意，需要多指導叮嚀病患。另外，股骨頸骨折好發於有認知障礙或患有巴金森症候群的高齡者身上，所以也多有無法順利進行運動治療的情況。因此不能僅止於整型外科的評估，還必須從各方面去探討因應措施。

◆**病例**

80多歲。過去病史為退化性關節炎造成的輕微疼痛，但依然可自行步行。

◆**現在病程**

在階梯上踩空摔倒受傷。2天後在住家附近診所就醫，為了接受人工股骨頭置換術而轉院。

◆**手術**

從後外側切入，施以Bipolar型人工股骨頭置換術，並以非骨水泥固定。

◆**運動治療過程**

術後3天　開始運動治療。端坐穩定，但起身時需要旁人協助。

　　ROM：髖關節屈曲90度，伸展0度，外展20度，膝屈曲120度，伸展0度。

　　肌力：膝伸展3，屈曲4。

運動處方①：ROM訓練。

運動處方②：強化肌力訓練。

運動處方③：起居動作訓練。

術後5天　開始起立訓練。

術後6天　在平行桿內訓練步行。在平行桿內承重狀態下訓練將重心往側邊前方移動。

術後2週　在旁人的看顧下可拄T型柺杖步行。從這個階段開始，由物理治療師(OT)指導ADL訓練。

術後3週　可自行拄T型柺杖步行。手扶樓梯把手可自行上下階梯。開始屋外步行訓練，應用步行和外宿訓練。

術後4週3日　出院。在屋內可以不藉助柺杖而自行步行。

圖4　考慮股骨頭包覆度的運動治療

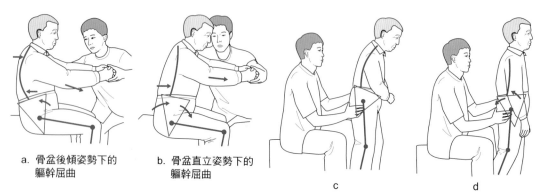

　　a. 骨盆後傾姿勢下的軀幹屈曲　　　b. 骨盆直立姿勢下的軀幹屈曲　　　c　　　d

依據岡野等人針對骨盆傾斜角與脫臼的說明，在THA術中裝置人工髖關節時必須考慮到骨盆後傾。骨盆傾斜度與股骨頭包覆度有很密切的關係，若後傾的話，包覆度過低，髖關節的穩定度也會下降。因此，為了預防術後脫臼，必須在坐姿、直立姿時先確認骨盆的傾斜度，並且針對在包覆度較高的狀態下也可運動這一點進行評估，必要時採取因應對策。

　　這個病例是後開刀法，由後方外側切入，所以整個療程需要約4週的時間，但若以最近流行的MIS術式(微創手術)，術後隔天就可以開始使用助行器步行，7至10天左右就可以為出院做各種準備。以讓病患能早期出院為目標的醫院，亦有不需要拆線的埋入縫合的設備。選擇這種醫院的人將來會越來越多。運動治療的內容並非只是讓病患可以步行就好，還必須考慮可以及早改善病患的步態。

圖5　承重狀態下，前後左右移動重心訓練

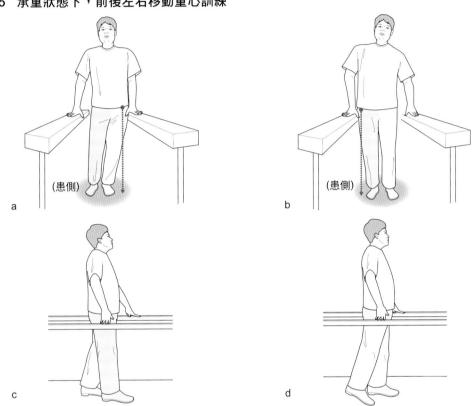

大多數的病患都像a一樣，會逃避將重心擺在患側，如果在這樣的狀態下開始步行訓練，病患容易學到脫離正常步態的走路方式，日後也會影響肌肉和其他關節。到最後不僅需要花更多的時間正常步行，也容易有誘發疼痛和跌倒的風險。如上圖下半部的c和d，站立期承重狀態下的步行最需要的就是重心反覆移動。遵循臨床路徑，在剛開始步行的時期只做單純的步行訓練，這樣日後最後才有辦法進階步行。特別是初期的步行訓練容易出現骨盆與軀幹的代償作用，所以指導病患做出正確的動作是非常重要的。

知識重點

●考慮到術後初期脫臼問題的訓練與ADL的指導

　　為了預防脫臼，就必須先瞭解會脫臼的原因。術後初期為了防止內收、內旋(開刀法不同，有可能是外旋)，都會在身下墊個軟墊。這個時期在翻身或是改變體位擦拭身體時最容易發生脫臼，所以護理人員要特別留意。另外，在這個時期，關節囊等軟組織尚未修復完成，所以靜態、動態結構都還不是很穩定，這一點也要特別留意。在活動期，蹲踞、跪坐、蹲式廁所、入浴、穿脫鞋等容易造成脫臼的這些動作也都要有所限制。三木等人設計了一套四次元動作解析系統，可以利用系統即時判定病患的動作之中哪些夾擊部位最容易造成脫臼，然後再依病患實際上的動作來判斷是否有脫臼的危險性，讓病患可以在最少限制且最安全的狀態下執行ADL動作，讓生活可以更舒適。今後最需要的並非是限制只能做某種動作，而是要配合個人需求給予受限最少的動作。現在已經有不少手冊和影帶的宣傳，也有不少從術前就可以諮詢協商的設施。所以不僅醫護人員，病患自身也要有充分的瞭解。

4 針對退化性關節炎的機能性運動治療

Check it !

● 髖關節的穩定性依照髖臼窩和股骨頭的位置而大有不同，在為髖關節受損的病患進行運動治療時，不僅要考慮髖關節的問題，還要兼顧骨盆與腰椎的骨列。

● 退化性關節炎所造成的髖關節內收攣縮，是助長疼痛的發生及股骨頭半脫臼移位的因素之一，所以需要藉由運動治療儘早改善。

● 保持骨盆生理性前傾的豎脊肌　髂腰肌的肌力強化訓練，是增加股骨頭包覆度的運動治療中很重要的一項。

● 改善內收肌攣縮問題的運動治療，並非只是依肌群類別而有所不同，還必須十分瞭解各種肌肉在解剖學上的特徵，再進而因人而異。

股骨頭的包覆與穩定股骨頭的關係

　　髖關節是由股骨頭與包覆股骨頭的髖臼窩所組成的球窩關節。其是由四足動物進化而來。正常的髖臼窩在前方及側邊各有個傾斜30～40度的開口。股骨頸和股骨幹、股骨髁各形成頸幹角和前傾角，所以直立時髖關節無法完全包覆住股骨頭。反之，當屈曲髖關節的時候，股骨頭就會被完全包覆在髖臼窩中，補足股骨頭的包覆性(圖1)。造成退化性關節炎的原因大致有兩種，一是原發性因素；一是伴隨髖臼窩發育不良所造成的次發性因素，在日本次發性因素所佔的比率相當高[1]。有髖臼窩發育不良的髖關節，直立時股骨頭前方的包覆量會變得更少，隨著關節所受的合力變大，關節也會變得更不穩定。後藤的研究報告指出骨盆後傾25度，股骨頭包覆就會減少21%[2]。另外，宮城島利用模型實驗得到的研究報告，從髖臼緣往33度以上的方向施力的話，會往關節內移位，整個髖關節會變得比較穩定，但如果是33度以下的話，股骨頭會從關節面往容易脫臼的方向偏移，髖關節就會變得較不穩定[3]。髖關節自身的穩定性取決於髖臼窩和股骨頭之間的位置關係，像是腰部退化後凸等骨盆向後傾的病例，就必須給予使其骨盆向前傾的運動治療(圖2)。所以，為髖關節受損的病患進行運動治療時，不僅要考慮髖關節的問題，還要兼顧骨盆與腰椎的骨列。

圖1　髖臼窩與股骨頭的位置關係

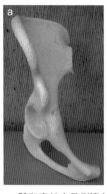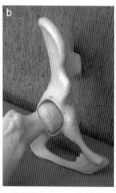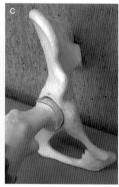

a. 髖臼窩前方及側邊各有個傾斜30～40度的開口。
b. 髖關節伸展。股骨頭的前方部分包覆性不足。
c. 髖關節屈曲。髖臼窩可以包覆大部分的股骨頭，較為穩定。

圖2　隨著姿勢的變化，股骨頭包覆量的變化

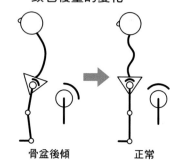

骨盆後傾　　　　　正常

腰椎退化性後凸等病例中，因為骨盆後傾，所以髖臼窩的包覆量會減少。運動治療的重點就是要誘導骨盆向前傾，以補足股骨頭包覆量之不足。

隨著髖關節外展角度的不同，臀中肌收縮與剪力之間的關係

退化性關節炎造成的不穩定刺激，指的是承重下股骨頭外側上方的不穩定，這是在有髖臼窩發育不良及先天性髖關節脫臼的情況下。步行時機械式壓力會集中在股骨頭及髖臼窩前方，因此會引發疼痛。

股骨頭包覆完全的髖關節，在承重時臀中肌的向心收縮有助於股骨頭維持在正常位置(圖3a)。但如果有髖臼窩發育不良的情況，臀中肌向心收縮對股骨頭維持在正常位置的作用力變小，伴隨承重出現的剪力則會變大。而針對股骨頭的不穩定，髂腰肌、內收肌等就會持續作用來加以調節，作用到最後就容易發生攣縮(圖3b)。當內收肌攣縮時，使股骨頭保持在正常位置的向量一減少，剪力就隨之變得更大(圖3c)。

大谷和藤井的研究報告指出O'Malley改良法肌肉鬆動術的效果是，隨著關節內壓力的減少，疼痛會漸漸舒緩，去除髖關節前方與內側的攣縮後，髖關節的向心力也會隨著改善(圖3d)，徐緩且安定地骨骼增生及關節再塑，也有助於退化性關節炎(osteoarthritis；OA)的好轉。

綜合以上各點，退化性關節炎的運動治療中，改善髖關節攣縮的目的並非只是為了減少關節合力，在行進過程中也是非常重要的。

圖3 承重時臀中肌的收縮力與股骨頭偏移力兩者之間的關係

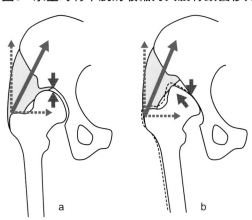
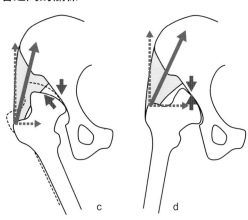

a. **正常髖關節**
正常的髖關節其股骨頭被包覆在髖臼窩中，臀中肌的向心收縮時可以使股骨頭維持在正常位置。
b. **退化性關節炎(中間位置)**
因為髖臼窩包覆量較正常髖關節來得少，所以臀中肌的收縮力會轉變成剪力，使股骨頭往外側上方移動的力量變大。

c. **退化性關節炎(內收攣縮)**
因為內收攣縮，大轉子向內側偏移，臀中肌的走向變得較原本來得陡峭，也因此對股骨頭的剪力就會變大。
d. **退化性關節炎(外展位置)**
消除內收攣縮後，保持髖關節的外展位置讓臀中肌的作用力大幅度往中心移動，髖臼窩和股骨頭的接觸面積增加，剪力就隨之縮小。

對治療退化性關節炎有效的機能性股骨頭包覆訓練病例

退化性關節炎在後期的時候，關節空隙很明顯地消失，而運動治療可以有效改善這個症狀。直立時的骨列，腰椎前凸變小，骨盆稍微後傾。步行時會明顯感到疼痛，出現裘馨氏步態(Duchenne gait)。運動治療就是要改善腰椎生理性前凸、骨盆前傾時的股骨頭包覆度以及改善內收肌的柔軟度，試著讓股骨頭在動態、靜態時都能夠停留在正確的位置。在運動治療開始2個月以後，步行時的疼痛明顯獲得

改善，3個月以後疼痛幾乎消失，4個月的時候JOA Score(日本整型外科協會髖關節評分)就得到93分的好成績。

◆**病例**

50多歲，女性。過往病史是先天性髖關節脫臼。

◆**現在病程**

約從半年前開始，步行及站起身時髖關節會疼痛。在他院接受治療，但因為拒絕動手術而轉至本院進行運動治療。運動治療的目的是紓解髖關節疼痛。

◆**運動治療開始時的檢查結果**

- 關節活動範圍(ROM)：他動屈曲60度，伸展0度，外展10度。
- 臀中肌的肌力分級MMT為3[+]。有明顯的裘馨氏步態。
- 直立時的骨列，腰椎前凸減少，骨盆稍微向後傾。
- X光片，Sharp角45度，CE角0度，AHI (acetabular-head index)(三臼頭指數)大約60%。股骨頭往上外側偏移呈現半脫臼。另外股骨頭有變形成橢圓狀以及有骨囊腫的問題。明顯的骨質硬化，關節空隙消失(圖4)。
- JOA Score是49分。

◆**運動治療過程**

開始治療後1個月 屈曲95度，外展45度，ROM有所改善。

運動處方①： 股骨頭包覆訓練(圖5)

運動處方②： 髖關節ROM訓練 內收肌群(圖6)、髂腰肌、股直肌的伸張運動。

運動處方③： 在水中進行強化髖關節外展肌肌力的訓練。

開始治療後2個月 步行時的疼痛幾乎消失，只有在上午會出現輕微的鼠蹊部疼痛。

開始治療後3個月 疼痛幾乎消失，裘馨氏步態也幾乎改善。

開始治療後4個月 JOA Score改善到93分。運動治療結束。

　　　　　　　　　●

運動治療的目的是為了改善骨盆後傾姿勢，也就是說，為了保持骨盆生理性的前凸姿勢，必須強化豎脊肌與髂腰肌，以期增加股骨頭的被包覆量。希望可以藉此提升髖關節的靜態穩定度。另外，改善髖關節周圍肌群的柔軟度，不僅可以降低關節內的壓力，也可以提升臀中肌收縮下股骨頭的向心力，這些都是有助於穩定髖關節。現階段關於運動治療所需時間的長短尚無明確的基準，但至少以3個月為目標來嘗試看看。

圖4　X光攝影

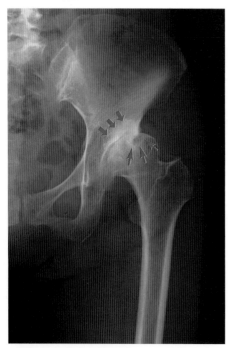

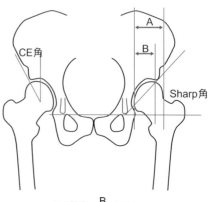

$$AHI(\%) = \frac{B}{A} \times 100$$

股骨頭往上方外側半脫臼。股骨頭變形成橢圓狀，且有骨囊腫(←)。有明顯的骨硬化現象(←)，關節空隙消失，判定為進行期後期髖關節炎。
Sharp角：45度　CE角：0度　AHI：約60%

圖5 股骨頭包覆訓練

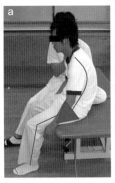 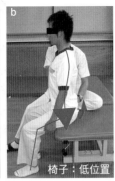 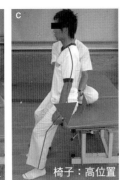

椅子：低位置　　椅子：高位置

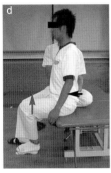 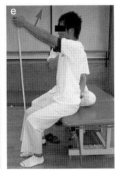

a. 開始姿勢
先讓病患端坐，腳底板接觸地面。

b. 誘導骨盆前傾及腰椎前凸
椅子的高度先從低的位置開始。需注意不要讓身體向前傾。

c. 誘導骨盆前傾及腰椎前凸
慢慢將椅子的高度調高，讓姿勢幾乎呈直立。

d. 為了維持生理性的腰椎前凸，要訓練髂腰肌
保持b的姿勢，在這樣的姿勢下開始髖關節屈曲運動。骨盆如果後傾容易出現代償運動，所以一開始要徒手將骨盆往前推送使其向前傾(←)，然後再進行訓練。必要時可在小腿遠端處綁上沙袋來增加承重。

e. 為了維持生理性的腰椎前凸，要訓練豎脊肌。
和d相同，要在b姿勢的狀態下使用彈力帶來做上肢提舉運動，藉由肩胛骨及軀幹的固定作用來進行訓練。可以改變彈力帶的彈性來做進階訓練。

· · · · · · · · · · · · · · · · · 知識重點 · · · · · · · · · · · · · · · · ·

圖6 針對髖關節內收肌攣縮的治療(內收長肌、內收大肌)

內收長肌的伸展訓練

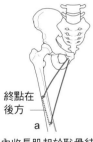 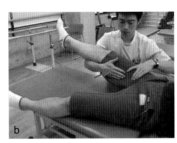 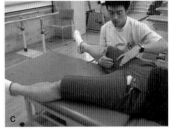

終點在後方

內收長肌起於恥骨結節之內下方，終點在股骨粗線內唇的1/3處(a)。髖關節外展伸直，在終點的位置施力(箭頭處)，然後髖關節再內收屈曲，外展－內收收縮運動重複幾次後(b)，開始讓髖關節外展並往延伸方向牽引(c)。此時要特別留意不要讓骨盆前傾，也不要讓對側的髖關節內收。

內收大肌的伸張運動

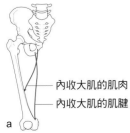 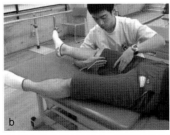 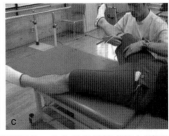

內收大肌的肌肉
內收大肌的肌腱

內收大肌的肌腱起於坐骨枝及坐骨結節，終點在內收肌結節(a)。髖關節外展稍微屈曲，在內收肌結節處施力(箭頭處)。然後髖關節再內收伸直，外展－內收收縮運動重複幾次後(b)，開始讓髖關節稍微屈曲，並往外展方向牽引(c)。和訓練內收長肌時相同，對側髖關節容易有內收的代償動作發生，所以將對側腳固定在復健床邊會比較好。

5 全人工髖關節置換術後的運動治療

Check it !

● 全人工髖關節置換術(THA)對改善退化性關節炎的疼痛非常有效，近年來驚人的材料改良及手術技法的提升，術後殘留步行痛的比率已經少之又少。

● 術前已是重度退化性髖關節炎的病例或是針對術前有明顯攣縮，而併用骨骼延長術的病例，在手術前後都很有可能會因為關節周圍起了很大變化而引發神經障礙。

● 術後若原本該減緩的步行痛依然存在，或是有術前沒察覺到的神經障礙，那極有可能是坐骨神經障礙的問題，要加以對症治療。

THA中骨骼延長與發生神經障礙兩者間的關係

● 骨骼延長說

與健側相比，患側腳明顯較短的病例，在進行THA手術過程中會一併將患側腳拉長使雙腳齊長，但手術結果卻往往容易發生坐骨神經因過度緊繃而受損。也因此容易發生高位脫臼、臀肌內脫臼、套筒proximal migration(圖1)、明顯髖關節屈曲攣縮、類風濕性關節炎、THA再置換術、關節僵硬等會使關節可動範圍(ROM)變得極度狹小等問題。手術增加髖關節的活動性以及骨骼延長造成使神經過度緊繃，這些都是引發坐骨神經障礙的機轉。

● 術中操作說

固定髖臼窩的骨螺絲釘或是突出的骨水泥造成的穿孔；固定大轉子的鋼線造成的穿孔；術中操作造成脫臼；術中拉鉤等等，這些都是直接損害坐骨神經的因素。另外還有術後的血腫造成坐骨神經沾黏的血腫說。前者是術後立刻會發生的症狀，後者則是數週後才會發生的問題，這種情況多半要進行第二次手術。

● 骨骼延長的長度與坐骨神經障礙的關係

骨骼延長的長度不同，出現症狀的神經領域也會不同。根據研究報告，下肢延長長度平均約27mm(19～37mm)的話，症狀會出現在腓神經領域；若下肢延長長度平均約44mm(40～51mm)的話，症狀會出現在脛神經領域。此外，THA術後出現的末稍神經障礙中，發生頻率最高的就是腓神經。

圖1 proximal migration(向上移動)

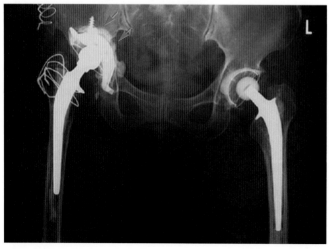

右下肢的套筒向上移動
(箭頭處)

坐骨神經走向解剖與運動時神經緊張的變化

●腓神經(圖2)

腓神經在膕窩自坐骨神經分出，從腓骨後外側進入前內側，然後再分為腓淺神經與腓深神經。兩條神經繼續走向腳背，源自腓深神經的趾背神經往拇趾外側及第2趾內側延伸；源自腓淺神經的趾背神經則往其他腳趾延伸。從神經的走向解剖得知在髖關節屈曲，膝關節伸展，踝關節蹠屈，腳趾屈曲之下，這條神經會伸展。

●脛神經(圖3)

脛神經在膕窩自坐骨神經分出，從脛骨內踝後方通過，再分為足底內側神經和足底外側神經兩條延伸至足底。足底內側神經從拇趾走向第4趾內側；足底外側神經則從第4趾外側走向第5趾。從神經的走向解剖得知在髖關節屈曲，膝關節伸展，踝關節脊屈，腳趾伸展之下，這條神經會伸展。

圖2　腓神經走向解剖

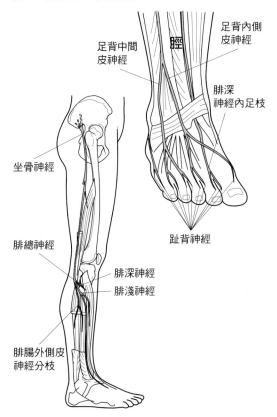

腓神經在膕窩高位自坐骨神經分出，進入腓骨遠端，源自腓深神經的趾背神經往拇指外側及第2趾內側延伸；源自腓淺神經的趾背神經則往其他腳趾延伸。

圖3　脛神經走向解剖

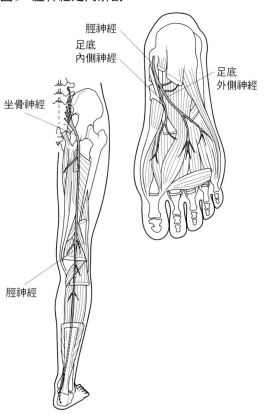

脛神經在膕窩高位自坐骨神經分出，於脛骨內踝後方至足底分成足底內側神經和足底外側神經。足底內側神經從拇指走向第4趾內側；足底外側神經則從第4趾外側走向第5趾。

　　右側退化性髖關節炎進行人工髖關節置換術，之後又再次置換的病例。這是一個因術後發生坐骨神經障礙而無法步行的病例。手術目的是要改善術前發現的人工股骨頭高位脫臼的問題，術後下肢延長26㎜。術後隔天便開始進行運動治療。術後第3週開始步行練習，但是從站立中期到腳跟離地期，膕窩至小腿外側會明顯疼痛。術後第4週，懷疑步行時疼痛的病灶可能是坐骨神經，因此運動治療更改以改善坐骨神經伸展性與滑動性為目標。治療經過良好，最後步行疼痛完全消失。當THA術後若出現原本不該有的步行痛，就可以合理懷疑是坐骨神經出問題，要針對這個問題進行運動治療。

◆病例

60歲。過往病史是動過人工髖關節置換術。家族病史無特別註記。

◆術前臨床診斷

髖關節ROM受限明顯。從X光片就可以看出人工股骨頭高位脫臼，患側下肢較健側短了26㎜（圖4）。

◆運動治療過程

手術　人工髖關節再置換術。下肢延長26㎜。

術後隔天　開始運動治療。

運動處方①：髖關節主動--他動運動。

術後3週　開始步行，因坐骨神經障礙步行困難。

　　脛前肌的肌力為3，伸拇長肌和伸趾長肌的肌力為3^+，偏低。5/10的小腿前外側會有發麻的感覺。

運動處方①：髖關節主動、他動運動。

運動處方②：步行訓練。

術後4週　針對坐骨神經進行治療。

　　與運動處方①、②一樣。

運動處方③：運動髖關節來改善坐骨神經的伸展性與滑動性。

術後5週　脛前肌、伸拇長肌和伸趾長肌的肌力提升到4，而知覺麻木的現象只剩8/10一小部分。

術後7週　步行痛的情況漸漸改善，臨床診斷的症狀也幾乎消失。

繼續運動處方①～③

術後8週　運動治療結束。

　　在併用骨骼延長術的人工髖關節置換病例中，原本應該減輕的步行痛卻依然存在，若有術前未發現的神經障礙，可以合理懷疑是坐骨神經受損，然後加以治療。

圖4　X光攝影

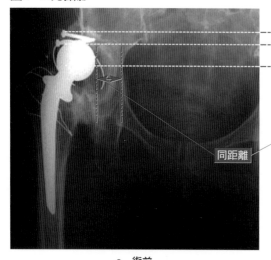
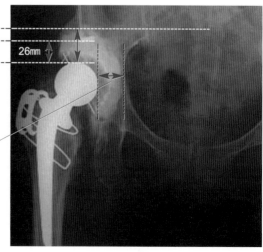

同距離

26mm

a. 術前　　　　　　　　　　　　b. 術後

術後的X光片(b)與術前(a)相比，下肢延長26mm。

●改善坐骨神經滑動性與伸展性的運動治療(圖5～7)

　　這個病例因為是採用前方開刀法，所以在治療上沒有問題，但若是後方開法，則要留意脫臼問題。不同的髖關節姿勢會促使坐骨神經有不同程度的緊張度，就是要利用這些不同程度的差異來進行治療，而重點是動作要輕柔且緩慢。如果讓神經急遽伸展的話，血流量會減少，這樣絕對無法改善神經的伸展性與滑動性。反覆的關節運動才能讓神經可以適度地重複伸展放鬆的動作。

圖5　髖關節部位 腓神經伸展性與滑動性的訓練

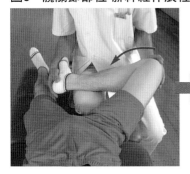
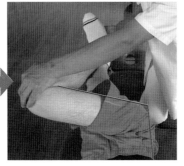

第一階段，在膝關節屈曲的姿勢下進行，由治療師以他動方式協助運動。動作輕柔地先伸展髖關節、外展、外旋，之後再屈曲髖關節、內收、內旋。促使髖關節這一段的坐骨神經伸展與滑動。治療時要邊進行邊確認膕窩到小腿前外側這區間不會產生疼痛，反覆這些動作直到沒有阻力的感覺為止。

圖6　髖關節至膝關節部位 腓神經伸展性與滑動性的訓練

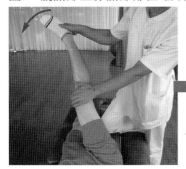
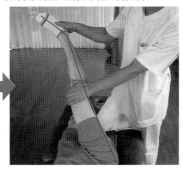

第二階段，從膝關節伸直的姿勢下，以他動方式髖關節屈曲、內收、內旋。在神經緊繃度更加提升的狀態下刺激伸展性與滑動性。

圖7　髖關節至腳趾部位 腓神經伸展性與滑動性的訓練

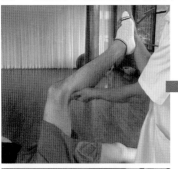
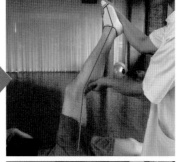

第三階段，開始姿勢是髖關節屈曲，膝關節屈曲，踝關節輕度蹠屈，腳趾輕度屈曲，然後以主動協助的方式來伸展膝關節。

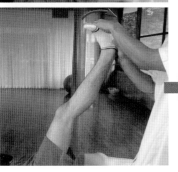
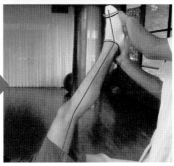

然後再加上主動的踝關節蹠屈運動，針對腓神經刺激其伸展性與滑動性，慢慢擴大運動範圍。

6 髖臼旋轉截骨術治療 退化性髖關節炎之術後運動治療

Check it !

● 髖臼旋轉截骨術(rotational acetabular osteotomy；RAO)的對象主要是髖臼窩發育不良造成續發性前髖關節炎及初期髖關節炎的病患，目的是為了舒緩疼痛與預防將來退化性髖關節炎惡化。

● RAO是在關節腔封閉狀態下將髖臼窩切開一個半圓形，將髖臼窩骨片向前方外側旋轉以增加承重面積，並將股骨頭降低內推。

● Powels指出以股骨頭為支點的天秤，在單腳站立期施力於正常股骨頭的力量是體重的3倍重。在下圖模型中以二度空間的方式來說明枴杖的功效，但人體的動作其實是三度空間，結構更為複雜，所以枴杖的功效會更甚於二度空間中所計算的。

RAO手術的粗略介紹

RAO的原型最初是開始於1956年日本。之後加以各種改良，適應症也慢慢產生變化。現在的RAO有好幾種改良法，以下將概略介紹一下最具代表性的術式(圖1)。

在大轉子上方約三指的皮膚上劃開一條比基尼褲的弧線，將肌膜以Y字型切開，分離大轉子。分離外旋肌群，翻轉附著在分離骨片上的臀中肌與臀小肌，讓髖臼緣露出來。若是進行微創手術(minimally invasive surgery；MIS)，因皮膚劃開的傷口要最小化，所以要改用ollierU型切口法，盡可能留下外旋肌群。用整型外科手術起子將髖臼窩上的肌肉由前往後剝離。再用彎曲鑿子在髖臼窩上切開一個半圓形，保留附著在翻轉髖臼上的股直肌。以與髖臼外緣近乎平行的角度將髖臼窩往前外側拉出，確認股骨頭的包覆度，使用Kirschner鋼線固定(Kirschner鋼線在術後7～8週時拆掉)。清創，固定大轉子，留置引流管，縫合傷口。

手術的併發症可能會有①神經麻痺或血管受損，②深部靜脈血栓阻塞，③髖臼骨片壞死，④感染。

圖1 RAO術式

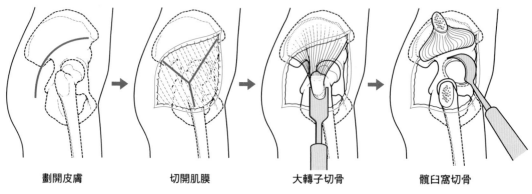

劃開皮膚　　　切開肌膜　　　大轉子切骨　　　髖臼窩切骨

引用改編自文獻1)

Powels理論與RAO

　　從股骨頭到重心線的距離及從股骨頭到外展肌肉附著部的距離，從兩者之間的距離比與體重可以求得單腳站立時必要的外展肌力與股骨頭合力(圖2)。

　　單腳站立的時候，W代表扣除承重腳重量後的體重(單腳重量為體重的1/6)，M代表外展肌肉收縮時施加於肌肉附著部的力量，a代表從股骨頭到重心線的距離(通過W的垂直線)，b代表股骨頭到外展肌肉附著部的距離。$a：b＝1：2.5$，假設W為50kg(體重60kg×5/6)，$M＝50×2.5＝125(kg)$，$RF＝M＋W＝175(kg)$，我們可以得知施力於股骨頭的力量是體重的3倍。在髖臼窩發育不良的情況下，b的距離縮短，$a：b＝1：3.5$，施力於股骨頭的力量就約有4.5W，比髖關節正常者受力更大。可以藉由RAO將股骨頭往內推來改善這個比率，以減少股骨頭的受力(圖3)。

　　相反側若持枴杖的話，對地板的反作用力可以減少W。因此，枴杖對髖臼窩發育不良者是非常有用的輔助器。

　　實際步行的情況，如圖2，於額切面的力量是均衡的話，在矢狀切面上也必須是均衡的。往多方向走向的肌肉就必須加以對應以求得平衡，所以不僅是肌力的量，在適當的時機迅速反應也是不可或缺的。若有無關肌力足夠與否卻呈現跛行的情況，加強提高肌肉的反應是有助於情況的改善。另外，有必要清楚掌握枴杖在三度空間中的功效，往往三度空間中的功效會比二度空間中計算出來的數據還更令人期待。

圖2　Powels理論

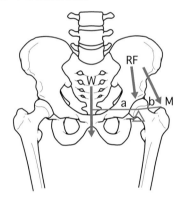
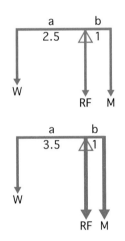

單腳站立，體重不變的條件下，a/b比越大，股骨頭的受力(RF)就越大。

圖3　伴隨RAO的力學效果

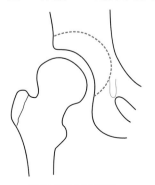
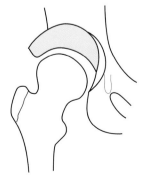

a. 術前(虛線是切骨線)

b. 藉由將骨片往前外方旋轉，股骨頭會被往下拉且往內推。

Case Study RAO手術治療退化性髖關節炎的病例

20多歲時醫師診斷為左髖關節髖臼窩發育不良，30多歲時疼痛程度加劇且有明顯跛行，因此決定接受RAO手術。

RAO術後股骨頭降低且內收(CE角0度→60度)，髖關節的承重接觸面積擴大。術後逐漸增加承重量，12週時允許全承重，但發現跛行的情況依然明顯。於是開始強化以臀中肌為首的髖關節周圍肌肉的肌力，跛行情況漸漸好轉，16週時結束運動治療。

之後定期檢查肌力，觀察步態。術後1年，髖關節外展肌力的尖峰扭力已經超過健肢，但跛行的情況依然存在。術後第2年，外展肌力幾乎沒有什麼變化，但跛行的情況消失了。原因在於從外展開始到到達尖峰扭力的時間長。2年後的數值很明顯比1年後的數值來得小，也就是所需時間減少了(表1)，這表示肌肉反應力的提高有助於跛行的改善。

◆病例

30多歲。20多歲時因為左髖關節疼痛就醫，醫師診斷為髖臼窩發育不良。隨著疼痛加劇與明顯跛行，決定接受RAO手術。術前CE角0度，Sharp角48度。

◆手術

髖臼窩CE(center-edge)角擴大至60度，利用3支PLLA screw(聚乳酸骨螺釘)固定。大轉子切骨部分則用Dall Miles Cable Grip System纜線固定。

◆術後運動治療過程

術後經2週安靜休養後就可以開始運動治療。髖關節屈曲80度，外展15度，無法做到SLR(直腿抬高)(以下的活動範圍(ROM)指的是髖關節他動ROM)。進行緩和他動運動及Quadriceps setting(股四頭肌收縮)運動。運動治療開始的第2天，屈曲85度，第3天屈曲100度，ROM擴大。可以開始利用滑輪拉2kg沙袋的髖關節伸張運動。

術後3週　可以SLR。屈曲110度，主動屈曲70度，X光片看來沒有任何問題，開始水療(步行浴)。

術後6週　可承重15kg。

術後7週　可承重30kg。開始closed kinetic chain(CKC)(閉鎖式動力鍊運動)訓練。髖關節外展MMT3⁻，ADL可自行剪腳趾甲。

術後8週　使用單邊腋下枴步行，可上下樓梯，出院。繼續使用復健腳踏車訓練。

術後12週　步行無需枴杖(明顯跛行)。CKC的訓練以蹲踞、沿線步行、平衡木、抬舉骨盆等運動為主，並在泳池中積極復健。

術後16週　跛行程度改善。運動治療結束。

●

術後6個月，1年，2年各做一次肌力測量(外展0度時的等長外展肌力：以CYBEX6000測量)。術後1年，雖然尖峰扭力超越健肢，但跛行情況還在。2年後，扭力突然急速提升(到達尖峰的時間縮短)，跛行情況消失(表1)。

圖1　術後運動治療過程

術後期間	尖峰扭力	健肢比	跛行	到達尖峰所需時間
6個月	75Nm	94%	(+)	4.1秒
1年	76Nm	101%	(+)	4.5秒
2年	81Nm	103%	(−)	0.4秒

●關於診斷髖臼窩發育不良所需之X光片上的測量方法

　　在這裡要介紹一下診斷髖臼窩發育不良時，如何在X光片上進行測量。這不僅有助於判斷手術適應與否，也有助於理解髖關節機能與關節障礙的問題(圖4)。

CE(center-edge)角：兩股骨頭的中心點連成一直線，在這條線的延長線上劃下一條垂直線a，另外髖臼外緣與股骨頭中心點連成一直線b，a線與b線形成的角就是CE角，代表的就是髖臼窩與股骨頭的相對位置關係，若髖臼窩發育不良，則CE角就會越小。正常值會隨著年紀增長有所改變，4歲是＋15度以上；15歲是＋20度以上；成人的話則是＋25度以上。

Sharp角：淚痕下端和髖臼口連成一條直線，兩淚痕下端連成一直線，形成的角就是Sharp角，代表的是成人髖臼窩的發育程度。正常值是33～38度，40度以上就是發育不良。

　　另外還有AHI(acetabular head index)、Shenton線、髖臼外緣傾斜角、髖臼深度指數等等，這些都是用來判斷髖臼窩是否發育不良或不良程度的指標。

圖4　檢查髖關節機能的X光片指標：(　)內是正常值

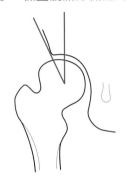

CE角(25度以上)

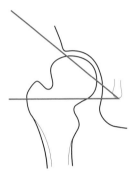

Sharp角(40度以下)

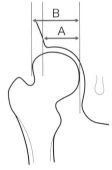

$AHI = \dfrac{A}{B} \times 100$(80以上)

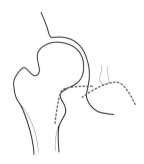

Shenton線
(要連續)

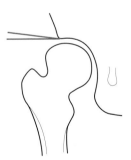

髖臼外緣傾斜角
(正值)

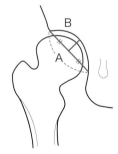

髖臼窩深度指數
$\dfrac{A}{B} \times 1000$(280～300)

引用改編自文獻1)

Check it !

● 全人工髖關節置換術(total hip arthroplasty；THA)術後進行運動治療時，要先確認手術的開刀法及置入物的設置角度，掌握人工髖關節的穩定度，另外還要事先顧及術後的風險管理。

● 在進行運動治療時，不僅只針對含髖關節在內的下肢機能，還要致力於恢復髖關節與軀幹骨盆之間的協調運動機能，以及努力改善跛行情況。

退化性髖關節炎的病期分類

退化性髖關節炎，因為各種機械式壓力的身體因素使軟骨細胞的代謝出了問題，因而造成關節軟骨變形或磨損，這就是退化的開始，伴隨軟骨遭到破壞，就會產生一些增生性的病變，退化的情況就會越來越嚴重。依照關節空隙的變化，可分為4期：前髖關節炎、初期、退化期、末期(圖1)。一般而言，會藉由兩髖關節的X光片正面照來判別[1,2]。

圖1 退化性髖關節炎的病期分類

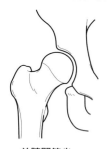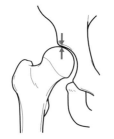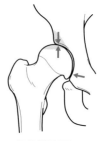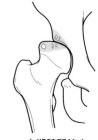

前髖關節炎

只有髖臼窩發育不良，幾乎沒有骨質硬化、變形磨損等關節炎的病症。

初期髖關節炎

輕度骨質硬化，以及輕微的髖關節空隙狹小化。

退化期髖關節炎

髖關節空隙持續狹小，股骨頭及髖臼窩有骨刺增生。

末期髖關節炎

關節空隙完全消失。

引用自文獻11)

臀中肌機能問題─特倫伯氏步態及裘馨氏步態

臀中肌的作用不僅可使髖關節外展，當單腳站立時，臀中肌還負責對抗體重負荷以保持骨盆水平位置。肌力不足產生跛行主要就是因為臀中肌的機能不足所引起的。因疼痛而造成活動力降低或是髖關節變形(大轉子上移)等問題就會隨之而來。當髖關節外展肌的肌力一下降，患肢在站立期時，無法保持骨盆平衡，就會往擺動腳那邊下沉。這就是所謂的特倫伯氏現象(Trendelenburg sign)[3](圖2)。這時候所產生的跛行就叫做特倫伯氏步態(Trendelenburg gait)。1895年Friedrich Trendelenburg在研究報告指出，這是先天性髖關節脫臼會產生的現象。另外，為了代償骨盆下沉而將身體往站立腳那邊傾斜以保持平衡，這個代償動作就叫做裘馨氏現象(Duchenne sign)(圖3)。雖然較無法判別是否有骨盆下沉的問題，但步行時會將上半身往站立腳傾斜。這種因外展肌肉麻痺而伴隨骨盆傾斜的現象是由Guillaume Benjamin Amand Duchenne於1867年提出的[4]。

圖2　特倫伯氏現象(Trendelenburg sign)

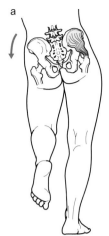
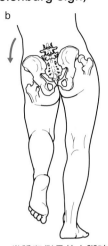

a. 因臀中肌肌力下降，當患肢是站立腳時，骨盆會往擺動腳那邊下沉。

b. 當脫臼側是站立腳時，因臀中肌機能不足，骨盆會往擺動腳那邊下沉。

圖3　裘馨氏現象(Duchenne sign)

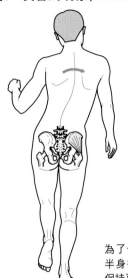

為了代償骨盆下沉而將上半身往站立腳那邊傾斜以保持平衡。

Case Study　THA治療兩側退化性髖關節炎的病例

　　退化性髖關節炎且兩側都變形得很嚴重，步行等ADL在執行上皆屬高難度，這樣的病例並不少。在進行THA手術時，通常會單邊單邊分兩次進行。但是，若兩側同樣疼痛劇烈，且活動範圍(ROM)高度受限，通常都無法獨立執行ADL。這個病例是針對兩側退化性髖關節炎同時進行THA。從術前X光片判定髖關節炎已進入末期，左側髖關節疼痛比右側來得顯著，最初原本打算只針對左側先進行THA，但要以脫臼又出現屈曲內收攣縮的右下肢來當運動治療時的支撐腳是很困難的，所以這個病例適合兩側同時進行THA。至於運動治療，一開始要有個概念，就是要藉由ROM訓練來預防攣縮，以及增強臀中肌等髖關節周圍肌肉的肌力，擬定改善跛行與預防術後脫臼的計畫。另外，兩側都進行侵入性手術治療，所以要嚴加預防高風險的栓塞症。

圖4　術前X光片(正面)

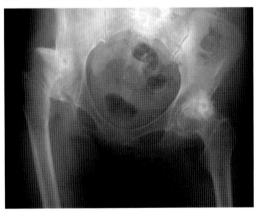

◆病例

60多歲。過往病史有糖尿病、高血壓。

◆現在病程

年幼時醫生診斷出兩側皆有先天性髖關節脫臼的問題，曾經接受過矯具治療。40歲左右起因為右側髖關節疼痛而改以拄枴杖步行，50多歲時加上左側髖關節疼痛，於戶外活動時備感困難。大約從數年前開始，兩側髖關節的疼痛更加劇，接受醫生診斷後決定兩側同時進行THA。

◆術前理學檢查結果

髖關節的ROM，右側屈曲20度，伸展−15度，外展−20度，內收30度，高度的屈曲內收攣縮；左側屈曲40度，伸展−20度，外展10度，內收0度，有明顯的屈曲外展攣縮。因右側髖關節內收攣縮的代償作用，骨盆明顯向左側傾斜。直立時骨盆前傾與腰椎前凸的情況加劇，感覺左側髖關節比右側髖關節疼痛，步態上呈明顯的特倫伯氏現象。JOA Score，右側21分，左側24

分，兩側17分。

◆ 術前X光攝影

從X光片(圖4)可看出兩側的髖關節空隙已經完全不見，股骨頭非承重部位有大骨刺，還有骨囊腫等症狀。右側呈半脫臼狀態，兩側都已是末期退化性髖關節炎。

◆ 手術：兩側同時進行THA

- 兩側同樣由前側邊切入，以骨水泥固定(保留外展肌肉)。
- 僅右側追加內收肌腱分離術。
- 使用機種：兩側都是ZIMMER Spongiosa Metal II。

◆ 術後運動治療過程

術後因為留置引流管的關係，下肢要保持在軟架上維持上舉的姿勢。

術後2天　拔除引流管，在床邊開始運動治療。

運動處方①：踝關節運動，股四頭肌收縮等維持肌力與促進下肢循環。

運動處方②：在軟架上輕柔地進行髖關節主動協助運動。

運動處方③：主治醫生指示，開始蹲站訓練。

術後1週　浮腫消失，患部疼痛症狀減輕。

運動處方④：確保髖關節及膝關節的ROM。

運動處方⑤：以臀中肌為主的髖關節支撐機能恢復(圖5)。

術後10天　開始使用助行器訓練步行。

運動處方⑥：骨盆、軀幹間的協調運動(圖6)。

術後2週　基本動作穩定，可端坐。

術後4週　可自行拄兩支枴杖行走。

術後6週　出院。

●

兩側同時進行THA，具有可初期恢復穩定步行，可縮短住院時間，可減少醫療費用等優點。另外，雖然有手術侵入性的問題，但報告顯示引起併發症的機率和分兩段式進行的機率是一樣的。術後的初期運動治療，最好是能夠完全掌握手術特點後再開始進行。另外也要特別留意預防術後脫臼、深部靜脈血栓症與肺栓塞，做好術後風險管理。

圖5　術後初期髖關節內收外展運動

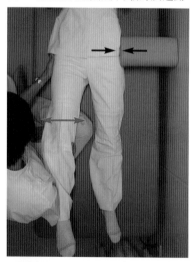

開始姿勢：稍微外展，勿讓外展肌肉過度緊繃。

運動強度：運動振幅不要太大，要邊確認肌肉收縮程度，邊讓肌肉清楚的收縮、放鬆。

預防代償：固定另外一側骨盆，以預防外展時的代償作用(→)。

圖6　骨盆－軀幹間的協調運動

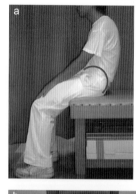

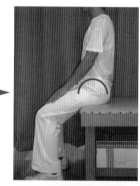

反覆運動

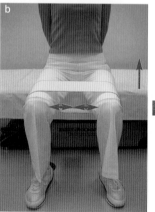
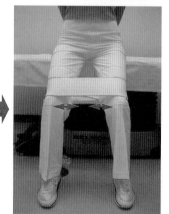

藉由誘發骨盆前傾的骨盆周圍之協調運動來促進腰椎的柔軟度(a)。將座位慢慢升高，使姿勢接近直立，重複同樣的動作(b)。在保持骨盆前傾的姿勢下，合併a與b重複外展運動。

●THA術後風險管理

預防脫臼

　　THA的術後脫臼是常有的併發症。要預防脫臼，良好的手術規劃、軟組織恢復良好、徹底的病患教育，這些都很重要[6]，必須針對術前髖關節周圍肌力低下的問題加以處理。特別是進行運動治療時，術式及術後骨列都會影響肌肉機能，必須向主治醫師詢問清楚。不同的開刀法對軟組織的損傷程度也會有所不同。較廣為人知的前開刀法有Hardinge法[7]或Dall法[8]。Hardinge法是將臀中肌及股外側肌前半部的肌纖維從大轉子處剝離、翻轉至骨膜下，是從關節前方進入的術式。而Dall法則是切開大轉子前半部，在臀中肌及股外側肌附著其上的狀態下整塊往前方翻轉，是擴大關節前方的術式。因此，從側邊進入的THA手術，若術後馬上就開始讓臀中肌劇烈收縮的話，切骨部位的分離壓力可能會致使大轉子癒合不良，這一點要特別注意。另一方面，若是後開刀法，則要預防後方脫臼問題，這時就要特別注意盡量避免在蹲下起立動作時過度屈曲髖關節。另外，關於脫臼部位的姿勢，一定要讓病患在術前術後反覆多練習多習慣。依病例的不同會有些許差異，但超過90度以上的髖關節屈曲內旋姿勢及伸展姿勢，就要特別留意過度外旋。

　　脫臼的風險容易受到人工髖關節放置位置的影響，也容易受到年齡與骨頭強度左右。所以要清楚瞭解放置位置，設計一套加強軟組織與避免禁忌姿勢的運動治療，才可以降低脫臼風險。

預防栓塞

　　通常動過下肢手術之後，容易引發深部靜脈血栓症(deep vein thrombosis；DVT)及肺栓塞(pulmonary thromboembolism；PTE)。這是由於術中姿勢造成血流不順以及術後為逃避承重帶來疼痛而延遲下床所引起的。近年來，在日本國內也有術後併發DVT或PTE的病例，若沒有針對這個問題實施什麼預防措施的話，DVT的發生率將會有34～63%之多[9]。有學者指出，近來DVT併發症多與①術前運動不足或術後臥床時血流停滯；②術中操作時損傷血管；③週期性出血造成血液凝血功能亢進、纖溶系統功能降低等有關。依據『肺栓塞／深部靜脈血栓症預防指導手冊(2004年)』，運動治療中的初期下床與壓迫法最受推崇。THA術後預防DVT與PTE的運動治療有：術後初期就開始踝關節主動運動，利用骨骼肌幫浦作用來預防血流停滯，這是非常安全又重要的手法。再來則是促使初期下床，可以提早恢復一些身體基本動作，使運動治療更加順暢。另外，使用彈性繃帶(圖7)或彈性襪的他動壓迫手法及間歇氣壓治療法(foot pump)(圖8)等等。藉由這些方法來縮小靜脈血管管壁以減緩靜脈血液滯留的情況，同時也可防止因靜脈擴張而導致血管內皮受損。但是，必須隨時觀察因受到壓迫而產生的皮膚問題及顏色變化。間歇氣壓治療法不僅用於下肢整體，也用來治療腳部各種問題，所以要先清楚掌握適應與否再使用。DVT的症狀有疼痛、麻痺和發紺。而PTE則是會出現突發性的呼吸困難或是意識下降，頻脈等症狀。所以要瞭解這些症狀之後才來協助病患下床進行運動治療。因此，要預防栓塞，必須隨時配合病患的狀況，這樣也才會有更安全更有效的運動治療。

圖7　彈性繃帶的綁法

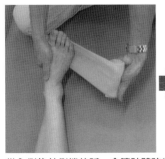
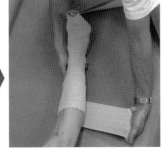

從內側往外側捲的話，會讓肢體強制外旋，所以通常都要由外側往內側捲，這樣才不會容易鬆開。

圖8　間歇氣壓治療

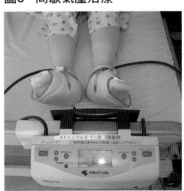

8 旋轉髖臼切骨術之術後運動治療

Check it！

● 補強髖關節關節囊的韌帶有髂股韌帶、恥股韌帶、坐股韌帶，在髖關節伸展姿勢下可以彌補骨性包覆的不足。

● 旋轉髖臼切骨術(Rotationary Acetabular Osteotomy；RAO)，在髖關節的關節囊還附著於髖臼窩上的狀態下，將髖臼窩切開並整個往前外側翻轉，提高後內側關節囊的緊張度。所以，在運動治療前要先有心理建設，就是屈曲、外展活動範圍(ROM)會較術前來得小。

● 以關節最鬆位置(loose-packed position)為基準，藉由觀察ROM受限的運動方向來推測攣縮的原因。

● 在治療關節囊及韌帶攣縮的時候，以股骨頸軸為作用軸來做出旋轉運動及伸張運動是有助治療的。

髖關節關節囊、韌帶的解剖與髖臼窩翻轉時的緊張度變化

髖關節關節囊附著在髖臼邊緣及髖臼窩橫韌帶上。從股骨側前方的轉子間線，後方的轉子間脊約1橫指的近端至到股骨頸遠端，沒有涵蓋整個股骨頸。補強關節囊的韌帶，前方有髂股韌帶和恥股韌帶；後方則有坐股韌帶。這些韌帶中，髂股韌帶是最強韌，從髂骨前下棘、髖臼邊緣到股骨轉子間線及其遠端，以逆Y字型附著，限制髖關節過度伸展與外旋。恥股韌帶起於髂恥隆起的前內側及髂骨上枝，終止於股骨轉子窩前外側，限制髖關節的外展、外旋。坐股韌帶則是起於髖臼後半部，附著於股骨轉子窩上，限制髖關節屈曲姿勢下的內旋。這3條韌帶在伸展姿勢下如同擰毛巾般交纏在一起，包覆住整個股骨頸，將股骨頭牽引在髖臼窩中，提高支撐力，在屈曲姿勢下，3條韌帶就會鬆開[1](圖1)。

針對髖臼窩發育不良的髖關節，RAO手術是在關節囊還附著於髖臼窩的狀態下，將髖臼窩切開並往前外側翻轉，術後前外側的關節囊其緊張度會變得比較鬆弛，相反地，後內側的關節囊其緊張度會提升。即使是前、初期的髖關節炎病患，在術後屈曲ROM和外展也都會各減少個10度和5度[2]。

圖1　髖關節的韌帶結構

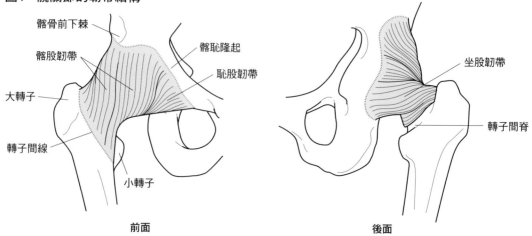

前面　　　　　　　　　　　　後面

髖關節周圍韌帶、關節囊運動時緊繃度的變化

　　從髖臼窩與股骨頭兩者間的位置關係來看，對於向前開口的髖臼窩來說，因股骨頸有個特殊的前傾角，所以當髖關節在伸展時，髖臼窩便無法包覆股骨頭的前端部位，但是在屈曲時，股骨頭就可以被包覆得很好，這是沿自四隻腳動物。為了要彌補伸展姿勢下股骨頭包覆性不足的問題，人類的關節囊及韌帶特別發達。髖關節屈曲30～65度，外展15度，外旋15度的姿勢是關節內壓力最低的姿勢，所以稱為關節囊最鬆弛位置(loose-packed position)[3]。以這個位置為基準，在伸展髖關節時，前方關節囊就會變得緊繃；後方關節囊就會鬆弛。反之，若髖關節屈曲時，後方關節囊變得緊繃；前方關節囊就會鬆弛。同樣地，外展姿勢時，下方關節囊變緊繃；內收姿勢時，上方關節囊變緊張；外旋姿勢時，前方關節囊變緊繃；內旋姿勢時，後方關節囊變緊繃(圖2)。舉例來說，當有髖關節屈曲攣縮的情況，假設髂腰肌沒有任何問題，而外展姿勢下若有伸展受限的情形，前下方關節囊、恥股韌帶之伸展性就會降低；內收姿勢下若有伸展受限的情形，前上方關節囊、腸股韌帶之伸展性就會降低。因此，藉由以關節囊最鬆弛位置(loose-packed position)為基準來觀察各個方向的髖關節ROM，就可以推測造成攣縮的原因。當治療關節囊及韌帶攣縮時，以股骨頸軸為作用軸的股骨頭牽引與旋轉運動(圖3)是非常有效的。但是因為有頸幹角與前傾角的存在，從外觀上無法準確拿捏，在實際操作上，必須要有精準的解剖學概念才行。

圖2　不同的動作，不同的關節囊緊繃度

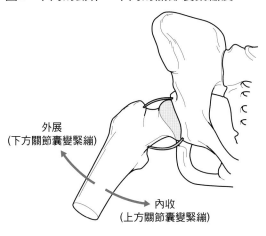
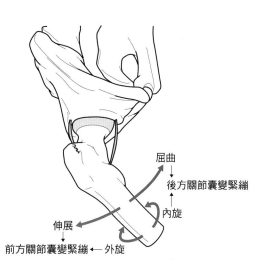

外展
(下方關節囊變緊繃)

內收
(上方關節囊變緊繃)

屈曲

後方關節囊變緊繃

內旋

伸展

前方關節囊變緊繃　←外旋

圖3　以股骨頸軸為作用軸的旋轉運動

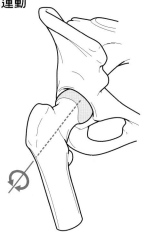

　　進入退化性髖關節炎進行期的病患，接受RAO手術，但術後卻難以改善髖關節屈曲受限的問題。術後2週開始進行運動治療。因劇烈疼痛，所以在自我疼痛控制範圍內開始主動運動，術後初期為了讓股骨頭與髖臼窩關節面再塑造，便使用滑輪來進行主動運動。術後13週雖然可使用腋下枴步行，但髖關節屈曲仍受限且外展肌力不足。動手術的一年前，因為髖關節疼痛幾乎在免重狀態下生活，也因為都不動的關係，關節囊、韌帶有縮短及沾黏的情況，可能是這個因素導致RAO術後韌帶的緊繃度更為提高。因此要利用關節囊、韌帶在運動下會有不同緊繃度的特性來進行以股骨頸軸為作用軸的旋轉運動與牽引操作的伸張運動。需要時間大約11個月，最後終於可以恢復術前的ROM與足夠的肌力。RAO手術會使股骨頭與髖臼窩承重面之間的相對位置有所改變，後方關節囊會變得更緊繃，屈曲ROM會比術前減少一些，這些都是在運動治療時不可忘記的。

◆ **病例**

20多歲。過往病史是出生時即有髖關節髖臼窩發育不良的問題。

◆ **現在病程**

3年前左髖關節開始疼痛，約1年前開始幾乎都在免重狀態下生活，但疼痛還是持續加劇，住院接受手術治療。

◆ **運動治療開始時的檢查結果**

- 術前ROM在他動情況下，髖關節屈曲100度，伸展10度，外展30度，內收15度，外旋30度，內旋50度。
- 疼痛加劇，ROM在他動下，髖關節屈曲30度，伸展0度，外展10度，內收0度，明顯受到限制。

◆ **運動治療過程**

手術　旋轉髖臼切骨術(RAO)

術後2週　開始運動治療。

運動處方①：在自我疼痛控制的範圍內進行主動運動，髖關節周圍肌肉及股四頭肌收縮運動。

術後4週　使用腋下枴完全免重步行。

運動處方②：以股骨頭與髖臼窩關節面再塑造為目標，使用滑輪進行屈曲和外展訓練。

運動處方③：強化髖關節周圍肌肉的肌力。

術後7週　部分承重步行。他動ROM：屈曲60度。

運動處方④：closed kinetic chain(CKC)(閉鎖式動力鍊運動)訓練。

運動處方⑤：在泳池進行水中步行運動。

術後13週　藉助單邊腋下枴步行。他動ROM：屈曲70度，伸展5度，外旋30度，內旋35度，外展肌力偏低。

運動處方⑥：以股骨頸軸為作用軸進行旋轉運動以擴大屈曲ROM(圖4)。

術後14週　出院。一個月回診3次繼續運動治療。

術後11個月　恢復術前ROM，肌力偏低，步態已改善，回歸社會。

　　　　　　　　　　●

　　這個病例需要這麼久的運動治療，其理由是關節空隙變得狹小，股骨頭產生平化變形現象等軟骨性因素，除此之外，患者本身的關節囊較不柔軟，考慮到RAO術後內方關節囊、韌帶會變得更緊繃，所以很多運動治療工作就必須儘早開始才行。ADL表中的所有動作(表1)，若要做到順暢的話，髖關節屈曲120度，內收外展20度，旋轉10～20度，這些條件都是必須的[4]，Johnston等人指出，ADL的動作，若以三度空間髖關節運動範圍去測定的話，各個動作的最大運動角都需達到如表2所示。探究攣縮的原因，選擇適切的運動治療，這樣才能再次擁有無痛且具穩定支撐力與活動力的髖關節機能。

技術重點

圖4 關節囊韌帶的伸展操作

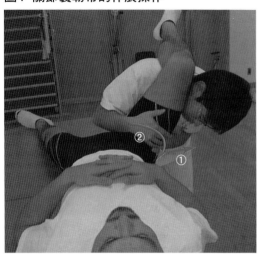

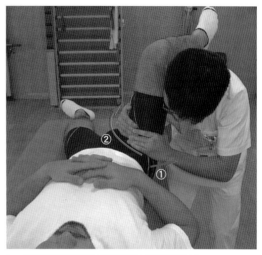

a. 針對髖關節外展受限的前下方關節囊伸展

以股骨頸軸為作用軸的旋轉運動，再搭配往軸方向牽引的伸張運動。一開始在確認牽引方向時就要考慮到頸角與前傾角，如此一來，在旋轉運動時就不會弄錯牽引方向。要改善柔軟度，就要邊調節外旋角度邊加上牽引動作。

①往股骨頸軸的方向牽引。

②以股骨頸軸為作用軸進行外旋運動。

b. 針對髖關節屈曲受限的後方關節囊伸展

同樣是以股骨頸軸為作用軸的旋轉運動，再搭配往軸方向牽引的伸張運動。要改善柔軟度，就要邊調節內旋角度邊加上牽引動作。

①往股骨頸軸的方向牽引。

②以股骨頸軸為作用軸進行內旋運動。

知識重點

表1 因下肢關節障礙而受到限制的ADL項目

項目	內容
起居動作‧姿勢	從地板站起身，從椅子站起身，蹲踞，跪坐，側坐，盤腿，單腳站立，踮腳尖
移動動作	爬行，步行，上下樓梯
更衣	鞋襪的穿脫，褲子等的穿脫
儀容	修剪指甲
入浴	進出浴缸，坐在浴缸中，在澡間的坐站，洗身體(腳趾)
技巧性ADL	站著工作(家事)，上下車(公車)，屋外步行(上下坡道)

退化性髖關節炎的病患，當症狀持續惡化時，幾乎所有的動作都會受限。在有困難的項目中，可分為「可動性障礙」例如：跪坐、修剪指甲等，以及「支撐性障礙」例如：上下樓梯、單腳站立等。另外還有兩者共存的障礙，例如坐下、從地板站起來、蹲下等等。關節障礙是屬於可動性還是支撐性，在性質上有所差異，表現在ADL上也會有所不同。

引用自文獻7)

表2 日常動作所需的髖關節最大ROM

站著繫鞋帶	屈曲129度	外展18度	外旋13度
蹲著繫鞋帶	屈曲115度	外展24度	外旋28度
從椅子站起身	屈曲112度	外展20度	外旋14度
蹲下撿地上的東西	屈曲125度	外展21度	外旋15度
蹲踞	屈曲114度	外展27度	外旋24度
上樓梯	屈曲 68度	外展16度	外旋18度

引用自文獻6)

9 股骨轉子下骨折的運動治療

Check it!

- 轉子下骨折以粉碎性骨折的型態居多，因為許多肌肉作用的關係，容易造成大移位、骨折部位不穩定、骨癒合的時間也會變長。
- 大範圍的侵入性手術會造成術後股骨疼痛，是運動治療最大的阻礙，要小心併發重度攣縮。
- 術後初期要先針對浮腫和痙攣進行治療，2週後要預防結痂組織造成的組織間沾黏，在尚未完全沾黏情況下，以運動治療來改善伸展性，這是治療的重點所在。

轉子下骨折是不穩定骨折的理由

所謂轉子下骨折，是轉子部與股骨幹接合處的骨折，通常是因為強大外力撞擊所造成，且多為粉碎性骨折。轉子下施力臂很長，內翻作用力相對也會很大，所以容易會有旋轉壓力加之於上，需要強大的固定力。這類型的骨折綜合了股骨頸外側骨折與股骨幹骨折兩者的弱點，所以容易因為肌肉的作用力而導致移位，骨折部位一旦不穩定，骨癒合的時間也會跟著拉長。

······ 知識重點 ······

股骨轉子下骨折是屬於不容易治療的骨折型態之一，對於這類骨折的分類或是獨立治療的書籍和論文都很少。大多都被補充歸納在轉子部骨折分類中的其中一項，但因為綜合了轉子部骨折與股骨幹骨折的弱點，所以其實這樣的分類法並不貼切。

圖1 以骨折位置、角度與有無粉碎來分類(Zickel分類)

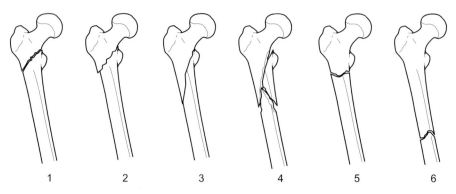

| 1 | 2 | 3 | 4 | 5 | 6 |

1. 無粉碎短斜向骨折
2. 粉碎短斜向骨折
3. 無粉碎長斜向骨折
4. 粉碎長斜向骨折
5. 近端橫向骨折
6. 遠端橫向骨折

其他分類
- Seinsheimer分類
- Ender-Schneider分類
- Waddell分類

引用改編自文獻1)

骨板固定術的侵入與解剖學的關連

一般在處理股骨轉子下骨折，多半採用compression hip screw(CHS)(髖部螺旋釘加壓術)法、Ender法、Gamma nail(迦瑪釘髓內固定)等骨折復位術。CHS法大多由股骨外側進入，從大轉子中央到股骨外中央縱向劃開。皮膚劃開後，切開闊筋膜，有時必須撥開部分的闊筋膜張肌。接著縱向切開股外側肌筋膜，撥開肌纖維進入，讓骨頭露出來，進行骨折復位工作。一般而言，小轉子下方往下延伸的長斜向骨折，會使用long plate CHS法。因為plate比原有的CHS法長，所以傷口也會比較長，必須大範圍切開闊筋膜張肌和股外側肌。

闊筋膜張肌起點在髂骨前上棘，經髂脛束往股骨外側走，終止於脛骨結節外側的Gardy結節。股外側肌在股骨粗線外側唇，起點在大轉子基部，再附於股四頭肌肌腱。股外側肌斜行纖維起於髂脛束側，再附於髕骨外側及髕骨外側支持帶上。因髂脛束大範圍覆蓋在股外側肌上，所以緊繃度會大受股外側肌影響。

圖2 股外側肌與股外側肌斜向纖維的區別間的關係

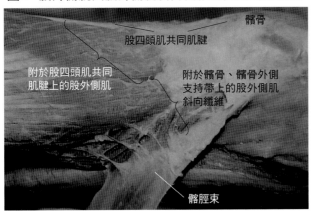
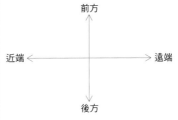

股外側肌的部分纖維直接起始於髂脛束內側。髂脛束的緊繃度會深受股外側肌的影響。

轉載自文獻2)

圖3 髕骨外側支持帶與髂脛束的關係

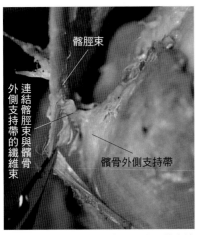
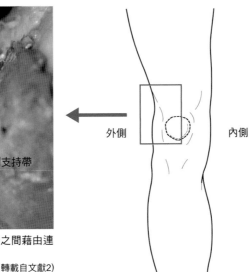

髕骨外側支持帶與髂脛束兩者之間藉由連結纖維強力固定。

轉載自文獻2)

Case Study 轉子下骨折，以long plate來進行骨折復位的病例

　　股骨轉子下骨折，以long plate的CHS法來進行骨折復位手術。骨折類型是從小轉子下方往下延伸的長斜向骨折，需要大範圍剝離股外側肌來進行plate固定，因此在術後ROM訓練時可能會有強度疼痛及重度攣縮的情況發生。而促使恢復良好ROM的原因有三：①在運動治療的初期，以股外側肌為主，徹底做好浮腫管理，要預防腔室內壓上升所帶來的疼痛，就必須致力於初期改善浮腫的情況；②如果在股外側肌浮腫嚴重，疼痛閾值低下的時期，不硬性強求膝關節屈曲，而是要利用髖關節運動促使髂脛束的滑動與股外側肌的放鬆；③於結痂開始形成的第3週後就要積極往膝關節屈曲的方向進行運動治療。

- -

◆病例

80多歲。過往病史中無特別註記。

◆現在病程

因車禍受傷被送至本院。醫師診斷為股骨轉子下骨折(Zickel分類第4型)，住院接受手術治療。下肢皮膚牽引後，在受傷第11天進行骨折復位手術。術式為CHS法，以14孔的long plate進行內固定，復位、固定效果都非常好(圖4)。

◆運動治療時開始的檢查結果

大腿浮腫的情況很明顯，股外側肌有明顯的灼熱感，按壓會疼痛。因大腿疼痛的關係，髖關節、膝關節活動明顯受到限制，膝關節屈曲20度。

並無出現任何神經方面的症狀。

◆運動治療過程

術後隔天　　開始運動治療

運動處方①：浮腫管理

- 利用滑板進行闊筋膜張肌、臀大肌、股外側肌的主動協助運動(圖6)。
- 基本動作訓練。

術後2週　膝關節屈曲90度。

運動處方②：利用滑板進行膝關節屈曲運動。

術後3週　膝關節屈曲120度，開始部分承重。

術後7週　膝關節屈曲150度，使用單邊腋下枴步行。

術後4個月　可跪坐。

圖4　X光攝影

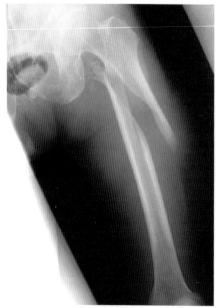
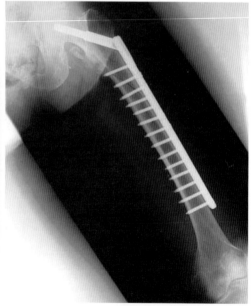

受傷時

確認為小轉子下方往下延伸的長斜向骨折。

術後

14孔long plate CHS。雖然固定性很強，但手術侵入性較大。

髂脛束位於股骨外側，前有闊筋膜張肌，後有臀大肌附著，緊繃度受到兩者控制。髂脛束原是股外側肌筋膜肥大後的韌帶狀組織，股外側肌的部分纖維束就起始於髂脛束。低承重的內收外展運動可以降低闊筋膜張肌、臀大肌的緊繃，並維持髂脛束的滑動性，對於預防二次性股外側肌的肌肉內壓上升與組織間的沾黏也很有效。

技術重點

●適合修復時期的膝關節活動範圍(ROM)改善法

在使用long plate內固定法的病例中，對股外側肌的侵入性較大，術後大腿疼痛會是運動治療的最大阻因。若長期重度攣縮的話，恐會難以改善。

軟組織的修復過程，受傷後出血、滲出液、浮腫明顯，從第2～3天起肉芽組織開始形成。經過纖維形成期，2～4週進入成熟期，也就是骨痂形成期。術後初期的ROM限制絕對不是攣縮，而是因為腔室內壓上升帶來疼痛所造成的。所以術後應該要儘早消腫並解決肌肉痙攣問題。初期的運動治療是要藉助滑板來做些低承重的髖關節運動(圖5)，以期改善闊筋膜張肌、臀大肌的痙攣，並達到減壓效果(因髂脛束靜態緊繃度降低而造成股外側肌腔室內壓太大)。此外，藉由髖關節內收外展運動也可以使髂脛束反覆緊張←→鬆弛，以維持髂脛束本身的滑動性，還可以對股外側肌與髕骨外側支持帶的連結處做適度的伸張刺激，為2週以後的ROM訓練做重要準備。

2週以後則是要積極往膝關節的屈曲方向進行運動治療。在這個時期，要預防因結痂形成而造成的組織間沾黏，訣竅是要趁著沾黏不嚴重的時候盡快改善伸展性。

圖5 利用滑板進行低承重的髖關節內收、外展運動

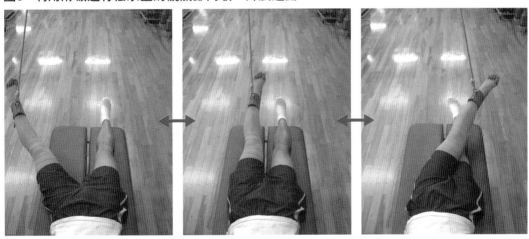

外展位　　　　　　　　　中間位　　　　　　　　　內收位

低承重髖關節運動有助於改善闊筋膜張肌與臀大肌痙攣的情況；可以維持髂脛束本身的滑動性；另外也可以適度刺激股外側肌與髕骨外側支持帶的連結處。

10 股骨轉子部骨折的運動治療

Check it!

● 與股骨頸骨折相比，股骨轉子部骨折好發於高齡者，骨折外的併發症、認知症以及以駝背為首的姿勢不正等問題都是阻礙恢復正常步行的因素，有必要從多方面進行診療。

● 治療股骨轉子部骨折的復位手術普遍使用lag screw固定的compression hip screw(CHS法)或是Gamma nail(迦瑪釘髓內固定)，因為固定力強，有可能術後初期就可以下床、步行。

● 針對股骨轉子部骨折進行運動治療時，可由X光攝影事先瞭解依Evans分類的骨折類型及依Singh分類的骨質疏鬆程度，要特別留意發生套疊(telescoping)現象。

● 治療股骨轉子部骨折，最終目的是希望能恢復步行，但能恢復到術前步行樣式的關節機能也是很重要的。

股骨轉子部骨折的分類(Evans分類)

股骨轉子部骨折是股骨近端骨折中的一種，以前也稱之為股骨頸外側骨折。現在，解剖頸的骨折定義為股骨頸骨折；轉子間脊到小轉子間的骨折定義為股骨轉子部骨折；小轉子以下的骨折則定義為股骨轉子下骨折(圖1)。根據整型外科骨質疏鬆委員會的調查，依照年齡階層的發生率來看，未達70歲前半者容易發生股骨頸骨折，70歲後半以上的高齡者則是發生股骨轉子部骨折居多。所以針對股骨轉子部骨折的病患，不能夠只著眼於骨折這一部分，還必須要顧慮到高齡者特有的身體狀況及併發症問題。

股骨轉子部骨折，各國皆廣用Evans分類法(圖2)。分類依據是在牽引為主的復位過後所拍

圖2 股骨轉子部骨折的分類(Evans分類)

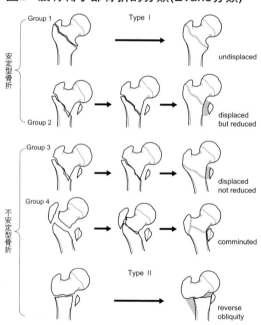

分類依據是在牽引為主的復位過後所拍攝的患肢前後方X光片，分為兩大類：主要的骨折線從外上方至內下方走向的是Type I；骨折線從內上方往外下方走向的是Type II。Type I再細分為4小類。Type I的Group1與Group2是安定型骨折；Type I的Group3、Group4及Type II則是不安定型骨折。

圖1 股骨近端骨折的分類

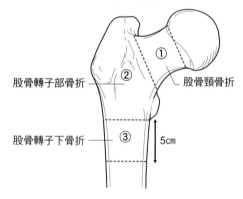

股骨近端骨折依照骨折部位的不同分為3類。解剖頸的骨折是股骨頸骨折(①)；轉子間脊到小轉子間的骨折是股骨轉子部骨折(②)；小轉子以下的骨折則是股骨轉子下骨折(③)

攝的患肢前後方X光片。分為兩大類：主要的骨折線從外上方至內下方走向的是Type I；骨折線從內上方往外下方走向的是Type II。Type I再細分為4小類：無移位單純斷成兩塊的是Group1；內側股骨皮質可復位，含小轉子在內的碎片是可復位的，這是Group2；內側股骨皮質不可復位的是Group3；粉碎性骨折且大轉子大移位的是Group4。Type I底下的Group1與Group2是安定型骨折；Type I底下的Group3、Group4以及Type II則是不安定型骨折。在我們熟悉這個分類後，就可以理解那個差異性，亦即就算同樣動了股骨轉子部骨折的復位手術，有人術後隔天就可以下床，有人卻必須臥床靜養，這是與骨折的安定與否有關。

使用在股骨轉子部骨折的lag screw理論

在日本治療股骨轉子部骨折時，主要是使用CHS法及Gamma nail法。CHS法，以plate固定遠端骨碎片，以lag screw固定股骨頭；Gamma nail法則是以髓內釘固定遠端骨碎片，股骨頭的固定法則與CHS一樣使用lag screw。雖然CHS法比Gamma nail法的侵入性大，但手術的手法技巧本身較容易，所以現在晉身為黃金標準級術式而廣為使用。對於不安定型的骨折，使用附把柄的plate，可以增強內固定。而Gamma nail法的優點是，承重時對lag screw的屈曲力距較CHS法來得小，以力學的角度來說較佔優勢，以及對人體的侵入性較小。缺點則是跌倒時容易發生髓內釘遠端骨折。不過，根據研究報告，不論使用哪種術式，在安定性都有不錯的表現(圖3)。

兩種術式都使用lag screw，是因為lag screw有個特殊的設計，就是在與plate銜接的部位有個滑動結構。一個骨折部不安定且骨質持續疏鬆的病例，承重下骨折部位縮短，結果沒有滑動結構的screw(骨螺絲釘)就穿孔突出股骨頭(cut out)。而lag screw有滑動結構的設計，會隨著股骨頸的縮短而往遠端移動，且為了讓近端骨碎片與遠端骨碎片咬合的部位可以很穩定，不僅不會穿孔還可以配合頸幹角做調整，是個劃時代的骨螺絲釘設計(圖4)。可以說這種骨螺絲釘的出現讓股骨轉子部骨折手術成功的機率更上一層樓。

圖3　治療股骨轉子部骨折的骨折復位術

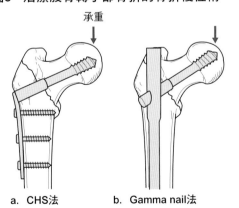

a. CHS法　　　　b. Gamma nail法

固定遠端骨碎片時，CHS法使用plate；Gamma nail法使用髓內釘，兩者皆使用帶有滑動結構設計的骨螺絲釘來固定股骨頭。因為有強大固定力，兩者在術後隔天都有下床的可能性。

圖4　有滑動結構設計的骨螺絲釘

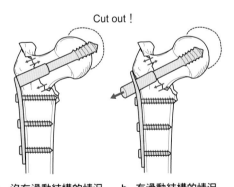

a. 沒有滑動結構的情況　　b. 有滑動結構的情況

使用沒有滑動結構的骨螺絲釘，當股骨頸縮短時，骨螺絲釘就會穿孔突出股骨頭(cut out)，但骨螺絲釘若有滑動結構，當股骨頸縮短時，骨螺絲釘就會往下方滑動，這樣骨碎片之間的咬合就會更穩定。

　　80多歲股骨轉子部骨折(Evans分類Type I-Group2：圖5a)的病例。骨折以前，藉老人助步車之力可自行步行。手術以Gamma nail內固定法來進行，復位位置及術中的固定性都很良好(圖5b)。術後隔天便開始在床邊進行運動治療，10天後開始站起身的訓練。之後的治療也都非常順利，但是到術後第18天的時候，病患突然表示患肢疼痛，痛到拒絕繼續步行訓練。擔心是否為轉子部的過度套疊(telescoping)而向主治醫師報告。透過術後3週的X光攝影，發現lag screw明顯滑動，判定是骨折部受擠壓所造成的疼痛。在患肢免重狀態下繼續步行以外的訓練。約2週的免重後，再次恢復承重。之後的治療非常順利，承重患肢的疼痛幾乎消失，術後9週可借力老人助步車自行步行，辦理出院。即使骨折部位固定得非常好，但依Singh分類(圖6)，如果病例是重度骨質疏鬆，一承重就可能會擠壓轉子部，所以要密切觀察lag screw是否有過度滑動的情形。物理治療師要隨時與主治醫生聯絡討論，並配合運動治療，定期以X光攝影追蹤。

◆病例

80多歲。無內科合併症，也無會妨礙運動治療的認知障礙。

◆現在病程

在自家走路時跌倒受傷。醫生診斷為股骨轉子部骨折(圖5a)，在3天的下肢牽引後，於受傷後第4天進行骨折復位手術。

術式採用Gamma nail內固定法，復位位置和術中的固定性都很良好(圖5b)

◆運動治療開始時的檢查結果

　術後隔天即開始床邊的運動治療。

• 因術後疼痛，有髖關節活動範圍(ROM)受限問題。

• 除髖關節以外，其他關節沒有問題。

• 沒有神經麻痺問題。

• 溝通無礙。

◆運動治療過程

術後1～9天　在床邊進行運動治療。

運動處方①：藉由主動協助運動來維持與改善ROM。

運動處方②：指導穩定坐在有高度的地方與站起身等基本動作。

運動處方③：指導移動到輪椅上的動作。

術後10天　在訓練室進行運動治療，目標是起立與步行。考慮到有明顯駝背、病患年齡、手術固定等問題，雖在全承重下練習步行，但仍時時留意疼痛情況。

運動處方④：保持直立姿勢。

運動處方⑤：調整座位高度，在不痛的範圍內反覆起、坐的動作。

術後12天

運動處方⑥：在平行桿內步行。

運動處方⑦：慢慢改為使用助行器步行。

術後18天　因病患表示患肢劇烈疼痛，排斥積極練習步行。擔心可能是轉子部過度套疊(telescoping)，向主治醫生報告。

圖5　受傷時及骨折復位術後的X光攝影

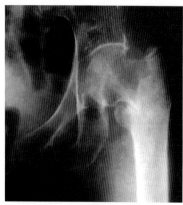

a. 受傷時

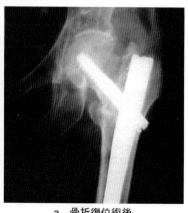

a. 骨折復位術後

依Evans分類是Type I-Group2安定型骨折(a)。使用Gamma nail進行骨折復位術(b)。

術後3週　透過X光攝影確認lag screw有明顯的套疊現象(telescoping)。骨折部受到擠壓造成疼痛。

運動處方⑧：患肢免重，改以步行以外的運動治療。

術後5週　再次承重，患肢疼痛幾乎消失。

運動處方⑨：為矯正駝背姿勢開始肌力訓練。

術後7週　藉老人助步車之力可連續步行100m。

術後9週　可連續步行200m，辦理出院。

●

一般來說，Gamma nail法和CHS法的固定力都很強，在安定型的轉子部骨折的病例中，術後初期承重是可行的，所以，只要手術固定得好，術後的運動治療對於承重常常是不設限的。但是，按照Singh分類若有重度骨質疏鬆的問題，承重會擠壓到轉子部，就要特別注意有沒有lag screw過度滑動的情況發生。另外，重度駝背的股骨頸骨折病例，其最終目標多只能設定在可以藉助老人助步車來步行。所以，恢復步行的運動治療內容也必須將老人助步車步行的先決條件也納入考量，再針對這樣的步行所需之角度向心力與肌肉離心收縮來積極治療。

圖6　Singh分類(1977，部分改變)

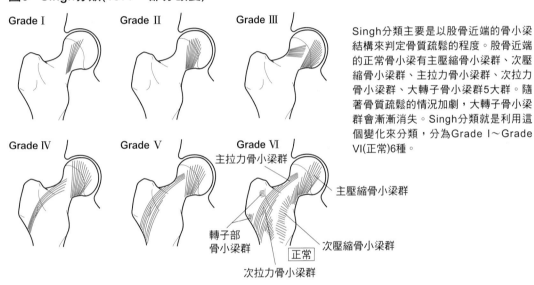

Singh分類主要是以股骨近端的骨小梁結構來判定骨質疏鬆的程度。股骨近端的正常骨小梁有主壓縮骨小梁群、次壓縮骨小梁群、主拉力骨小梁群、次拉力骨小梁群、大轉子骨小梁群5大群。隨著骨質疏鬆的情況加劇，大轉子骨小梁群會漸漸消失。Singh分類就是利用這個變化來分類，分為Grade I～Grade VI(正常)6種。

圖7　股骨頸的型態對臀中肌肌力的影響

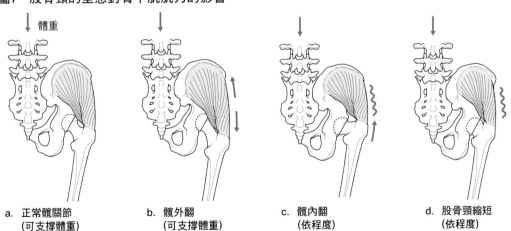

髖關節若有正常的頸幹角與一定長度的股骨頸，就可以確實支撐人體的體重。髖外翻因為頸幹角變大，臀中肌的靜止張力就必須提升才得以支撐體重。髖內翻則是頸幹角縮小，依內翻的程度也可能無法支撐體重。股骨頸縮短的情況，因力臂縮短，依縮短的程度可能無法支撐體重。

膝關節

1

脛骨外側平台骨折(分裂凹陷型)的運動治療

Check it !

● 在脛骨外側平台骨折的病例中，若是脛骨關節面凹陷5mm以上，一般來說就適合接受手術治療，但若是凹陷達5～10mm，就要特別注意可能會有彎曲、外翻變形、不穩定的情況發生。

● 比起脛骨前方凹陷的病例來說，後方凹陷的病例會比較容易有關節運動障礙的問題[1]，要確認膝關節後外側支持組織(postero-lateral structure；PLS)有無沾黏、攣縮的情況。

● 為了防止再度凹陷，要將roll back(外旋)結構的概念融入運動治療中。

脛骨平台骨折(Hohl分類[3]與Hohl治療績效評估基準[2])

　　脛骨平台骨折的分類多用Hohl分類法(圖1a)，比率為非移位型(undisplaced)24%；中央凹陷型(central depression)26%；分裂凹陷型(split depression)26%(圖1b)。非移位型指的是骨折部位沒有

圖1　Hohl分類[3]與治療成效評估基準[2]

a. 分類

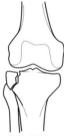
非移位型
(undisplaced)

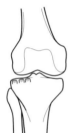
中央凹陷型
(central depression)

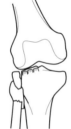
分裂凹陷型
(split depression)

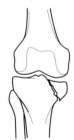
全面凹陷型
(total depression)

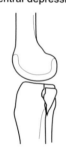
分裂型(split)

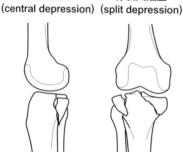
脛骨上端粉碎型
(comminuted upper
end of the tibia)

b. 比率

非移位型(undisplaced)		24%
移位型		
部分移位		
中央凹陷型(central depression)		26%
分裂凹陷型(split depression)		26%
全面凹陷型(total depression)		11%
分裂型(split)	3%	
脛骨上端粉碎型(comminuted)		10%

c. 治療成效判定基準

解剖學評估(anatomical grade)
優(excellent)
1. 5度以內的正常外翻度
2. 移位5mm以下進行復位
3. 無關節症狀變化
良(good)
1. 超過5度的外翻變形
2. 最低限的關節症狀變化
可(fair)
1. 超過10度的外翻變形
2. 中度的關節症狀變化
3. 骨折部位未進行復位
劣(poor)
1. 中度暨重度的關節症狀變化
2. 骨折部位未進行復位
3. 超過10度的外翻變形

機能性評估(functional grade)
優(excellent)
1. 膝關節可完全伸展
2. 120度以上的可動範圍
3. 無異常外展搖晃(rocking)
4. 肌力與耐久力正常
5. 偶發的疼痛也無妨
良(good)
1. 膝關節伸展障礙10度
2. 過度的側邊不穩定
3. 每天都有輕度疼痛
4. 可動範圍90度
5. 肌力不足且易疲勞性
可(fair)
1. 膝關節伸展障礙超過10度
2. 可動範圍75度
3. 日常活動有不舒服感
4. 平時有側邊不穩定的情形
劣(poor)
1. 沒有有效的可動範圍(未滿75度)
2. 無法工作
3. 所有動作都會伴隨疼痛
4. 過度的側邊不穩定

＊原始表記為「Lack of knee extension beyond 170 degress」。
　依日本整型外科學會的計測法為準則重新改寫。

移位及沒有關節面凹陷，一般來說適合選擇保守治療。在3～4週的外固定後，就可以開始膝關節可動範圍(ROM)訓練，大約在8～10週骨癒合後可以開始承重。而所謂移位型，指的則是骨折部位移位或是關節面凹陷，可選擇保守治療或外科手術治療，要視年齡、全身身體狀況、、有無合併損傷、移位程度而定。關節面凹陷5mm以內的話，多半採用非移位型的保守治療；凹陷達5mm以上的話，則要以外科手術來加以復位。另外半月板若損傷的話，依損傷部位進行縫合術或切除術。若合併韌帶損傷，側枝韌帶適合一併進行修復；十字韌帶的話多半適合在骨頭癒合後進行重建手術。

不僅可以使用Hohl評定治療的成效，也可以各自從解剖學評估與機能性評估這兩方面來加以判定(圖1c)。

膝關節屈曲時脛骨髁部與股骨髁部接觸點的變化(roll back結構)

關於脛骨平台骨折後的運動治療，為了預防再度凹陷、外翻變形與屈曲攣縮，就必須先要徹底瞭解膝關節屈曲、伸張運動時脛骨髁部與股骨髁部接觸點的變化在機能解剖學上的特徵。股脛關節的功用是轉動與滑動(rolling and sliding)，不是單軸的屈戌關節而是多軸關節。股骨內、外髁的關節面呈非對稱形，曲率半徑也各有所異。外髁比內髁大，但是以關節面來說內髁比較廣，曲率半徑之差異與股骨及脛骨的旋轉動作有關。從MRI影像可以分解剖析在非承重下膝關節運動的詳細情況，在15度至90度的屈曲範圍內，股骨髁部的後方移動量，內髁和外髁幾乎相同，都是大約2mm的程度，膝關節幾乎不會發生roll back。從90度到最大屈曲的範圍，內髁往後的移動量約6.5mm，外髁則是往後移動了27mm，脛骨內旋約30度(圖2)。也就是說，當膝關節屈曲90度以上時，脛骨髁部在旋轉動作下便容易出現roll back，所以在進行ROM訓練時要特別留意。

圖2　脛骨髁部與股骨髁部接觸點的變化[4]

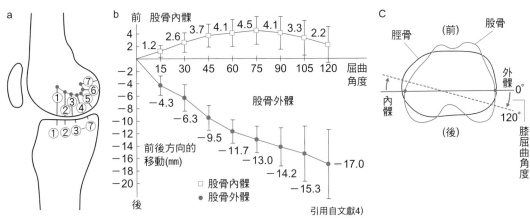

引用自文獻4)

Case Study　脛骨外側平台骨折(分裂凹陷型)之運動治療病例

經醫生診斷股骨外髁後方關節面有約8mm的凹陷，Hohl分類是分裂凹陷型，術後立刻有外翻變形的傾向。手術以lateral para-patella approach方式進入，以plate固定外側來復位，並移植β-TPC(人工骨)。韌帶與半月板並無損傷。術後6週為免重期，第7週開始1/3部分承重(partial weight bearing；PWB)，之後每隔一週1/2PWB，2/3PWB，術後從第10週開始全承重(full weight bearing；FWB)。在免重期間為了不讓骨折面承受過大的軸壓，不勉強進行ROM訓練，而將重點擺在減輕關節

內壓力，及預防傷口、傷口周圍軟組織的沾黏。開始承重後，要努力矯正PLS伸展時下肢的姿勢，以及減輕步行時對外側關節面的承重壓力。為防止股骨外髁後方關節面因骨折而再凹陷，運動治療時一定要考慮到外翻、屈曲攣縮。

◆ **病例**

40多歲。過往病史和家族病史中無特別註記。

◆ **現在病程**

滑雪時跌倒受傷，當地醫生診斷為右脛骨外側平台骨折(圖3)，之後為了接受手術治療轉至本院。術後隔天便開始運動治療。

◆ **運動治療開始時的檢查結果**

- 右下肢有灼熱感，有腫脹的情況。
- 靜態、動態時都會疼痛。
- 術後ROM在他動下，右膝關節伸展－15度，屈曲20度。
- X光片，右股骨－脛骨角(FTA)170度(健肢175度)，右股骨－脛骨之間的距離(FTD)2-0-3-5mm(健肢5-3-3-5mm)，有外翻傾向(圖4)。
- 有壓痛的部位：膕窩、股四頭肌(主要是股外側肌)、闊筋膜張肌、髂脛束、股二頭肌(特別是短頭)。

◆ **運動治療過程**

手術　右脛骨外側平台骨折(外側以plate固定，移植β-TPC)。

術後1天　開始運動治療。術後6週內為免重時期。

運動處方①：目標是要減輕初期發炎和關節內壓力，另外，將患肢抬高用冰袋冰敷(圖5a)。

運動處方②：併用彈力繃帶和棉捲，以壓迫法來解決浮腫腫脹問題(圖5b)。

運動處方③：維持髕股關節的可動性(圖5c)。

運動處方④：反覆收縮股四頭肌、闊筋膜張肌、膕肌、股二頭肌短頭來控制攣縮。

運動處方⑤：改善髂脛束橫向的滑動性，伸展以髕骨下脂肪墊為中心的髕骨下方支持組織以預防髕上滑液囊的狹小化。

術後3週　右膝關節伸展－10度，屈曲135度。

運動處方⑥：改善傷口皮膚的滑動性(圖5d)。

術後7週　1/3PWB，右膝關節伸展－10度，屈曲140度，FTA175度，FTD3-1-2-5mm。

運動處方⑦：伸展ROM最大範圍的攣縮與PLS有關，使用徒手操作來伸展腓骨韌帶、膕斜韌帶(圖6a)。

運動處方⑧：變更控制闊筋膜張肌攣縮的方法。在髂脛束最緊繃的膝關節90度屈曲姿勢下反覆小腿的內旋、內收以及髖關節內旋、外展運動(圖6b)。

圖3　受傷時的X光攝影

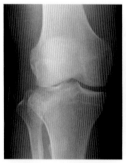
a. 正面照

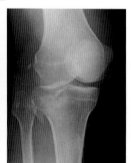
b. 斜面照

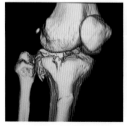
c. 3D CT

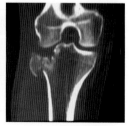
d. CT額切面照

圖4　FTD的變化

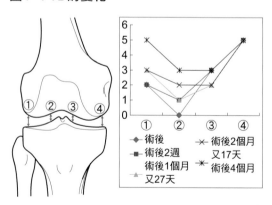

FTD如左圖所示是測量內外關節相對應的兩端，股骨髁間與脛骨髁間隆起之間的距離。下排右是術後X光攝影，下排左則是運動治療結束後最終的X光攝影。術後FTD是2-0-3-5mm，但術後4個月後FTD是5-3-3-5mm，百分之百改善了。

術後8週　1/2WB。

術後9週　2/3PWB，右膝關節伸展－5度，屈曲150度，FTD3-2-2-5mm。

運動處方⑨：針對以PLS為中心的ROM受限問題進行持續性的皮膚牽引[6](用皮帶固定大腿的遠端，再往下肢長軸方向牽引，使膝關節外側得以伸展，要讓病患的膝關節外側有伸展的感覺，7kg的重量20分鐘共2次)(圖6c)。

運動處方⑩：在步行動作的指導上，為了減輕對膝關節外側的承重壓力，下肢的位置要稍微往內收，盡可能腳跟先著地，每一步都要讓下肢後方肌群等長收縮，才能控制痙攣(圖6d)。

術後10週　FWB

術後16週　膝關節可動範圍完全恢復，FTD5-3-3-5mm，可跪坐、蹲踞、上下樓梯、慢跑，X光攝影顯示沒有再凹陷的現象。Hohl治療功效評定在解剖學、機能學兩方面都是excellent。可回歸職場。

圖5　免承重期的運動治療

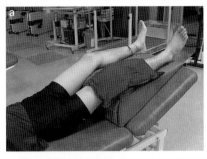
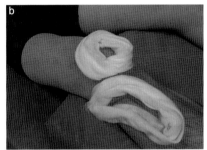
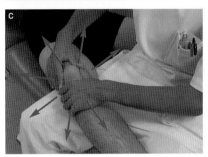
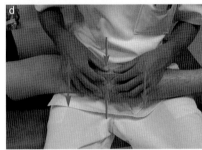

a. 抬高患肢並使用冰袋冰敷。
b. 使用棉捲、彈性繃帶來改善浮腫問題。
c. 維持髕骨的活動性。
d. 要維持傷口皮膚的滑動性。

圖6　承重期運動治療

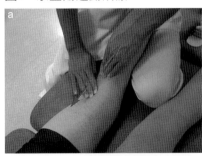
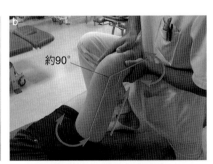

約90°

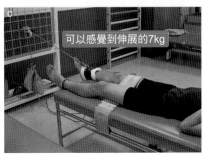

可以感覺到伸展的7kg

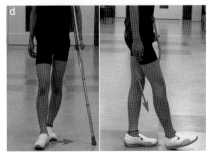

a. 針對腓骨韌帶、膕斜韌帶等PLS的伸張運動。
b. 針對闊筋膜張肌的放鬆運動。
c. 持續皮膚牽引7kg，20分鐘，2次。
d. 步行動作指導。

2

膝關節鬆動術後的運動治療

Check it !

- ● 需要關節鬆動術的病例必有其選擇此術式的原因,所以,不只術前要有周密的評估,還要確實掌握術中的整個過程與資訊。
- ● 關節鏡下的鬆動術,其最大優點就是可以利用關節鏡直接處理攣縮的病灶,而為了避免術後再沾黏,必須要有計畫性的運動治療。
- ● 關節鬆動術後的運動治療,最大目的是維持術中好不容易恢復的可動範圍(ROM)。因此運動治療必須兼顧整個修復過程與疼痛問題。

關節鏡下鬆動術的一般處理順序與攣縮好發部位

　　關節腔明顯狹窄的情況下,在插入關節鏡之前,要先在內外側膝蓋下(或是內外側膝蓋上)將elevator插入髕股關節,慎重地剝離髕股關節的沾黏,確保插入關節鏡的空間。之後再使用關節鏡依序檢查髕上滑液囊、髕股關節、股骨內外側根部、內側股脛關節、髁間窩、外側股脛關節的情況,並將纖維化的結痂組織與沾黏剝離。在關節後方從後內側及後外側的小切口將關節鏡插入,但因為視野狹小的關係,往往無法完全剝離。當關節內的沾黏剝離結束後,再進行徒手矯正。徒手矯正時動作要輕柔,若發現有強大阻力,就再度於關節內進行剝離。

　　松本等人依部位將膝關節攣縮的原因分為3類:髕骨上方支持組織的原因、關節內的原因、髕骨下方組織的原因(圖1)。

① 髕骨上方支持組織的原因:股四頭肌與股骨間的沾黏或是髕上滑液囊的纖維化使膝關節伸展結構的伸展性受到阻礙。股骨幹骨折、髁上骨折因長時間的外固定,或者手術操作不當都容易造成膝關節攣縮。

② 關節內的原因:膝關節內骨折、十字韌帶損傷的關節內手術或長時間的外固定等,這些都是因素之一。股脛關節面、髕股關節面、股骨內外側根部、髁間部等舊有關節腔內一旦纖維化或有沾黏情況產生,動作就會受到阻礙。

③ 髕骨下方組織的原因:髕腱損傷、脛骨近端骨折、手術操作不當等使髕骨下脂肪墊纖維化或髕腱纖維性結痂造成短縮,這些都是造成膝關節攣縮的原因。

圖1　膝關節攣縮

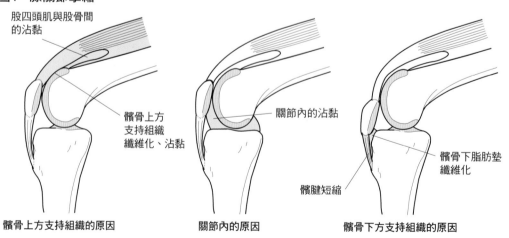

股四頭肌與股骨間的沾黏

髕骨上方支持組織纖維化、沾黏

關節內的沾黏

髕腱短縮

髕骨下脂肪墊纖維化

髕骨上方支持組織的原因　　　　關節內的原因　　　　髕骨下方支持組織的原因

引用改編自文獻6)

因髕上滑液囊沾黏造成ROM受限

●膝關節屈曲時髕上滑液囊的變化(圖2)

膝關節屈曲時，髕上滑液囊有助於髕骨長軸移動的圓滑性。膝關節伸展的時候，髕上囊會被拉近呈現雙膜結構，在屈曲時才會慢慢往髕骨下方滑動變成單膜結構。反之，伸展時受到膝關節肌肉的牽引，又會再次回到雙膜結構。

●髕上滑液囊沾黏會造成膝關節屈曲不順(圖3)

一旦髕上滑液囊有沾黏情況，屈曲時髕骨的長軸移動就會受到限制，造成膝關節無法屈曲。當髕上滑液囊的沾黏結痂時，髕骨無法滑動，膝關節就無法做到70度以上的屈曲動作。一旦髕上滑液囊沾黏，就很難單以運動治療來進行剝離，大多數都需要進行關節鬆動術。要預防髕上滑液囊發生沾黏的情況，就是關節內不要有過多的積液，並且初期就要針對股四頭肌加以訓練，特別是要讓股中間肌多收縮。

●髕上滑液囊沾黏與膝關節伸不直(extension lag)之間的關係

膝關節伸不直的原因是股四頭肌的肌力低，疼痛等問題造成肌肉使力不足，手術拉長股四頭肌卻造成肌肉收縮距離(amplitude)不足等等。另外，髕上滑液囊沾黏使髕骨無法拉回到近端，也有可能會造成膝關節伸不直。所以，針對髕上滑液囊的運動治療，除了改善ROM，同時也要改善膝關節伸不直的問題。

膝關節

圖2　膝關節屈曲時髕上滑液囊的變化

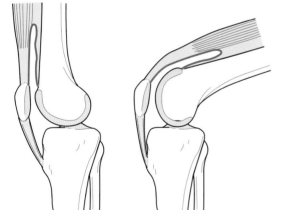
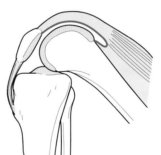

在膝關節屈曲時，髕上滑液囊有助於髕骨長軸移動的圓滑性。膝關節伸展的時候，髕上滑液囊會被拉近呈現雙膜結構，在屈曲時才會慢慢往髕骨下方滑動變成單膜結構。相反地，當伸展時受到膝關節肌肉的牽引，又會再次回到雙膜結構。

引用自文獻8)

圖3　髕上滑液囊沾黏會造成膝關節屈曲不順

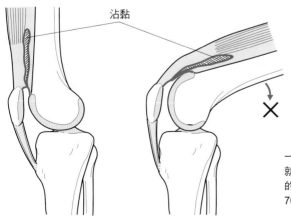

沾黏

一旦髕上滑液囊有沾黏情況，屈曲時髕骨的長軸移動就會受到限制，會造成重度屈曲攣縮。當髕上滑液囊的沾黏疤痕化時，髕骨無法滑動，膝關節就無法做到70度以上的屈曲動作。

引用自文獻8)

　　因為車禍造成股骨髁部開放性骨折，併發蜘蛛網膜下出血及肝臟損傷，受傷後第8天進行骨折復位術，但因為ROM改善情況不佳，於術後第11週進行關節鬆動術。在術中發現股直肌斷裂、股骨內髁關節面(承重部位)的軟骨受損、膝關節外翻不穩定(圖4)，故以半片L型石膏固定至術後5週，然後再開始運動治療。運動治療開始後6週(即術後11週)，膝關節屈曲角度90度，明顯受到限制，所以進行關節鬆動術。術中幾乎可達完全屈曲，預期最終可恢復跪坐。透過關節鬆動術所恢復的ROM，若在術後不立即活動復健的話，將難以維持，但如果又過度意識這一點而強加動作，反而有可能造成ROM較術前來得小且症狀惡化。做好發炎後的修復與疼痛管理，意識容易沾黏的部位及組織來進行運動治療，這樣才會得到比較好的成效。

◆**病例**

10多歲。過往病史無特別註記。

◆**現在病程**

發生車禍緊急送醫，醫生診斷為股骨髁部開放性骨折(AO分類：C2，圖4)，將開放傷口清創後，進行下肢骨骼牽引。受傷後8天進行骨折復位術(mayplate)及股直肌縫合術。術後3週開始continuous passive motion(CPM)(連續性被動運動儀)治療，術後5週開始運動治療。

◆**運動治療開始時的檢查結果**

· 明顯的腫脹與灼熱感。

· 明顯的疼痛及防禦性肌痙攣。

· 膝關節屈曲70度(主動：50度)。

◆**運動治療過程**

手術　以mayplate固定，股直肌縫合術，石膏固定。

術後2週　切開石膏改為半片L型石膏。

術後3週　開始CPM。

術後5週　開始運動治療，以放鬆為主軸，針對髕上滑液囊及髕骨下組織進行緩和性的伸張運動。

術後11週　進行關節鬆動術，膝關節屈曲術前：90度；術後：140度。

術後3個月(關節鬆動術後4週)　膝關節屈曲150度。

術後5個月(關節鬆動術後3個月)　可以跪坐，運動治療結束。

〔關節鬆動術後運動治療的重點〕

①術後初期，立即的運動治療

　　關節鬆動術後的初期如何在疼痛管理下維持ROM是這個時期的重點。

　　運動治療時，要避免因疼痛而做出無助於治療

圖4　X光攝影

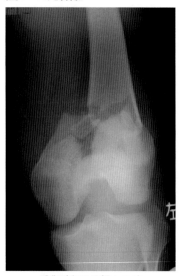

受傷時(AO分類：C-2)

的防禦性收縮。利用輕度反覆收縮來放鬆肌肉，關節活動時切記要輕柔，在關節ROM最大範圍之內重複這個動作。一天數次，需要治療師從旁協助來維持ROM。

②修復期的運動治療

　　術後1～2週內，發炎現象會逐漸減緩，但開始會有攣縮的情況。疼痛劇烈時，要邊留意疼痛情況，邊繼續維持擴大ROM的訓練。

　　延續重點①積極進行髕上滑液囊的擴展與滑動的運動治療(圖5)。膝蓋內外側開刀部位的結痂容易造成髕骨下降，使ROM可動範圍受到限制。所以，要先有一些像是輕攏傷口處皮膚讓沾黏可以剝離的關節運動(圖6)。之後再輕捏髕骨韌帶與髕骨下脂肪墊，藉由直接捏揉的動作幫助伸展，因髕骨同時也會受力，治療效果會更佳(圖7)。

圖5　髕上滑液囊的伸張運動

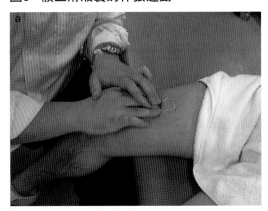

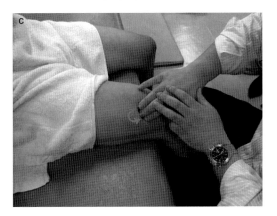

用手指按住股四頭肌下的髕上滑液囊，輕輕在髕上滑液囊上滑動，然後再擴大範圍邊輕壓邊畫圓。關節鬆動術後初期的運動治療要輕柔不要讓患肢感到疼痛，從修復期開始要預防沾黏。

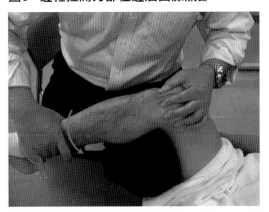

a. 髕上滑液囊上方的操作
b. 髕上滑液囊內側的操作
c. 髕上滑液囊外側操作

圖6　邊輕捏開刀部位邊屈曲膝關節

要避免直接刺激開刀部位的皮膚，以輕攏的方式捏起皮膚並屈曲膝關節。照片中是針對膝蓋內側，外側也以同樣方式處理。

圖7　髕下組織(髕骨下脂肪墊・髕骨內外側支持帶)的伸張運動

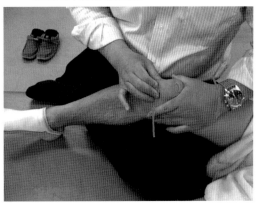

單手輕捏髕腱，連同髕骨下脂肪墊一起，由內往外輕轉。此時，另外一隻手抓握住髕骨上方。髕骨韌帶往內側彎曲時，讓髕骨外旋，外加往髕骨下組織內側伸展。組織外側的動作則完全相反。

3 骨板固定術治療 股骨髁部開放性骨折之運動治療

Check it !

● 在分類股骨髁部、髁上骨折之型態時，普遍使用AO分類法，此分類法有助於預後判定及治療方針之決定。

● 在整型外科的治療方式中，選擇手術治療的人很多，固定法主要有骨板(plate)搭配骨螺絲釘(screw)固定或是髓內釘固定兩種。

● 術後的骨列會是影響關節可動範圍(ROM)與肌力減退的最主要原因，在開始運動治療之前要全盤掌握才行。

針對股骨髁部・髁上骨折的AO分類

　　股骨髁部、髁上骨折是由於膝關節內、外翻時伴隨旋轉動作對長軸方向產生壓迫的外力造成的，發生機率佔大腿骨折的4～7％。損傷來源有：如跌倒等低衝擊力(low-energy)的外傷或是如車禍、墜地等高衝擊力(high-energy)的外傷，前者多發生於高齡者，後者多發生於青壯年。關於骨折的型態分類，最具代表的有Neer分類、Hohl分類等，但最近廣為使用的是AO分類。AO分類是將segment-type-group-subgroup以數字和英文字來標記(本文中省略對subgroup的說明)。骨折型(Type)分A～C3種，Type A是關節外骨折，就是所謂的髁上骨折；Type B是無伴隨股骨髁上部骨折的關節內骨折；Type C是伴隨股骨髁上部骨折的關節內骨折。Type B、C也就是髁部骨折。另外，再依骨幹端及關節面的粉碎程度細分為3群(Group)(圖1)。AO分類有助於預後判定與決定日後的治療方針，像是關節面粉碎性骨折的Type C3，就是預估即使使用穩定的內固定法，術後在機能上可能也無法恢復到百分之百的骨折型態。

圖1　AO分類法

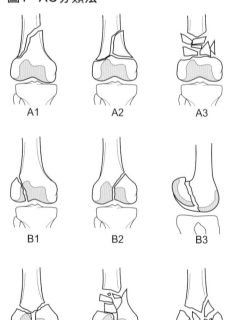

A1　A2　A3

A：關節外骨折
　A1：單純骨折
　A2：骨幹骺端有楔狀骨碎片的骨折
　A3：骨幹骺端粉碎性骨折

B1　B2　B3

B：無伴隨股骨髁上部骨折的關節內骨折
　B1：外髁骨折
　B2：內髁骨折
　B3：冠狀面骨折

C1　C2　C3

C：伴隨股骨髁上部骨折的關節內骨折
　C1：關節面、骨幹骺端的單純骨折
　C2：關節面單純骨折，骨幹骺端粉碎性骨折
　C3：關節面粉碎性骨折

引用改編自文獻1)

AO分類Type C2使用骨板(plate)固定

　　對於股骨髁部、髁上骨折的治療，除非骨折部沒有移位或風險過高無法動刀外，多數都選擇外科手術治療，治療的目標包括使用正確方法進行骨折復位加上穩定的內固定，以及術後初期就開始運動治療。固定器材主要有骨板搭配骨螺絲釘的組合及髓內釘，骨板有condylar plate、dynamic condylar screw(DCS)、condylar buttress plate等等。針對Type C2進行骨板固定術時，病患要採仰臥姿勢，從大轉子與外髁中央的連結線上劃開(圖2)，拉開皮下組織，將近端的股外側肌與遠端的髂脛束依纖維方向撥開，讓股骨和股骨髁部露出來。在關節面也需要復位的情況下，傷口最好再長一點。在股骨髁部的切入點(entry point)置入導引栓，將髓腔擴大後以lag screw進行復位固定。接著進行股骨髁上部的復位，將骨板置於股骨側面，在近端、遠端各以骨螺絲釘固定。之後清洗乾淨，縫合，以X光攝影確認骨列與固定性，手術結束(圖3)。骨板固定法的缺點是骨板容易阻礙骨中血液的流暢度，再加上股外側肌、髂脛束等整個大腿外側軟組織的大範圍手術侵入，因此很有可能會阻礙骨頭癒合及受到感染，進而有膝關節ROM受限問題。為了補救這個缺點，有一種低侵入性的MIPO法(minimally lnvasive plate osteosynthesis)(微創經皮骨板接骨術)，是改用低侵入且同樣有良好固定效果的LCP(locking compression plate)(鎖定加壓骨板系統)。

圖2　使用骨板固定術的傷口

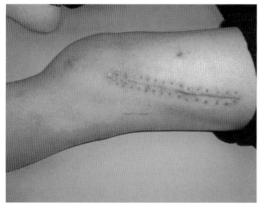

針對Type C2進行骨板固定術時皮膚上的手術傷口。對大腿外側的軟組織有大範圍的手術侵入。

圖3　骨板固定術後的X光攝影

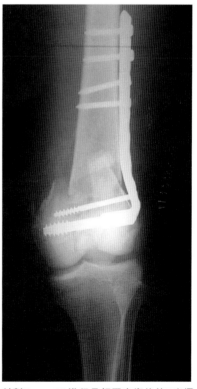

針對Type C2進行骨板固定術後的X光攝影。使用DSC骨板，近端用了4支皮質骨螺絲釘，遠端則使用1支海綿骨螺絲釘來追加固定。

膝關節

　　以骨板固定術來治療AO分類Type C2的股骨髁部、髁上骨折。以結果論來說，雖然治療時間很長，但是膝關節屈曲可以恢復到130度，而且肌力也可以得到改善。但是在這個病例中，因為額切面、矢狀切面在術後的骨列有些許不良，所以關於ROM受限、肌力減退的解釋就要稍微留意。關於ROM，遠端骨碎片伸展移位約20度，股脛關節的ROM與外觀可見的膝關節ROM之間有約20度的移位。亦即股脛關節的角度必須是外觀上膝關節角度加上20度的屈曲角度。另外，關於肌力，因為遠端骨碎片外側移位，股外側肌、股內側肌的遠端也會往外側偏移，肌肉就容易會有出力不足或呈現萎縮的情況。像這個病例就有骨列不良的情況，骨列就是ROM受限與肌力降低的主因，在開始運動治療時要確實掌握這一點。

◆**病例**

10多歲。過往病史無特別註記。

◆**現在病程**

騎腳踏車時跌倒受傷，醫生診斷出為左股骨髁部開放性骨折。同日洗淨、清創，在受傷2週後進行外科骨折復位手術(骨板固定術，使用DCS)(圖3)。

◆**運動治療時的檢查結果**

- 術後骨列：矢狀切面上伸展移位，額切面上外側移位。
- 大腿外側有約20cm的創傷。
- 膝關節ROM：0～30度。
- 膝關節周圍肌力：伸展、屈曲皆為2。

◆**運動治療過程**

術後隔天　開始運動治療

運動處方①：　浮腫、腫脹管理。

運動處方②：　仰臥姿勢下髖關節內收外展運動。

運動處方③：　維持髖股關節的活動性。

運動處方④：　由1名物理治療師進行ROM訓練。

運動處方⑤：　外側支持結構的收縮、伸展。

運動處方⑥：　針對股內側肌的運動治療。

　　股四頭肌收縮、低周波治療、藉助滑板進行主動協助運動。

圖4　遠端骨碎片的移位及ROM上的解釋

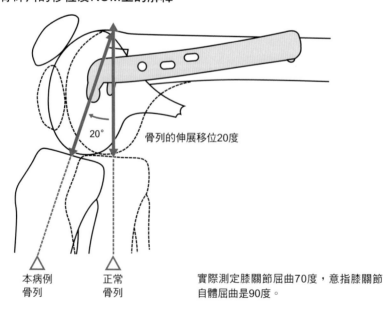

20°

骨列的伸展移位20度

本病例骨列　　　正常骨列

實際測定膝關節屈曲70度，意指膝關節自體屈曲是90度。

術後4週　出院，改為回診運動治療(5～6週)。

運動處方⑦：由2名物理治療師進行ROM訓練(圖5)。

分為治療髕骨上方支持組織(supra patella tissue)與治療髕骨下方支持組織(infra patella tissue)。1名物理治療師站在大腿側邊，另1名治療師則抓握住小腿。治療髕骨上方支持組織時，站在大腿側邊的治療師負責從髕骨上方加以控制，藉以誘導出股四頭肌等四大塊肌肉及髕上滑液囊的柔軟性。同時在小腿側邊的治療師則抓握住小腿藉由屈曲來改善安全範圍內的屈曲角度。和單獨1名物理治療師來進行ROM訓練相比，會有對骨折部位的負擔較小；可以確實加以伸展軟組織；在生理性膝關節屈曲運動時，可以確實誘導伴隨屈曲時小腿的旋轉動作等優點。另外，治療髕骨下方支持組織時，在大腿側邊的治療師要固定髕骨下端，在小腿側邊的治療師則要移動小腿，藉由屈曲來改善同部位的伸展性。

術後8週　從1/4部分承重(PWB)開始。之後每隔一週增加1/4PWB。

術後11週　開始全承重(FWB)。

運動處方⑧：持續牽引膝關節屈曲。

因為會帶給骨折部位負擔，所以要確定骨癒合了才可以進行。

術後30週　進行關節鬆動術。

〔關節鬆動術後的結果〕
- 膝關節ROM：0～110度→0～125度。
- 肌力：膝關節周圍4$^+$→3$^-$。

運動處方⑨：針對股內側肌的運動治療。

運動處方⑩：由2名物理治療師進行ROM訓練。

術後33週　運動治療結束。
- 膝關節ROM：0～130度。
- 膝關節周圍肌力4$^+$。

●

股骨髁部、髁上骨折在術後常會有ROM受限或肌力減退的情形，其原因如下：受傷時股中間肌、髕上滑液囊容易連帶受到傷害；因手術侵入性高，股外側肌、髂脛束等軟組織容易受損；術後之骨列等，所以在進行運動治療時要將這些因素全都考慮在內。

圖5　由2名物理治療師進行ROM訓練

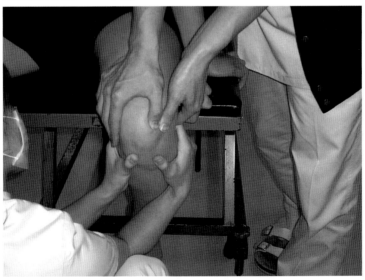

照片中是治療髕骨上方支持組織，在大腿側邊的治療師負責從髕骨上方來誘導股四頭肌等四大塊肌肉及髕上滑液囊的柔軟度。同時在小腿側邊的治療師則屈曲小腿藉此改善安全範圍內的屈曲ROM。

4 以髓內釘固定術治療
股骨幹骨折之術後運動治療

Check it !

- 以整型外科的治療來說，針對股骨幹骨折多用髓內釘固定法，此固定法適用於轉子部以下的骨折，從單純骨折到粉碎性骨折各種骨折型態都適用。但不同型態的骨折適用不同種類的固定器材，所以術後運動治療時要特別留意。
- 針對大腿中央1/3髓腔狹小部位骨折，Küntscher法的固定性很好很適合，但如果是上、下1/3髓腔擴大部位骨折，那使用Küntscher法，對於旋轉力的穩定度反而會降低，所以在骨癒合未完成的時期，進行運動治療時要特別注意不要再增加旋轉壓力。
- 另一方面，近年來的主流是使用inter locking nail(ILN)，上下或是單邊骨折碎片用螺絲釘固定來加強承受旋轉壓力，如此一來就比較無須像使用Küntscher法那般需要特別留意。
- 從術後初期就開始加強股四頭肌的肌肉活動，有助於減輕骨折部位的腫脹及預防沾黏，關節可動範圍(ROM)受限問題及步行障礙也都可以在初期就獲得改善。

股骨幹骨折的分類

　　股骨幹骨折的AO分類，依受傷時外力的強度及骨折的分類可分成A1~3，B1~3，C1~3共9類。A是單純骨折，螺旋形骨折(A1)，斜向骨折(A2)，橫向骨折(A3)。B是有分裂骨碎片的楔狀骨折，螺旋楔狀骨折(B1)，彎曲楔狀骨折(B2)，粉碎性楔狀骨折(B3)。C則是粉碎性骨折(圖1a)。

　　Küntscher分類則是大致分成3類：①橫向骨折，②斜向骨折，③分裂成數片的骨折(圖1b)。①a是在中央部位的橫向骨折；①b是靠近關節的部位橫向骨折；①c則是比①b更靠近膝關節的部位橫向骨折。②a是在中央部位的斜向骨折；②b是靠近關節的部位斜向骨折。③a分裂骨碎片是呈柱狀；③b是分裂成數片，但骨髓腔還在；③c、d則是粉碎性骨折，c是中央部位粉碎性骨折，d是橫向骨折外加縱向裂痕。

　　關於粉碎性骨折的分類，另外還有青柳Winquist的修正分類，I型是除了主要骨折線外還有縱向裂痕；II型是有分裂小碎骨或是伴隨單邊皮質粉碎；III型是有小蝶形碎骨，深及對側皮質；IV型是有大蝶形骨碎片，無法以一般髓內釘固定；V型是節段性(雙層‧柱狀‧節狀)骨折；VI型是節段粉碎性骨折(圖1c)。

股骨幹骨折時周邊肌群會影響骨碎片移位的方向

　　股骨上有許多肌肉附著，股骨幹骨折時由於附著肌肉的作用，骨折的部位會有一些比較特殊的移位現象，甚至變形。

　　近端1/3處骨折，近端骨碎片會因為外旋肌肉而外旋，因髂腰肌而屈曲，因臀肌而外展；遠端骨碎片會因為內收肌肉而內收、短縮、外移。中段1/3處骨折的話，近端骨碎片會輕度屈曲、外移；遠端骨碎片會縮短內收、後移。遠端1/3處骨折的話，近端骨碎片會內收外移；遠端骨碎片則因為腓腸肌的作用往後方旋轉移位(圖2)。

圖1 股骨幹骨折的分類

a. AO分類

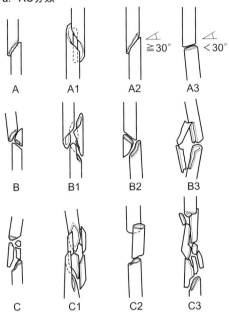

A A1 A2 $\geqq 30°$ A3 $< 30°$

B B1 B2 B3

C C1 C2 C3

b. Küntscher分類

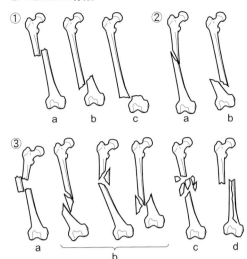

① a b c
② a b
③ a b c d

c. 青柳Winquist的修正分類(服部，1985)

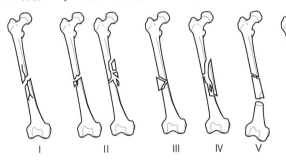

I II III IV V VI

I　型：除了主要骨折線外還有縱向裂痕。
II　型：有分裂小骨碎片或是伴隨單邊皮質粉碎。
III　型：有小蝶形碎骨，深及對側皮質。
IV　型：有大蝶形骨碎片，無法以一般髓內釘固定。
V　型：節段性(雙層、柱狀、節狀)骨折。
VI　型：節段性粉碎性骨折。

圖2 因股骨附著肌肉的作用而造成骨折部位偏移

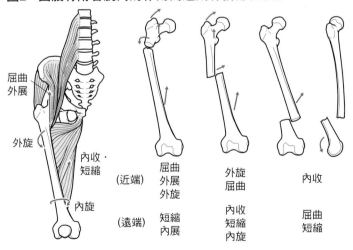

屈曲外展
外旋
內收‧短縮
內旋

(近端)　屈曲外展外旋
(遠端)　短縮內展

外旋屈曲
內收短縮內旋

內收

屈曲短縮

Case Study 　使用髓內釘進行固定復位術來治療股骨幹骨折的病例

　　因車禍受傷造成股骨幹骨折，以Küntscher法進行手術。術後3天即開始運動治療，術後為預防浮腫，在隨時留意骨碎片是否旋轉移位下積極進行股四頭肌的運動。運動的成效是術後很快就恢復膝關節的ROM。

◆病例

10多歲。因車禍受傷。無家族病史，過往病史無特別註記。

◆現在病程

- 因車禍受傷。醫生診斷為股骨幹骨折(圖3a)，在骨骼牽引後進行外科手術。
- 術式為髓內釘固定(Küntscher法)(圖3b)，術後1週開始運動治療。

◆運動治療開始時的檢查結果

- 患側大腿至膝關節處有浮腫、腫脹的情形。
- 手術傷口疼痛，下肢自我控制不良。

圖3 　X光攝影

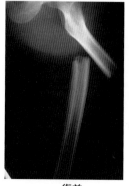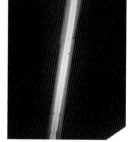

a. 術前　　　　　　　a. 術後

圖4 　股四頭肌的選擇性收縮訓練

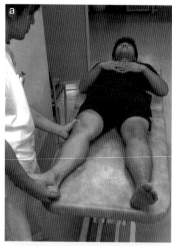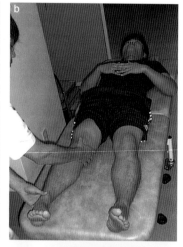

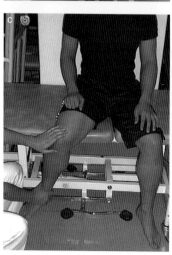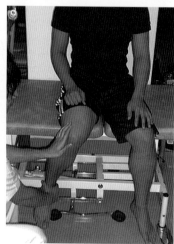

a. 股內側肌：從下肢外旋位置做SLR(直腿抬高)運動，將髕骨往下外側牽引。

b. 股外側肌：從下肢內旋位置做SLR，將髕骨往內外側牽引。

c. 股內側肌：從髖關節輕度外展、小腿外旋位置做膝關節伸張運動。

d. 股外側肌：從髖關節內收、小腿內旋位置做膝關節伸張運動。

a‧b是使用SLR訓練股四頭肌。
c‧d是端坐下(膝關節屈曲位置)進行股四頭肌訓練。

- 膝關節的屈曲明顯受限，股四頭肌出現痙攣現象，肌肉收縮也有困難。
- 髕骨可動性也受到限制。

◆ 運動治療過程

手術　髓內釘(Küntscher法)。

術後3天　開始運動治療時：膝關節屈曲20度→運動治療後：膝關節屈曲40度。

運動處方①：消除患肢的浮腫，輕拍骨頭突出部位，用彈力繃帶纏繞。

運動處方②：Quadriceps setting(股四頭肌收縮)。

運動處方③：膝關節的伸展式下，藉由髖關節內、外旋運動來促使股四頭肌收縮。這時要徒手操控髕骨，進行股四頭肌的選擇性肌肉收縮訓練。

＊髖關節內、外旋運動時，要注意不要讓大腿與小腿之間產生旋轉運動摩擦。

＊這時期重要的是促進股四頭肌收縮，不需要任何得勉強才做得到的膝關節屈曲運動。

術後1週　膝關節屈曲60度。

運動處方④：股四頭肌的選擇性肌肉收縮。

運動處方④-1：從膝關節屈曲姿勢到膝關節伸張運動時，徒手操控髕骨。

運動處方④-2：可以做到SLR的話，從髖關節內旋、髖關節外旋、髖關節中間這三個姿勢來進行。也是徒手操控髕骨(圖4a‧b)。

運動處方④-3：膝關節伸張運動。腦中意識著股內側肌、股外側肌各自的肌纖維走向，然後髖關節內收、外展及小腿旋轉(圖4c‧d)。

＊Küntscher法和ILN在運動治療上各有其不同需要注意的地方，所以要特別留意這一點。

術後3週　膝關節屈曲120度。

運動處方⑤：膝關節從深屈曲到伸展的運動。

運動處方⑥：為了改善膝關節伸不直的問題，從輕度屈曲的姿勢開始做膝關節伸張運動。

＊為了提高股四頭肌的收縮，要在髖關節屈曲，股直肌放鬆狀態下進行。

術後4週　開始部分承重訓練。

運動處方⑦：強化膝關節阻力運動。

術後5週　膝關節可完全屈曲，可跪坐。

知識重點

●**Ender法**

　　Ender法也是髓內釘固定法的其中之一種，用於治療如股骨幹骨折這種長骨骨幹部骨折的手術中，在股骨的髁部、骨幹部、股骨頭3點上進行固定。Ender法不需要切開骨折部位，而是將Ender pin從股骨髁部刺入。通常要將3～4根Ender pin刺入骨髓腔內，穿過骨幹，pin的前端會在股骨頭處呈扇形散開，兼具固定性與彎曲度，擁有可應付扭轉的彈性，其固定性更勝一籌。針對股骨幹骨折，通常會從內側‧外側各刺入2支，總計4支的Ender pin，以X型的方式進入，轉子下到大腿1/3處的單純骨折非常適合採用這種術式。固定性良好，縱使術後很快就開始承重步行，也不太會有骨癒合不良的問題發生(圖5)。

圖5　治療股骨幹骨折的Ender法

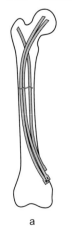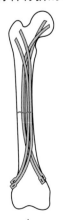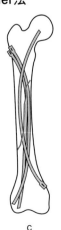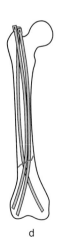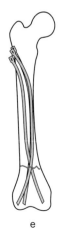

a‧b. 上、中1/3單純骨折
c. 斜向骨折
d‧e. 下1/3骨折

將Ender pin從骨折部位的遠處刺入，單純骨折(a‧b)很適合採用此術式。若是像c那樣的斜向骨折或者有分裂骨碎片的情況，往長軸方向的固定力會減弱，就容易發生縮短、旋轉變形的現象。

a　　　b　　　c　　　d　　　e

5 髁間突起骨折之運動治療

Check it !

● 脛骨髁間突起骨折是透過前十字韌帶的扯裂性骨折，依照移位的程度有時得選擇外科手術治療。

● 因為前十字韌帶本身並無損傷，所以只要骨癒合良好，理論上是不會發生什麼不穩定的問題。因此，如何在留意骨碎片的穩定性下做好預防攣縮的工作，就是運動治療的重點。

● 為了骨癒合，必須打上石膏固定一陣子，這段期間只要能維持髕股關節周邊軟組織的伸展性與滑動性，在拆除石膏後就可以很輕易改善可動範圍(ROM)。

● 打上石膏後，僅在髕骨前方開視窗，運用徒手操作來進行維持髕骨周圍組織伸展與滑動的訓練，在不增加骨折部位壓力之下進行，有助於預防攣縮。

髁間突起骨折的分類

髁間突起骨折是夾在脛骨內髁與外髁之間，在矢狀切面上，脛骨平台前半部1/3處可以觸診到有骨頭突起。ACL起自髁間突起的前方(圖1)，在治療時必須清楚掌握膝關節的機能解剖，特別是關於ACL機能解剖相關知識。

造成髁間突起骨折的原因是膝關節受到外力撞擊，透過ACL而引起髁間突起部位骨折。這種骨折的分類採用Meyers-McKeever分類法(圖2)，骨碎片完全分離的Type III適合以外科手術進行治療。Type I和II的骨碎片對膝關節完全伸展不會造成妨礙，但骨碎片若有搖晃情形，就要採用外科手術治療。關於造成髁間突起骨折的原因大致有3種說法：Bohler的直接外力造成過度伸展；Watson -Jones的膝關節屈曲姿勢下股骨受到外力直接撞擊；Meyers-McKeever的脛骨內旋等，大多數都是發生於10多歲的小孩身上。

適合外科手術的是Type II和III。常用的術式是：使用中空骨螺絲釘以前行性或逆行性來固定骨碎片，或者是以鋼線穿過骨碎片及ACL並拉到脛骨前方打結的Lee法(圖3)。據研究報告

圖1 髁間突起解剖圖

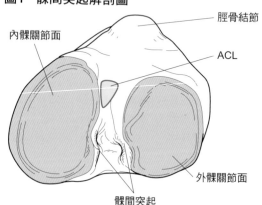

- 脛骨結節
- 內髁關節面
- ACL
- 外髁關節面
- 髁間突起

從冠狀切面來看，髁間突起就夾在脛骨內髁與外髁之間。

引用改編自文獻1)

圖2 Meyers-McKeever分類

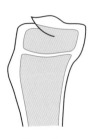
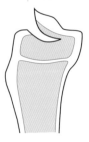
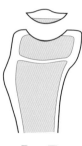

Type I   Type II   Type III

Type I ：髁間突起有裂縫，骨碎片稍微剝離。
Type II ：骨碎片剝離約1/3～1/2。
Type IIIA：骨碎片完全脫離。
Type IIIB：Type III再加旋轉或是翻轉。

顯示，進行手術者大約要3週後才可以慢慢開始運動。而採用保守治療的Type I需要以石膏固定3週；Type II則要固定4週。

圖3　使用鋼線的外科手術治療法(Lee法)

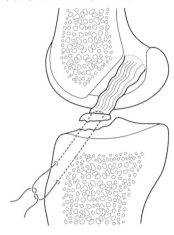

以鋼線穿過骨碎片及ACL並拉到脛骨前方打結。

髕骨周圍組織的解剖與結痂造成髕骨運動受限

膝關節屈曲時，正常髕骨的運動為①往遠端方向移動(圖4)，②額切面上的外旋運動(圖5)，③冠狀切面上的內旋運動(圖6)，三者搭配出現。正常的骨運動需要有周圍軟組織的柔軟性與適度的緊繃才得以行進得滑順。關於攣縮，必須要從解剖學的觀點來探究其為何會成為骨運動的最大阻因。髕骨周圍組織從髕骨上方開始有股直肌、股中間肌；深層有髕上滑液囊；下方有包含髕骨韌帶在內的髕骨下脂肪墊。髕骨內側、外側有髕骨支持帶縱向纖維、橫向纖維。髕骨支持帶橫向纖維在縱向纖維的深層，有髕股韌帶、髕脛韌帶。

圖4　阻礙矢狀切面上髕骨遠端滑動的組織

因為沾黏而無法變成單膜結構

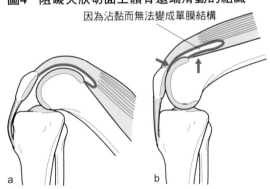

a　　　　　　　　　　　　　　b

膝關節屈曲姿勢下髕骨在矢狀切面上往遠端滑動(a)。股四頭肌的伸展性降低、髕上滑液囊沾黏、髕骨支持帶上方部位沾黏等，都會限制髕骨在矢狀切面上的滑動(b)。

圖5　阻礙額切面上髕骨旋轉的組織

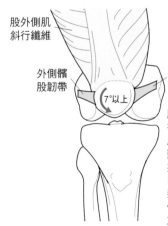

股外側肌斜行纖維

外側髕股韌帶　　　　　　內側髕股韌帶

7°以上

膝關節屈曲時，髕骨在額切面上會外旋7度。這外旋運動會帶動股外側肌的緊繃，如果外側髕股韌帶、內側髕股韌帶上有沾黏情況，就會限制住髕骨在額切面上的外旋運動。

圖6　阻礙冠狀切面上髕骨旋轉的組織

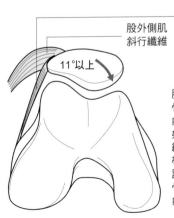

外側髕股韌帶

股外側肌斜行纖維

11°以上

膝關節屈曲時，髕骨在冠狀切面上會內旋約11度以上。如果股外側肌斜行纖維、外側髕股韌帶上有沾黏情況的話，就會限制住髕骨在冠狀切面上的內旋運動。

這是針對髁間突起骨折(Meyers-McKeever分類TypeII)進行石膏固定之保守治療的病例。受傷當天就以石膏固定股骨近端至小腿遠端。受傷1週後，在膝蓋前面開一個視窗，以維持髕骨周圍組織的伸展與滑動為目標，開始運動治療。受傷4週後拆掉石膏，當下的膝關節屈曲ROM為105度，受傷6週後膝關節可完全屈曲。透過當下X光攝影可發現沒有髁間突起的移位問題。在石膏開窗下進行維持髕骨周圍組織伸展與滑動的運動治療，不僅不會增加骨折部位的壓力，在某種程度上還可以預防攣縮。在股脛關節保持安靜的狀態下，又要維持髕股關節的活動性，膝蓋上石膏開窗的運動治療法是非常好的選擇。

◆ **病例**

60多歲。過往病史與家族病史中無特別註記。

◆ **現在病程**

散步中跌倒受傷。診斷為髁間突起骨折(圖7a)，以石膏固定股骨近端至小腿遠端。

圖7　X光攝影及石膏開窗

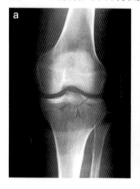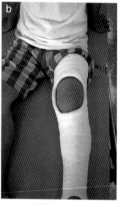

a. 髁間突起骨折(Meyers-McKeever分類TypeII)
b. 石膏開窗的位置

◆ **運動治療開始時的檢查結果**

- 股骨近端至小腿遠端以石膏固定(膝關節輕度屈曲)。
- 1週後在膝蓋前方位置的石膏上開窗(圖7b)，開始運動治療。
- 髕骨周圍組織無壓痛，膝關節周圍有腫脹，並有輕度浮髕現象。

◆ **運動治療過程**

受傷後1週　膝蓋前方位置的石膏上開窗。

運動處方①：由物理治療師控制髕骨，誘發股內側肌、股外側肌和股中間肌的收縮(圖8)。

運動處方②：以他動方式將髕骨往遠端下壓，預防髕上滑液囊的沾黏。

運動處方③：以他動方式將髕骨往近端抬舉，預防髕骨支持帶縱向纖維與髕骨下脂肪墊的沾黏(圖9)。

運動處方④：以他動方式控制髕骨，預防髕骨支持帶橫向纖維的沾黏(圖10)。

受傷4週　拆掉石膏，膝關節屈曲105度。

圖8　股內側肌、股中間肌、股外側肌的收縮誘發訓練

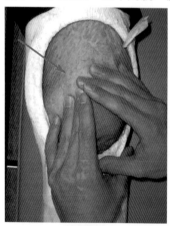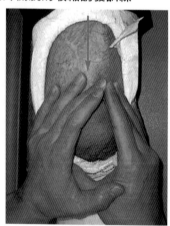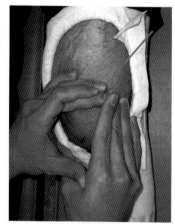

股內側肌　　　　　　　　　　股中間肌　　　　　　　　　　股外側肌

將髕骨下壓至股內側肌、股中間肌、股外側肌各自的肌纖維長軸處之後，肌肉輕度收縮狀況下再將髕骨上提。

運動處方⑤：在60度以上的屈曲，持續握緊－放鬆(hold relax)的動作。

運動處方⑥：主動協助、主動運動來擴大膝關節ROM。

受傷後6週　恢復膝關節完全的可動範圍。

運動處方⑦：積極增強肌力。

受傷後8週　ROM與肌力都沒有問題，運動治療結束。

針對髁間突起骨折進行保守治療時，不要妨礙骨癒合，並且要盡可能預防攣縮情況的發生。在膝蓋前方開窗，可以在骨折部位保持靜態下以維持髕股關節周圍組織的柔軟度來預防攣縮，是一個非常適合依病例情況加以試用的治療方法。

圖9　預防髕骨支持帶縱向纖維及髕骨下脂肪墊沾黏的訓練

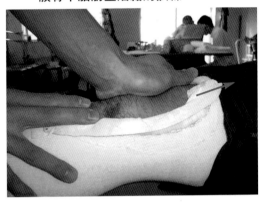

以徒手操作將髕骨往近端抬舉，預防支持帶縱向纖維及髕骨下脂肪墊的沾黏。

圖10　預防髕骨支持帶橫向纖維的沾黏

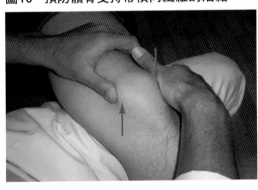

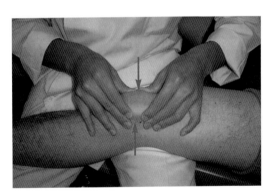

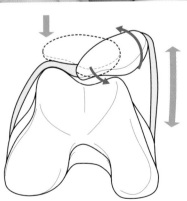

內側髕骨支持帶橫向纖維

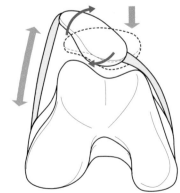

外側髕骨支持帶橫向纖維

下壓髕骨內側邊緣，上抬外側邊緣可以預防髕骨支持帶橫向纖維的沾黏。下壓髕骨內側近端，上抬外側遠端可以預防外側髕股韌帶的沾黏。以同樣方式預防內側橫向纖維的沾黏。

6

開放性髕骨韌帶斷裂的運動治療

Check it !

● 髕骨韌帶斷裂會有局部疼痛、膝蓋下方凹陷、膝關節伸不直等症狀，單純X光攝影可看出有明顯髕骨高位(patella alta)現象。

● 髕骨在膝關節屈曲時，除了使髕骨膝蓋關節面下降的長軸運動外，還有額切面上的旋轉(frontal rotation)與冠狀切面上的旋轉(coronary rotation)運動。

● 關於運動治療，不要讓縫合過的髕韌帶過度伸展，要改善髕骨韌帶與周圍軟組織之間的滑動性。

髕骨韌帶斷裂

　　髕骨韌帶斷裂是膝關節伸展結構損傷中較為罕見的外傷。受傷原因有直接外力與間接外力兩種。前者是創傷或車禍等造成的直接接觸性損傷，斷裂部位是韌帶本身，型態以開放性斷裂居多。後者是從事運動等因股四頭肌劇烈收縮造成損傷，斷裂部位是髕骨韌帶附著於脛骨上的附著部，型態以皮下斷裂居多。症狀有斷裂的同時劇烈疼痛，膝蓋呈彎曲狀態、膝關節伸不直、步行困難、局部壓痛和腫脹、膝蓋下方凹陷等等。可從局部疼痛、膝蓋下方凹陷、膝關節伸不直等這些典型的症狀來加以判定。從單純X光攝影雖然看不出是否有骨頭損傷，但明顯看得出髕骨高位。經MRI影像檢查可以有效得知損傷程度。以外科手術進行治療，以鋼線拉近斷裂的韌帶，在減輕髕骨韌帶的緊縮度後再進行縫合。若合併有髕骨支持帶損傷的話，要一併進行修復。若斷裂部位的縫合有強度不足之堪慮，則追加補強術。有修復困難或再斷裂的情況，就再次進行修補重建術。術後以Insall-Salvati法來作為髕骨韌帶長度的指標。這是以X光攝影膝關節屈曲30度側面影像為準，髕骨韌帶長度與髕骨長度之比(tendon length/patella length；T/P)(圖1)。

························· 知識重點 ·······················

圖1　Insall-Salvati法

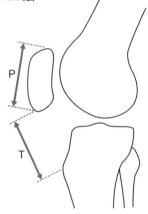

X光攝影膝關節側面照，髕骨韌帶長度與髕骨長度之比(tendon length/patella length；T/P)。

· 攝影條件：仰臥姿勢，膝關節屈曲30度，側面照。
· 正常值：男性1.01±0.09，女性1.06±0.12。
· 髕骨高位(patella alta)：1.2以上。
· 髕骨低位(patella baja)：0.8以下

引用自文獻1，2)

關於膝關節屈曲時髕骨的運動軌跡(骨運動學)

　　髕骨在膝關節屈曲時，會有髕骨膝關節面下降的長軸運動，同時還有額切面上的旋轉(frontal rotation)與冠狀切面上的旋轉(coronary rotation)運動並行。從髕股關節的接觸面來看髕骨的長軸運動，在膝關節完全伸展的姿勢下，髕骨會位在股骨髁部近端前方，並沒有接觸到股骨，要到屈曲10～20度時才會開始有所接觸。隨著屈曲的動作，髕骨側邊(髕骨下關節面)的接觸面會從遠端移往近端，在屈曲90度時最接近近端側邊。超過90度，接觸面就會分為內外側，內側是垂直關節面，外側則在外側關節面的外側形成，再次往遠端移動，在屈曲90度時達股骨髁間窩。屈曲90度以上，內、外側髁的髁間窩會朝向股骨髁部關節面下降(圖2)。所謂frontal rotation，也可以說是髕骨在額切面上的旋轉，從膝關節伸展到屈曲130度，髕骨下端以平均6.2度向內側移動，亦即外旋運動。外旋運動在屈曲60度以前外旋角度會比較大，超過屈曲60度就會變得比較緩和，屈曲90度以上髕骨則會進入股骨髁間部，因為被固定住外旋角度就變得更小(圖3)。所謂coronary rotation，也可以說髕骨在水平面上的旋轉，到屈曲115度以前，以平均11.4度往內側傾斜，亦即內旋運動。內旋運動在屈曲25～45度及90度～115度時內旋角度最大，內旋角度會受到髕骨、股骨的形狀及伴隨膝關節屈曲時脛骨內旋的影響(圖4)。

圖2　髕股關節接觸面積的變化

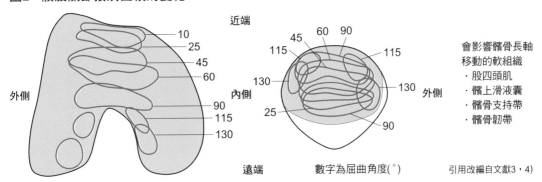

近端

外側　　　　　　　　　　　　　　內側　　　　外側

遠端

數字為屈曲角度(°)

會影響髕骨長軸移動的軟組織
・股四頭肌
・髕上滑液囊
・髕骨支持帶
・髕骨韌帶

引用改編自文獻3，4)

圖3　額切面上的旋轉(frontal rotation)

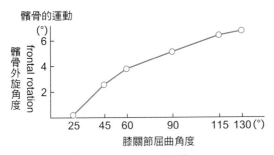

髕骨的運動

(°)
frontal rotation 髕骨外旋角度

膝關節屈曲角度

會影響frontal rotation的軟組織
・內側髕脛韌帶
・內側髕股韌帶
・股內側肌
・外側髕股韌帶
・股外側肌

引用自文獻5)

圖4　冠狀切面上的旋轉(coronary rotation)

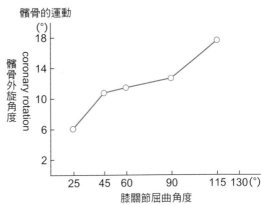

髕骨的運動

(°)
coronary rotation 髕骨外旋角度

膝關節屈曲角度

會影響coronary rotation的軟組織
・外側髕脛韌帶
・外側髕股韌帶
・股內側肌

引用自文獻5)

膝
關
節

65

膝蓋撞到除草機造成膝蓋挫傷，伴隨開放性髕骨韌帶斷裂。經洗淨傷口、清創後，進行韌帶縫合手術。髕骨韌帶從脛骨粗面至以下約10mm處完全斷裂，斷裂面呈絨毛狀，以徒手將髕骨用力下壓，斷裂成2部分的韌帶才得以結合在一起。肌腱的縫合術，使用軟鋼線將2斷裂韌帶拉近，以Kirchmayer法用3支來進行縫合，斷裂面的接觸部位再加強縫合。術後4週開始運動治療。從韌帶的修復過程來看，這個時期正好是開始痙癒的增殖期，所以要特別留意過度的可動範圍訓練有可能會使縫合好的髕骨韌帶過度伸展。髕骨韌帶過度伸展，T/P比就會變大，雖然膝關節可以完全屈曲，卻可能會有膝關節伸不直或軟腳(膝軟)的情況。所以運動治療的重點是，勿使縫合過的髕骨韌帶過度伸展，且要增加髕骨韌帶與其周圍軟組織的滑動性。具體來說，就是要在徒手鬆弛髕骨韌帶的同時進行ROM訓練。至於增強股四頭肌肌力的訓練，藉由股四頭肌的收縮，將髕骨拉高至近端以伸展髕骨韌帶，所以這個時期要留意承重強度。

◆病例

20多歲。過往病史無特別註記。

◆現在病程

除草中受傷。同日進行手術治療(洗淨、清創、韌帶縫合術)，術後固定在膝關節伸展位置。

◆運動治療開始時的檢查結果

• 和健肢相比，患肢不論往哪個方向，髕骨可動範圍都比較狹小。

• 觸診時發現髕股韌帶與周圍軟組織的界限不明，且其皮下的可動性近乎於零。

• 膝關節屈曲ROM70度。

◆運動治療過程

術後8天　為調節膝關節角度裝設長下肢矯正器具。矯正器具的角度設定在0度。在裝設矯正器具的狀態下可全承重。

術後2週　矯正器具的角度調整至屈曲45度。

術後4週　開始運動治療。

運動處方①：維持髕股關節的可動性(圖5)。

運動處方②：膝關節屈曲ROM訓練(圖6)。

• ROM訓練中的膝關節屈曲角度的範圍要設定

在膝蓋部位不會有伸展感覺之內。

• 每次運動治療開始與結束時，要確認同樣屈曲角度下雙邊膝關節髕骨的高度，做為髕骨韌帶未伸展的指標。在這個病例中，患肢的髕骨高度比健肢的來得低(圖7)。

術後6週　膝關節屈曲90度。

術後7週　膝關節屈曲100度。矯正器具的角度調整至屈曲90度。

• 調整矯正器具角度的時間要比實際能夠達到的時間晚一些。

術後8週　膝關節屈曲120度。

運動處方③：他動下進行膝關節屈曲ROM訓練。

術後11週　膝關節屈曲140度，卸下矯正器具。

術後12週　膝關節屈曲140度。

運動處方④：股四頭肌收縮。

術後16週　膝關節屈曲160度，可以完全屈曲。運動治療結束。

• 髕骨可動性良好。

• 可藉由觸診摸到髕骨韌帶。

• 沒有膝關節伸不直的問題。

圖5　維持髕股關節的可動性

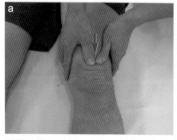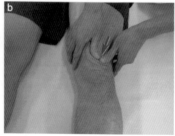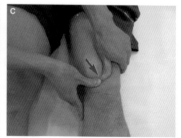

抓握住髕骨近端，向內、外側及遠端方向活動髕骨。往遠端活動時，除了垂直遠端方向(a)，還有內側遠端(b)及外側遠端(c)。不往會使髕骨韌帶伸展的近端方向移動。

- 沒有軟腳情況。
- T/P比為1.07。

韌帶的修復過程可分為發炎期、增殖期和再塑期。發炎期(受傷後至3天內)，受傷部位的周圍會有血腫，發炎細胞聚集。增殖期(3天至2～6週)，受傷部位的血管新生，纖維芽細胞增生。再塑期(2～6週至數個月～數年)，出現往張力方向的纖維配向性，抗張力增加。關於韌帶損傷的運動治療，最好要依修復過程中的不同時期去做調整。

技術重點

圖6 膝關節屈曲ROM訓練

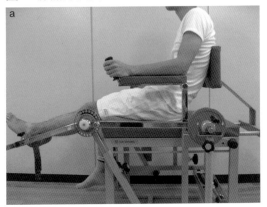

a. 使用訓練股四頭肌的器具，調整股四頭肌運動機的重垂桿臂，讓膝關節保持伸展，這是開始姿勢。

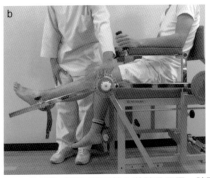
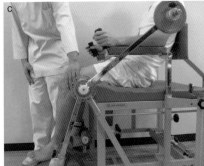
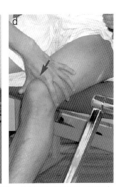

b-d. 物理治療師以徒手操作將髕骨下壓，膝關節要主動屈曲。抵抗屈曲的股四頭肌受到壓制，髕骨韌帶就比較不會緊繃。

圖7 確認髕骨高度(髕骨韌帶無伸展的指標)

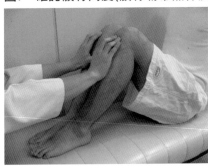
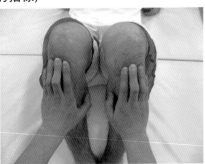

讓兩邊膝關節保持在同樣屈曲角度，患肢(左膝)的位置比較低。

以Zuggurtung法(tension band wiring)(張力性鋼絲)治療髕骨骨折之術後運動治療

Check it !

- 髕骨骨折在所有骨折中約佔1％，骨折原因分為直接外力與間接外力2種。骨折型態依骨折形式或部位、程度來分類。
- 髕骨骨折的治療方式有保守治療與外科手術治療，兩者在機能上都可以得到不錯的預後。特別是外科手術治療，自從引進Zuggurtung法以來，治療成效蒸蒸日上。
- Zuggurtung法的基本原理是控制骨折部位的張力，將張力轉換成壓縮力。膝關節屈曲運動有助於骨癒合，也就可以儘早開始關節運動。
- 關於以Zuggurtung法治療髕骨骨折之術後運動治療，要先理解其基本原理與膝關節運動之間的關係，並要將受損組織的修復過程也考慮在內，在適當的時期提供適當的運動治療。

■ 髕骨骨折概要

　　髕骨是存在於股四頭肌內，人體最大的種子骨，其功能就猶如槓桿的力臂，可以使股四頭肌有效率地發揮功用。髕骨在膝關節伸展結構中擔任重要任務，其發生骨折的機率約是所有骨折中的1％，是平常門診中常見的外傷之一。多發生於年輕世代，男性佔了約65％。骨折原因除了特殊的骨折型態，一般分為2種，車禍、跌倒等髕骨直接受到撞擊的直接外力；以及來自股四頭肌過度收縮的間接外力，前者多為粉碎性骨折，後者多為橫向骨折。骨折型態依骨折形式或部位可分為橫向骨折、縱向骨折、星狀(粉碎性)骨折、遠端粉碎性骨折；另外再依程度分為粉碎性骨折、帶有骨膜及軟組織損傷的分離骨

圖1　骨折型態分類

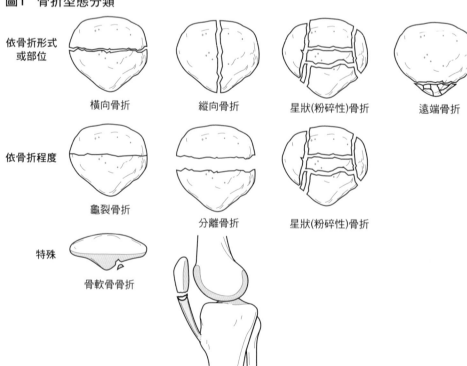

依骨折形式或部位　　橫向骨折　　縱向骨折　　星狀(粉碎性)骨折　　遠端骨折

依骨折程度　　龜裂骨折　　分離骨折　　星狀(粉碎性)骨折

特殊　　骨軟骨骨折　　sleeve骨折

引用自文獻5)

折及骨膜還結合在一起的龜裂骨折。其中發生機率最高約佔了髕骨骨折的50～80%的是橫向骨折，其次是星狀(粉狀性骨折)、縱向骨折。另外特殊型骨折，有一種叫做sleeve骨折，是髕骨下末端扯裂性骨折，還有合併髕骨外側脫臼的骨軟骨骨折(圖1)。針對髕骨骨折，可採用保守治療或手術治療，除開放性粉碎性骨折或併發外傷的情況外，兩者機能預後都是良好的。特別是手術治療，自從可以初期開始關節運動的Zuggurtung法引進以後，治療績效一天比一天好。

Zuggurtung法理論與運動治療之間的關連性

　　針對髕骨骨折的運動治療，依下列的情況而異；膝關節伸展結構是否受到破壞，亦即骨折部位是否有移位情況。通常所謂沒有移位的骨折，其定義是3mm以下的骨折移位及2mm以下的關節面高低差，超過這些數據的骨折移位通常會合併髕骨支持帶斷裂的情況。一般而言，沒有移位的骨折選擇保守治療；有移位的骨折則以外科手術治療。手術方式有很多種(表1)，但對於發生頻率最高的橫向骨折或輕度粉碎性骨折，適合採用Zuggurtung法。Zuggurtung法的基本原理是控制骨折部位的張力，將張力轉換成壓縮力。從股髕面對髕骨施加軸方向的壓力來壓迫壓縮骨折面(圖2)。這可以促使骨癒合速度加快，先不論骨折部位不穩定的情況，這種術式不需要外固定，在日後運動治療時，可以初期就開始關節運動。但是，運動治療時有幾點是必須特別留意。雖然必須積極進行膝關節屈曲運動，但是在他動操作時會因術後疼痛而有防禦性收縮的情形，必須針對這一點加以控制。若力道的掌控不佳，會過度增加骨膜及髕骨支持帶的分離性壓力，極有可能會阻礙組織修復。所以筆者基於由自己來掌控疼痛，藉由Ia調整可以自行抑制股四頭肌過度收縮的這個理由，認為應該多採取膝關節主動屈曲運動會比較好。另外，關於膝關節伸張運動，要特別留意主動運動時所產生的分離性壓力，所以膝關節屈曲的角度很重要(圖2)。瞭解Zuggurtung法的基本原理與膝關節運動之間的關係，術後的運動治療才不會阻礙骨膜及髕骨支持帶等組織的修復。

表1　手術方式

- ・鋼線固定法(Payr-Magnuson)
- ・周邊縫合法(Burger)
- ・Pauwels的Zuggurtungs osteosytheis
- ・Kirchnerel鋼線與wire並用的compression osteosynthesis(笠井等人，土井法，其他)
- ・骨螺絲釘固定(中村)
　　Tibia bolt固定
　　Hook-plate固定
- ・使用Kirchnerel鋼線進行壓迫性骨頭復位術(外固定，平川等人)
- ・髕骨部分摘除術(Thomson)
- ・髕骨全部摘除術(Brooke)

引用自文獻4)

圖2　基本原理與運動治療

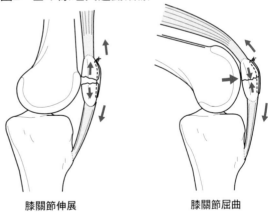

膝關節伸展　　　　　　膝關節屈曲

Zuggurtung法的優點是將膝關節屈曲運動時的張力轉換成對骨折部位的壓縮力，以提高骨癒合速度。運動治療時該注意的是，膝關節伸張運動時所產生的對骨折分離方向的壓力。

　　跌倒造成髕骨骨折，以外科手術治療的病例。髕骨骨折的型態是裂成3部分的外側粉碎性骨折。術式是Zuggurtung法(併用2支ring pin)＋Kirschner鋼線。雖然運動治療於術後隔天即展開，但運動項目都是配合修復過程。從運動治療開始到受傷後6週，這段期間以修復軟組織為優先，針對股四頭肌、髕上滑液囊等髕骨上方支持組織施以徒手伸張運動、預防手術傷口沾黏、以主動運動方式訓練關節可動範圍(ROM)、在安全狀態下進行維持肌力的訓練等等。之後損傷的軟組織幾乎修復完成時開始進行內外側髕骨支持帶、髕骨下脂肪墊等髕骨下方支持組織的徒手伸張運動，及以他動方式訓練ROM及強化肌力。如此一來，就可以在不阻礙軟組織修復的情形下恢復膝關節機能。

◆病例

30多歲。過往病史無特別註記。

◆現在病程

跌倒受傷(圖3a)。本院醫生診斷為左髕骨骨折(3parts外側粉碎性骨折)。受傷隔天即以外科手術治療(縱向切開，Zuggurtung法＋Kirschner鋼線)(圖3b)，術後隔天開始運動治療。

◆運動治療開始時的檢查結果

・手術傷口及髕骨周圍劇烈疼痛、腫脹、灼熱。
・往所有方向的髕骨可動範圍明顯縮小。

・膝關節ROM　0～60度，膝關節伸展肌力MMT3⁻。
・在膝關節伸展姿勢(穿戴膝關節伸展矯正器)可全承重(FWB)步行。

◆運動治療的經過

術後2天　開始回診運動治療(一週3～4次)。運動治療法無限制。

運動處方①：浮腫、腫脹管理

運動處方②：為了控制疼痛，在運動治療前後都給予冰敷。

圖3　X光影像

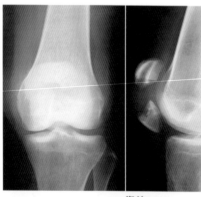

a. 術前

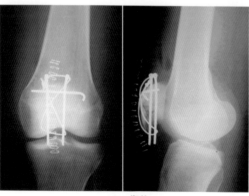

b. 術後

圖4　預防皮膚及皮下組織沾黏

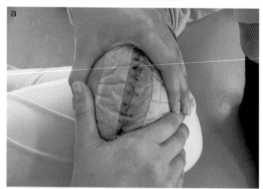

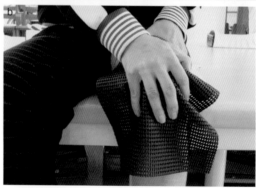

a. 術後初期開始在不破壞傷口的原則下進行徒手治療。
b. 在膝屈曲姿勢下使用止滑墊來滑動傷口周圍的皮膚及皮下組織。

運動處方③： 放鬆大腿部位的雙關節肌肉及預防內外側髕骨支持帶的cross linking，在下肢懸吊下垂的姿勢下進行髖關節內收外展運動，在放鬆肌肉的同時也利用肌肉連結的關係來伸展內、外側髕骨支持帶。

運動處方④： 維持髖股關節的可動性。

運動處方⑤： 髕骨上方支持組織的伸張運動。

運動處方⑥： 預防皮膚及皮下組織的沾黏(圖4)。在不增加傷口的壓力下以手指輕來幫助傷口周圍組織的伸展及皮下的滑動。拔釘後則改以止滑墊來操作。

運動處方⑦： 膝關節屈曲ROM訓練(圖5)。膝關節屈曲ROM訓練以主動運動為主。在主動運動前，先控制好疼痛及防禦性收縮，在主動運動中要輕捏傷口來減輕對傷口的壓力。

運動處方⑧： 維持股四頭肌肌力的訓練(圖6)。在維持股四頭肌肌力的時候要考慮外加於髕骨的壓迫力，所以端坐膝關節屈曲時，最多70度。在直立下訓練股四頭肌時，要在膝關節最終伸展位置穿戴膝關節伸展矯正器。直立時的

訓練，要確實抓握住髕骨。這時期的收縮只要輕度收縮即可，只要髕骨支持帶可以連續感覺到來自股內側肌、股外側肌的張力就好。

術後6週以後

· 膝關節ROM 0～110度，膝關節伸展肌力MMT3。

運動處方⑨： 髕骨下方支持組織的伸張運動。

運動處方⑩： 強化股四頭肌肌力的訓練。

運動處方⑪： 步行訓練

目標是可以double knee action。

術後10週 運動治療結束。

· 膝關節ROM 0～140度，膝關節伸展肌力MMT4。

· 可自行步行(含進階步行)。

以Zuggurtung法治療髕骨骨折後，必須要理解Zuggurtung法的基本原理及其與膝關節運動之間的關連後才可以進行運動治療，另外也必須考慮損傷組織的修復過程，配合不同的時期提供不同的運動治療項目。

圖5 膝關節屈曲ROM訓練

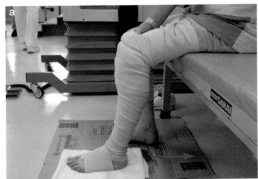

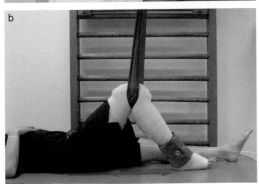

a. 以徒手操作可減輕對傷口的壓力，並且主動膝關節屈曲。
b. 藉Ia控制在抑制股四頭肌的過度收縮下主動膝關節屈曲。

圖6 維持肌力

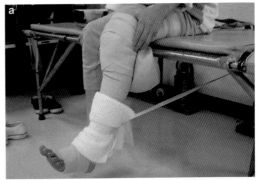

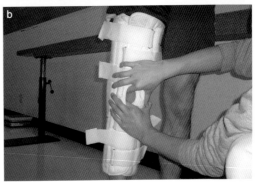

a. OKC
等張收縮，以膝關節屈曲70度為限。
b. CKC
膝關節最終伸展位置穿戴膝關節伸展矯正器。直立時的訓練，要確實抓握好髕骨。

8 髕骨及小腿開放性粉碎性骨折的運動治療

Check it !

●關於開放性骨折的分類，普遍使用Gustilo分類法。依損傷程度分為Type I～III3型，另Type III又細分A～C三個子類別。

●因種種外固定的開發、皮瓣手術的進步、不需擴鑽的髓內釘之開發，開放性骨折的治療法有了革命性的變遷。

●預測開放性骨折會引起重度機能障礙且會及於整個下肢，所以如何使步行與站立的動作能夠順暢是運動治療的重點。

開放性骨折的分類

所謂開放性骨折，與皮下骨折不同的是原本在無菌狀態下的骨頭‧軟組織因傷而曝露在空氣中跟細菌有所接觸。一旦受到感染多半都很難治癒。所以要以預防感染為治療首要目標。開放性骨折多半是車禍、勞動災害等高衝擊力的外傷所造成，普遍使用Gustilo分類(表1)。

Gustilo分類依受傷機轉、軟組織損傷程度、骨折狀態及汙染程度分為Type I～III型，槍傷、農場外傷及伴隨節段式骨折的都是高衝擊力外傷所致，不論傷口大小都同屬Type III。另外再依骨折部位是否有足夠軟組織包覆；骨膜有無剝落；是否有重建需要的血管損傷，將Type III分為A～C三個子類別。另外，感染會大幅左右機能預後，各類別的感染率依序為：Type I：0～2%，Type II：2～5%，Type III A：7%，Type III B：10～50%，Type III C：25～50%(圖1)。

表1　Gustilo分類與感染率

	傷口大小	傷口汙染	軟組織損傷程度	骨頭損傷	感染率
Type I	1cm以下	無	輕度	單純	0～2%
Type II	1cm以上	中度	中度	單純 輕度粉碎	2～5%
Type III A		高度	高度 骨骼仍有軟組織包覆	粉碎	7%
Type III B		高度	極高度 骨骼沒有軟組織包覆	粉碎	10～50%
Type III C		高度	極高度 骨骼沒有軟組織包覆 合併血管受損	粉碎	25～50%

針對開放性骨折之整型外科初期治療

　　開放性骨折的治療一般會以二期內固定的方式進行，但隨著種種骨外固定器的開發，flap surgery(皮瓣手術)的進步，無需擴鑽之髓內釘(unreamed intramedullary nailing；unreamed IMN)的開發，使向來被視為禁忌的即時內固定有愈來愈良好的治療成效，開放性骨折的治療方式也因此有了極大的變遷。針對開放性骨折，首要治療目標就是預防感染，會左右感染的因素包括開放性骨折的程度(Gustilo分類之程度)、清創等初期治療、骨折部位的穩定度等等。因此，黃金時間(6～8小時)內的徹底清創與傷後越早投予預防用抗生素，清創後適合的骨折部位固定法之選擇，內固定時期對開放傷口的處理等都是非常重要的。

●骨折部位固定法之選擇

　　固定方法有石膏、牽引、骨骼外固定、骨板、骨螺絲釘固定、髓內釘固定。選擇固定法時可依下列要件來決定：①手術侵入不會阻礙受損組織的血流運行；②不會阻礙骨骼內的血流運行；③將血腫與骨屑之發生機率控制到最小；④有強大固定力；⑤後期治療簡單且可儘早回歸社會。表2列有各種固定法之特徵與其適應之型態。

●內固定時期

　　受傷當天即進行即時內固定，裝設骨骼外固定後再進行第二期內固定。據報告顯示即時內固定適應症包括Type I和Type II，術後都是安全的，在unreamed IMN開發出來後，適合即時內固定的骨折型態將會更多。

●開放性傷口的處理

　　傷口的一次閉合僅限於在黃金時間內進行清創，且皮膚不緊繃足以進行縫合關閉(多為Type I、II)。至於Type III無法關閉的情況下，就積極讓傷口保持開放，之後再儘早以延後傷口閉合或植皮、游離肌肉皮瓣移植等方式進行縫合關閉。及早以內固定方式穩穩固定住會有助於日後的運動治療，今後也會陸續開發出各式各樣的機具與提升技術，未來進步的空間也會更大。

表2　固定法的特徵

固定法	特徵	適應症(Gustilo分類)
石膏、牽引	多數是為了等待適合內固定的時機而暫時使用的固定方法	Type I、II 四肢單獨骨折
骨骼外固定	易於進行變換姿勢等全身管理，以及保持軟組織安靜等局部管理。缺點是Pin刺入的地方容易受到感染且癒合不良，鄰近關節的可動範圍會受到限制。	Type III開放性骨折
骨板、骨螺絲釘固定	因為有開放性傷口，所以容易置入，有強大固定力。 缺點是局部軟組織會受到手術侵入，會阻礙外骨膜的血流運行。	適合髓內釘固定的除外
髓內釘固定	內固定，不會對軟組織有任何侵入性損害。 隨著改善缺點的unreamed IMN的開發，將會普遍被採用。	Type I～IIIA 開放性骨折

　　這個病例因為高度粉碎性骨折且又軟組織受損，解剖學復位及強大內固定都不可能，膝關節的固定時間長達12週之久。運動治療從受傷後隔天就開始，但因為長期固定的因素、受傷的因素、重度機能障礙遍及全身。無法優先針對解剖學的復位與軟組織修復積極進行運動治療的情況下，只能先以預防固定中活動力低、除去固定物後提高關節機能、提高承重期的活動力與可步行為目標來進行運動治療。免重期間為承重期做準備：①站立時踝關節需要背屈0度以上；②膝關節在步行擺動期需要屈曲70度以上、站立期需要伸展0度，設定這兩項為目標。這個病例因為疼痛與植皮的關係，運動受到限制，所以在承重期時仍無法達到步行所需的最低限關節可動範圍(ROM)。但因為膝關節伸展達到0度，改善了膝關節伸不直的問題，下肢的支撐力也就跟著不成問題，可以藉由使用增高鞋來積極訓練站姿與步行，只要能夠步行也就可以慢慢改善下肢機能。

◆ **病例**

30多歲。過往病史與家族病史中無特別註記。

◆ **現在病程**

因車禍受傷送至本院。醫生診斷為右小腿骨及髕骨開放性骨折(Gustilo分類：IIIB)(圖1)。無法即時內固定，僅洗淨與清創。受傷2週後針對小腿進行手術固定(圖2)。受傷6週後及20週後進行植皮。

◆ **運動治療過程**

圖1　受傷時骨頭及軟組織的狀況

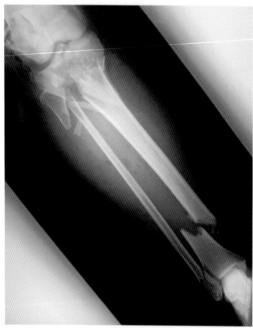

脛骨、腓骨近端及髕骨高度粉碎。另外，腓骨遠端、脛骨骨幹也都骨折，還有骨碎片分離的現象。

受傷後隔天　開始運動治療(固定期)。

　　以膝上(AK)石膏副木固定，保持膝關節屈曲20度，踝關節蹠屈20度。

運動處方①：以他動、主動方式運動腳趾頭。

運動處方②：徒手伸展股四頭肌與髂脛束(起始部～開放性傷口近端)

運動處方③：以主動協助方式進行髖關節內收、外展及屈曲、伸張運動。

受傷2週後　針對小腿進行外科手術固定，隔天再繼續運動治療。

運動處方④：開始訓練踝關節ROM。

〔剛開始時的踝關節可動範圍〕

・踝關節背屈－20度，踝關節、足部肌力2⁻。

・膝上石膏副木固定中，無法積極進行運動治療。在踝關節ROM訓練後，可在石膏副木與足底之間塞入毛巾以維持小範圍的ROM。

運動處方⑤：強化健側的下肢肌力。

運動處方⑥：步行訓練。

受傷12週後(ROM期)

運動處方⑦：開始膝關節ROM訓練。

〔剛開始時的膝關節可動範圍〕

・膝關節屈曲25度、伸展－10度，踝關節背屈－10度，膝關節周圍肌力2，踝關節周圍肌力2⁺～3，兩腳長相差3cm。

受傷18週　開始全承重(PWB)。

運動處方⑧：增高及製作增高鞋。

　　在踝關節背屈可以達到0度之前，為了藉由重心線控制以改善踝關節ROM及促使承重，所以穿上增高鞋，而踝關節背屈達到0度之後，為了調整長短腳也要製作適合的增高鞋。

運動處方⑨：踝關節的持續伸張訓練。

受傷28週後　開始FWB。

受傷29週後　出院，改為回診接受運動治療(一週2～3次)。

受傷10個月

圖2　術後X光攝影

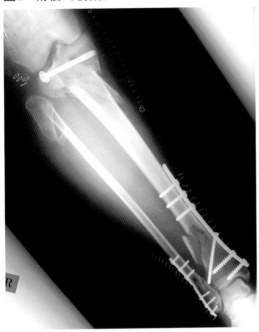

脛骨近端以cannulated cancelous screw(CCS)固定，但幾乎無法固定住，所以根本不可能固定髕骨。腓骨遠端與脛骨骨幹則以骨板固定。

〔運動治療結束時的診斷結果〕

· 膝關節屈曲60度、伸展0度，踝關節背屈0度，膝·踝關節周圍肌力4¯，可以在屋內自行步行。

●

　針對開放性骨折的運動治療，在開始之前必須要十分清楚初期適合採用什麼樣的治療。像這個病例在無法即時內固定的情況，要積極進行運動治療是有困難的，所以至少在承重期之前必須恢復站立、步行所需的最低限ROM及肌力，要如何能夠站立、步行是這時期運動治療的重點(圖3)。但是，如果伴隨高度軟組織受損以及長時間運動受限，要恢復最低限ROM和肌力實在不太可能，所以要利用增高器及矯正器具來輔助，想辦法讓患肢可以順利承重。

膝
關
節

圖3　針對這個病例的運動治療項目

承重期前的準備階段

受傷後12週以前 要預防因長期固定而活動力降低	受傷後12週～18週 提升關節機能：改善ROM

站立、步行所需的ROM
踝關節背屈0度以上、膝關節屈曲70度以上、膝關節伸展0度

受傷18週以後
如何順利使患肢承重

9 以預防膝關節攣縮為目的的下肢骨骼牽引中的運動治療

Check it !

- ●對於有移位的創傷性髖關節中心脫臼，在正確復位的同時，為了髖關節的除壓與免重，要以骨骼牽引法牽引6～8週。
- ●骨骼牽引中可以帶動股四頭肌的伸展，也可以有效的預防以後可能會發生的膝關節攣縮。
- ●針對創傷性髖關節脫臼進行骨骼牽引，而這段期間內的運動治療要以預防膝關節攣縮為目標，維持髖股關節的可動性及股內側肌、股外側肌、股中間肌的選擇性肌肉收縮訓練也是很重要的。

針對髖關節脫臼的下肢骨骼牽引之目的與實際操作

　　所謂創傷性髖關節脫臼指的是以髖臼窩為基準，股骨頭的位置向後方、前方及中心位置脫臼。中心脫臼常合併髖臼底骨折，股骨頭會從髖臼底進入骨盆腔。沒有移位的骨折，以皮膚牽引3～4週，6～8週後就可以全承重。若有移位的骨折，首先先用下肢骨骼牽引(5～12kg)。如果是股骨頭內移位的情況，併用大轉子部位的側邊骨骼牽引。若復位良好，牽引6～8週，約3個月後就可以全承重步行。骨骼牽引的目的是為了讓承重部位可以復位良好，同時幫髖關節除壓與免重，可說是復位與固定雙管齊下的好方法。鋼線穿入的部位要避免傷害關節囊，而且也要小心避開神經血管，要從偏前方位置穿入。另外，要從脛骨近端穿鋼線時也要小心避免傷害腓神經，要從外側穿入[1](圖1)。

圖1　骨骼牽引法

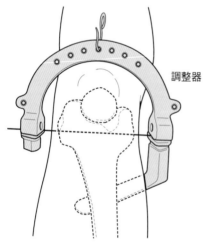

a. 旋緊調整器可以拉緊鋼線以達到牽引之功效，因為鋼線會彎曲也就不會嵌入皮膚中，就可以達到目的。

引用改編自文獻6)

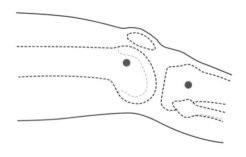

調整器

b. 鋼線穿入股骨遠端時，要避開神經血管，小心不要刺入關節內，要從稍微前方一點的位置穿入。另外，脛骨近端的情況，要從外側穿入以預防傷及脛骨結節後方的腓骨神經。

引用改編自文獻1)

關節固定時膝周圍組織的病理變化

　　關於關節攣縮發生原因的組織學研究，大多以白老鼠的實驗研究報告居多。不同研究者，其研究報告會有些許不同，但大致都是固定後15～30天，以髕上滑液囊為首的關節軟組織會開始有阻塞現象，會有沾黏及纖維性結締組織增生的情況；40～50天會出現關節軟骨病變，超過60天的固定，關節軟骨會纖維化，形成裂縫、潰瘍[2,3](表1)。另外，八百**坂**[3]指出，關於移除固定物之後的恢復實驗，固定期在30天以內，軟骨、軟組織、可動範圍都可以恢復正常；但是固定期在40天以上，軟組織的修復情況很緩慢；如果是超過60天以上，關節內會有頑固的結締組織沾黏殘存，關節軟骨遭破壞無法恢復，關節可動範圍的恢復也極不樂觀。結合各家實驗報告，安藤[4]針對攣縮的原因提出說明。以組織學來說，首先因為不活動而造成局部循環受到阻礙，循環受到阻礙關節內血管就會瘀血，連帶血管周圍的軟組織就會有浮腫現象。而這些情況會造成軟組織細胞浸潤、纖維蛋白析出、結締組織增生、關節腔狹小等病症。另外，關節內壓力上升，關節液吸收速度緩慢，會引起關節軟骨變性壞死，關節腔內的纖維性沾黏與骨性黏連的情況就會惡化。沖田等人[5]也指出，長時間的關節固定會導致短縮肌膠原分子間的交連作用與肌節減少、縮短，而使彈性降低，但是伸展姿勢的固定，會使肌節長度縮短這一點尚未被證實，藉由超顯微構造與超音波正常影像也顯示骨骼肌的伸展，有助於預防廢用性肌肉萎縮與肌膜縮短。

表1　關節攣縮的發生時期

固定期間(週)	Evans	小林	浮田	八百坂
1		浮腫、瘀血 (軟組織)	浸潤、纖維蛋白 (髕上滑液囊、滑膜)	細胞浸潤
2	結締組織增生、關節腔內			
3			纖維化沾黏、 髕上滑液囊	結締組織增生 髕上滑液囊狹小 軟骨變性
4	軟骨稀薄、短小	結締組織增生 浮腫、瘀血消失		
5				
6			軟骨變性	
7				
8	軟骨潰瘍	軟組織萎縮	髕上滑液囊消失 軟骨纖維蛋白	結締組織充滿 關節腔、 軟骨壞死、崩壞

引用自文獻4)

Case Study 以預防膝關節攣縮為目的，在下肢骨骼牽引中進行運動治療的病例

創傷性髖關節脫臼(中心脫臼)，針對以下兩種狀況均適合採用約6週的骨骼牽引保守治療；沒有移位的骨折及可以以骨骼牽引復位的。但是，牽引中比較無法進行運動治療，長時間的下肢牽引固定恐怕會使沒有外傷的膝關節產生攣縮現象，這會妨礙整個治療。這裡以牽引中進行運動治療來預防膝關節攣縮的病例與沒有進行運動治療的病例來做比較。運動治療的目的是為了維持髖股關節的可動性、進行股直肌以外的股四頭肌的選擇性收縮運動、以及預防包括髕骨支持帶在內的伸展結構的沾黏、滑動障礙。比較結果是，從開始關節可動範圍(ROM)訓練至恢復膝關節完全可動範圍的天數，牽引中就開始做運動治療的病例需要10天，沒有運動治療的病例則要75天(表2)。骨骼牽引中也做得到預防攣縮的運動治療，所以若能積極進行的話，就有可能可以縮短運動治療的時間。

〔病例1〕

◆病例

50多歲。右髖關節中心脫臼合併骨盆骨折。過往病史與家族病史無特別註記。

◆現在病程

在梯上工作時，因梯子向右傾而跌倒受傷。受傷日起7週的時間進行骨骼牽引，另外，在受傷2週後進行骨骼外固定。

◆運動治療開始時的檢查結果

· 運動治療於骨骼牽引中，也就是在受傷4週後開始。

· 髕骨可動範圍狹小。

· 股四頭肌的收縮只有些許的程度。

◆運動治療過程

術後4週 開始運動治療。

運動處方①：維持髖股關節可動性。

運動處方②：針對股內側肌、股外側肌、股中間肌進行選擇性肌肉收縮訓練(圖2)。

運動處方③：針對股中間肌改善其橫向柔軟度(圖3)。

術後7週 拆掉骨骼牽引器。他動下的膝關節ROM，屈曲50度·伸展0度。

運動處方④：藉由主動協助運動來擴大膝關節屈曲ROM。

術後8週＋3天 開始ROM訓練後10天。膝關節可完全屈曲。

〔病例2〕

◆病例

50多歲。右髖關節中心脫臼合併骨盆骨折。過往病史與家族病史無特別註記。

◆現在病程

開車時側邊遭到撞擊而受傷。受傷當天起就以骨骼牽引6週，在受傷2週後針對骨盆骨折進行骨骼外固定。

◆運動治療開始時的檢查結果

· 於骨骼牽引器拆掉後才開始運動治療

· 髕骨可動性明顯降低。

· 股四頭肌的收縮只有些許的程度。

· 他動下的膝關節ROM：屈曲20度、伸展0度。

◆運動治療過程

術後6週 拆掉骨骼牽引器。開始運動治療。

運動處方①：維持髖股關節可動性。

運動處方②：針對股內側肌、股外側肌、股中間肌進行選擇性肌肉收縮訓練。

運動處方③：藉由主動協助運動來擴大膝關節屈曲ROM。

術後16週＋5天 開始ROM訓練後75天。膝關節可完全屈曲。

多數研究者都認為固定期間的長短與ROM的改善有關，從這2個病例的結果可看出，比起牽

表2 兩個病例的ROM恢復比較

病例	牽引期間	從受傷到開始運動治療之間的期間(日)	開始ROM運動到可完全屈曲的期間(日)
1	7週	32	10
2	6週	46	75

引期間的長短，開始運動治療的時間點才是會影響預防攣縮及改善攣縮的關鍵。在股四頭肌收縮運動方面，由於股直肌是雙關節肌肉，活動力較高，在進行運動治療時容易對髖關節產生壓迫力，所以僅選擇股內側肌、股外側肌與股中間肌進行治療(圖2)。

圖2　股四頭肌的選擇性肌肉收縮訓練

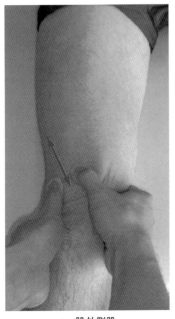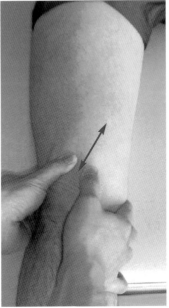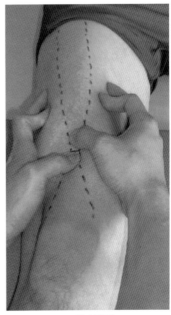

| a. 股外側肌 | b. 股內側肌 | c. 股中間肌 |

配合肌肉纖維的走向將髕骨往末梢方向下壓，配合肌肉收縮的時間點移開手指。如果發現肌肉收縮不易，就選擇利用伸展反射迅速下壓髕骨數次的方法(a、b)。針對股中間肌，為了壓抑雙關節肌肉股直肌的活動，要局部伸展肌肉與肌腱的連結處，刺激高爾基腱器，有效地在Ib抑制下進行膝關節伸展。

圖3　針對股中間肌改善其橫向柔軟度

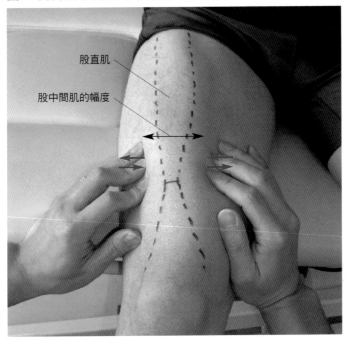

股直肌

股中間肌的幅度

股中間肌的幅度約5cm，比股直肌寬。用左右手的手指輕壓股中間肌的肌腹，在股骨上橫向移動。

10 floating knee fracture(Fraser I 型) 之運動治療

Check it !

● 所謂floating knee fracture是指同側股骨與小腿骨同時骨折的多重創傷之一種，因膝關節會呈游離狀態而有此名稱。

● 多半是高衝擊力的外傷造成，也多半會有多重骨折、軟組織受傷等骨折以外的全身併發症，需要綜合性的運動治療計畫。

● 運動治療的範圍不僅針對膝關節而已，還要針對鄰近的髖關節、踝關節可動範圍(ROM)、肌力降低等問題。

● 這種類型的骨折適合強力的內固定，所以術後可以初期就開始運動治療、初期承重步行，藉以改善各關節的機能。

floating knee fracture(Fraser分類)與各類型的機能預後

同側股骨與脛骨同時骨折，叫做floating knee fracture。這種骨折的分類一般使用Fraser分類法。I型是股骨骨折、脛骨骨折，兩者皆關節外骨折；II型是關節內骨折，再細分a～c3個子類別。IIa型是股骨幹骨折加上脛骨平台骨折；IIb型是股骨下端骨折的膝關節內骨折合併脛骨骨幹骨折；IIc型是股骨骨折‧脛骨骨折，兩者皆關節內骨折(圖1)。

至於各類型的機能預後，I型良好，但II型因為伴隨關節內骨折，所以成效有點下降的傾向。股骨、脛骨皆關節內骨折的IIc型，則多有難以痊癒的情況發生。橫山指出機能預後的決定因子在於膝關節內是否有骨折，以及脛骨開放性骨折的程度，物理治療師遇到這種病例時，應該要將著眼點擺在這裡。依骨折的部位與形態，手術使用的固定法也會有所不同，所以要與主治醫師保持密切聯繫。另外，這種病例多半是高衝擊力的外傷，所以常會合併開放性骨折及包含血管在內的軟組織損傷，也因此截肢、感染、急性呼吸窘迫症候群(ARDS)、脂肪栓塞等併發症都會左右機能預後。

圖1 Fraser分類

I型是關節外骨折，II型是關節內骨折，再細分a～c3個子類別。

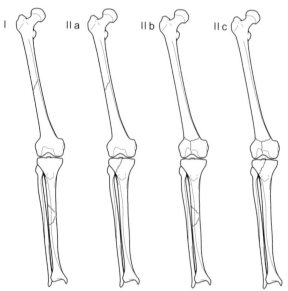

引用自文獻5)

整型外科的治療依Fraser分類而有所不同

針對這種複合性的骨折，最近標準治療法是儘早以外科手術方式同時固定股骨、脛骨。而理想的固定法則依骨折類型、軟組織損傷程度、有無合併損傷及外科醫生的喜好而有所不同。以股骨的固定法來說，通常I型和IIa型會使用髓內釘固定；IIb型和IIc型則多半會以dynamic condylar plate為主的骨

板來固定(圖2)。另外再依情況使用副木固定膝關節，以骨骼外固定暫時固定股骨和小腿骨，日後再選用適合的固定器材再次固定。

圖2 針對股骨頸骨折，以dynamic condylar plate固定

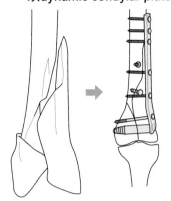

圖3 針對脛骨平台骨折，以骨板固定

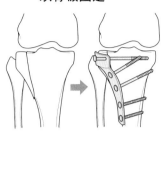

圖4 針對脛骨骨幹骨折，以髓內釘固定

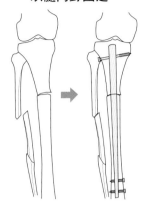

膝
關
節

・・・・・・・・・・・・・・・ 知識重點 ・・・・・・・・・・・・・・・

●Karlstrom的治療成效評估基準

Karlstrom的評分表分為優(excellent)‧良(good)‧可(acceptable)‧不好(poor)4個層級。評估項目有大腿下肢的主觀症狀、膝還有足的主觀症狀、步行能力、工作與運動、變形、縮短、ROM限制7種，並沒有記載綜合評估方式。對於變形、縮短、ROM限制可以很客觀地評估，但是其他項目難免會有主觀意識在其中。

有學者指出這個評估表的問題出在並非以積分方式來進行機能評估，所以如果某項要素是劣的話，連帶的那項機能也就會是劣的評價。雖然這個評估基準在某些項目過於嚴苛，但卻是個可以清楚反映出膝關節ROM受影響的評估法。

表1 Karlstrom的治療成效評估基準

	優	良	可	劣
大腿下肢的主觀症狀	0	偶爾有輕度症狀	會構成妨礙的症狀	種種機能受到限制，靜態時也會疼痛
膝還有足的主觀症狀	0	同上	同上	同上
步行能力	正常	同上	步行距離受限	需要使用柺杖、腋下杖
工作與運動	和以前一樣	工作和以前一樣，但無法再運動	要改成從事一些較不費力的工作	無法工作
變形(角狀變形、旋轉)	0	未滿10度	10～20度	大於20度
縮短	0	未滿1cm	1～3cm	大於3cm
ROM限制(髖關節‧膝關節‧踝關節)	0	踝關節受限程度未滿10度。髖關節和膝關節其中之一或兩者受限程度都未滿20度	踝關節受限程度10～20度。髖關節和膝關節其中之一或兩者受限程度都是20～40度	踝關節受限程度大於20度。髖關節和膝關節其中之一或兩者受限程度大於40度

引用自文獻5，6)

Case Study 針對floating knee fracture(Fraser I型)的運動治療病例

這個是floating knee fracture(Fraser I型)合併四肢骨折、血管內瀰漫性凝血反應症候群的病例。因全身狀態不穩定，手術內固定和運動治療都相對延後進行。受傷後25天因為鋼線牽引的影響，髖關節、膝關節、踝關節的ROM明顯受限。以恢復免重期間站立、步行所需的ROM為目標，不僅膝關節，也要積極改善髖關節及踝關節的ROM。通常Fraser I型只要初期能以髓內釘穩穩固定住，之後的

運動治療就會比較好進行。這個病例因為當初受傷時全身狀態很不好，只能延後進行內固定，所以關節處有攣縮現象，這樣的情況很難處理。所以，必須先設想一個短期目標，在這個病例中，目標就是改善ROM，選擇適當的治療以提高良好的移動能力。

圖5　Fraser的分類 I型

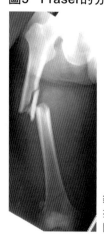

針對股骨幹骨折進行髓內釘固定。

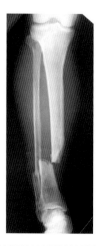

針對小腿骨折進行髓內釘固定。

◆病例

40多歲。過往病史與家族病史無特別註記。

◆現在病程

- 車禍受傷住院。
- 醫生診斷為floating knee fracture(Fraser I型)(圖5)。
- 合併症：多重骨折(肋骨、橈骨等)。

◆運動治療開始時的檢查結果

- ROM，右髖關節屈曲70度，伸展－10度；右膝關節屈曲30度、伸展－10度；右踝關節背屈－15度、蹠屈45度。
- 兩側各關節周圍肌群MMT為3⁺。

◆運動治療過程

手術　受傷當天，開放傷口洗淨及清創。受傷3週後，針對右股骨骨折、脛骨骨折進行髓內釘固定。

受傷後26天　開始在床邊進行運動治療。髖關節伸展、膝關節屈曲、踝關節背屈明顯受限。

運動處方①：腫脹、浮腫管理。

運動處方②：維持髕骨可動性(圖6)。

運動處方③：ROM訓練(圖7)。

受傷後35天　可下床，右下肢從承重1/3開始(之後一星期增加一次，第4週全承重)。右下肢關節ROM：髖關節屈曲100度、伸展0度；膝

圖6　維持髕骨可動性

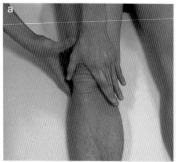

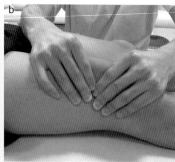

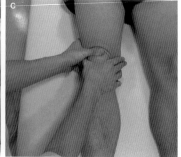

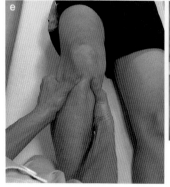

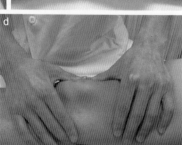

a. 下壓髕骨
誘導髕骨上方伸展與往髕骨下方移動。
b. 肌腹上提
在髕骨前將股中間肌肌腹提起來。
c. 往髕骨上方移動
誘導髕骨下方伸展與往髕骨上方移動。
d. 往髕骨側邊移動
誘導髕骨側邊伸展與往對側移動。
e. 小腿旋轉
誘導髕腱、髕骨下脂肪墊伸展與旋轉。

關節屈曲130度、伸展－5度；踝關節背屈10度、蹠屈50度。

運動處方④：使用滑輪進行髖關節內收外展伸張運動(圖8)。

運動處方⑤：使用彈力帶進行股四頭肌收縮、膕旁肌收縮運動。

運動處方⑥：使用滑板進行膝關節屈曲、踝關節背屈運動(圖8)。

運動處方⑦：使用滑輪來運動踝關節及持續牽引(圖8)。

運動處方⑧：使用升降板承重訓練。

受傷後49天 左下肢從承重1/3開始(以後每週增加一次，第4週時全承重)。右下肢ROM：髖關節屈曲110度；膝關節屈曲145度、伸展0度；踝關節背屈15度、蹠屈45度。

運動處方⑨：使用腋下枴步行訓練。

運動處方⑩：起立訓練。

受傷後66天 右下肢ROM：髖關節屈曲120度、伸展10度；膝關節屈曲155度、伸展0度；踝關節背屈20度、蹠屈50度。肌力恢復至4，可使用雙邊腋下枴步行。

●

這病例因為受到長時間鋼線牽引的影響，髖關節伸展、膝關節屈曲和踝關節背屈都明顯受限，必須有耐心地加強這三者的ROM訓練。當無法順利進行承重訓練的時期，就先跳過步行，以改善ROM為優先考慮，如此一來承重時期的站立、步行就可以進行得更順利。像這個病例，物理治療師就必須要有耐心，細心規劃運動處方與因應對策，如此一來就會有很好的成效。

圖7 髖關節屈曲・膝關節屈曲

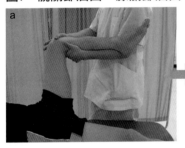
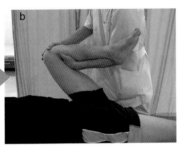

a. 髖關節屈曲
以股骨頸的角度為軸，操作屈曲、外展、外旋的動作。操作中的下肢和同側的肩轉向另一方向。

b. 膝關節屈曲
小腿保持水平，進行屈曲運動時膝關節也要同時屈曲。有強烈疼痛感時，要將意識集中在髖關節運動上，這樣膝關節的防禦性收縮和疼痛就會減輕一些。

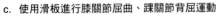

技術重點

圖8 下床後的主動運動

下床後為改善機能必須併用主動運動。

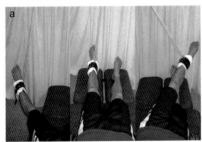
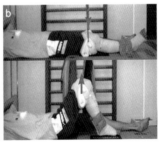
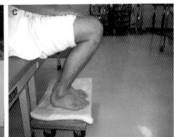

a. 髖關節內外展運動
將踝關節部輕輕舉起，用三角巾進行水平面運動。外展時，進行從大內轉肌的伸張連結至股內側肌的伸張。內展時，進行從闊筋膜張肌的伸張連結至股外側肌的伸張。

b. 使用彈力帶進行股四頭肌收縮、膕旁肌收縮運動
使用彈力帶，反覆操作髖關節屈曲和伸展，強化股四頭肌和膕旁肌的肌力和進行協調運動。和彈性繃帶併用進行浮腫管理、改變長時間的坐姿，伸展時，收縮短關節肌(股肌)的肌肉；屈曲時，依膕旁肌的伸張或擴大主動屈曲ROM。

c. 使用滑板進行膝關節屈曲、踝關節背屈運動
利用滑板進行膝關節屈曲、踝關節背屈運動，擴大ROM。

d. 踝關節蹠屈運動和背屈牽引
將足底部固定在長方形的板子上，加上1～3kg的重錘增加滑車重量。蹠屈時為抵抗運動；背屈時為主動協助運動。還有，將力量往背屈方向持續牽引。

11 針對膝關節屈曲攣縮的新式持續伸展法

Check it !

● 軟組織損傷會造成膝關節屈曲攣縮，而軟組織包括膝蓋後方關節囊、半膜肌、膕斜韌帶、弓狀膕韌帶、豆狀體腓韌帶、膕肌、內側副韌帶、外側副韌帶等等。

● 本持續伸展法的特徵有3：①小腿遠端的牽引，並在平面上伸展膝關節，適度帶動關節運動；②藉靜態伸展，以適當強度的承重來伸展膝關節後方或是內外側的軟組織；③可以在疼痛自我控制範圍內持續上述2點。

● 只要膝關節屈曲攣縮的原因是來自膝關節運動軸後方的軟組織，不論任何疾患皆適用這種持續伸展法。

膝關節屈曲攣縮的解剖學因素

膝關節運動軸後方的軟組織因為沾黏、縮短而造成該部位的滑動性不足以及伸展性不足，這時就很容易會引起膝關節屈曲攣縮。半膜肌肌腱是後內側角構成要素之一，起自脛骨內髁止於後側、膕斜韌帶、膕肌筋膜、後方關節囊、後斜韌帶、內側半月板。膕斜韌帶起自內側止於豆狀體(無關有無豆狀體)，補強後方關節囊。弓狀膕韌帶末梢附著於腓骨頭上，中樞呈扇狀散開走向後方膝關節囊。豆狀體腓韌帶從豆狀體通過腓骨頭後緣，是較為紮實且形狀像圓筒狀的纖維束。膕肌起自股骨外髁的外側及外側半月板，沿比目魚肌線止於脛骨後上部。內側副韌帶起自於股骨內上髁往斜前方以帶狀形式延伸，止於脛骨的內緣至後緣，止端範圍相當廣，在膝關節伸展時最為緊繃。外側副韌帶起自股骨外髁往斜後方延伸，並止於腓骨頭，在內收、外旋、伸展時最緊繃(圖1)。膕旁肌縮短造成膝關節屈曲攣縮的情況比較罕見。如果屬於雙關節肌肉的肌肉縮短是屈曲攣縮的原因，那麼，在膝關節伸展狀態下，只要髖關節稍微屈曲，膝關節應該同時也會屈曲。

··········· 知識重點 ···········

圖1 膕窩的解剖

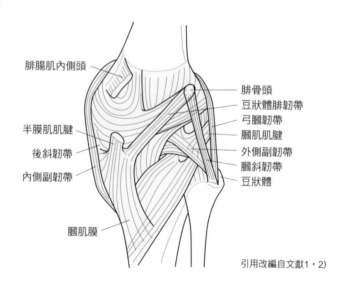

腓腸肌內側頭

腓骨頭
豆狀體腓韌帶
弓狀膕韌帶
膕肌肌腱
外側副韌帶
膕斜韌帶
豆狀體

半膜肌肌腱
後斜韌帶
內側副韌帶

膕肌膜

引用改編自文獻1，2)

本持續伸展法的理論背景

　　膝關節後方或內外側軟組織縮短而造成屈曲攣縮的情況下，固定大腿支撐小腿遠端，使膝關節伸展，以攣縮的關節後方為中心進行關節運動。但是以這樣的方式，膝關節前方的股骨和脛骨就會相互摩擦壓迫關節面(圖2)。壓迫到關節面不僅不是正常的關節運動，也有可能會損傷關節軟骨，所以這樣的伸展方式並不理想。本持續伸展法(圖3)既可牽引小腿，也可以支撐住整隻小腿。這種方式的小腿牽引可以伸展膝關節後方或是內外側的軟組織，也可以使股骨、脛骨不會相互摩擦。另外，藉由支撐整隻小腿，小腿近端會多一個往膝關節伸展方向的力量。如此一來，也可以一併帶動以股骨髁部為中心的關節運動。使用本法帶動適當的關節運動，這樣既可以避免股骨與脛骨的摩擦，也可以達到伸展膝關節後方或內外側軟組織的目的。

　　這個持續伸展方法，有動態(dynamic)伸展與靜態(static)伸展。動態伸展的部分是利用彈簧的彈力，以低強度的力量長時間牽引。利用一般彈力的伸展方式，雖然可以伸展該部位的軟組織，但在伸展力持續下疼痛也會增加，無法長時間進行。另外，這種低強度的持續伸展方式，用來當作使膝關節伸展從−5～−20度恢復至0度的關節可動範圍(ROM)訓練，對病患的負荷也會比較小。至於靜態伸展方式，一開始就讓軟組織有某種程度的伸展，然後再來設定關節角度，一旦開始持續牽引，關節不動，也就不需要再增加伸展力。亦即只要該部位軟組織已經伸展了，就不需要再增強力量，如此一來就可以長時間牽引。另外，伸展力是可以調整的，以最終伸展為目的時，可以再適度增加伸展力的強度。這個治療法要使用治療床，藉由調整膝關節角度來持續伸展，這就是靜態伸展方法。

圖2　膝關節屈曲攣縮的關節運動

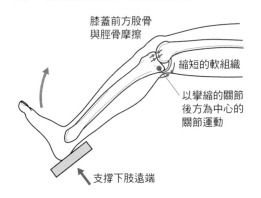

膝蓋前方股骨與脛骨摩擦

縮短的軟組織

以攣縮的關節後方為中心的關節運動

支撐下肢遠端

圖3　持續伸展法的關節運動

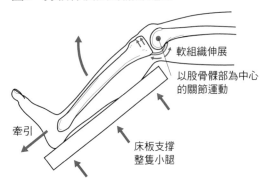

軟組織伸展

以股骨髁部為中心的關節運動

牽引

床板支撐整隻小腿

　　醫生診斷為外側半月板損傷，以外科手術進行外側半月板切除的病例。以關節鏡切除外側半月板，僅留下前面一小段。檢查結果內側半月板、前十字韌帶、後十字韌帶沒有損傷。術後第2週開始運動治療，當時膝關節伸展角度為−15度。以徒手操作進行ROM訓練。從術後9週開始使用持續伸展法。施行前膝關節伸展−10度。初次施行後，伸展恢復到0度。隔天來院時是−5度，再以同樣方法施行，恢復到0度，之後就維持在0度。

　　這個方法的特徵是牽引小腿，以床面支撐小腿來伸展膝關節，然後在這樣的狀態下再以靜態伸展持續牽引。並非只限於半月板損傷可使用這種方法，脛骨平台骨折、人工膝關節置換術後、股骨髁部骨折等，只要是膝關節屈曲攣縮的原因出在膝關節運動軸後方的軟組織，任何疾患都可使用。但是，若有骨折的情況，要以骨癒合為優先考慮，要確定骨折部位癒合不會移位之後才可以施行這個方法。另外，術後急性期伴隨劇烈疼痛的情況下，也不宜使用這個方法。

◆ **病例**

50多歲。過往病史中無特別註記。

◆ **現在病程**

醫生診斷為外側半月板損傷，以關節鏡進行半月板切除。從術後2週開始進行運動治療，膝關節屈曲135度，伸展−15度。開始徒手ROM訓練。屈曲角度順利改善，在術後3週時已經可以完全屈曲，但是伸展角度始終沒有改善，於是在術後第9週開始這個持續伸展法。

◆ **運動治療開始的檢查結果**

術後9週以他動方式幫膝關節伸展，感覺整個膝關節後方有股張力，特別是後方外側尤其強烈。

◆ **運動治療過程**

術後9週　開始本法。

運動處方①：持續伸展(圖4．5)

　　膝關節伸展角度：第一天施行前−10度→施行
　　　　　　　　　　後0度
　　　　　　　　　：隔天施行前−5度→施行後0
　　　　　　　　　　度

之後，伸展0度

· 治療時間配合承重強度大約15～30分鐘。

· 承重強度以時間內(例如20分鐘)能忍受的疼痛範圍內。

· 沙袋重量大約5～10kg。

· 如果病患反應膝關節前面有疼痛感時，要重新設定牽引方向和沙袋重量。若還是持續反應疼痛，表示還不適合關節運動，應停止施行本法。

　　膝關節伸展難以從−5～−20度恢復至0度的病例不在少數。這個方法雖然依照攣縮程度、期間而會有所不同，但是只要施行1次通常都會有顯著的改善。當膝關節屈曲攣縮的原因出在膝關節運動軸後的軟組織時，就非常值得嘗試一下這個治療方法。

圖4　持續伸展的準備

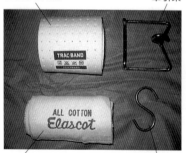
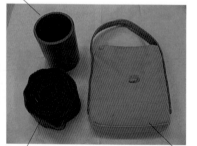
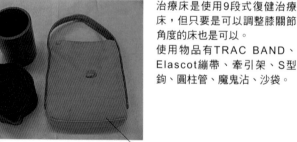

TRAC BAND　　　牽引架　　圓柱管

Elascot繃帶　　　　S型鉤　　魔鬼沾　　　　　沙袋

治療床是使用9段式復健治療床，但只要是可以調整膝關節角度的床也是可以。
使用物品有TRAC BAND、Elascot繃帶、牽引架、S型鉤、圓柱管、魔鬼沾、沙袋。

圖5 持續伸展

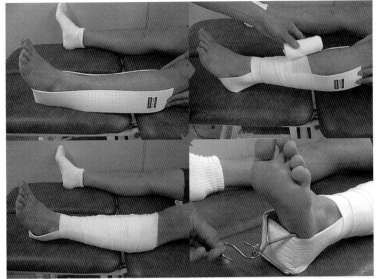

a. 病患可採仰躺姿勢或坐姿。首先，準備小腿牽引，以Elascot繃帶將TRAC BAND固定在病患小腿上，然後掛上牽引架和S型鉤。

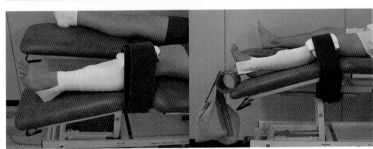

b. 接著將治療床膝關節的角度調成為屈曲模式，以魔鬼沾將病患的膝蓋固定在治療床上。將沙袋掛在S型鉤上進行牽引。牽引的方向必須是小腿的延長線，所以利用圓柱管來調整高度(參照圖6)。

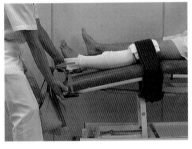

c. 一邊徒手牽引小腿，一邊慢慢讓治療床膝關節的角度變成伸展模式。這時，治療床的角度要調整到使病患可以伸展到最終伸展位。若是病患反應會痛，先問清楚是膝關節後方或是內外側的伸展痛，再以觸診的方式確認。

技術重點

圖6 小腿牽引的方向

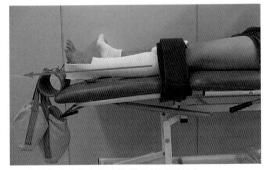

a. 牽引的方向必須在小腿長軸的延長線上。

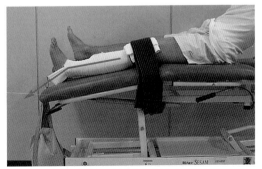

b. 若是這樣的狀態，牽引方向會比小腿長軸還要低，膝關節後方就無法達到伸展效果。

12 創傷性股四頭肌血腫 造成膝關節可動範圍受限的運動治療

Check it！

- 股四頭肌肌肉挫傷的治療，確實做到初期緊急治療(RICE處理原則)是非常重要的。並且初期就要掌握肌肉斷裂與否、血腫的部位與程度也是很重要的。
- 治療主要分為3期，以運動治療為主的是要在受傷數天後的第2期以後才開始。
- 運動治療的目的是為了預防骨化性肌炎等重度併發症，以及恢復肌力與關節可動範圍(ROM)。
- 冷凍療法(cryotherapy)中的cryostretching與cryokinetics有減輕疼痛及減少肌肉痙攣的效果，有助於初期就可以開始主動運動，有效改善肌力與ROM。

肌肉挫傷的分類(Jackson分類)

　　肌肉挫傷，絕大多數都會有肌肉拉傷及大腿部位出現運動障礙、外傷等現象，受傷原因多半是來自對方肩、膝部的直接外力撞擊所造成，所以受傷部位多在以股四頭肌為中心的大腿前方。肌肉挫傷容易受到忽視，如果沒有確實做好緊急初期治療〔RICE處理原則：rest(休息)，icing(冰敷)，compress(壓迫)，elevation(抬高)〕及正確掌握受傷程度，再加上沒有適當的含運動治療在內的二次治療的話，很容易會產生骨化性肌炎等併發症及二度機能降低，要再回到運動場上就必須要花更多時間。肌肉挫傷的程度依Jackson分類分為輕度、中度、重度(表1)。中度至重度常需要針對血腫進行刮除術或肌肉縫合術。治療分為3期。第1期是受傷後至2～3天內，這段期間要預防血腫產生或是擴大。第2期，靜止時的疼痛消失～收縮時的疼痛消失，這段期間要保護受傷部位且提高運動機能。第3期，從收縮時的疼痛消失以後的期間，為了再次回到運動場上，要恢復足夠的肌肉柔軟度與肌力。所以，第2期以後才開始以運動治療為主的種種復健。

表1　Jackson分類

輕度	膝關節可屈曲90度以上，局部壓痛，可步行
中度	膝關節屈曲90度以下，肌肉腫脹，壓痛，跛行
重度	膝關節僅能屈曲45度以下，肌肉腫脹，壓痛，重度跛行

冰敷(icing)的生理學結構

在RICE處理原則中，冰敷扮演了非常重要的角色，不僅在運動傷害時用來緊急處理，相關的冷凍療法也被復健科與疼痛專科廣為使用。有冰溫袋、冷／熱凝膠敷包(hot/cold gel pack)、冷水澡、冷卻機等種種方式。每一種方法都可以用來降溫冷卻，但一般常使用的是冰溫袋和冷/熱凝膠敷包，兩者相較之下，冰袋的冷卻效果較佳，冷/熱凝膠敷包則依種類不同較有凍傷的危險性。冰敷的時間，一般來說是20～30分鐘。但依身體部位、體型等因素，多少也會影響冰敷時間，所以要以冰敷下感覺的變化(沒有感覺)為基準比較安全。對循環器官會有以下的影響：因末梢血管收縮造成血液流量減少、血管滲透性降低等。對代謝系統的影響則有組織細胞氧氣消耗與能量所需量減少、限制破壞組織的酵素活動。對神經和肌肉的影響則有，痛覺神經纖維傳導速度降低、游離神經末梢的亢奮度降低、疼痛閾值上升、肌梭感受性降低等。也因為生理學結構有如此的改變，冰敷才會具有減輕生物體疼痛感、減少肌肉痙攣、減輕腫脹等效果(表2)。

在復健科領域，冰敷主要是用在急性期與術後疼痛、肌肉劇烈痙攣導致無法主動運動的時期。目的是為了減輕疼痛與肌肉痙攣的情況，以及促使儘早可以恢復主動運動。若能在初期就恢復主動運動，會有助於修復過程中肌肉膠原纖維再構成，以及預防肌肉萎縮，而且肌肉幫浦作用也有助緩和浮腫現象、擴大ROM與恢復肌力。

表2　冰敷的生理學結構與對生物體的影響

	生理學結構	對生物體的影響
循環器官	末梢血管收縮、血液流量減少 血管滲透性降低 抑制致痛物質的分泌	減緩浮腫 減輕疼痛
代謝系統	氧氣消耗與能量所需量減少 限制酵素活動	促進組織修復
神經及肌肉	痛覺神經纖維傳導速度降低 游離神經末梢的亢奮度降低 疼痛閾值上升 肌梭感受性降低	減輕疼痛 緩和肌肉痙攣

這個病例是創傷性股四頭肌血腫後造成膝關節屈曲ROM受到限制。受傷後立刻以RICE法處理，但是股中間肌有局部血腫，在術後2週仍有疼痛和腫脹的情況。於傷後2週開始進行運動治療，並同時進行血腫穿刺療法，局部注射尿激酶使血塊溶解後再行抽吸(溶解引流療法)。這個病例的肌肉挫傷以Jackson分類是屬於中度，適合於第2期過後再採用運動治療。在運動治療開始時若劇烈疼痛的情況還持續，冰敷可減輕疼痛與緩和肌肉痙攣，所以可以先採用cryostretching或cryokinetics。成效是患部可以提早開始主動運動，也可以排除患部因疼痛使得周圍組織產生防禦性收縮而造成二度ROM受限的情況。透過MRI影像可得知股中間肌的血腫是造成ROM受限的主因，藉由事先冰敷，也可以讓股中間肌在無痛狀態下進行治療。受傷後5週恢復正常ROM，受傷後8週可以再次回到運動場。從上述的病例看來，可得知在疼痛劇烈時期，cryostretching與cryokinetics是非常有效的治療方法。

◆病例

10多歲。過往病史中無特別註記。

◆現在病程

練習足球時對方的膝蓋直接撞擊患者的大腿前方。受傷時立刻以RICE法進行緊急處理，但2週後依然有疼痛與腫脹現象，便住院接受治療。

◆整型外科治療

血腫穿刺，局部注射尿激 酶使血塊溶解後再行抽吸(溶解引流療法)。

◆運動治療開始的檢查結果

・透過MRI的影像，發現股中間肌有局部血腫(圖1a)。

・依Jackson分類，肌肉挫傷為中度。

・大腿中央有灼熱感、腫脹、肌肉硬塊、運動時疼痛、壓痛等現象。

・膝關節ROM 0~90度，肌力屈曲時3、伸展時2$^+$。

◆運動治療過程

受傷後2週　開始運動治療。

運動處方①：浮腫、腫脹的管理。

運動處方②：cryostretching(圖2)。

運動處方③：cryokinetics(針對股中間肌)(圖3)。

受傷後5週　改為回診進行運動治療。

・MRI影像顯示血腫縮小(圖1b)。

・膝關節ROM 0~160度(可跪坐)；肌力屈曲、伸展皆為5。

・可不藉輔助器步行，跛行消失。

運動處方④：伸張運動(髖關節及膝關節周圍)，肌力鍛鍊。

包含自主訓練，以回到球場上所需的伸張運動為主。

受傷後6週　可做到部分足球動作。

圖1　MRI影像

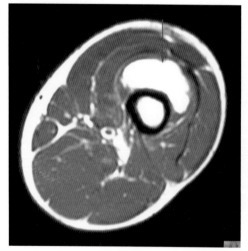

a. 入院時

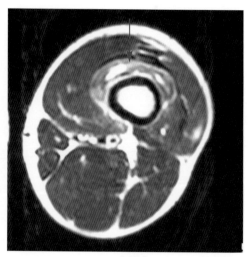

b. 出院時

受傷後8週　可完全回到球場上。

要能夠再次回到球場上需要達到下列幾個條件：恢復正常的ROM，肌力必須恢復到健側的80%，沒有疼痛感，影像檢查沒有任何異常之處等等。在這個病例中病患之所以可以迅速回到球場上，是因為初期就排除不動與肌肉防禦性收縮等會限制ROM的因子，直接對會影響ROM的股中間肌進行運動治療。所以，從疼痛強烈期就積極控制疼痛來進行主動運動是很重要的。另外，cryostretching與cryokinetics兩種方法也是非常有效。

圖2　cryokinetics(除重力姿勢下進行髖關節內收外展運動)

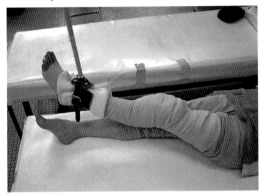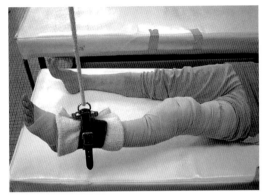

髖關節內收　　　　　　　　　　　髖關節外展

所謂cryokinetics是冰敷與主動運動結合在一起的治療方法。藉由冰敷使患部失去知覺，然後在除重力姿勢下進行髖關節內收外展運動及髖關節屈曲、伸張運動。這個治療的目的是希望放鬆受傷部位周圍的軟組織，特別是雙關節肌肉，排除會造成二度ROM受限的種種因素，例如因受傷部位疼痛而引起周圍組織的防禦性收縮。

圖3　cryostretching(針對股中間肌)

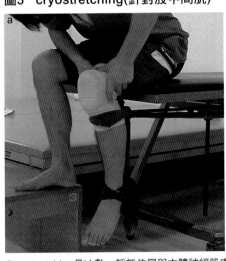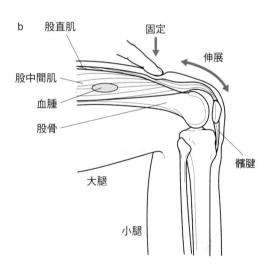

Cryostretching是冰敷、靜態伸展與本體神經肌肉促進術(PNF)的組合式治療法。藉由冰敷使患部失去知覺，再使股中間肌被動伸展與等長收縮。這個治療目的是要使ROM受限的主因——股中間肌能夠恢復原本的柔軟。要有效且安全的治療股中間肌，需注意以下3點。
①被動伸張運動與等長收縮是為了除去對股直肌的影響，要儘可能屈曲髖關節。
②大約至受傷後4週，這段期間內被動伸張運動時要小心不要增加肌肉損傷部位的負擔，僅在離血腫位置較遠的地方進行伸展，之後再慢慢擴大至整條股中間肌(b)。
③等長收縮是為了限制股直肌的肌肉收縮，進行脊髓反射Ib限制。

13 併發髂脛束炎的分裂性髕骨症之運動治療

Check it !

- ●痛性分裂性髕骨症雖然發生的頻率很少，但卻是青春期會發生膝前部疼痛的最大主因。
- ●針對Saupe-Schaer分類III型的運動治療重點應該是如何放鬆股外斜肌對分裂骨碎片的牽引力。
- ●在改善柔軟度之後如果仍感覺疼痛，而且骨列也有明顯異常的情況下，就應該考慮使用足底矯正鞋墊治療法。

痛性分裂性髕骨症的分類與病理

分裂性髕骨症若是無症狀的話就不成問題，但如果診斷出來是痛性分裂性髕骨症，就必須接受治療。據報告顯示，痛性分裂性髕骨症是成長期運動的最大絆腳石，幾乎以保守治療法就可以減輕症狀。但另一方面，也是有因為疼痛而不得已停止所有運動的病例。

分類法普遍使用Saupe-Schaer分類(圖1)，以X光片為依據。分裂骨碎片在髕骨下端的是I型；在外側邊緣的是II型；在上端外側的是III型；在上端內側、下端內側的是IV型。其中III型(圖2)佔了75%，容易惡化為痛性的。

關於分裂性髕骨症的原因有下列兩種說法：一是因為對分裂骨碎片的牽引力所造成的副骨化核癒合不良；一是分裂部位的疲勞性骨折。Odermatt指出在髕骨的發育過程中有15%的病例是擁有2個或2個以上的副骨化核，這顯示出副骨化核與分裂性髕骨症之間的關連。近年來，這樣的情況也大多發生於多骨化核間，或是骨化中心與周圍軟骨間，所以外傷說蔚為主流，但是至今還是沒有一個比較固定的說法。

圖1　Saupe-Schaer分類

I型(下端)

II型(外側)

III型(上端外側)

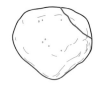
IV型(上端內側、
下端內側)

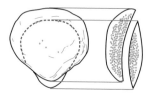
V型(前後)　矢狀切

發生頻率最高的是Saupe-Schaer分類III型，上端外側的副骨化核通常在12歲左右會出現。另外也有一次出現2個以上的副骨化核。不僅要X光攝影，還需要臨床上的理學檢查，像是髕骨的壓痛、拍痛等多方面的檢查。

引用自文獻1)

圖2　X光影像(Saupe III型)

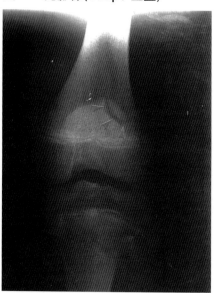

作用在分裂部位的力學因素

Saupe-Schaer分類II、III型，分裂部位是在髕骨外側、上端外側，這個部位是股外側肌的附著點，所以當牽引力將分裂骨碎片拉離髕骨時就會引發疼痛。另外，股外側肌的部分纖維起自髂脛束裡側，通過髕骨、髕骨外側支持帶、髂脛束的延長支持帶、外側髕股韌帶，一直連續到股外側肌、股內側肌、股中間肌的支持帶。所以，當外側支持結構整體的緊張度提高時，對分裂骨碎片的牽引力就會增大(圖3)。

篠原等人的報告指出當膝關節屈曲時，股骨外上髁會使骨碎片彎曲而造成外側支持結構過緊，加諸在分裂骨碎片的分離壓力也會隨之增大。加諸在分裂骨碎片的牽引力不僅會誘發疼痛，還會使自我療癒力降低，所以運動治療的重點就要排除牽引力。另外，因為發生時期與成長加速期重疊在一起，不僅膝關節伸展結構會過度緊繃，還常會併發髖關節屈曲攣縮或踝關節背屈角度受限的症狀。在這樣的情況下，在所有動作中只要膝關節屈曲力矩加大，就會造成二次疼痛，所以要隨時確認其他關節的情況。

另外一個使分裂骨碎片牽引力增強的原因是骨列異常。knee out-toe in(膝蓋朝外腳尖朝內)就是骨列異常，股外側肌為了加以約束就會變得比較緊，而加在分裂骨碎片上的分離壓力就會增大。在運動治療時要將種種因素考慮進去，有適切的治療才會有好的成效。

圖3　髕股關節的外側支持結構

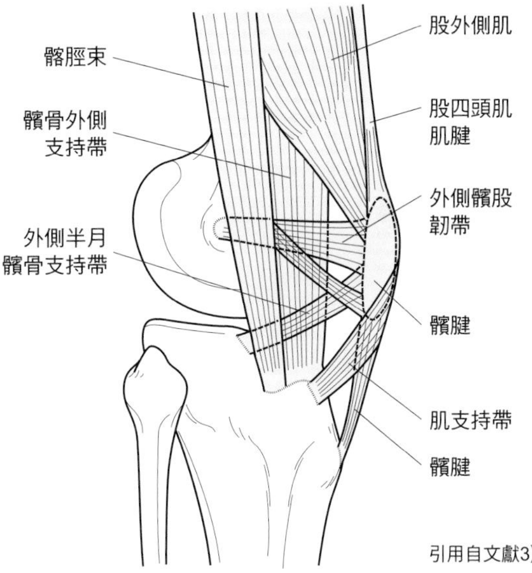

髂脛束
髕骨外側支持帶
外側半月髕骨支持帶

股外側肌
股四頭肌肌腱
外側髕股韌帶
髕腱
肌支持帶
髕腱

引用自文獻3)

Case Study　併發髂脛束炎的分裂性髕骨症之病例

這是痛性分裂性髕骨症併發髂脛束發炎的病例。這個病例正值成長期，膝關節伸展結構比較緊，再加上knee out-toe in骨列異常引起的股外側肌過度緊繃，所以對分裂骨碎片的分離壓力致使惡化成痛性分裂性髕骨症。觀察走路時的型態，發現有toe in伴隨小腿內旋的情況，判定可能是因為髂脛束過緊而引發髂脛束發炎。運動治療方面，兩者的共通點就是都要降低髂脛束的緊繃度和改善股外側肌的柔軟度。只要外側支持組織的柔軟度改善了，所有症狀也都可以逐一解除，順利回到運動場上。

要治療痛性分裂性髕骨症，緩和外側支持結構的緊繃是重要的方法之一，若能再清楚辨識出終止於分裂骨碎片的股外側肌纖維的幅度，並對其進行選擇性伸張運動，那麼對於減輕症狀會更具效果。

◆病例
10多歲。過往病史中無特別註記。

◆現在病程
籃球練習結束後疼痛加劇，醫生診斷為痛性分裂性髕骨症。

◆運動治療開始時的檢查結果
• 俯趴時骨盆最大後傾姿勢下的膝關節屈曲為120度，Thomas test(湯馬斯測試)、Ober test(奧伯氏測試)都是陽性反應。
• 和股骨外上髁一致，髂脛束有壓痛，膝關節屈伸

時會疼痛。

- 在膝關節完全屈曲時，股外側肌前後明顯柔軟度低下。
- 骨列是knee out-toe in。足部呈旋後足。
- 從X光片可看出是Saupe-Schaer分類第III型，患部有明顯壓痛。

◆ **運動治療過程**

運動治療開始當日

運動處方①：恢復股外側肌(圖4)與股直肌的柔軟度。

運動處方②：臀大肌、闊筋膜張肌的伸張運動。

運動處方③：髕骨外側支持帶的伸張運動(圖5)。

運動治療開始後3天

運動處方④：指導針對闊筋膜張肌、臀大肌的自主伸張運動。

運動治療開始後2週　可加入籃球練習。

運動治療開始後3週　髂脛束的壓痛與運動痛消失。

運動治療開始後6週　骨分裂部位的壓痛也消失，運動治療結束。

　　　　　　　　　●

　這個病例只靠伸張運動就可以解決疼痛問題，但因為骨列明顯異常，若症狀持續未改善，應嘗試製作矯正鞋墊來輔助治療。另外，持續自主伸張股外側肌與髂脛束也是不可或缺的治療。

圖4　改善股外側肌的柔軟度

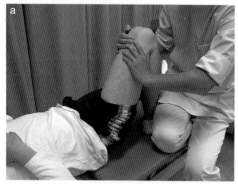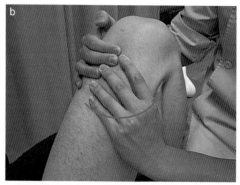

屈曲時需要股外側肌往股骨長軸方向及前後方向(腹側－背側)移動的柔軟度。先將病患的膝關節完全屈曲，然後抓握住股外側肌的遠端(a)。再將整個股外側肌向後旋轉，並往前往後伸展(b)。這個操作手法可以用來測量股外側肌的僵硬度，依完全無法往後移動(＋＋)、往後移動量偏低(＋)、與正常(－)三個程度來加以評估。

圖5　改善髕骨外側支持帶的柔軟度

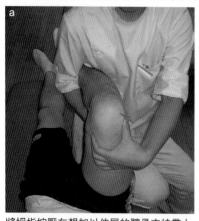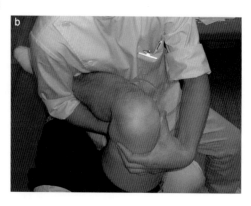

將拇指按壓在想加以伸展的髕骨支持帶上，配合膝關節的屈曲、內旋、內翻組合動作，先找出同一部位伸展中的運動面(a箭頭)。沿著運動面彎曲膝關節時，以其他手指阻止股外側肌往遠端滑動，以此進行選擇性的髕骨支持帶伸張運動(b)。

●痛性分裂性髕骨症的矯正鞋墊製作方法

　　藉由改善股外側肌、髂脛束的柔軟度還是無法消除疼痛，在骨列有明顯異常的情況下，可以使用矯正鞋墊來加以治療。髂脛束炎及痛性分裂性髕骨症的病例中通常有兩大類型的骨列異常。一是腳跟著地時跟骨維持旋後著地，產生外側推力的類型(圖6)；一是腳跟著地後內側縱向足弓低下，同時小腿會用力內旋的類型(圖7)。

圖6　腳跟著地時，因旋後著地產生外側推力(lateral thrust)的類型

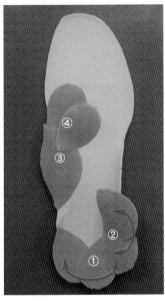
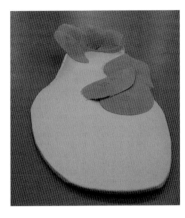
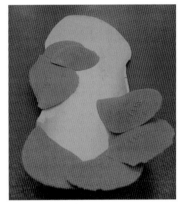

①跟骨直立
②限制外側推力
③保持內側縱向足弓
④保持橫弓

腳跟著地時，輔助跟骨直立用的(①)及在後外側貼上外側楔刑墊(②)以限制外側推力的產生。之後貼上舟狀骨墊片(③)及蹠骨墊片(④)保持內側縱向足弓。

圖7　腳跟著地後內側縱向足弓低下，同時小腿會用力內旋的類型

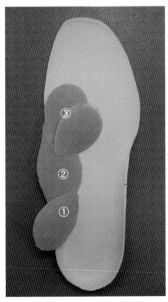
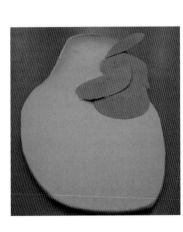
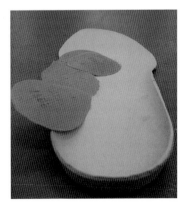

①跟骨直立
②保持內側縱向足弓
③保持橫弓

在舟狀骨墊片(②)後方，於載距突下再貼上一片蹠骨墊片(①)，矯正跟骨旋前，限制小腿內旋。之後，必要時再貼上蹠骨墊片(③)來維持前足部的穩定性。

膝關節

Check it !

● 根據日本人工關節學會，膝蓋完全屈曲的定義是可彎曲130度以上。

● 將可屈曲130度時與可跪坐時兩者當下的狀況相比較，可得知在完全屈曲可動範圍
  (ROM)受限時有3處特別不同的地方：在屈曲130度的時候膝關節周長變大；膝關節伸
  展肌力偏低；另外在屈曲90度時內旋動作受限。

● 運動治療有助於浮腫管理、強化伸展肌肉、擴大小腿內旋ROM、改善伸展結構・關節
  內韌帶的伸展性，所有治療在完全屈曲姿勢下進行。

● 改善異常點，使完全屈曲範圍內該有的運動學要素正常化，這樣才能恢復正常的完全屈
  曲ROM。

膝蓋完全屈曲時的運動學[1]

正常的膝關節主動屈曲最大角度大概130度前後，角度再大的屈曲需要外力協助才做得到。跪坐時因為有外力(體重)的協助，是他動最大屈曲姿勢，屈曲角度可超過160度。股脛關節在完全屈曲時，股骨內髁的脛骨關節面會稍微往後方挪移，整體來說就是以內側關節面為中心的脛骨內旋。另外，股骨外髁明顯後移，股脛關節呈現半脫臼的狀態，外側半月板也隨之往後方大移動(圖1)。在他動最大屈曲姿勢時，因為股骨內髁上方與脛骨後緣的夾擊，股骨內髁會翹起(lift off)離開關節面約2～5mm(圖1)。髕股關節在屈曲130度以上時，髕骨會埋入股骨內髁髁間，整體接觸面積減少，而做出完全屈曲的動作。這時股四頭肌肌腱會和髁部相接觸，髕骨下脂肪墊的髕股關節除壓機制也會隨之啟動。在完全屈

········· **知識重點** ·········

圖1 完全屈曲姿勢時內髁與外髁的動態差異

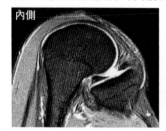

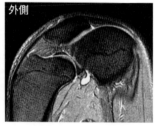

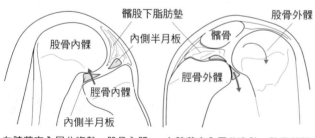

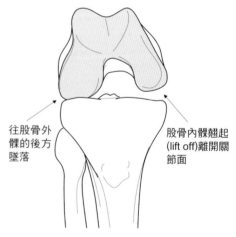

在膝蓋完全屈曲姿勢，股骨內髁
後上方部位和脛骨後緣相碰，猶
如讓內側半月板擱淺一般，股骨
內髁會翹起(lift off)。

在膝蓋完全屈曲姿勢，股骨外髁
明顯從股骨關節面向後墜。外側
半月板的背角猶如被股骨外髁擠
出去般，會大大往後退。

在膝關節最大屈曲姿勢，外髁會向後墜，
內髁會翹起(lift off)離開關節面。以結果來
說，就是脛骨對股骨的內旋。

曲姿勢下，後十字韌帶(PCL)在髁間部位會往前凸，同樣會出現從後方夾擊的現象(圖2)。

圖2　完全屈曲姿勢下髕骨下脂肪墊的移動

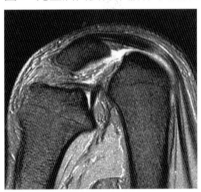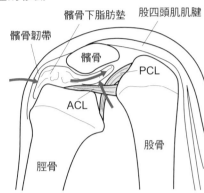

髕骨下脂肪墊　股四頭肌肌腱
髕骨韌帶
髕骨
PCL
ACL
股骨
脛骨

膝蓋完全屈曲姿勢下，髕骨脂肪墊會因為屈曲時髕骨韌帶變緊及roll back時髕骨往後移動的關係而受到前方的壓迫，而後面也有來自前十字韌帶(ACL)與後十字韌帶(PCL)的推擠。為了避開這些壓力，髕骨下脂肪墊就會跑進髕骨對側。要能夠恢復完全屈曲ROM，就必須進行ROM訓練，而這個ROM訓練就是讓前端構成要素的髕骨下脂肪墊能有足夠的柔軟性與滑動性。

完全屈曲ROM受限的原因

　　會使ROM受限的原因，先不論骨性黏連的話，就是軟組織損傷或修復期間不活動引起攣縮所造成的。在5個膝關節損傷達4個月以上的病例中，可屈曲130度時與可跪坐時兩者當下的狀況相比較，屈曲130度時有以下①膝關節周長變大；②膝關節伸展肌力下降；③屈曲90度時內旋受限等3個不同點。受限原因如下：①有浮腫現象，關節水腫現象，關節腔狹小，皮膚、股四頭肌的伸展性偏低；②在完全屈曲姿勢下，股四頭肌欠缺收縮性；③皮膚、伸展結構及內外側支持結構的軟組織(股內側肌、股中間肌、股外側肌、髕上滑液囊、髕骨外側支持帶、外側髕股韌帶、外側髕脛韌帶)伸展性低下，內外側半月板的活動性不足，關節內韌帶(ACL，PCL)的伸展性下降。

恢復完全屈曲ROM的方法

　　要恢復完全屈曲ROM方法有3：①針對膝關節周長變大的對策就是管理浮腫狀況(圖5a)。使用紗布、軟墊、彈性繃帶來壓迫容易浮腫的部位，如股四頭肌、髕骨支持帶、髕腱、內外側副韌帶、關節空隙、膕窩。②針對完全屈曲時伸展肌力下降的對策，先採完全屈曲姿勢，用彈性繃帶將大腿和小腿纏繞起來，利用阻力重複伸展動作3次，之後再加一次的主動屈曲運動及仰賴病患自身的協助屈曲運動，以此來恢復屈曲ROM(圖5b)。③針對小腿內旋受限的對策就是改善皮膚、伸展結構及內外側支持結構軟組織伸展性不足的情況，半月板活動性偏低的情況，關節內韌帶(ACL，PCL)伸展性下降的情況。膝關節伸展結構及內外側支持結構的伸展(圖5c)：改善股內側肌、股外側肌往前後方向的柔軟度。皮膚、膝關節伸展結構的伸展(圖5d)：徒手直接加壓於髕骨上緣，髕骨下移、內移，藉以伸展外側部位。外側髕骨韌帶．外側髕脛韌帶的伸展：壓低髕骨內側關節面、抬起外側部。擴大小腿內旋ROM、關節內韌帶伸展(圖5e)：直接將小腿內旋及治療師將手放在膕窩及膕窩外側，然後將膝蓋彎曲誘導往小腿前方及脛骨外髁的前方移動。藉由髕骨下方支持組織和十字韌帶的重疊，誘導其伸展性，有可能會再出現離開關節面(lift off)的現象。最後，針對屈曲受限，再以徒手及膕窩夾毛巾在無痛狀態下持續伸展(圖5f)。

這個病例是作業中被輾壓機夾住，造成右膝關節開放性脫臼，術後有膝關節屈曲ROM受限的情況。受傷當天就接受手術治療。脫臼復位或膝關節內外側副韌帶、關節囊縫合，針對PCL撕裂性骨折以骨螺絲釘固定。術後整整3週以石膏固定，石膏拆掉後膝關節屈曲ROM仍受限，僅有90度。運動治療後2個月出院，因為沒有膝關節不穩的現象，於受傷後第4個月便針對膝關節攣縮進行鬆動術，ROM改善至130度。2週後出院，以回診方式繼續觀察，鬆動術後2個月可以恢復到跪坐。正常的完全屈曲ROM，就是跪坐時腳跟可以壓在臀部上的意思，受傷後完全屈曲ROM受限長達4個月。在恢復屈曲130度的時候，理學檢查結果是關節內外軟組織伸展性低下以及關節腔狹小。膝蓋屈曲時關節內壓力增大，有限的空間膨脹導致皮膚被撐開。所以運動治療的重點是改善關節內外軟組織的柔軟性、可動性，藉此來保留關節腔內該有的空間，保留浮腫、關節液可以正常流動的空間。因此，在消除浮腫，強化膝蓋伸展肌力，改善皮膚、膝蓋伸展結構、內外側構成物的伸展性與滑動性，恢復關節內韌帶(ACL、PCL)長度，持續低強度伸展後的結果，膝關節周長縮小，恢復正常的完全屈曲ROM。另外，在完全屈曲姿勢下若伸展肌力持續不足，軟組織的伸展性也會難以改善，連帶屈曲ROM也無法順利擴大，所以在治療期間要特別留意治療時間的長短。

◆ **病例**

50多歲。過往病史與家族病史中無特別註記。

◆ **現在病程**

作業中下肢被輾壓機夾住而受傷。右膝關節開放性脫臼(膕窩內側Gustilo III A)(圖3)。

◆ **手術**

· 洗淨、清創。
· 以骨螺絲釘固定PCL脛骨附著部的撕裂性骨折。
· 縫合斷裂的內、外側副韌帶。
· 縫合斷裂的後方關節囊。

◆ **運動治療開始時的檢查結果**

· 膝關節輕度屈曲，以膝上(AK)石膏固定。
· 固定部位外的運動是可以的。維持SLR、腳趾關節的ROM肌力，使用腋下枴免重步行。
· 髖關節·踝關節沒有問題。

◆ **運動治療過程**

術後3週

· 拆掉石膏，穿戴限制外翻矯具。
· 開始他動ROM訓練(矯具穿戴下)。
· 主動ROM到90度。

術後7週　1/3承重

術後8週　1/2承重

術後9週　全承重

術後2個月　出院，之後每週回診2次，屈曲90度，伸展－5度，伸不直15度，MMT 3⁻，髕腱內側痛。

出院後2個月　住院接受鬆動術。2週後，屈曲135度，伸展－10度，伸不直15度。鬆動術後2個月，一週回診2次；鬆動術後3個月，一個月回診1次，觀察2個月後療程結束。

圖3　X光攝影

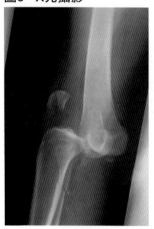
受傷時

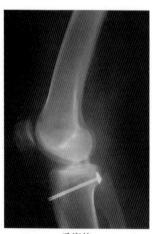
手術後

這個病例ROM受限的原因在於受傷併發軟組織損傷而引起大範圍的攣縮。幸好沒有神經障礙、血流障礙和關節不穩定的問題,所以受傷4

個月後動完鬆動術就開始針對改善完全屈曲的運動治療。改善完全屈曲時的異常點,最後可以跪坐。這個治療需要對正常的完全屈曲其特有的運動學要素有完整的理解,及可使其重現的技術。

技術重點

圖4　恢復完全屈曲ROM的方法

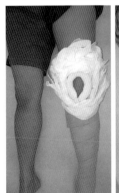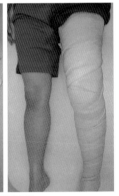

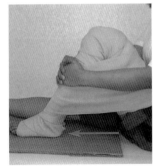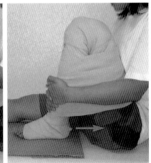

b. 完全屈曲姿勢下強化伸展肌肉

a. 浮腫管理

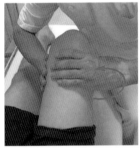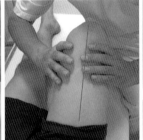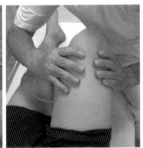

c. 膝關節伸展結構及內外側支持結構的伸展:先採取膝關節屈曲姿勢,再將以股骨為中心的股四頭肌往內側、外側滑動。

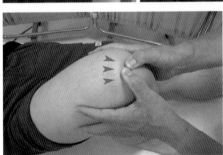

d. 皮膚、膝關節伸展結構

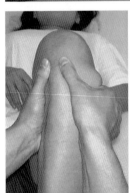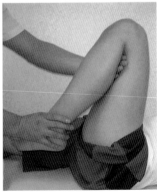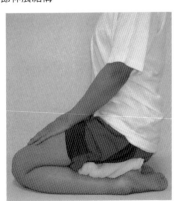

e. 擴大小腿內旋ROM、關節內韌帶的伸展

f. 持續伸展

15 膝關節鏡術後併發髕股關節障礙的運動治療

Check it!

● 有越來越多身體的關節問題都會使用關節鏡來進行手術或檢查。而關節鏡特別適合用來解決膝關節方面的疑難雜症。

● 膝關節鏡手術後的運動治療會比採用一般傳統外科手術的來得順利，但另一方面，上下階梯與蹲踞等動作比較容易有疼痛殘留的現象。

● 髕股關節周圍軟組織的不均勻是疼痛發生的原因，所以膝關節鏡術後的運動治療要將重點擺在預防髕骨下方支持組織(受到直接侵入的部位)的沾黏與結痂。另外，若在術前發現髕骨上方支持組織有攣縮情況，可以藉膝關節鏡手術一併將日後會造成沾黏的因子去除。

膝關節鏡下的手術概要

膝關節鏡手術有很多優點，像是手術侵入性小，術後比較不會疼痛等等(表1)，所以目前身體大部分的關節都會使用關節鏡來進行手術或檢查。尤其是膝關節，最適合使用關節鏡，適用於半月板切除術或修復術、關節游離體取出術、十字韌帶重建術、滑膜切除術、退化性關節炎初期病變的清創術、分離性骨軟骨炎的處理(鑽洞或固定術)、關節內骨折復位固定術、鬆動術等等。

現在所使用的關節鏡是藉由內視鏡導管、玻璃纖維將冷光的光源送入體內，導管約4～5mm，依視野角度不同有直視鏡、30度側視鏡、70度側視鏡。膝關節鏡手術基本上是需要鑽洞，在外側膝蓋下、內側膝蓋下(圖1)、外側膝蓋上各鑽一個洞，洞口約5mm寬。若是使用30度側視鏡，則僅需要在外側膝蓋下與內側膝蓋下鑽2個洞就可以環視整個膝關節腔。

表1　膝關節鏡手術的優缺點

優點	・手術侵入小 ・住院時間短 ・可初期就開始復健 ・可早日回到運動場上 ・感染的危險性較小　等等
缺點	・需要特殊手術裝備與器具 ・習得手術技巧需要時間　等等

圖1　膝關節鏡手術鑽洞位置

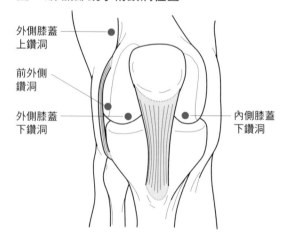

外側膝蓋上鑽洞

前外側鑽洞

外側膝蓋下鑽洞

內側膝蓋下鑽洞

外側膝蓋下鑽洞：膝關節屈曲30度時，髕股韌帶外緣、脛骨外髁關節面、股骨外髁圍起來的中央部位

內側膝蓋下鑽洞：膝關節屈曲30度時，髕骨韌帶內緣、脛骨內髁關節面、股骨內髁圍起來的中央部位

外側膝蓋上鑽洞：膝關節伸展姿勢下，髕骨關節空隙與髕骨上端1指寬度的交叉點

引用自文獻3)

膝關節鏡下手術後髕股關節疼痛的源由

膝關節鏡手術的侵入性非常低，和一般傳統手術相較之下，在運動治療方面通常進展得都比較順利。但是，以臨床上的經驗來說，在上下階梯和蹲踞這兩個動作時仍會感到疼痛的病例還不少。膝關節鏡手術後在進行運動治療時要先確實瞭解髕股關節之所以疼痛的原因，這會是運動治療的重點所在。

膝關節鏡手術鑽洞時最直接會受到傷害的就是髕骨下方支持組織。所謂髕骨下方支持組織，主要有內側髕骨支持帶、外側髕骨支持帶及髕骨下脂肪墊等，都是膝關節伸展結構中的一員，亦即都是髕骨下的軟組織。在術後修復過程中，髕骨下方支持組織就猶如是游離神經末梢容易受到刺激，容易因為沾黏或結痂而造成伸展性低下。而髕骨下方支持組織伸展性低下，就會造成髕骨低位，髕股關節內的壓力也就容易隨之升高。此外，隨著髕骨上方組織(內側支持結構衰弱或外側支持結構伸展性降低)的老化(像是有退化性關節炎的病患)而產生的牽引壓力也會在無形中施加於髕骨下方支持組織上。

膝關節鏡術後，髕股關節周圍軟組織會欠缺伸展性，而上下階梯與蹲踞這兩個會帶給髕股關節強大壓力的動作更是降低其伸展性，所以髕股關節內的壓力上升、牽引壓力會施加在髕骨下方支持組織上，疼痛因此產生(圖2)。所以在運動治療上，預防髕骨下方支持組織的沾黏與結痂是很重要的。另外，若在術前發現髕骨上方支持組織有攣縮情況，也可以藉膝關節鏡手術一併將日後會造成沾黏的因子去除。

圖2　上下階梯、蹲踞時產生疼痛的原因

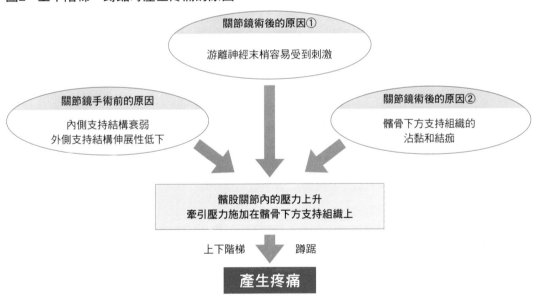

這個病例是膝關節急性疼痛的情況加劇，施以膝關節鏡手術，但手術後從術前就有的下階梯疼痛症狀卻依然存在。膝關節手術，從外側膝蓋、內側膝蓋下鑽洞，將造成急性疼痛惡化的關節內游離體及骨刺取出與切除。術後隔天即開始運動治療，順利改善關節可動範圍(ROM)與肌力，提升膝關節機能。但是從術前就一直有的下階梯疼痛症狀在術後卻依然存在。步行時不會痛，只有下階梯才會，疼痛的原因來自髕股關節，針對術前因素——內側支持結構衰弱及外側支持結構伸展性低下；術後因素——髕骨下方支持結構伸展性降低進行運動治療。治療結果，花了12週的時間下階梯疼痛的症狀才消失。運動治療的重點擺在預防髕骨下方支持結構的沾黏與結痂，本病例是術前即有下階梯疼痛症狀，所以需要在膝關節鏡手術時一併將這個術前因素排除。

◆病例

60多歲。數年前開始在下階梯時，會覺得左膝關節疼痛。

◆現在病程

因長時間蹲踞務農而疼痛加劇。醫生診斷為左側

退化性膝關節炎，有關節內游離體。判斷疼痛無法自行消失，決定以膝關節鏡手術取出關節內游離體及切除骨刺。

◆初診時的檢查結果

・術前X光片(圖3a)：髕骨往外上方移位(Insall-

圖3　X光片

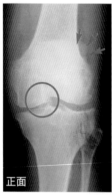
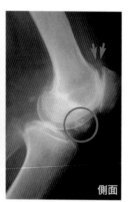

正面　　　　　側面

a. 術前
○：關節內游離體，→：骨刺

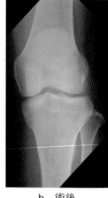

b. 術後

Insall-Salvati比是以X光片側面照為依據，髕骨對角線最長距離與髕腱長之比，正常是近乎1：1，比率在1：1.2以上是髕骨高位；比率在1：0.8以下是髕骨低位。另外，髕骨高位的情況在術後依然會存在。

圖4　外側支持結構的伸張運動

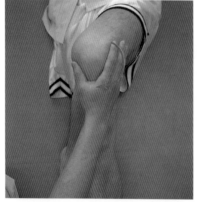

a. 股中間肌外側及股外側肌的伸張運動
徒手操控髕骨，依需要邊讓目標部位進行收縮。

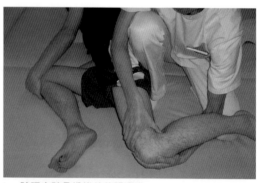

b. 髂脛束髕骨纖維的伸張運動
以髖關節伸展及膝關節屈曲為起始姿勢，然後進行髖關節內收運動(ober test奧伯氏測試姿勢)。進行中要特別留意：為了不讓脊柱及骨盆產生代償作用，要先將對側下肢屈曲並固定住骨盆。

Salvati比1：1.4，圖3a側面像)，髕骨外上側有骨刺，髁間部位有關節內游離體。

・術後X光片(圖3b)：髕骨高位(Insall-Salvati比1：1.4)依然存在。

・以髕骨下方支持組織為中心有灼熱感與腫脹。

・膝關節ROM－15度～110度，膝關節周圍肌肉肌力為MMT3～4⁻。

・疼痛方面：運動時髕骨下方支持組織會痛，下階梯時也會痛(從術前就有)。

◆運動治療過程

手術　膝關節鏡手術(取出關節內游離體、切除骨刺)。

圖5　內側支持結構的強化

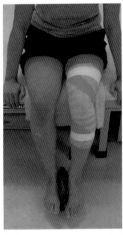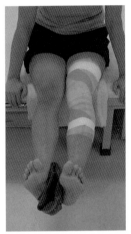

①為了促進肌肉活動，沿著股內側肌肌纖維的方向施以貼紮。
②考慮到內收大肌與內側股四頭肌斜向纖維之肌肉連結的特性，要同時進行髖關節內收運動。

圖6　髕骨下方支持組織的伸張運動

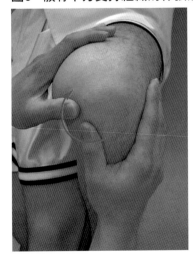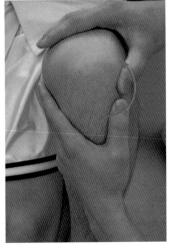

術後隔天　開始運動治療

運動處方①：浮腫、腫脹管理。

運動處方②：外側支持結構的伸張運動(圖4)。
以股中間肌外側、股外側肌、髂脛束纖維等外側支持結構為中心。

運動處方③：強化內側支持結構(圖5)

術後1週　改為定期回診治療(頻率：1～2次／週)。

運動處方④：髕骨下方支持組織的伸張運動(圖6)。
透過髕骨，直接進入髕骨支持帶纖維與脛骨近端進行伸張運動。

術後12週　運動治療結束。

・以髕骨下方支持組織為中心的灼熱感與腫脹幾乎都消失。

・膝關節ROM－5度～160度，膝關節周圍肌肉肌力MMT4⁺～5。

・包含下階梯疼痛的症狀都沒有了。

●

本病例花了很長的時間下階梯疼痛才完全消失，這是因為術前就有疼痛症狀，再加上術後疼痛的殘留。雖然急性疼痛加劇的因素非外科治療所造成，但骨刺生成的位置很明顯地造成外側支持結構伸展性低下，所以有必要從術前就針對髕骨上方支持組織加以治療，並改善內外側支持結構的攣縮問題。如果從術前就著手的話，不僅可以縮短術後運動治療的時間，也可以減輕對骨刺部位的壓迫，若能預防下階梯疼痛與急性疼痛的惡化，或許也就可以免除外科手術。

透過髕骨的髕骨支持帶纖維伸張運動，內側部分讓髕骨在額切面上外旋(a)；外側部分則是讓髕骨在額切面上內旋(b)，然後往近端方向移動。直接進入脛骨近端的髕骨支持帶纖維，在內側的外旋，在外側的內旋。

16 髂脛束發炎之運動治療與矯正鞋墊治療法

Check it!

● 髂脛束發炎是好發於田徑選手身上的運動傷害之一，是髂脛束與股骨外上髁的骨頭隆起之間過度摩擦所造成的。

● 髂脛束的發炎與髂脛束本身緊張度提高有關，但是以解剖學的觀點來看，其緊張度與闊筋膜張肌及臀大肌的柔軟度有關，所以改善柔軟度是運動治療的重要目標之一。

● 關於髂脛束的緊張度，機能學的因素 —— 骨列異常會使髂脛束二度緊張。針對這一點，使用鞋墊治療法會有助於骨列的修正。

膝髂脛束的解剖學特徵

髂脛束是披覆在大腿外側肌膜肥厚的部分，前面是闊筋膜張肌，後面以臀大肌之肌膜附著在髂骨脊上。往下走經大轉子下端，來到股骨髁上部，成為外側大腿肌間隔，將股外側肌與股二頭肌區分開來。然後包覆股骨外髁，最後附著在脛骨外髁(Gardy結節)(圖1)。髂脛束延伸到脛骨外髁的那一段與外側副韌帶一起同為膝關節外側支持韌帶，其部分纖維進入髕骨外側支持帶，有助於穩定髕骨。髂脛束最後由膝蓋外側附著於Gardy結節，所以會隨小腿外旋而鬆弛，隨小腿內旋而緊繃。另外，藉膝關節伸展、內翻壓力來限制外側關節空隙擴大，以動態穩定方式來制衡外側推力(lateral thrust)。

髂脛束會隨著膝關節的伸展屈曲，配合脛骨外髁的動作向前後移動。在膝關節伸展姿勢下，髂脛束會在外上髁的前方；膝關節屈曲時，髂脛束則會越過外上髁往後方移動。髂脛束會隨著髖關節內收而緊繃，隨著外展而鬆弛。另外，膝關節伸展時，髂脛束後方會緊繃，前方會鬆弛。和伸展姿勢相比，在屈曲45度的姿勢下前方的緊繃度會提高，反而後方會變得鬆弛。但是，如果是超過90～100度的屈曲，整體都會變得鬆弛(圖2)。

圖1 髂脛束的解剖

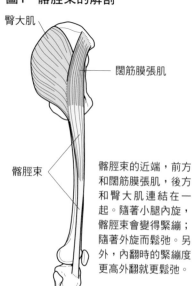

臀大肌

闊筋膜張肌

髂脛束

髂脛束的近端，前方和闊筋膜張肌，後方和臀大肌連結在一起。隨著小腿內旋，髂脛束會變得緊繃；隨著外旋而鬆弛。另外，內翻時的緊繃度更高外翻就更鬆弛。

引用自文獻1)

圖2 膝關節屈曲角度與髂脛束緊繃度的變化

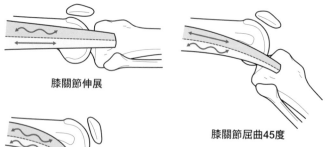

膝關節伸展

膝關節屈曲45度

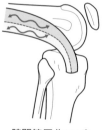

膝關節屈曲100度

膝關節伸展時的髂脛束會位在膝關節屈伸軸的前方，伸展軸的後方部位會伸展。若是屈曲45度，髂脛束會移動到屈伸軸後方，與膝關節伸展時相比，前方會變得更緊，後方則會鬆弛。如果屈曲100度以上，髂脛束會完全越過屈伸軸，整體都會鬆弛下來。

誘發髂脛束疼痛的測試

　　髂脛束發炎是好發田徑選手身上的慢性運動傷害之一，其發生機轉的分析十分有助於運動治療的規劃。症狀是跑步時或跑步後膝蓋外側會疼痛。檢查結果顯示，髕骨外上髁的壓痛是最大特徵，另伴隨灼熱與腫脹。讓患者站起來，在膝關節屈伸時會有和跑步時一樣的疼痛感。

　　關於髂脛束的徒手觸診有很多種的方法，在這裡介紹幾個比較具有代表性的。grasping 測試，像是要抓握住髂脛束般的兩手圈住股骨外上髁近端，嘗試誘發外上髁附近的疼痛(圖3a)。因為壓迫髂脛束，髂脛束就會變緊，外上髁的接觸壓力上升，就會引發疼痛。然後讓病患主動屈伸膝關節，若會疼痛就是陽性。這個測試適合在急性期時使用。當症狀減緩時，測試就會呈現陰性，對於治療效果的判定很有用。squatting 測試，患肢往前踩一步，增加膝關節屈伸承重的測試。依腳尖方向分neutral(中間位)、toe in、toe out3種模式來檢查(圖3b)。toe in姿勢下小腿內旋，髂脛束會變緊，和neutral姿勢相比，疼痛會增強。反之，toe out姿勢下小腿外旋，髂脛束變鬆，疼痛會消失或明顯減緩。

圖3　髂脛束發炎的各種測試

b. squatting 測試

a. grasping 測試

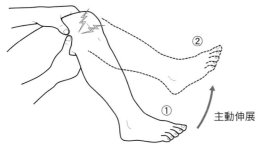

主動伸展

①治療師在股骨外上髁近端抓握住髂脛束。
②抓握住下讓病患主動伸展。感覺外上髁會疼痛的話，測試結果就是陽性。

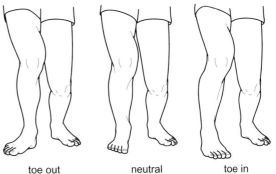

toe out　　neutral　　toe in

患肢向前踩一步，增加膝關節屈伸承重的測試。依腳尖方向分neutral(中間位)、toe in、toe out3種模式來檢查。toe in姿勢下小腿內旋，髂脛束會變緊，和neutral姿勢相比，疼痛會增強。反之，toe out姿勢下小腿外旋，髂脛束變鬆，疼痛會消失或明顯減緩。

Case Study　運動治療與矯正鞋墊治療有助於改善髂脛束發炎的病例

　　這個病例是跑步造成髂脛束發炎。膝關節外側會疼痛，股骨外上髁有壓痛，toe in的squatting 測試會出現和跑步時相同的疼痛感。闊筋膜張肌、臀大肌的柔軟度低下。另外動態骨列(dynamic alignment)是小腿過度內旋及跟骨旋前。在這個病例中，因闊筋膜張肌、臀大肌的攣縮使靜態緊繃度提高，再加上小腿內旋隨之而來的動態緊繃度的升高，兩者相互作用而引發疼痛。運動治療要以降低髂脛束緊繃度為目標，改善闊筋膜張肌、臀大肌的攣縮為首要之務。隨著柔軟度的改善，跑步時間拉長了，但疼痛並沒有完全消失，所以再以可限制小腿內旋的矯正鞋墊輔助治療。之後疼痛消失，可再次回到運動場上。

◆**病例**

20多歲。過往病史、家族病史中無特別註記。

◆**現在病程**

跑步時右膝外側疼痛。以冰敷減輕疼痛。2天後，約跑了20分鐘後同一個部位又出現疼痛現象，於是至本院就醫。診斷為髂脛束發炎，同日開始運動治療。

◆**運動治療開始時的檢查結果**

- 病患表示跑步時膝蓋外側疼痛。
- squatting測試：陽性反應。
  闊筋膜張肌攣縮測試：強陽性反應(圖4‧5)。
  臀大肌攣縮測試：強陽性反應(圖6)。
- 股骨外上踝有壓痛。
- 動態骨列：跟骨旋前，小腿過度內旋。

圖4 Ober test(奧伯氏測試)

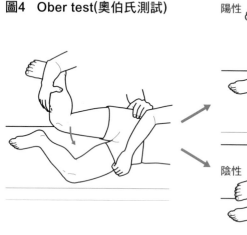
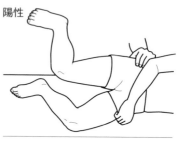
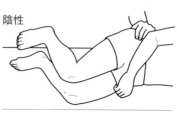

陽性

陰性

Ober test(奧伯氏測試)先採側臥姿勢，髖關節伸展‧外展，然後在膝關節屈曲90度下內收髖關節。如果內收受到限制的話，就表示Ober test(奧伯氏測試)呈陽性。這時只要骨盆稍有前傾，就會影響結果。

引用自文獻1)

圖5 闊筋膜張肌攣縮測試

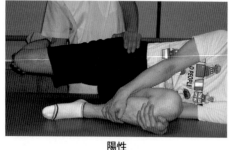
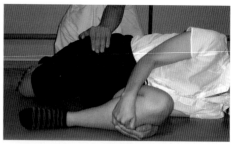

陽性

陰性

根據林氏等人的報告，奧伯氏測試改良法，在下方的腳髖關節呈最大屈曲，讓髖關節稍微往後傾，然後固定。和奧伯氏測試一樣，髖關節如果沒有內收就是陽性。因為排除了骨盆代償作用，所以判定結果應該是精準的。

圖6 臀大肌攣縮測試

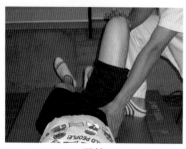
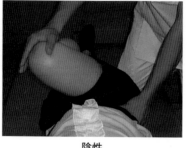

陽性

陰性

和髂脛束的緊繃度有關的主要是臀大肌的下半部。要測試這個部位的伸展性，就要先讓病患仰躺，再將檢查側的髖關節彎曲、外展，之後讓大腿在水平面上內收。若檢查側大腿長軸無法越過髖關節到達矢狀切面上的話，就是陽性。

- 股外側肌柔軟度低下。

◆ **運動治療過程**

運動治療第一天　去除闊筋膜張肌、臀大肌、股外側肌攣縮。

運動處方①：針對闊筋膜張肌(圖7)、臀大肌(圖8)反覆收縮及伸張運動。

運動處方②：指導病患針對闊筋膜張肌、臀大肌的自主伸張運動。

運動治療第5天(第4次治療)　闊筋膜張肌攣縮測試呈陰性。跑步30分鐘後出現疼痛現象。

運動處方③：製作限制小腿內旋的矯正鞋墊來輔助治療。

運動治療第11天(第7次治療)　跑步時疼痛消失，運動治療結束。

●

髂脛束疼痛的原因在於與外上髁之間的摩擦，針對摩擦變大的直接源頭 —— 髂脛束的柔軟度加以改善，是運動治療的第一選擇。所以，為此要確認闊筋膜張肌、臀大肌的柔軟度，同時也要對兩肌肉進行伸張運動。另外，若有合併骨列異常的症狀，就必須製作特殊鞋墊來矯正骨列並改善肌肉柔軟度。

圖7　闊筋膜張肌的伸張運動

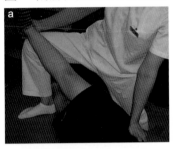
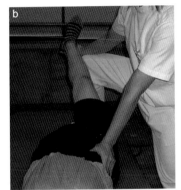
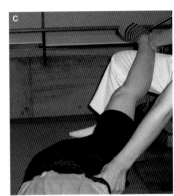
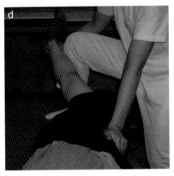

a. 讓病患仰躺。治療師將對側的髖關節保持在內收姿勢，在進行闊筋膜張肌伸張運動時要避免骨盆的代償作用。
b. 治療師抓握住病患的踝關節，將髖關節屈曲‧內收‧外旋。
c. 讓病患的髖關節往屈曲、外展、內旋的方向反覆收縮。
d. 之後，將病患下肢置於治療師右膝上，治療師往右方移動的同時，病患下肢的髖關節伸展、內收、外旋進行伸張運動。

圖8　臀大肌的伸張運動

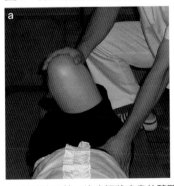
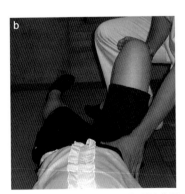
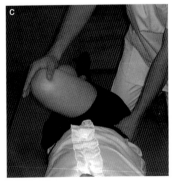

a. 讓病患仰躺。治療師將病患的髖關節屈曲、內收、內旋，以此為開始姿勢，特別是要考慮下方纖維的走向來反覆收縮。
b. 讓病患的髖關節往伸展、外展、外旋方向反覆收縮。
c. 治療師固定骨盆，再讓髖關節往屈曲、內收、內旋方向做伸張運動。

17 膝蓋撞傷後膕窩疼痛的運動治療

Check it!

● 膝蓋撞傷後留下後遺症，就是每當跑步時膕窩就會疼痛，這與膕肌使用過度造成肌肉內壓力上升有關。

● 理學檢查結果是膝關節後外側旋轉不穩定及膕肌有壓痛。

● 治療方法有限制小腿外旋的貼紮治療與矯正鞋墊輔助治療。

後外側支持結構(postero-lateral structure；PLS)之解剖與PLRI病理

　　後外側支持結構是由外側副韌帶(LCL)、膕肌複合體(包含膕肌、膕肌肌腱、膕腓韌帶)、弓膕韌帶、豆狀體腓韌帶、後外側關節囊所構成(圖1)。

　　向來有PLS具有限制膝關節內翻與小腿外旋機能的說法。除此之外，緊接在後十字韌帶(PCL)之後，PLS還具有二度控制後方不穩定的功能。但是，根據最近研究報告顯示，在PLS中，特別是LCL和膕肌複合體(popliteus complex)更是扮演重要角色，擁有各自的機能。LCL在完全可動範圍內(ROM)可限制內翻，在伸展60度以內的範圍可限制外旋。另一方面，popliteus complex在完全ROM內可限制小腿外旋，且和LCL一樣可以限制內翻壓力的產生。由此可知，如果內翻壓力呈陽性，LCL就會受損。小腿外旋測試呈陽性就必定表示popliteus complex受損。Kaneda等人指出在膝關節屈曲30度時切斷PLS的話，小腿外旋角度會變大；若只切斷PCL，外旋角度不會有變化；若PLS與PCL兩者都切斷，外旋角度明顯變大、旋轉不穩定，這一切都與PLS脫不了關係。膝蓋遭碰撞時，脛骨近端後方有剪力作用，後方組織容易因此受損。特別是膕肌複合體等受損的情況下，步行與跑步時承重加大，膝關節內翻與脛骨外旋等不穩定的情形加劇，就會產生後外側旋轉不穩定(postero-lateral rotatory instability；PLRI)。

圖1 後外側支持結構

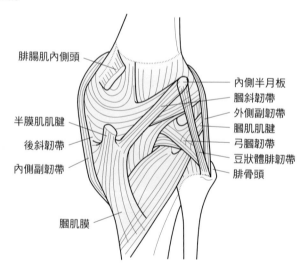

腓腸肌內側頭

內側半月板
膕斜韌帶
外側副韌帶
膕肌肌腱
弓膕韌帶
豆狀體腓韌帶
腓骨頭

半膜肌肌腱
後斜韌帶
內側副韌帶

膕肌膜

PLRI與膕肌疼痛之間的關連

PLRI徒手觸診有以下3種方式。

①tibial external rotation test(dial test)，仰臥或俯臥時抓握住足部，外旋兩隻小腿。以足部內緣為基準來測量小腿外旋角度，並觀察左右差距。

②varus stress test(內翻壓力測試)，膝伸展和屈曲30度，施以內翻壓力，比較左右兩邊關節空際的大小。若LCL沒有損傷就不會呈陽性。

③posterolateral drawer test(後拉測試)，膝關節屈曲80度、足部15度外旋，往後方施加壓力，觀察左右邊往後方偏移的情形。

膕肌起自脛骨後面比目魚線近端，往外上側走附著於股骨外髁上，具有限制小腿外旋的功能。PLS損傷引起PLRI而使小腿外旋角度變大(圖2)。以步行動作來說，腳跟著地期的跟骨旋外及站立後期的前足部外展都會助長小腿外旋(圖3)。靜態穩定結構破局的話，具有動態穩定功能的膕窩其肌肉活動量就會增大，一旦使用過度，就會發生缺血性疼痛。

圖2　外旋扭力下之小腿外旋角度

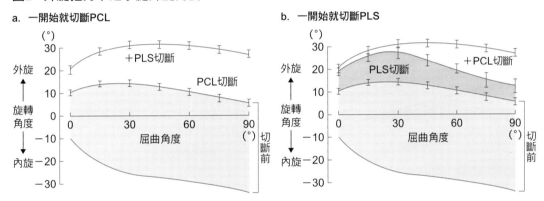

a. 一開始就切斷PCL

b. 一開始就切斷PLS

縱使切斷PCL，角度上並沒有變化，但若追加切斷PLS的話，外旋角度增大(a)。另一方面，一開始就有意切斷PLS的話，外旋角度會立刻變大(b)。

引用自文獻3)

圖3　步行動作中的小腿外旋

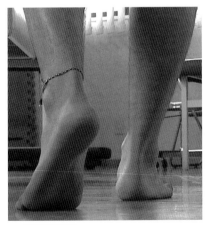

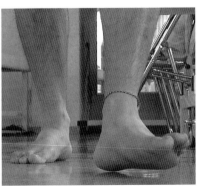

a. 腳跟著地期
跟骨旋後引起小腿外旋。

b. 站立後期
前足部外展助長小腿外旋。

　　大學生，學校棒球隊選手，醫生診斷為膝關節內障礙。在練習棒球時因head-first sliding(頭部向前的滑壘動作)而使膝蓋撞到地面。之後仍舊繼續練習，但慢慢感覺右側膕窩疼痛而就診接受運動治療。初診時理學檢查結果是膝關節可動範圍(ROM)伸展0度，屈曲140度，膕窩疼痛。整個膝關節腫脹。膕肌有強烈壓痛，經不穩定測試顯示為PLRI。步行動作，腳跟著地期時跟骨旋後；站立後期時前足部外展、小腿外旋。初次治療以放鬆膕肌為主，壓痛消失，膝關節ROM恢復完全ROM。為了限制小腿外旋而以貼紮方式治療，跑步的時候疼痛明顯減輕，第2次的治療以限制小腿外旋為主，製作特殊矯正鞋墊加以輔助。之後膕肌不再疼痛，治療結束。在本病例的治療中貢獻最大的就是，藉由問診及早得知膝蓋受到撞擊進而連想到有PLRI問題。

◆**病例**

20多歲。過往病史中無特別註記。

◆**現在病程**

練習棒球時因head-first sliding而膝蓋撞到地面。之後仍舊繼續練習，但慢慢出現右側膕窩疼痛現象。為了減輕疼痛而就醫接受運動治療。

◆**運動治療開始時的檢查結果**

　　整個右膝關節腫脹。右膝關節ROM：伸展0度，屈曲140度。在屈曲最終範圍時膕窩出現疼痛現象。膕窩有強烈壓痛。相關的不穩定測試，後外側旋轉不穩定測試皆呈陽性。步行動作方面，腳跟著地跟骨旋後，腳尖離地時前足部朝向外側，相對於股骨內旋，脛骨是外旋，呈現knee in-toe out，跑步時膕窩疼痛。

◆**運動治療過程**

運動治療開始

運動處方①：放鬆膕肌。

運動處方②：限制小腿外旋的貼紮治療(圖4)。

　　放鬆治療以後膕肌壓痛症狀消失，恢復完全ROM。因限制小腿外旋的貼紮，跑步時膕窩疼痛狀況減輕。在貼紮狀態下也可以參與平常練習。

運動治療開始後2週　棒球練習中膕窩疼痛情況減輕，僅殘留輕微的程度。

運動處方③：為了矯正腳跟著地期跟骨旋後及腳趾離地期拇趾下沉而製作特殊的矯正鞋墊加以輔助(圖5)。

運動治療開始後3週　無膕窩疼痛情況，可參與平時練習。之後，疼痛不再發生，運動治療結束。

技術重點

●**貼紮方式**(圖4)

　　使用具有伸縮性的繃帶。先讓病患坐著，膝關節微微彎曲，小腿內旋。從腓骨頭後方開始，經脛骨結節、膝關節內側，再從大腿後方繞過外側，最後貼在大腿前方。隨著膝關節伸展，貼紮也會跟著伸展，形成一股限制小腿外旋的力量。

圖4　限制小腿外旋的貼紮

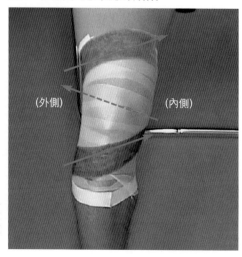

(外側)　　　　　(內側)

膝關節微微彎曲，小腿內旋。從腓骨頭後方開始，經脛骨結節、膝關節內側，從大腿後方繞到前方貼住固定。箭頭是拉緊繃帶的方向。

●針對PLRI的矯正鞋墊治療法

使用M-SOLE公司所製作的蹠骨墊片(編號3917)及舟狀骨墊片(編號6222)。使用後足部的蹠骨墊片(圖5a①)在腳跟著地時直立跟骨;使用蹠骨外側墊片(圖5②)防止小腿外旋;使用舟狀骨墊片(圖5③)來穩定內側縱向足弓;使用前足部蹠骨墊片(圖5④)來穩定橫弓。要注意的是為了穩定跟骨而貼在後足部的鞋墊。訣竅是貼在跟骨與鞋底板中間的空隙(圖6b)。不要貼得太深入,不然會失去穩定跟骨的效果(圖6a)。另外,拇趾下沉情形較顯著的情況,就要貼一塊趾列墊片,位置要超過蹠趾關節的屈伸軸(圖7)。

圖5　針對解決PLRI的矯正鞋墊

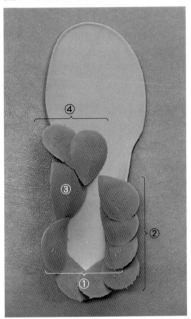

a. 從上面看

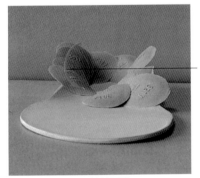

重心線從後外側往內前方移動時,整體都要很服貼。

b. 從前面看

圖6　後足部的鞋墊貼法

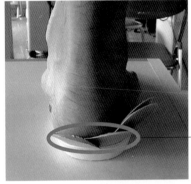

a. 跟骨底下的墊片不要貼得太深入,不然跟骨會在墊片上滑動,而在腳跟著地期也就無法保持穩定。

這2片不要貼得太深入。

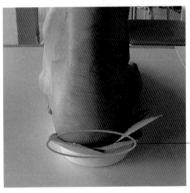

b. 要將墊片插入鞋底板與跟骨之間的空隙。

插在空隙中是重點所在。

圖7　前足部的鞋墊貼法

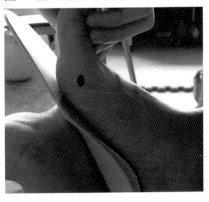

綠點是蹠趾關節的屈伸軸。墊片要貼在越過屈伸軸的地方。

針對站立後期拇趾會明顯下沉的病例,墊片要貼在越過拇趾蹠趾關節屈伸軸的地方。

膝關節

Osgood-Schlatter病(歐氏病)的運動治療

Check it!

- ●歐氏病是最常發生於成長期的一種運動傷害，臨床上很常見。
- ●歐氏病是發生於脛骨結節的骨軟骨炎。與過度的機械壓力有關，包含股四頭肌在內的膝關節伸展結構過緊或反覆膝關節屈伸，而產生的一股牽引壓力所造成。
- ●歐氏病的治療方式要以保守的治療為原則，改善股四頭肌的柔軟度是治療的首要目標。藉由柔軟度的改善，病患便可以早日回到運動場上。
- ●若是遇到即使改善股四頭肌柔軟度卻依然會有疼痛的現象，就要特別留意膝關節與踝關節的攣縮將會使膝關節屈曲扭力變大。

Osgood-Schlatter病(歐氏病)的整型外科基本知識

　　歐氏病是發生於成長期脛骨近端的骨軟骨炎。依據1903年Osgood[1]與Schlatter[2]的研究報告指出，歐氏病的發生原因是膝關節伸展結構的終點處有部分損傷。之後在1976年Ogden[3]在報告中指出，歐氏病是在apophyseal期次級骨化中心的一小部分剝離，然後透明軟骨又覆蓋其上頭所造成的病變(圖1)。在成長期時因為運動中踢與跳的動作太過頻繁，便導致容易發生歐氏病。而關於病因，一般來說就是因為反覆的運動負荷，股四頭肌收縮產生的牽引力以力學原理施加在脆弱的脛骨結節的骨軟骨上，因而造成其發炎、部分剝離、輕微裂痕骨折等等。特徵是肉眼就能夠看得出脛骨結節的突起，且多半會有壓痛。如果主動伸展膝關節的話，就會感覺脛骨結節疼痛，特別是從最大屈曲要伸展時會有明顯疼痛。因為發炎情況嚴重，就會有局部腫脹，也會有最大屈曲受限及肌肉萎縮的症狀。從X光片可以看出脛骨結節突起、不規則、髕腱內骨化、髕骨高位等等。歐氏病與脛骨結節的骨化過程有極大的關係，大約從11歲左右開始脛骨結節就會出現骨化核，慢慢往近端發育，大約14歲左右會與往前端下方成長的骨骺核結合在一起而形成舌狀突起，最後，男性大約在18歲左右就骨化了。這個時期的附著部位由腱纖維、纖維軟骨、石灰化纖維軟骨、透明軟骨所構成，看得出有石灰化前線(圖2)。石灰化

圖1　脛骨結節骨化過程

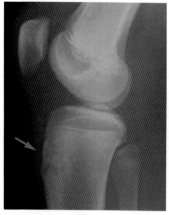
a. cartilageous期
脛骨結節出現骨化核。

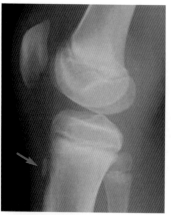
b. apophyseal期
骨化核往前方延展，往近端發育。

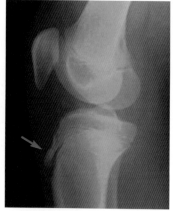
c. epiphyseal期
與脛骨近端的骨端核結合在一起，形成舌狀突起。

前線出現以後，透明軟骨就會消失，在附著部位變成成熟骨之前，由於力學上的壓力減弱，症狀就容易出現。

於脛骨結節上之股四頭肌牽引力

Osgood-Schlatter病(歐氏病)發病的原因與施加在脛骨結節上之股四頭肌的牽引力有關。一般來說男生13歲、女生11歲左右是發育急速期，歐氏病最常發生於這個時期。發育急速期骨頭尚未完全成熟，脛骨結節還很脆弱，再加上肌肉‧肌腱生長的速度追不上骨頭的成長，肌肉、肌腱相對就會較短(圖3)。另外，也與運動的動作有關，當劇烈的stop-jump著地，膝關節肌肉收縮時，膝關節所承受的重量超過本身體重。這時候，因為膝關節強制屈曲，股四頭肌為了要制衡就會離心收縮。離心收縮比向心收縮更容易產生強烈張力，膝關節伸展結構(股四頭肌－髕骨－髕腱－脛骨結節)就會反覆產生過

圖2　Osgood-Schlatter病發病機轉

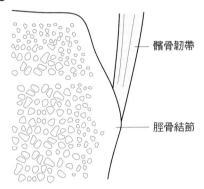

a. 正常的脛骨結節

髕骨韌帶

脛骨結節

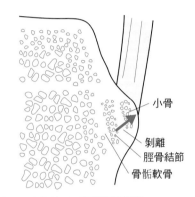

小骨

剝離
脛骨結節
骨骺軟骨

b. Osgood-Schlatter病的脛骨結節
脛骨結節的二次骨化中心的前部剝離並在腔內游離，
骨痂因而埋入空隙中。

引用改編自文獻4)

圖3　發育成長期的股骨和脛骨

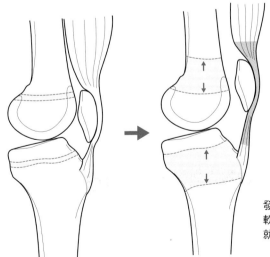

發育成長期間脛骨近端軟骨已成熟，但是股骨遠端成長
軟骨卻在繼續發育，肌肉生長趕不及，肌肉、肌腱相對
就會比較短。

引用改編自文獻5)

度的牽引力，脆弱的脛骨就很容易受損。至於誘發疼痛的原因很可能是膝關節伸展結構的反覆牽引力與股四頭肌伸展力降低兩者交互作用產生更強大的牽引力所致(圖4)。

圖4　股四頭肌對脛骨結節的牽引力

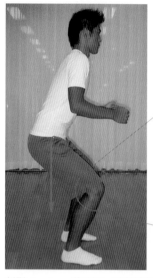
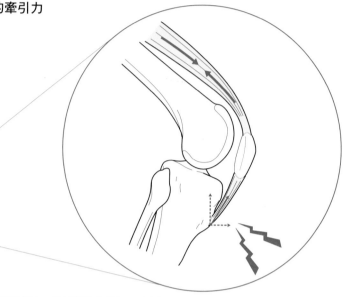

劇烈stop-jump著地時，針對膝關節屈曲扭力，股四頭肌會離心收縮應對，膝關節就會承受超過體重的重量負荷。這時候就會產生牽引力作用在脆弱的脛骨上而出現疼痛現象。

Case Study　運動治療有效醫治Osgood-Schlatter病(歐氏病)的病例

　　膝蓋疼痛持續1年的歐氏病病例。步行、跑步、跳躍時會疼痛，脛骨結節有壓痛、灼熱現象。Ober test(奧伯氏測試)呈陽性、SLR60度、Thomas test(湯馬斯測試)呈陽性、臀大肌攣縮、股直肌短縮測試90度，整體來說柔軟度低下。含股四頭肌在內的膝關節結構過於緊繃以及膝關節屈伸所造成的反覆牽引力是引發疼痛的主因。運動治療的首要之務就是改善股四頭肌的柔軟度。隨著柔軟度的改善，短時間內長達1年的疼痛症狀就消失了，可完全回到運動場上。

◆**病例**
10多歲。過往病史及家族病史中無特別註記。

◆**現在病程**
從1年前開始，每次打棒球時都會出現右膝疼痛的現象。因疼痛加劇而就醫，醫生診斷為歐氏病，當天即開始運動治療。

◆**運動治療開始時的檢查結果**
· 患者表示步行、跑步、跳躍等膝關節屈伸時右膝會疼痛。
· 脛骨結節有壓痛、局部灼熱的現象。
· Ober test(奧伯氏測試)陽性、SLR60度、Thomas tes(湯馬斯測試)t陽性、臀大肌攣縮測試呈陽性、股直肌短縮測試90度(圖5)。

◆**運動治療過程**
治療第1次　治療後步行、慢跑時的疼痛症狀減輕。但是跑步時疼痛的情況依然存在。

運動處方①： 改善股直肌(圖6)、闊筋膜張肌、臀大肌、髂腰肌的柔軟度。

治療第2次　有灼熱感、壓痛感，但衝刺時的疼痛已消失。跳躍時仍有疼痛殘留。

運動處方②： 指導病患在家進行自主伸張運動(圖7)。

治療第4次(運動治療第16天)　沒有灼熱感與壓痛感。運動時的疼痛也消失了。運動治療結束。

　　多數的歐氏病都是於成長期時熱烈參與運動活動期間發病的，脛骨結節有壓痛，或股四頭肌縮短。stop-jump著地動作會使股四頭肌柔軟度降低，而頻繁重複這個動作會帶給脆弱的脛

骨結節強大的反覆牽引力，所以改善疼痛主因
——股四頭肌的柔軟度是很重要的。歐氏病並不
難治癒，發病的原因與柔軟度降低而引起靜態張
力有關，那就只要改善肌肉柔軟度就可以抒解疼
痛現象，治療期間與股直肌短縮測試成正比。治
療期間只要症狀是肌肉柔軟度偏低，那藉由運動
治療的效果就會越好，越可以初期就排除症狀。
以自主伸張運動為中心，讓病患本身習慣隨時確
認肌肉柔軟度是很重要的。另一方面，依照症狀
殘留的程度，選用適合的矯具、冰敷與減少運動
甚至暫時停止等這類的指導也都是不可或缺的。

圖5　股直肌短縮測試

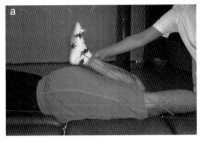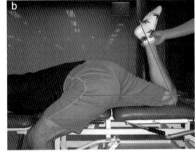

a. 俯趴，膝關節屈曲，在
這樣的姿勢下，縱使確
認股直肌有短縮現象，
但因為有骨盆代償作
用，甚至會出現腳跟可
以頂到臀部的情況。
b. 單腳下垂，髖關節最大
屈曲，骨盆後傾固定，
這樣的姿勢下骨盆才不
會有代償作用。才能夠
在骨盆最大後傾姿勢下
正確測量出膝關節屈曲
角度。

股直肌因膝關節屈曲而伸展。

圖6　股直肌的伸張運動

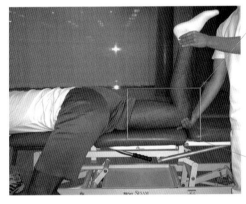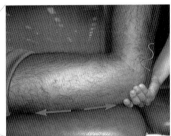

數次反覆伸展再加上伸
張運動，接著又讓膝關
節屈曲的話，脛骨結節
就會因為牽引力而疼
痛。所以治療師要事先
將髕骨往遠端拉，排除
會對脛骨結節產生的牽
引力，之後再進行伸張
運動。

圖7　自主伸張運動

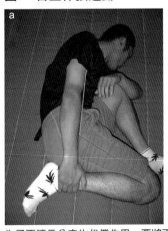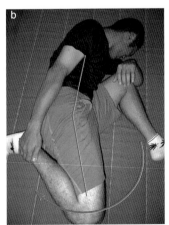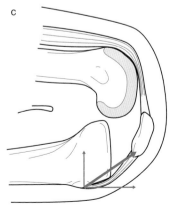

為了不讓骨盆產生代償作用，要將下方的下肢擺在最大屈曲位置後固定(a)。然後，將上方腳的膝關節完全屈曲，讓
髖關節伸展，進行股直肌的伸張運動(b)。藉由膝關節先行屈曲，將對脛骨結節產生作用的股直肌之緊張轉變成壓迫
力來預防疼痛發生(c)。

115

Check it！

- 退化性膝關節炎的病期分類多以承重X光片下骨刺形成與關節空隙狹小化為指標。
- 在評估下肢骨列時，膝外側角(femoro-tibial angle；FTA)及下肢機能軸(Mikulicz線)是很重要的依據。
- 針對步行疼痛的原因—股脛關節，要改善就要以限制膝外側推力(lateral thrust)為目標，作法有：去除屈曲攣縮與股四頭肌的活化。
- 針對上下樓梯疼痛的原因—髕股關節，要改善就要以矯正異常髕骨活動路徑(patella tracking)為目標，作法有：改善股外側肌及髕骨外側支持帶的柔軟度。

退化性膝關節炎的分期

退化性膝關節炎(膝OA)依部位可區分為內側型、外側型、混合型。針對膝OA的影像診斷，承重時單純X光影像是最基本的，可從關節面骨軟骨變化與骨列變化來判斷病期及退化程度。依照單純X光影像的診斷骨刺形成；關節空隙狹小化；軟骨下骨的骨硬化；膝關節骨列變化等等，這些都是重要依據。另外，也要依據骨組織缺損、骨萎縮、骨囊腫形成、關節半脫臼等理學檢查，綜合各點來加以評斷(圖1)。膝OA病期分類多以承重X光片骨刺形成與關節空隙狹小化為指標，世界普遍都使用Kellgren-Lawrence(K-L)分類法[1](表1)。正常的話是等級0；有輕微骨刺形成是等級Ⅰ；隨著關節空隙狹小化程度加劇區分為等級Ⅱ、等級Ⅲ；若有骨凹陷現象則為等級Ⅳ，共分為5級。另外，在日本還有腰野分類(表2)及北大分類等等，基本上的概念都和K-L分類雷同。但一般來說，X光攝影檢查與臨床症狀、關節面狀態未必一致，所以判定時要多加注意。

圖1 退化性膝關節炎的一般X光片

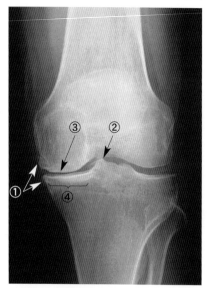

①骨刺　②髁間突起尖銳化　③內側關節空隙狹小化　④軟骨下骨硬化

表1 病期分類(Kellgren-Lawrence分類)

等級	X光攝影
0	Normal
I	Doubtfull narrowing of joint space and possible osteophytic lipping
II	Definite osteophytes and possible narrowing of joint space
III	Moderate mulitiple osteophytes definite narrowing of joint space some sclerosis and possible deformity of bone contour
IV	Large osteophytes marked narrowing of joint space severe sclerosis and definite deformity of bone contour

引用自文獻6)

表2 病期分類(腰野分類)

等級	X光攝影(承重X光片前後照)
0	正常
1	骨硬化或骨刺
2	關節空隙狹小化(未滿3mm)
3	關節空隙閉合或半脫臼*
4	承重面磨損或缺損(未滿5mm)
5	承重面磨損或缺損(5mm以上)

＊所謂半脫臼，從直立X光片前後照看來，脛骨關節面內側端從股骨關節面內側端往外偏移5mm以上(條件是要將骨刺移除後來測量)。

引用自文獻7)

評估骨列

　　下肢骨列的評估大多是以直立X光片前後照中的膝外側角(FTA)為指標。取股骨及脛骨骨幹的中點，穿越兩中點的直線各自為股骨軸與脛骨軸，這兩條直線交會形成的角即為外側角(圖2a)。日本成人的正常值，男性為178度；女性176度，皆為輕度外翻[2]。膝OA必須要以單腳直立時去測量。要判定是膝內翻或是外翻骨列，可以以算出下肢機能軸(Mikulicz線)的方式來得知(圖2b)。在完整下肢直立前後照中從股骨頭中心到踝關節中心拉一條直線，此為承重線，藉由這條線就可以得知膝中心偏移的程度。如果是正常膝蓋的話，承重線會稍微經過膝中心內側，如果太過內側(2.5cm以上)或從外側經過就是有問題。偏離Mikulicz線膝中心的偏移角度與直立FTA之間有著直線性的相關連，從偏移角度可以算出FTA，Mikulicz線通過膝中心時，直立FTA為172度[2](圖3)。一般來說，內側型膝OA其直立FTA多為180度以上，隨著退化程度的增加，角度也會變大。另外，當膝蓋屈曲攣縮或是小腿內旋，FTA就會變小[3]。

圖2　下肢骨列判定法

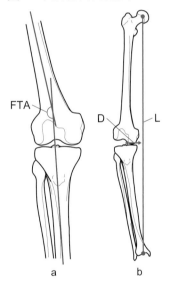

a. 直立膝外側角(FTA)
以直立X光片前後照來測量，股骨軸與脛骨軸交會所形成的外側角。
b. 下肢機能軸(Mikulicz線)
以完整下肢直立前後照為依據，從股骨頭中心到踝關節中心拉一條直線，此為承重線。從承重線的距離(L)與起自膝中心的距離(D)可以求得直立FTA。

引用自文獻3)

圖3　下肢承重線的偏移與膝外側角之間的關係

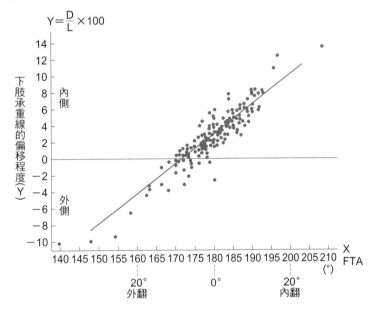

隨機對180副膝蓋進行承重X光片測定。 D：膝中心(脛骨上端的內、外髁間突起的中點)至下肢承重線的距離；L：下肢承重線的長度(股骨頭中心到踝關節中心的距離)。下肢承重線的偏移程度(Y)與膝外側角(X)之間的關係為Y=0.364X－62.50。下肢承重線通過膝中心時，膝外側角大概是172度的時候(r=0.9363)。

引用自文獻2)

　　針對兩側退化性膝關節炎，運動治療有很不錯的成效。依照X光片病期分類，兩側皆為等級3且膝內翻。兩側皆屈曲攣縮、股四頭肌肌力低下、股外側肌及髕骨外側支持帶的柔軟度低下。針對疼痛來源為股脛關節的治療方法有，藉由去除屈曲攣縮及活化股四頭肌來抑制膝外側推力(lateral thrust)。另一方面，針對髕股關節，則是藉由改善股外側肌及髕骨外側支持帶的柔軟度來矯正異常的髕骨活動路徑(patella tracking)。屈曲攣縮的治療法是徒手伸張運動，藉3方牽引來持續伸展。因股脛關節不穩定而引發的疼痛及因髕股不穩定引發的疼痛其症狀是不一樣的，所以不能以相同方式治療，要採取各自適合的方式。

◆ **病例**

70多歲。過往病史、家族病史中無特別註記。

◆ **現在病程**

約從15年前開始有左膝疼痛現象，約7年前開始右膝疼痛。隨著疼痛症狀惡化，活動也受到限制，於是開始運動治療。

◆ **運動治療開始時的檢查結果**

- 依腰野分類兩膝的病期皆為等級3，直立下右膝FTA為184度，左膝為181度(圖4)。
- 他動ROM為：右膝屈曲120度、伸展－15度、左膝屈曲105度、伸展－25度。
- 右膝鵝足、膕肌；左膝鵝足、膕肌、內側腹韌帶(MCL)有壓痛。
- 奧伯氏測試，右側為陽性；左側為強陽性。
- 雙膝髕骨外側支持帶橫向纖維的柔軟度低下，左膝股外側肌的柔軟度明顯低下。
- 雙膝皆在坐立動作、上下樓梯時會出現疼痛現象。

◆ **運動治療過程**

運動治療開始時

運動處方①：擴大膝關節伸展範圍(圖5)。

運動處方②：選擇性活化股四頭肌(圖6‧7)。

運動處方③：改善股外側肌、髕骨外側支持帶

的柔軟性。

運動治療開始後1週　因柔軟度的改善，疼痛情況減輕。

運動處方④：針對伸展受限問題的持續伸展法(圖5)。

運動治療開始後2週　改善直立下的平衡感與步態。

運動處方⑤：利用等速腳踏車來訓練ROM及強化肌力。

運動處方⑥：利用平衡板來進行動態平衡運動。

運動治療開始後3週　右膝關節沒有ROM受限問題，左膝關節屈曲130度、伸展0度，股內側肌及股外側肌的肌力活動增強，步行時及上下樓梯時不再感到疼痛。

退化性膝關節炎的病患其股內側肌及髂脛束多

圖4　直立下X光片前後照

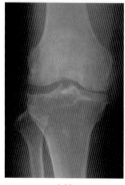
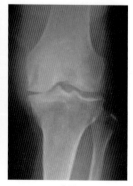

右膝　　　　　　　　左膝

圖5　針對膝關節伸展受限的持續伸張運動

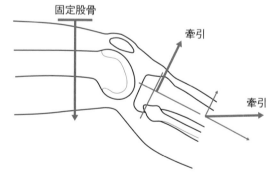

固定股骨

牽引

牽引

膝OA的病例中，常藉降低關節內壓力來除痛，或者因股四頭肌肌力低下而使屬於拮抗肌的膕旁肌作用力提高，容易引起屈曲攣縮。膝關節在伸展時，因側腹韌帶、十字韌帶的旋緊而可以保持穩定，但是在屈曲時，這些韌帶輕度放鬆，相對的膝關節就會較不穩定。因此，解決屈曲攣縮的問題來保持股脛關節的穩定度是很重要的。徒手伸張運動再加上利用滑輪的持續伸展法有助於治療膝OA。如圖5所示，藉3方牽引來減少對關節面的壓迫力，就可以伸展側邊、後方支持組織。

半都處以緊繃狀態[4]，上下樓梯時因為股四頭肌的離心收縮而造成髕股關節不穩定。所以有研究報告指出[5]，步行、上下樓梯的疼痛消失與其是

沒有關連性的。經鑑別步行時疼痛的主因是股脛關節的不穩定，所以要以機能解剖學為依據選擇適合的運動治療。

圖6　活化股內側肌

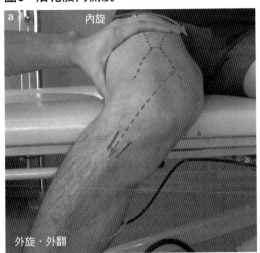

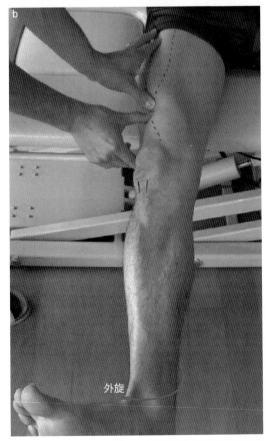

a. 髖關節內旋，小腿外旋，盡量讓肌纖維角與髕骨韌帶走向一致。

b. 若因疼痛或攣縮無法做到a的姿勢時，可針對股直肌的肌腱接合處做局部伸張運動，以刺激高爾基腱達到Ib抑制，然後在髖關節外旋姿勢下進行膝關節伸展。

圖7　活化股外側肌

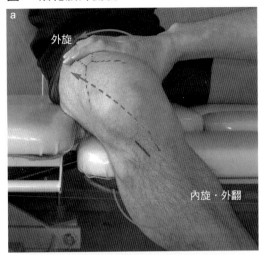

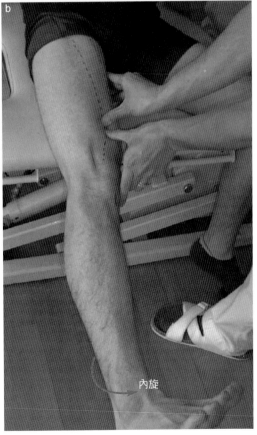

a. 髖關節外旋，小腿內旋，盡量讓肌纖維角與髕骨韌帶走向一致。

b. 若因疼痛或攣縮無法做到a的姿勢時，可針對股直肌的肌腱接合處做局部伸張運動，以刺激高爾基腱達到Ib抑制，然後在髖關節內旋姿勢下進行膝關節伸展。

20 前十字韌帶重建術後免重時期的運動治療

Check it !

● 前十字韌帶(anterior cruciate ligament；ACL)的功用主要是控制小腿前移、內旋、膝關節外翻、過度伸展，及誘導屈曲‧伸展時的運動路徑。

● 具代表性的ACL損傷徒手觸診有anterior drawer test(前抽拉測試)、Lachman test(拉赫曼試驗)、N-test、pivot shift test(扭轉移位試驗)等，檢查時務必要熟練這些手法。

● 關於ACL重建術後的初期運動治療，重點在不再額外增加重建韌帶的負擔，要改善關節可動範圍(ROM)及預防肌力低下。特別是肌力低下是在所難免的事，所以要針對這一點切入。

ACL的解剖學與機能

ACL是存在於膝關節內的韌帶之一，從股骨外髁的內壁往斜下內方延伸，附著於脛骨髁間區中央，平均長度為3.8cm，中央部位的寬度平均為1.1cm，呈現帶狀。ACL分為前內側纖維束與後內側纖維束，膝關節屈曲時前內側纖維束會拉緊；伸展時後纖維束會拉緊，主要是控制小腿前移、內旋、膝關節外翻與過度伸展。在運動路徑的誘導方面扮演極重要的角色。膝關節屈曲、伸展動作是滾動與滑動的複合式運動，隨著膝關節屈曲角度越大，比率會從1：2變成1：4。若ACL不健全的膝蓋，滾動會比滑動的動作來得大，ACL就必須好好誘導滑動運動才行。另外，ACL與股四頭肌、膕旁肌有著密不可分的關係。當股四頭肌對脛骨前移起作用時，ACL就會變成拮抗肌；而當膕旁肌對脛骨後移起作用時，ACL就會變成協同肌。不論是那一塊肌肉都會受到膝關節屈曲角度的影響，但股四頭肌角(quadriceps neutral angle)的定義是以膝關節屈曲70度為界限，小角度產生拮抗作用，大角度產生協同作用(圖1)。

圖1　quadriceps neutral angle

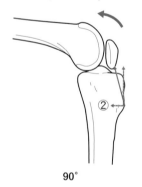
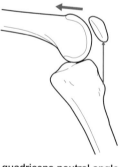
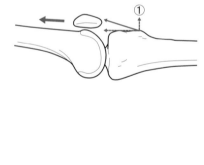

90°　　　　　　　　quadriceps neutral angle　　　　　　　　20°

quadriceps neutral angle的股四頭肌收縮並不會產生使脛骨前後移動的力量。但小角度的話，就會產生使脛骨往前移的分力(①)；大角度的話，就會產生使脛骨後移的分力(②)。

引用改編自文獻2)

ACL損傷的徒手觸診

　　ACL損傷是發生頻率極高的運動外傷之一，以女性居多，其中又以10～20歲的佔大半數。受傷機轉可分為接觸型與非接觸型兩種，非接觸型的外傷以壓倒性居多。剛發生ACL損傷時的臨床症狀有疼痛、因關節內出血的腫脹、ROM受限、步行障礙，等到急性期過後則會變成有軟腳(giving way)、膝關節不穩定的現象。可以藉由病歷、影像、關節鏡、徒手觸診來加以診斷，特別是徒手觸診，是診斷韌帶損傷的基本手法，必須要非常熟練才行。針對因ACL損傷而引起的前方不穩定，觸診方法有anterior drawer test(前抽拉測試)(圖2)及Lachman test(拉赫曼試驗)(圖3)；而針對動態前外側旋轉不穩定的觸診方法則有N-test(圖4)、pivot shift test(扭轉移位試驗)(圖5)。針對前方不穩定的觸診，重要的是必須確認是否有伴隨前移的終端抵抗。再依有無終端抵抗來確認有無韌帶連續性。另外，可以使用測量膝關節不穩定的裝置(KT-1000/2000)來將不穩定加以量化。治療方面有保守治療和一次修復術、補強術、重建術的手術治療，依照年齡及損傷狀況來加以選擇。近年來很推崇使用重建術的手術治療法。

圖2　anterior drawer test(前抽拉測試)

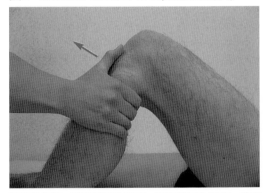

讓病患仰躺，髖關節屈曲45度，膝關節屈曲90度。確認小腿近端後方的膕旁肌沒有拉緊的感覺，然後將脛骨髁部往前拉。實際操作時，記得讓肌肉確實放鬆，並確認沒有向後沉(posterior sagging)的現象。

圖3　Lachman test(拉赫曼試驗)

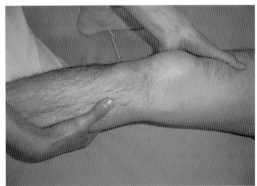

讓病患仰躺，膝關節屈曲20～30度，髖關節輕度外轉。抓握住股骨遠端，將脛骨髁部往前拉出。因為比較沒有疼痛和防禦性收縮帶來的影響，和anterior drawer test(前抽拉測試)比起來測試結果較有可信度。

圖4　N-test

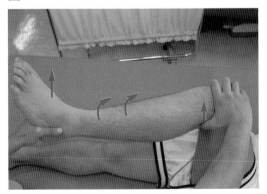

讓病患仰躺，膝關節屈曲60度。大拇指將腓骨頭往前推，將小腿內旋、膝蓋外翻，讓膝蓋可以獲得伸展。如果ACL有斷裂情況，在膝關節20度左右的位置，脛骨外髁就會往前方半脫臼。

圖5　pivot shift test(扭轉移位試驗)

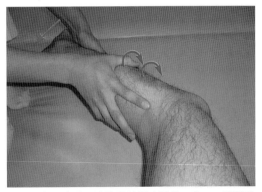

抓握住小腿遠端，讓膝關節輕度屈曲。若ACL斷裂的話，在這個姿勢下脛骨就會往前方半脫臼。再將小腿內旋、膝蓋外翻，讓膝關節屈曲。在膝關節30度的位置，用觸摸的就可得知半脫臼的脛骨外髁復位了。

　　跳躍著地時因強制膝蓋外翻與小腿外旋而受傷，進行ACL重建術。術後初期以免重運動治療為主。手術隔天即開始運動治療。如果有關節水腫的問題就會有抑制反射現象，有抑制反射現象就會有肌肉萎縮問題，為了預防肌肉萎縮，就要進行冰敷、徹底管理浮腫、腫脹問題，且盡量初期就開始維持肌力的訓練與低周波治療。因為是低侵入的關節鏡手術，所以比較沒有ROM受限問題，相對地在進行訓練時，就必須小心不要帶給重建的韌帶太多負擔。儘管術後初期就可以開始運動治療，但肌力低下的問題還是很常見，所以術後的運動治療中如何預防肌力低下也是很重要的課題之一。

◆**病例**

10多歲。過往病史中無特別註記。

◆**現在病程**

籃球比賽中，跳躍著地時因強制膝蓋外翻與小腿外旋而受傷。等急性症狀消退後卻還是無法恢復正常運動，於受傷4個月後進行ACL重建術。

◆**手術**

使用半腱肌做4折TransFix ACL重建。

〔術前檢查〕

• 無ROM受限及肌力低下等問題。

• anterior drawer test(前抽拉測試)及Lachman test(拉赫曼試驗)皆為陽性反應。

◆**運動治療過程**

手術　ACL重建術。

術後隔天　運動治療開始。術後整整1週帶膝矯具固定。

運動處方①：冰敷。

運動處方②：浮腫、腫脹管理。

運動處方③：維持肌力訓練(股四頭肌收縮Quadriceps setting、SLR、reverse SLR)。不僅股四頭肌，還要針對韌帶擷取部位的膕旁肌進行訓練。

運動處方④：低周波治療。針對肌肉萎縮嚴重的股內側肌進行治療。

運動處方⑤：維持髕骨可動性。

術後1週　開始ROM訓練、CPM。

〔開始ROM訓練時的檢查結果〕

• ROM：0～90度。

• 肌力：股四頭肌2⁺，膕旁肌3，有膝關節伸不直現象。

運動處方⑥：ROM訓練(主動-協助)。ROM訓練基本上是heel slides，以主動或主動協助方式進行。協助的作法是為了不增加重建韌帶的負擔，要抓握住脛骨近端，促進脛骨的滑動。另外，主動運動時也要抓握住脛骨近端，意識脛骨的滑動。

運動處方⑦：強化肌力訓練。在膝關節屈曲70度姿勢下進行。增加對近端的阻力，限制脛骨往前移動。

運動處方⑧：步行訓練。從1/4承重開始，每隔1星期增加一次，術後4週完全承重(FWB)。

〔出院時的檢查〕

• ROM：0～120度。

• 膝關節周圍肌肉MMT4。

• 可靠單邊腋下枴步行。

術後4週

運動處方⑨：閉鎖式動力鍊運動(closed kinetic chain；CKC)強化肌力。

術後3～4個月　運動復健(athletic rehabilitation)。

　　ACL重建術依重建材料、路徑、固定法等等有非常多不同的組合方式，進行術後運動治療時必須事先瞭解手上這個病例是採用何種重建術。重建材料有自體腱、同種異體腱和人工韌帶，目前最常使用的是髕腱、半腱肌肌腱、股薄肌肌腱等自體腱。帶骨的髕腱、半腱肌肌腱及股薄肌肌腱的重建術各有其特徵，記載如(表1)，術後運動治療的著眼點也各有所不同。關於術後的運動治療，通常各家醫院都會有各自的標準作法(表2)，一般而言，使用髕腱重建的手術，在術後承重限制期比較短，也都可以初期就著手處理伸展受限的問題。

膝
關
節

表1　帶骨的髕腱、半腱肌肌腱及股薄肌肌腱重建術的特徵

	帶骨的髕腱	半腱肌肌腱及股薄肌肌腱
特徵	是長久以來的黃金標準術式。是自體移植肌腱中強度最大的。 雖然膝關節的穩定性高，可是侵入較大，會有併發症。	單位斷面積強度很大，容易在關節鏡下進行移植手術，所以近年來廣為醫界使用。 雖然有報告指出膝關節會有些許不穩定，但侵入小，較不會有併發症。
重建韌帶的強度 斷面積	2900±260N 50.5 ±2.8mm²	1216±50N(半腱肌)・838N(股薄肌) 14.0± 0.5mm²(半腱肌) 使用半腱肌肌腱或股薄肌肌腱時，會先折數層當重建韌帶使用。
重建後 強度低下	會。 術後是正常ACL的20～30%。 9～12週後會慢慢增加強度。	會。 術後是正常ACL的20～30%。 9～12週後會慢慢增加強度。
運動治療上的 注意點	膝關節伸展的肌力低下。 髕股關節疼痛。 跪坐時會疼痛。 膝關節可動範圍受限。	膝關節完全屈曲時肌力低下。 膝關節屈曲時會疼痛。

表2　針對ACL重建術後的運動治療(土浦協同醫院，使用半腱肌肌腱・股薄肌肌腱)

手術日	關節可動範圍	強化肌力	承重	備註
術後1天～	維持髕骨可動範圍	Quadriceps setting, SLR	1/2靜止立姿承重	以膝架固定
術後2天～			toe touch步行	
術後7天～	以主動協助方式開始 ROM訓練及CPM (膝關節－5度～90度)	膝關節伸展肌等長收縮 (膝關節屈曲70度以上)	開始1/4承重步行	變更MCL brace
術後14天～			開始1/2承重步行	
術後21天～			開始3/4承重步行	
術後28天～			開始全承重步行	
術後1個月～	(膝關節－3度～120度)	半蹲		
術後3～4個月	可慢跑、踩復健腳踏車、單腳平衡等等。			
術後5個月～	開始各類型的訓練：障礙物訓練、踏步訓練等等。			
術後6個月～	可再次回到運動場上。			

Check it!

● 前十字韌帶(ACL)重建術因為有數種術式及數種移植腱,所以運動治療前要針對其特徵全盤掌握才行。

● 移植腱在術後會一度壞死變脆弱,但9週以後和骨頭接合的地方強度會慢慢增加。但是,在術後1整年畢竟與正常ACL組織不同,其強度並不明確。

● 雖然閉鎖式動力鍊運動(closed kinetic chain;CKC)的運動治療很安全,但針對角度設定、承重量、小腿前移等還是要做好預防措施。至於何時可再次回到運動場上,一般來說是重建術後6~9個月以後,但依復健設施的齊全與否,時間上也會有所不同。

● 另外也要著重於改善關節固有感覺的訓練以及藉加壓式肌力訓練來增強肌力。

● ACL重建術後若想要儘早回到運動場上,就要盡快恢復肌力及其性能,並且盡量不要妨礙移植腱鑽孔的癒合。

膝關節的旋轉不穩定性及肌肉的控制(穩定化)作用

當關節的表面不吻合時,膝關節在矢狀切面上的屈曲-伸展可動範圍(ROM)就會變大(150度),外側結構的可動性,水平面的30度就會自動(反射性)軸旋轉。膝關節結構的穩定性靠的是複雜又容易受損關節囊與韌帶支持組織,必須要克服運動與穩定這兩個完全相反的課題。膝蓋主要韌帶有:內側副韌帶、外側副韌帶、前十字韌帶、後十字韌帶4種,這些韌帶如果損傷就會有損膝關節的穩定性。

在骨接觸面積減少的屈曲姿勢下容易發生旋轉不穩定,藉由肌肉可以限制脛骨外旋與脛骨內旋(圖1)。限制脛骨內旋要靠小腿外旋肌肉、股二頭肌及闊筋膜張肌的作用。闊筋膜張肌在膝關節屈曲時會開始作用,股二頭肌則於屈曲60度以上才開始作用。限制脛骨外旋要靠小腿內旋肌肉、縫匠肌、半腱肌、半膜肌、股薄肌及膕肌的作用。內旋力量的比率是,縫匠肌34%、股薄肌40%、半腱肌26%。

ACL損傷造成的不穩定叫做動態前外側旋轉不穩定(dynamic anterolateral rotatory instability;dynamic ALRI)。這個旋轉不穩定的發生機轉是,膝關節從屈曲約30度至完全伸展時,脛骨外髁會以內側副韌帶附近為中心像內旋般向前方半脫臼。這個動作會伴隨彈撥現象,病患會有強烈感到不安的反射作用(jerk phenomenon)。膝關節從完全伸展再回到屈曲的狀態則會完全逆行。

圖1 旋轉不穩定與肌肉的控制(穩定)作用

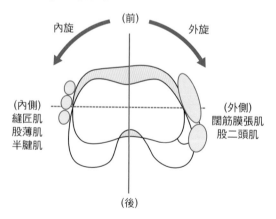

為了再次回到運動場上的各種訓練

ACL損傷診療指引中清楚記載，當ACL損傷時，膝關節面受到壓迫以及股四頭肌、腓腸肌同時收縮會造成脛骨移位，所以如果針對膝蓋進行運動治療的話，開放式動力鍊運動(open kinetic chain；OKC)會比閉鎖式動力鍊運動(closed kinetic chain；CKC)所造成的移位程度小一些且比較安全，另外也記載著膕旁肌有抑制脛骨往前移動的作用。ACL重建術後的運動治療，將100例進行術後復健的病患分成OKC與CKC2組來比較檢討，CKC群組比較穩定，對於髖股關節的疼痛、滿意度、恢復運動等方面表現都比較好，拿OKC(阻力下的膝關節伸張運動)與CKC(蹲踞運動)做比較，CKC對ACL的壓迫力比較少。

但是，也有報告指出蹲踞未必是安全的運動，從ACL不良的膝關節動態分析來看，ACL重建術後的治療最好在屈曲75度以上的姿勢下會比較安全。

而為了再次回到運動場上，各種訓練是免不了的，從回歸前到回歸後，運動種類的特性、運動復健等等，指導員與教練之間要隨時交換病患的最新狀況。如果復健中心有肌力測量設備的話，依使用機種以承重指數(weight bearing index；W.B.I)為指標來調整運動強度。

從移植腱來考慮訓練內容，依移植腱選用的不同，機能低下的情況也各有所異，所以訓練內容要配合移植腱。使用半腱肌肌腱與股薄肌肌腱(STG)的病例，常會有膝關節在完全屈曲姿勢時有膝屈肌力低下的情況，所以，若病患常從事柔道運動或芭蕾舞的，則會採用髕腱來當移植腱。使用STG來當移植腱時，要在髖關節伸展姿勢下來進行膝關節屈曲運動或是站立姿勢下進行膝關節屈曲內旋運動(圖2)。

若是非接觸型的ACL損傷，一些身體上的特徵如骨列、肌力、可動範圍(ROM)、關節鬆弛等可能會使其斷裂，所以必須加以預防。可以進行如twisting(扭轉)或cross over step(左右交叉踏步)等訓練(圖3・4)。視情況而定，以矯正鞋墊來修正骨列也很有效。

另外，有報告指出是否可以回歸運動場上還有一個決定性的因子，那就是單腳跳，這也是國際通用的一個判斷標準。至於肌力的預後，術後1、2年健側與患側還是會有所差距，即便藉由訓練來改善因移植腱而導致機能低下的問題，似乎還是無法百分之百恢復。

圖2　強化膝關節屈曲肌肉

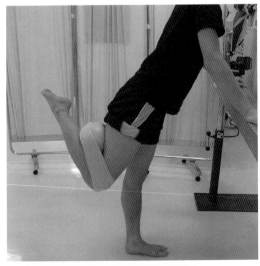

a. 在髖關節伸展姿勢下的膝關節屈曲運動
採取髖關節屈曲、膝關節屈曲的姿勢，在膕窩處夾一顆軟球，然後伸展髖關節，持續彎曲膝關節。

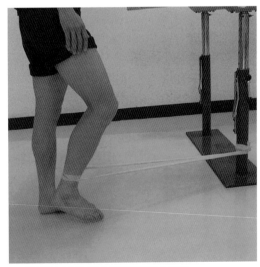

b. 髖關節屈曲姿勢下的膝關節屈曲運動
使用彈力帶，病患採取立姿，髖關節伸展、膝關節屈曲。膝關節屈曲時要用力。

Case Study 接受ACL重建術的病例(以承重時期的運動治療為中心)

　　ACL重建術後在本院復健，會同醫生從術後開始觀察2年。從住院到改為回診治療這期間已經進行了6個月的術後運動治療，之後就改以觀察的方式。這個病例是病患打籃球時因轉換方向而受傷。非接觸型的ACL損傷，受傷後2個月利用暑假期間進行重建術。術後一個星期內就恢復ROM 0～90度。膝關節伸展時會疼痛，膝伸不直(extension lag)的情況也還在。術後2週情況改善，可不藉外力獨自行走。之後照著復健計畫表進行運動治療，肌力、ROM、平衡都沒有問題，療程結束。

◆病例

10多歲。過往病史、家族病史中無特別註記。

◆現在病程

打籃球時受傷。醫生診斷為左ACL損傷，於受傷後2個月住院進行ACL重建術。

◆術前檢查結果

- 視診觸診，有輕度浮腫現象。
- 與健側的差距：膝上5cm是－1.5cm；膝上10cm是－2cm。
- 他動膝關節屈曲時關節內有疼痛感。
- 術前訓練開始時的ROM：屈曲145度，伸展5度，主動屈曲130度，伸展0度。
- JOA score49分。

◆手術

- 術式：使用半腱肌肌腱做4折TransFix ACL重建。
- 固定：術後從隔天開始以限制膝關節外翻的矯具固定(活動時)。
- 術後運動治療：從隔天開始，不戴限制膝關節外翻的矯具時也可進行運動治療。

◆運動治療的過程
　(從住院到回診治療，亦即到術後6個月)

術前　指導使用腋下枴，針對術後運動治療加以說明、輔導。

術後1週

運動處方①：腫脹、浮腫管理。

運動處方②：維持髖股關節的可動性。

運動處方③：膝關節ROM訓練。

運動處方④：強化股四頭肌肌力。

運動處方⑤：靜態立姿訓練。

術後2週

運動處方⑥：1/4蹲。

運動處方⑦：疼痛忍受範圍內步行訓練(條件是ROM要達0～90度)。

術後3週

運動處方⑧：獨自步行。

運動處方⑨：高低差，上下階梯。

術後4週

運動處方⑩：屋外步行。

運動處方⑪：半蹲。

運動處方⑫：平衡球(圖4)。

運動處方⑬：復健腳踏車(無承重～逐漸增加承重)。

術後3個月以後　膝關節十分穩定，開始慢跑、跑步。

運動處方⑭：twisting(扭轉)，cross over step(左右交叉踏步)(圖3)、平衡球(圖4)。

運動處方⑮：慢跑、跑步。

術後6個月以後　膝關節的狀態更好。可跳躍、打籃球。

運動處方⑯：跳躍、回籃球場上。

　　這個病例在ACL重建術後，進行完腫脹、浮腫管理，關節就已恢復可動性，所以並沒有疼痛、攣縮的現象發生。術後4週就出院，6個月後在教練的陪同下開始參與社團活動，術後9個月就可以再次回到籃球場上。

●關於重建韌帶的修復再生過程(包含與機械壓力的關連性)

　　關於ACL的重建時期，如果受傷後太早開始進行運動治療的話，關節纖維性沾黏發生的頻率就會越大，等關節攣縮現象不再發生後，大約受傷3週以後再進行會比較好，也比較能夠避開ROM受限的風險。

　　重建後的移植腱會一度壞死，之後血液會再次流通，移植腱會重新再塑。術後8週，移植腱和鑽孔接合處及移植腱本身會有缺血性壞死現象，在力學上的強度還不是很足夠。術後9週以後移植腱與骨頭接合處的強度增加，移植腱也進入再塑期，強度慢慢增加。但是，在術後至少1年內，移植腱還是與正常ACL有所不同，在關節內還是會有1年左右的廣範圍壞死現象。強度跟移植前相比明顯下降，另外，移植腱的膠原蛋白由小口徑的膠原蛋白微纖維構成也是預料中的事。無關移植腱的緩慢再塑，ACL重建術不太會發生什麼臨床症狀是因為移植腱保有某種程度的張力，和鑽孔進行生物學的結合，維持一定的剛度。因此，以KT-1000等測定裝置或徒手觸診時，因施以的外力不大，會感覺其與正常膝蓋近乎相似。

　　從以上各點看來，因為關節內有大範圍的壞死，所以當有組織內微細損傷時，修復機制完全無法運作，這時若又長時間從事像是運動等外力較大的活動，反覆增加移植腱的負擔，移植腱就很有可能會因為機械疲勞而再次斷裂。因此，ACL重建術後，若想要在毫無問題之下回到運動場上，能夠改善肌力及性能，以及促進移植腱鑽孔癒合的運動治療就非常重要。

●預防下肢旋轉動作與使其穩定

圖3　為防止旋轉壓力的反覆動作訓練

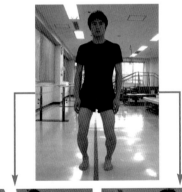

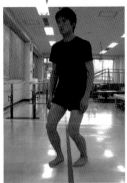

扭轉　　　　　　　左右交叉踏步

圖4　提高固有感覺的訓練(平衡球)

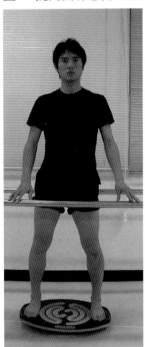　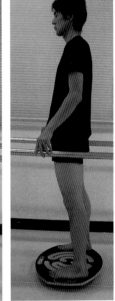

前面　　　　　　　側面

膝關節

127

22 膝內側副韌帶損傷後引發髕股關節痛之運動治療

Check it !

● 膝關節內側副韌帶單一損傷，除了完全斷裂的等級III以外，其餘的基本上都適合保守治療，且多數預後也都是良好的。

● 運動治療時要留意韌帶的修復過程及組織延長(elongation)問題，另外，改善關節攣縮也是很重要的。

● 因膝關節強制外翻而導致膝內側副韌帶損傷，在進行運動治療時要隨時留意其他內側支持機構是否會有瓦解的情形出現。特別是要時常確認後斜韌帶、鵝足(縫匠肌、股薄肌、半腱肌)、半膜肌等是否有壓痛情形。

膝關節內側副韌帶的解剖與機能

膝關節內側副韌帶(MCL)分為淺部與深部兩股，至膝關節內側支持結構的核心。淺部起自股骨內上髁，經鵝足深部附著於脛骨內側後方。另外淺部的後方部是由纖維所組成，從股骨往後內側角(posteromedial corner)方向斜走，Warren等人以此與oblique portion區隔開來。在日本也是將這個部位與MCL區分開來，另外取名為後斜韌帶(POL)。POL起自內收肌結節，經內側半月板後半部附著於脛骨上，遠端分為中央、上方、下方3分枝，負責制衡脛骨內髁前方的不穩定。深部亦叫做中關節囊韌帶，與內側半月板結合在一起，附著於脛骨關節面正下方(圖1)。

負責限制膝關節外翻的組織以MCL為首，還有POL、鵝足(縫匠肌、股薄肌、半腱肌)、半膜肌、十字韌帶。另外，外旋因MCL、外側副韌帶、膕肌、半膜肌、鵝足、股內側肌而受到限制。

MCL在45度以下的伸展及100度以上的屈曲時會拉得很緊。隨關節角度的變化而有所謂的「捲曲現象」，藉以保持一定的張力。當膝關節屈曲時，

圖1 MCL解剖

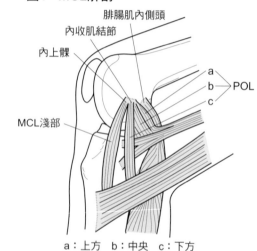

a：上方 b：中央 c：下方

淺部：出自股內側肌與內收肌的纖維，屬於動態韌帶，是前內側的動態穩定裝置。
深部：是關節囊韌帶，涵蓋了1/3的內側部。
POL：因為和內側半月板及半膜肌連結在一起，是後方的動態穩定裝置。

POL會像鑽進去似地捲向MCL表層底下。MCL起自內側髕股韌帶，當股內側肌、鵝足等接近時，彼此的纖維會糾纏一起，在膝關節屈曲時MCL的緊度與強度都會提高。

膝關節內側副韌帶的損傷等級與徒手觸診

MCL是膝關節內側支持結構的核心，但是在單一損傷的情況下，一般來說適合選擇保守治療，也都有較好的預後。但是，即便是單一損傷，若在膝關節伸展姿勢下有外翻不穩定或前內側旋轉不穩定(antero-medial rotatory instability；AMRI)的情況，則適合改以手術方式治療。另外，如果是含MCL損傷在內的複合韌帶損傷的情況下，在重建前十字韌帶(ACL)及後十字韌帶(PCL)時就要針對MCL同時修復或是第二次修復，但是要同時還是分兩次，至今大家的意見仍未一致。

●外翻壓力測試(表1‧圖2)

　　徒手觸診MCL損傷時，可用外翻壓力測試。針對膝關節的各種屈曲角度進行壓力測試，這非常有助於診斷損傷程度或損傷範圍。利用大體進行實驗時，切斷MCL(淺部)後再施加壓力，發現膝關節伸展時外翻角會增加2度，膝關節屈曲30度時外翻角會增加4度，所以針對MCL進行外翻壓力測試時，最恰當的姿勢是屈曲30度的姿勢。然而，有報告指出受傷後在疼痛顯著的時期，因為肌肉緊張的關係，無法適當施加外翻壓力，很容易會忽視不穩定的現象。所以，當施加外翻壓力時，除了穩定度，還要以觸診方式確認MCL的緊張度。

●Slocum旋轉不穩定測試(圖3)

　　先將膝關節彎曲90度，在最大外旋姿勢下將小腿往前拉，然後再進行測試，如果比小腿在中間位置還不穩定的話就是陽性。

表1　外翻壓力測試的基準

第Ⅰ級	雖然在伸展姿勢、屈曲30度時都沒有不穩定的現象，但MCL附著部有壓痛情形。
第Ⅱ級	伸展姿勢沒有不穩定現象，但屈曲30度時和健側相比有內側不穩定的情況，MCL附著部有壓痛情形。
第Ⅲ級	伸展姿勢有不穩定的現象，屈曲30度時不穩定的情況更嚴重。

圖2　外翻壓力測試

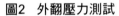
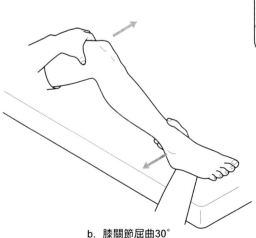

a. 膝關節伸展姿勢

b. 膝關節屈曲30°

圖3　Slocum旋轉不穩定測試

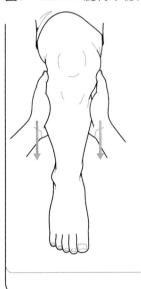

a. 小腿在中間位置

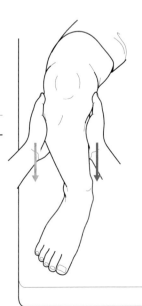

b. 小腿最大外旋

　　跌倒時因為膝關節強制外翻而造成MCL損傷，損傷等級Ⅱ。以矯具固定並觀察復原情況，但是因為膝關節屈曲時的疼痛與起立時的疼痛一直沒有好轉，所以再次就醫。就醫時已經是傷後12週，有中度膝關節攣縮現象。股四頭肌有萎縮現象，特別是股內側肌的萎縮最為明顯。MCL、內側髕股韌帶、內側髕脛韌帶有壓痛症狀。起立時及步行時的動態骨列呈現knee in-toe out。這個病例的疼痛原因可歸咎為因動態骨列的異常而造成髕骨外側不穩定及膝內側支持結構攣縮。在運動治療上，要改善股四頭肌的柔軟度以及改善髕骨內側支持帶縱向纖維與內側髕股韌帶等的攣縮問題，再將髕骨下脂肪墊的沾黏剝離就可以有效改善可動範圍及疼痛。

◆**病例**

30多歲。過往病史中無特別註記。

◆**現在病程**

因膝關節強制外翻而受傷。以矯具固定，但膝關節疼痛的現象依然未改善，所以於受傷12週後再次就醫。

◆**運動治療開始時的檢查結果**

• MCLⅡ級損傷。在膝關節輕度屈曲姿勢下有外翻不穩定的現象。

• 內側髕股韌帶與內側髕脛韌帶有壓痛症狀。

• 關節可動範圍(ROM)－10～100度。關節有水腫、浮腫現象。

• 膝關節伸展MMT為3。股四頭肌萎縮，股內側肌特別明顯。

• 膝關節屈曲時，內側髕股韌帶、內側髕脛韌帶有壓痛症狀。

• 髕股下脂肪墊沾黏，髕骨可動性與健側相比明顯受限。

• 步行時的骨列為knee in-toe out。

◆**運動治療過程**

運動治療開始當天

運動處方①：恢復股外側肌、髕股外側支持帶、髕股下脂肪墊的柔軟性(圖4)。

運動處方②：恢復膝關節屈曲肌群的柔軟性。

運動處方③：改善內側髕股韌帶及內側髕脛韌帶等內側支持組織的柔軟性(圖5・6)。

運動處方④：使用貼紮來預防knee in-toe out。

運動治療開始2週　ROM屈曲140度，伸展－5度，但起立時仍會疼痛。

運動處方⑤：強化股內側肌。

圖4　剝離髕骨下脂肪墊的沾黏

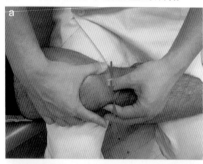
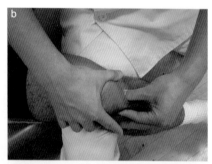
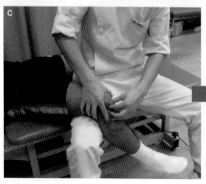
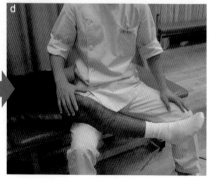

用手指用力捏著髕骨韌帶兩邊，從內、外側將髕骨下脂肪墊往橫向擠壓(a)，藉以剝離沾黏。然後慢慢增加屈曲角度，在提高靜態緊張度的同時也要繼續進行剝離的動作(b)。之後，在膝關節輕度屈曲姿勢下將髕骨往遠端下拉(c)，當髕股韌帶和髕骨下脂肪墊一旦鬆弛後，在股四頭肌收縮的同時趁勢將髕骨放開，讓髕骨下脂肪墊產生向前方剝離的壓力(d)。當產生向前剝離的壓力時，因髕骨位於脛骨結節前方，與作用力向量之間的關係就非常重要。

運動治療開始4週　起立時不再疼痛，改善膝
　　關節ROM，但膝伸不直的情況還在。
運動治療開始5週　膝伸不直的情況消失。
運動治療開始9週　所有膝關節疼痛的現象都
　　消失，運動治療結束。

　　這個病例的膝關節疼痛原因是MCL本身鬆

弛及股內側肌肌力低下造成起立時knee in-toe
out，再因為這個緣故造成髕骨下脂肪墊沾黏及
髕骨外側支持帶、股外側肌攣縮，髕骨活動路徑
異常，內側髕股韌帶過度伸長，膝關節因此才會
疼痛。所以，解決攣縮問題、選擇性強化股外側
肌對去除疼痛是非常有效的。

圖5　內側髕股韌帶的伸展

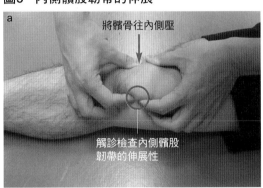

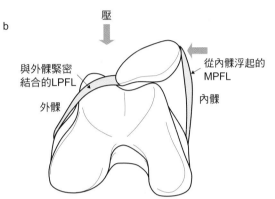

內側髕股韌帶是連結內上髁與髕骨內側的韌帶，當髕骨外側不穩定時，內側髕股韌帶就會第一個發揮穩定作用。內
側髕股韌帶的伸張運動：從髕骨外側用力下壓藉此讓髕骨內緣往上提，以這種方式進行。慢慢將膝關節彎曲，在提
高靜態緊張度的位置下重複同樣動作。

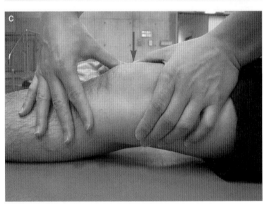

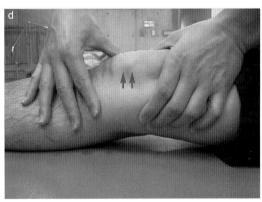

圖6　內側髕脛韌帶的伸展

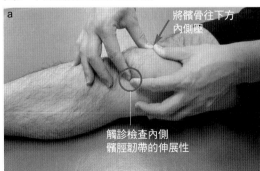

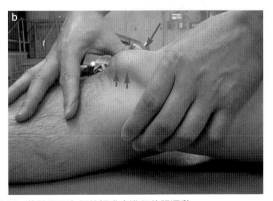

內側髕脛韌帶的伸張運動和圖5的方式一樣。壓住髕骨上外側，藉髕骨下內側的提升來進行伸張運動。

23 後十字韌帶附著部扯裂性骨折的運動治療

Check it !

● 針對後十字韌帶(posterior cruciate ligament；PCL)附著部扯裂性骨折的運動治療，必須考慮到附著於分離骨碎片上PCL的解剖學原理及其機能性。

● 術後的運動治療要將小腿內旋承重時PCL的等張運動也一併考慮進去，所以，初期若以搭配screw home movement的正常運動學來改善膝關節屈曲可動範圍的話，反而會有較高的風險。

● PCL附著部如果在沒復位的情況下骨頭就開始癒合的話，PCL的穩定機能會降低，會導致後方不穩定或是後外側旋轉不穩定(posterolateral rotatory instability；PLRI)等等，也容易誘發步行時疼痛或跑步時疼痛。

PCL的解剖學原理與機能

　　PCL是起自脛骨中央上緣往股骨內髁外側延伸的韌帶，強度大約是前十字韌帶(anterior cruciate ligament；ACL)的2倍。長度比ACL：PCL＝5：3，ACL比較長。PCL還分為前方纖維與後方纖維。前方纖維起自股骨前方往脛骨近端後窩的外側延伸，在膝關節伸直時鬆弛，彎曲時拉緊。而後方纖維則起自股骨後方往脛骨近端後窩的內側延伸，在膝關節伸直時拉緊，彎曲時鬆弛。用力壓住脛骨後方的話，兩纖維都會拉緊。而小腿內旋時，因ACL與PCL捲起而使兩條韌帶都旋緊(圖1)。

　　從剛截肢的肢體來看膝關節屈曲角度與向後沉現象(sagging)的關係，單獨切斷PCL及外加切斷後方關節囊的情況下，膝關節伸直的時候並不會有向後沉的現象發生(圖2)，在10度以上的屈曲姿勢，隨著屈曲角度不同，不穩定的情形也會加劇，若再同時切斷MCL(內側副韌帶)與LCL(外側副韌帶)，膝關節就連伸直時也會發生向後沉現象。

圖1 構成PCL的纖維

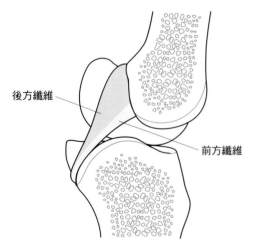

後方纖維

前方纖維

圖2 切斷韌帶後的後方不穩定度

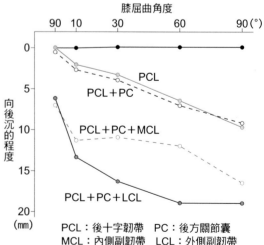

膝屈曲角度

PCL：後十字韌帶　PC：後方關節囊
MCL：內側副韌帶　LCL：外側副韌帶

引用自文獻1)

PCL損傷的臨床症狀與徒手觸診

●向後沉現象(posterior saggin)(圖3a)

讓病患平躺,膝蓋彎曲90度,腳底踩在床上放輕鬆。和健側相比,如果脛骨上端凹陷就是陽性。

●gravity sagging(圖3b)

讓病患平躺,髖關節和膝關節都彎曲90度,檢查者扶著病患的腳讓腳放輕鬆。脛骨上端若因重力關係往下凹的話,就是陽性。

●posterior drawer test(後抽屜試驗)(圖3c)

讓病患平躺,膝關節彎曲90度,讓膕旁肌放輕鬆。檢查者抓握住脛骨上端,往前後方向搖動,若無法判斷出是前方搖動還是後方的時候,就比較患側與健側的脛骨結節高度,若是往後方凹陷的話就是陽性。

●reversed jerk test(reverse pivot shift)(圖3d)

讓病患平躺,檢查者一手抓握住膝蓋,讓膝關節屈曲45度以上,另外一隻手將小腿外旋。這時脛骨外髁會往後外側半脫臼。這時,對膝關節增加外翻力,慢慢將膝蓋伸直。到完全伸展姿勢之前,如果有聽到「喀」的復位聲就表示是陽性。

●posterolateral rotatory instability test(後外側旋轉不穩定測試)(圖3e)

讓病患平躺,膝關節彎曲90度,醫生抓握住脛骨上端,檢查後外側的不穩定度。如果腓骨頭往後外側移位的話就是陽性。

圖3　徒手觸診

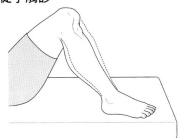

a. 向後沉現象

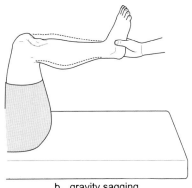

b. gravity sagging

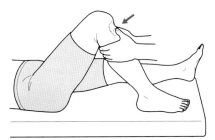

c. 後抽屜測試

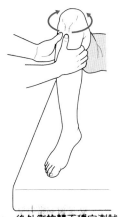

e. 後外側旋轉不穩定測試

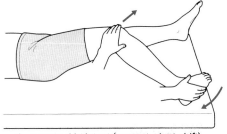

d. reversed jerk test (reverse pivot shift)

　　針對PCL附著部扯裂性骨折，運動治療要考慮PCL的機能解剖才會有良好的改善成效。手術時先將膕窩以S形切開，將脛神經、動脈、靜脈往外側牽引後，切開後方關節囊，攤開骨折部位，以AO screw固定PCL附著部(圖4‧5)。

　　手術後就開始運動治療。仰躺姿勢下的運動治療，因小腿本身的重量會產生脛骨往後方掉落的壓力，所以要以脛骨保持在前方位置的姿勢為運動開始姿勢。至於生理性的膝關節屈曲運動，因為脛骨內旋(針對股骨來說)，PCL會隨之拉緊。這個情況下，要將小腿的旋轉限制在外旋與中間位置的範圍內。膝關節彎曲90度以上，股骨髁部容易滑動。這個動作要靠ACL與PCL的協同作用，所以小心不要伸展PCL，要限制脛骨過度往後移動，要讓脛骨保持在旋轉中間位置。

圖4　術前X攝影

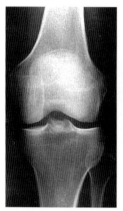
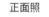
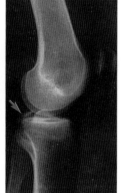

正面照　　　　　　　側面照

PCL附著部扯裂性骨折(箭頭處)。

圖5　術後X攝影

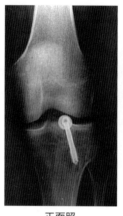

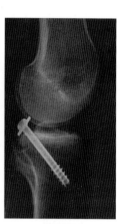

正面照　　　　　　　側面照

以AO screw固定PCL附著部扯裂性骨折。

◆**病例**

30多歲。過往病史中無特別註記。

◆**現在病程**

因跌倒撞到脛骨結節，受傷後無法步行。因疼痛無法抒解而就醫，醫生診斷為PCL附著部扯裂性骨折，住院接受外科手術治療。

◆**運動治療開始時的檢查結果**

‧膝關節周圍腫脹，有灼熱感。

‧髕骨周圍浮腫。

‧膝關節ROM伸展0度，屈曲50度，膝伸不直30度。

◆**運動治療過程**

手術後　防止髕骨周圍沾黏，恢復伸展性。

運動處方①：改善髕骨周圍的浮腫。

運動處方②：股四頭肌收縮(Quadriceps setting)(圖6a)。

運動處方③：SLR(圖6b)。

運動處方④：Donjoy brace矯具穿戴下承重1/2。

術後2週　膝關節屈曲90度，膝關節伸不直15

度，開始膝關節屈曲ROM訓練。

運動處方為①～③。

運動處方⑤：股四頭肌訓練(圖7)。

術後4週　可全承重，膝關節屈曲ROM 115度，膝關節屈曲時膕窩有疼痛現象，膝關節伸不直10度。

運動處方為①～④。

運動處方⑥：訓練半膜肌(圖8)。

術後5～6週　術後5週骨癒合良好，可積極進行股四頭肌與半膜肌訓練，術後第6週JOA score100分，運動治療結束。

　　針對PCL附著部扯裂性骨折的術後運動治療，要將PCL的解剖學原理與機能也列入考慮後再進行，這是很重要的一個步驟。適切的運動誘導是預防殘留疼痛發生的竅門。

圖6 術後的立即運動治療

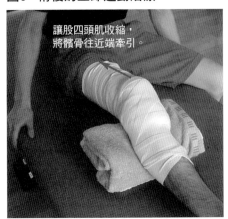
讓股四頭肌收縮，
將髕骨往近端牽引。

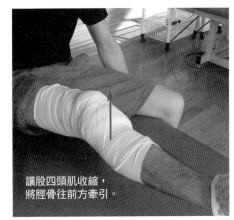
讓股四頭肌收縮，
將脛骨往前方牽引。

a. 股四頭肌收縮(Quadriceps setting)　　　　　b. SLR

讓髖關節屈曲，鬆弛股直肌。另外，髖關節在中間位置時，股中間肌比較好活動；外旋位置時，股內側肌比較好活動；內旋位置時，股外側肌比較好活動。讓踝關節背屈比較方便進行這些運動。此外，股四頭肌的收縮向量使脛骨往前方偏移，PCL比較鬆弛也比較安全。

圖7 從術後2週開始的運動治療

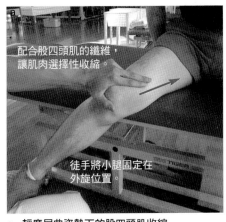
配合股四頭肌的纖維，
讓肌肉選擇性收縮。

徒手將小腿固定
在外旋位置。

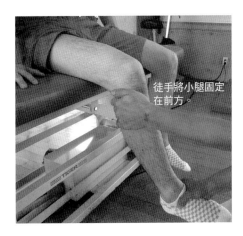
徒手將小腿固定
在前方。

a. 輕度屈曲姿勢下的股四頭肌收縮

小腿內旋時PCL會拉緊，因為比較危險，要用手將小腿從中間位置外旋，在外旋姿勢下進行股四頭肌的選擇性收縮。

b. 60度以上屈曲姿勢下的股四頭肌收縮

在膝關節屈曲60度的姿勢下收縮股四頭肌時，脛骨會往後方移動比較危險，所以要用手將脛骨保持在前方，然後再讓股四頭肌收縮。

圖8 術後第4週開始的運動治療 (半膜肌的選擇性肌肉收縮)

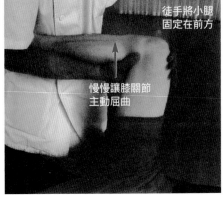
徒手將小腿
固定在前方

慢慢讓膝關節
主動屈曲

在術後第4週，因膝關節彎曲時會夾擊後方關節囊的結痂組織，所以膕窩會產生疼痛現象。針對這個問題，藉由半膜肌的選擇性收縮來牽引關節囊以消除疼痛，也可以擴大膝關節屈曲ROM。另外，半膜肌收縮時脛骨往後方偏移會有危險，所以手要確實將脛骨固定在前方再進行運動治療。

膝
關
節

135

Check it !

- 所謂anterior knee pain(AKP)是膝蓋前面疼痛的總稱，多數報告指出其發生原因在於髕股關節(PF關節)的不相容性。
- 也有不少病例是因為下肢骨列異常而引發AKP。這時要注意是什麼因素造成Q角(Q-angle)增大。
- 對於AKP的運動治療，引起髕骨外側不穩定的因素是下肢骨列異常、髕骨周圍攣縮及股內側肌肌力的問題，所以運動治療要個別針對這些因素對症下藥。

Q角增大的原因與AKP的發生

　　所謂Q角，是指髂骨前上棘與髕骨中央連成的直線(股四頭肌肌腱長軸)及髕骨中央與脛骨結節上緣中央(髕腱軸)連成的直線，這兩條直線所形成的角就叫做Q角。正常值是在20度以下(平均14度)(圖1a)。Q角越大，膝伸展肌力與承重壓力就會形成一股牽引力將髕骨往外拉，髕骨的外側不穩定情形就會越嚴重。

　　發生髕骨外側不穩定的原因有以下幾種：①小腿外扭，②大腿內扭，③外翻膝，④髕骨高位(髕骨與股骨髁間溝相容性降低)，⑤股外側肌或髕骨外側支持帶攣縮，⑥股內側斜肌肌纖維的肌力低下，⑦髕股關節的不相容(sulcus angle增大)，⑧內側髕股韌帶的鬆弛或斷裂，⑨小腿後外側的旋轉不穩定(postero-lateral rotatory instability；PLRI)等等，這些都會引起運動中髕骨活動路徑的紊亂(圖1b)。

　　AKP就是膝蓋前面會疼痛，雖然關於發生原因還有不明確的部分，但身為治療師，如何安定PF關節才是最重要的[2,3]。當排除是退化性膝關節炎、鵝足炎、髕骨韌帶發炎等症狀時，極有可能就是

圖1　Q角與骨列的關係

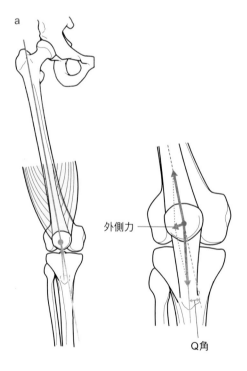

a

外側力 →

Q角

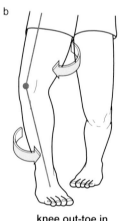

b

knee out-toe in
骨列

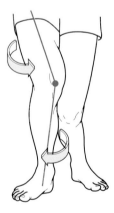

knee in-toe out
骨列

所謂Q角是指髂骨前上棘與髕骨中央連成的直線(股四頭肌肌腱長軸)及髕骨中央與脛骨結節上緣中央(髕腱軸)連成的直線，兩條直線所形成的角。正常值是20度以下(平均14度)。呈現knee in骨列的病例，小腿過度外扭會toe out，大腿過度內扭會knee in，Q角變大，髕骨外側不穩定的情況就越嚴重。

引用改編自文獻1，7)

AKP。AKP症狀很少會出現在一般日常生活中，以跑步為首的運動中發生疼痛是其最大特徵。因此治療中很難明確指出壓痛部位，在無法明確診斷下任由疼痛繼續下去的情形也是很常見。骨列異常會引起髕股關節的不穩定，所以必須從機能解剖學的觀點來仔細檢查使Q角增大的原因。

關節肢位與Q角(Q-angle)的關係

原本髕骨與股骨的凹凸關節面是相容的，隨著膝關節屈曲角度變大，髕骨就會深深嵌入股骨髁間溝，彼此有很好的相容性。但相反的，當膝關節伸直時為了吻合淺淺的髁間溝，髕骨呈現浮游在股骨關節面上。另外，因為髕骨周圍軟組織的緊張度下降，外側不穩定的程度就會增加。但是，當膝關節完全伸直時，因為有側副韌帶和十字韌帶的支撐，所以髕脛關節不會旋轉，也就幾乎不會有動態不穩的情形發生。也就是說，髕骨最不穩定的膝關節角度就是輕度屈曲姿勢，在這個姿勢下，股骨、脛骨側邊及旋轉骨列會有所變化。

膝關節輕度屈曲時小腿會外旋(大腿內旋)及發生膝關節外翻壓力，Q角會變大，髕骨外側的不穩定也會隨之產生。特別是旋轉壓力，當後外側的韌帶支持組織或後十字韌帶(PCL)損傷產生PLRI也是Q角變大的因素之一[4]。另外，小腿外旋不僅會對膝關節產生影響，承重時後足部還會旋後，因為有運動連鎖反應的關係，所以必須隨時留意足部的骨列(圖2a)。同樣地，膝關節也會受到近端髖關節的影響，當臀肌衰弱或股骨前傾角變大[5]，承重時股骨內旋，膝關節就會承受扭轉壓力。

髕腱的脛骨附著位置也與Q角有很大的關係，越是附著於外側，Q角就會越大，髕骨往外側偏移的向量也會變大。

其他像是軟組織的問題，如果股內側肌斜向纖維衰弱及具有限制髕骨外移作用的內側髕股韌帶鬆弛的話，就容易產生不穩定現象，另外，股外側肌、髂脛束、髕骨外側支持帶縮短的話，也是造成不穩定的因素(圖2b)。

圖2　後足部與小腿旋轉之間的關係及與髕骨不穩定有相關的軟組織

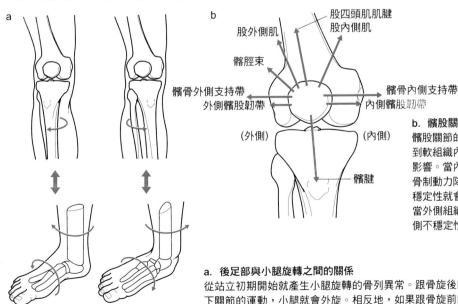

b. 髕股關節的穩定性
髕股關節的穩定性會受到軟組織內外側硬度的影響。當內側組織的髕骨制動力降低，外側不穩定性就會增大；反之當外側組織攣縮時，外側不穩定性就會增大。

a. 後足部與小腿旋轉之間的關係
從站立初期開始就產生小腿旋轉的骨列異常。跟骨旋後的話，因為距骨下關節的運動，小腿就會外旋。相反地，如果跟骨旋前的話，小腿就會內旋。

引用改編自文獻6)

膝關節

不僅要檢查膝關節，還要檢查髖關節、足部機能、動態骨列等等，確認哪一個因素與髕骨不穩定的關連性最大，這樣才能加以治療。另外，在髕股關節上，髕骨與股骨的關節面形狀、位置關係也都會影響髕骨的外側不穩定。以髕骨的形狀來說，內側關節面越狹小且凸面(Wiberg分類第3型)[6)]，以及髕骨位置越高的就越不穩定。先不論股骨關節面的形狀，當股骨外髁越低的話，能防止髕骨往外側偏移的屏障過低，就越容易有不穩定的情況。

Case Study　PCL損傷後出現AKP症狀的病例

17年前屈拇長肌肌腱(FHL)斷裂的過往病史，左膝後十字韌帶(PCL)損傷後，出現左膝前面疼痛的現象。步行時左下肢呈現knee in-toe out骨列異常。選擇保守治療，以運動治療的方式來改善，但成效並不佳。因此，為了矯正左下肢骨列異常，改以矯正鞋墊的方式來治療，情況改善了。

之所以判斷其適合用矯正鞋墊來治療，是因為貼紮時誘導脛骨內旋與限制膝外翻都可以有效使疼痛現象消失的緣故。所以便製作可以修正以下兩點的矯正鞋墊：下肢承重時出現toe out及伴隨脛骨內傾而膝外翻。

在本病例中，FHL斷裂，因左足部外翻扁平足而導致脛骨內傾與站立初期時跟骨旋後，造成後外側旋轉不穩定(PLRI)，這也是造成Q角增大的原因，所以必須藉由矯正鞋墊來保持內側縱向足弓及抑制PLRI(限制腳跟著地時跟骨旋後)。針對下肢骨列異常引起疼痛症狀的病例，要先仔細分析使Q角增大的原因，並以矯正為目的去製作矯正鞋墊。

◆病例

50多歲。左PCL損傷，左髕骨軟骨損傷。

◆現在病程

向左前方跌倒撞傷左脛骨前側。2週後到整型外科就診。醫生診斷為左PCL損傷、左髕骨軟骨損傷、左膝皺襞症候群，從MRI影像可看出PCL呈蛇行狀，除此之外看不出有其他異常。

針對PCL損傷，選擇使用保守治療，從1個月後開始運動治療。左脛骨結節、股骨內上髁附近有壓痛，只是觸摸左膝內側皮膚就會感到疼痛，懷

圖3　使用矯正鞋墊前的步態(站立中期)與AKP發生機率

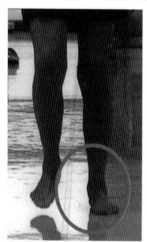 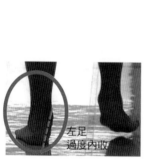 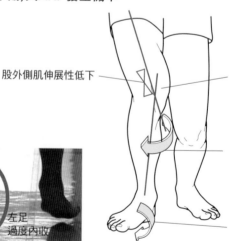

前方　　　　　　後方　　　　　Knee in-toe out

左足過度內收

股外側肌伸展性低下

髕骨高位
(因髕骨無法嵌入股骨髁間而產生不穩定)

因PCL損傷而造成小腿外側旋轉不穩定(因FHL斷裂而助長不穩定)

因FHL斷裂而扁平足旋前

引用改編自文獻7)

左腳從站立中期就有左足過度旋前的現象，因此連帶產生左脛骨外旋、向內傾斜的問題。左膝會出現外翻與扭轉壓力，推測骨列異常就是AKP發生的原因。而髕骨不穩定的原因可能出於左脛骨後外側旋轉不穩定、髕骨高位及股外側肌伸展性低下等問題，站立初期左足過度旋前，PLRI也隨之加劇。

疑是隱神經的複雜性局部疼痛症候群(complex regional pain syndrome；CRPS)。

◆ **運動治療開始時的檢查結果**

- 主訴：左膝維持同一姿勢時，左膝前面會有沉重發痠的感覺。上下樓梯時左膝前面會痛到支撐不住。
- 左膝：後抽屜試驗呈輕度陽性。X光片Wiberg分類是第Ⅱ級。Insall Salvati法是1.2(高位)。左膝ROM-t是屈曲140度‧伸展0度。左股外側肌的前後方向伸展性低。無backknee現象。
- 大腿周長(從膝裂縫到近端10度)為右35.0cm，左34.5cm。髖關節內旋角度右45度，左45度。
- 直立下Q角右15度，左15度。兩側皆為輕度有雞眼式之髕骨(squinting patella)。FTA(股骨-脛骨角度)右173度，左170度。
- 左股骨內上髁、左股脛關節內側與左脛前肌近端有疼痛現象。
- 步態(圖3)　左側腳跟著地時，跟骨會瞬間旋後，從腳掌著地至站立中期時左腳的內側縱向足弓明顯下降，隨著小腿向內方傾斜，膝關節外翻的情形也加劇。

◆ **運動治療過程**

受傷後1個月　開始運動治療。運動治療的項目有①強化左膝前內側支持組織，②伸展左膝前外側支持組織，③修正左下肢動態‧靜態的骨列異常。但是，如果骨列異常的現象依然存在，膝前面疼痛的情況也沒減緩，光靠運動治療無法改善的話，就要進行矯正鞋墊治療法。

治療：矯正鞋墊治療法(圖4a)
①左側腳跟著地時限制跟骨外翻的鞋墊。
②為限制因扁平足而脛骨內傾(膝外翻)，各於左側舟狀骨下與載距突下黏貼墊片。
③為了保持橫弓與矯正toe out，於第Ⅰ、Ⅱ蹠骨近端黏貼墊片。

◆ **治療後評估**

穿著有矯正鞋墊的鞋步行，在左側腳跟著地時會限制跟骨旋後，在站立中時也可以保持內側縱向足弓的弧度。動態時的左膝外翻角與Q角也都會變小，knee in-toe out的骨列異常也得以矯正(圖4b)。在使用矯正鞋墊治療之前需要拄T形枴來輔助行走，但施行矯正鞋墊治療後，就可以自行走路來院複診，之後步行疼痛的情況也順利改善。

●

這次的病例，除了因PCL損傷造成小腿PLRI之外，還因為外翻扁平足而使Q角變大。也因此助長髕骨高位、股外側肌攣縮所造成的髕骨外側不穩定，而引發AKP。由治療結果可得知，使用矯正鞋墊後有效消除疼痛與改善步態。

圖4　製作矯正鞋墊與使用前後的步態

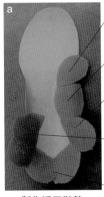

③保持橫弓與修正
toe out。

②舟狀骨墊片
(保持內側縱向足弓)。

②補強跟骨載距突
(限制距骨旋前)。

①限制跟骨外旋的墊片
(抑制腳跟著地後產生
的PLRI)。

穩定跟骨。

a. 製作矯正鞋墊
①限制左腳腳跟著地時跟骨外翻與PLRI的產生。
②為了限制站立中期時因扁平足而脛骨內傾(膝外翻)，於左側舟狀骨及載距突下黏貼墊片。
③為了保持橫弓與矯正toe out，於第Ⅰ、Ⅱ蹠骨近端黏貼墊片。
※腳跟著地時跟骨旋後不穩定與轉換方向時腳跟不穩的病例，必須再於跟骨處黏貼墊片以誘導跟骨旋前與穩定跟骨。

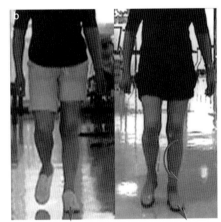

有矯正鞋墊　　　　無矯正鞋墊

b. 使用矯正鞋墊前後的步態
穿著矯正鞋墊時，保持了內側縱向足弓且沒有toe out現象，膝外翻與扭轉壓力也都減輕不少。

一般全人工膝關節置換術的運動治療

Check it!

● 之所以施行全人工膝關節置換術(TKA)是希望能恢復膝關節的支撐性、可動性、無痛性，以及機能的永久性。
● 組件的磨損或鬆弛造成關節不穩定，周邊軟組織的結痂會使可動範圍(ROM)受到限制。
● 一般在術後2～3週會結痂，所以這個時期應該要加以預防沾黏。捏著傷口擠壓，或用手掌加以壓迫都有助於關節運動。
● 如果要伸展深部的結痂，就要利用肌肉收縮運動。

TKA後的運動治療

一般來說，因退化性膝關節炎(AO)或類風濕性膝關節炎(RA)造成膝關節機能損害(可動性、支撐性、無痛性)，都會以TKA手術來加以治療。雖然手術主要目的是為了消除疼痛，但同時也可以矯正膝關節內翻、外翻、變形。病患術前就有膝關節屈曲·伸展受限問題的，多半在術後屈曲受限的程度會加大。

TKA的組件(請參考P144)原則上就是比較無法避免屈曲受限，但藉由適切的運動治療，可以將受限程度降到最低。就是在術後傷口修復期時，反覆進行最適合新的人工關節面的運動，配合關節運動重塑周邊軟組織。但是，如果出現會妨礙重塑的浮腫、沾黏與運動時疼痛，要再次恢復ROM就會很困難。想要在TKA術後恢復良好的ROM，運動治療就要將軟組織癒合過程，特別是結痂的形成時期也列入考慮。

膝關節彎曲時皮膚的伸展與滑動

TKA手術後傷口並不會馬上因為結痂而沾黏。術後初期會妨礙屈曲的是浮腫與疼痛。所以消腫是TKA術後的第一個重要課題。

伴隨TKA而來的是皮膚、皮下組織、肌肉與韌帶的損傷，在術後2～3週時會慢慢結痂復原，但其中初期就可以修復完成的皮膚和皮下組織是一些大動作中不可或缺的，卻也是最容易受到結痂的影響。

我們可藉由關節運動時2點之間的距離變化來得知TKA術後傷口周圍的皮膚究竟如何伸展(圖1)。在健肢方面，2點間的距離變化，長軸方向上以髕骨為中心，從近端的髕上滑液囊到遠端的髕骨韌帶，會隨著角度的增加而變大。另外，在橫向上，從髕上滑液囊到髕骨是變化最大的，反而在近端股骨前面幾乎都沒有什麼改變，而在髕骨韌帶上，在最大屈曲姿勢時距離變化有縮小的傾向。TKA術後1～2個月後，在長軸方向上，

圖1 TKA術後傷口附近的皮膚伸展

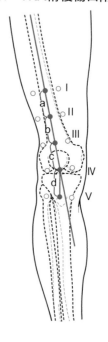

以從髕骨尖端到脛骨結節的距離為基準，先沿著股骨長軸往近端方向以同等的距離將其劃分為3個區域。從近端劃分為a，b，c，d等4區，再從各區的端點以同等距離在兩邊定位即是I～V區。隨著膝關節角度的變化來測量各區不同的長度。

起自髕上滑液囊在近端的部位會拉長，而起自髕骨的髕骨韌帶其伸展則比較小。術後1～2年，伸展的程度就會和一般人一樣(圖2)。至於橫向上的，術後1～2個月和一般人相比，橫跨髕上滑液囊、髕骨和髕骨韌帶的伸展性比較小，特別是髕骨韌帶呈現負伸展。術後1～2年，髕骨與髕上滑液囊的伸展度增加，和長軸方向一樣，伸展性與一般人沒兩樣(圖3)。

從以上看來，為了使TKA術後皮膚、皮下組織的活動與正常人一樣，就要從擴大髕上滑液囊至髕骨的橫向滑動性這方面下手。

圖2 膝關節彎曲時長軸方向上皮膚的伸展

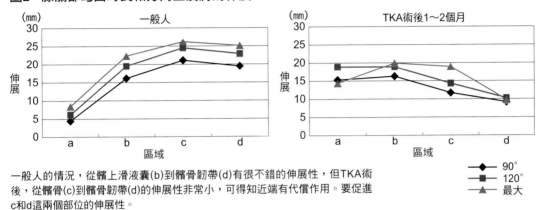

一般人的情況，從髕上滑液囊(b)到髕骨韌帶(d)有很不錯的伸展性，但TKA術後，從髕骨(c)到髕骨韌帶(d)的伸展性非常小，可得知近端有代償作用。要促進c和d這兩個部位的伸展性。

圖3 膝關節彎曲時橫向上皮膚的伸展

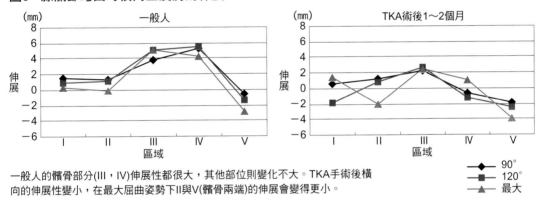

一般人的髕骨部分(III，IV)伸展性都很大，其他部位則變化不大。TKA手術後橫向的伸展性變小，在最大屈曲姿勢下II與V(髕骨兩端)的伸展會變得更小。

Case Study 一般TKA術後的運動治療病例

●顧及皮下滑動性的治療技術

TKA術後的ROM訓練要以適合新的關節面的運動為主，所以閉鎖式動力鍊運動(closed kinetic chain；CKC)會是比較有效的運動。但是，對於造成ROM受限的各種因素也需加以逐一解決才行。在這特別針對術後數週會造成ROM受限的皮膚與皮下組織的問題加以詳述。

在結痂之前要加以預防，在結痂以後要加以治療，促進皮下組織的滑動對恢復ROM來說非常重要。術後1～2週時皮下沾黏情況還不嚴重，痛覺接受器的血管也尚未舒張，所以滑動還算容易。但是，傷口表面在縫合後2天就會上皮縮合，此時也會因為游離神經末梢的關係開始感覺所有疼痛。所以，在結痂之前一些可以降低傷口皮膚緊縮以抑制疼痛的運動會有助於擴大ROM。

具體作法有：以手掌大範圍壓迫傷口處，用手心往近端和遠端滑動並讓膝關節彎曲伸直；像是用手

指捏起傷口般將兩側皮膚往中間擠，然後彎曲膝關節；大範圍壓迫傷口四周，然後同時收縮股四頭肌，讓皮下組織滑動等等(圖4～6)。

◆病例

70多歲。因退化性膝關節炎而進行右側全人工膝關節置換術(TKA)。術前ROM：屈曲110度，伸展－10度，MMT膝伸展3⁻，JOA score40分，組件為Stryker scorpio NRG PS型。從術後第2天開始以消腫、關節結合的ROM訓練為中心的運動治療，術後1週膝關節屈曲恢復到90度，但疑似受到感染，所以暫停ROM訓練2星期，改以促進皮下組織滑動的訓練(如前述)。運動治療限制解禁後，屈曲時傷口近端像是抽筋般疼痛，髕骨遠端的柔軟度

圖4　TKA術後的ROM訓練①

用手掌大範圍壓迫傷口，邊往遠端拉，邊彎曲膝關節。力道要控制好，以提高皮下組織的滑動性。

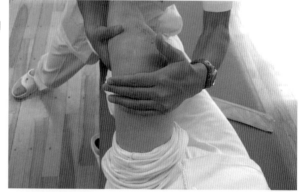

圖5　TKA術後的ROM訓練②

像是要捏起傷口地擠壓皮膚，讓皮膚在緊張度較低的狀態下彎曲膝關節。減少對上皮的游離神經末梢的刺激，在不誘發疼痛的情況下抑制肌肉的防禦性反應。

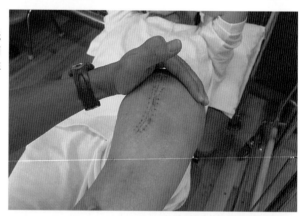

圖6　TKA術後的ROM訓練③

壓住髕上滑液囊部位的皮膚，讓膝關節主動伸展。提高往近端移動的肌肉與受阻皮膚之間的滑動性，同時藉由肌肉伸縮時與拉直時之不同的型態來提高肌肉結痂的柔軟度。

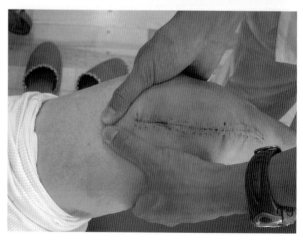

也降低。將傷口往中間擠壓時屈曲角度立即增加5度。術後6週運動治療結束時膝關節屈曲角度可達120度，雖不是什麼值得特別張揚的好成績，但已經超過術前的角度，且沒有不穩定的情況，也沒有伸不直的現象，已經成功再塑成適合新的人工關節的軟組織。

●

如果過度促使皮下滑動的話，皮下容易發生水腫。這樣的情況下就只能暫停幾天滑動訓練。若水腫依然沒有改善，就嘗試以壓迫繃帶來改善(4～5天)，然後再一點一點促進滑動。

······ 知識重點 ······

●關於深部的結痂

　　TKA手術時不僅皮下有大範圍術野，就連肌肉深處也會有傷口(圖7)。隨著深部傷口的結痂癒合，極有可能會變成缺乏伸展性且又僵硬的組織。TKA術後的傷口又紅又粗(像蚯蚓一樣)，當膝關節彎曲時，周圍會像凹陷一般被拉進深處，這是因為不僅皮膚、皮下組織，就連深處也有結痂的關係。亦即膝關節屈曲時，被牽引至遠端的肌肉表層因肌肉本身的柔軟性而和起始部拉大距離，但因為結痂的關係，伸展受到阻礙，表層被拉往深處，長度也隨之拉長(圖8‧9)。因為上皮過度拉長，凹縫被肉芽組織填滿，傷口才會變得又紅又粗。為了加以預防，術後初期就要開始肌肉的伸展與收縮運動，使肌肉的結痂更柔軟。具體的作法就是用手掌壓迫固定，然後反覆讓股四頭肌從最大伸展位置到最大收縮位置。

圖7　膝關節橫切面上的TKA傷口

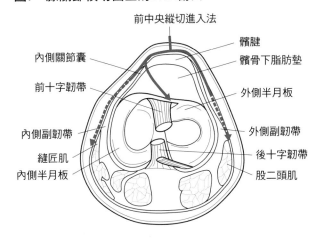

前中央縱切進入法

髕腱
髕骨下脂肪墊
外側半月板
外側副韌帶
後十字韌帶
股二頭肌

內側關節囊
前十字韌帶
內側副韌帶
縫匠肌
內側半月板

圖8　膝關節彎曲時皮膚的移動與肌肉的厚度

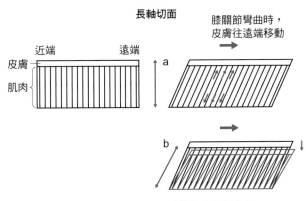

長軸切面

膝關節彎曲時，皮膚往遠端移動

近端　　遠端
皮膚
肌肉
a
b

a. 肌肉如果夠柔軟，當膝關節屈曲時其厚度不會減少。
b. 肌肉如果沒有柔軟度的話，當膝關節屈曲時，肌肉的厚度會減少。

圖9　膝關節屈曲時厚度不減少的肌肉內結痂與上皮的關係

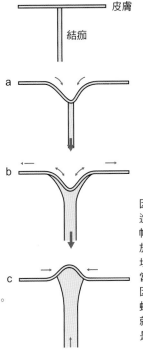

皮膚
結痂
a
b
c

因為結痂而被拉進深處的上皮(a)幅度慢慢加大，於是肉芽組織就埋進凹縫裡(b)。當膝蓋伸直時，因皮膚鬆弛，像蚯蚓般的紅腫就就會浮起，這就是傷口(c)。

Check it !

- 人工膝關節(TKA)的機種有數百種，所以在進行運動治療之前一定要先確認使用哪些組件，並瞭解其各自的特徵。
- 雖然使用的組件不同，但關節可動範圍受限的原因多半還是來自軟組織。要如何進行運動治療就必須先確認是哪個部位的軟組織受損，並在術後儘早開始對症下藥。

TKA組件類型及特徵(圖1, 2)

　　TKA組件的設計隨時代變遷而進步，現在的種類已為數不少。先不論材料和塗裝，但是有必要將大致的分類弄清楚。基本上可分為限制型(hinge type；constrained type)、半限制型(semi-constrained type)及非限制型(non-constrained type)。限制型是股骨組件與脛骨組件機械式的組合，一般的適應症有再置換術，骨頭、韌帶、肌肉等結構有明顯受損時。半限制型是脛骨側襯墊為了包住股骨組件而呈凹形，可誘導關節活動，而非限制型則不在平面上誘導關節運動。但是，要完全加以區別是不太可能的。在非限制型之中又分為CR型(Cruciate Retaining type)與PS型(Posterior Stabilized type)。兩者最大不同點在於是否留有後十字韌帶(PCL)的機能。因此組件設計也大不相同。PS型的設計是機械式重現roll back結構。而CR、PS型之中又再分為fixed bearing型與mobile bearing型。mobile bearing型之中又再依照內外側襯墊分為meniscal bearing型與一體成形襯墊可動式的platform型，其中又再依照只有前後的、只有旋轉的、複合式、非對稱、非規則等等去細分。隨著時代變遷，上述種種類型的人工膝關節依序被開發出來，不可否認的每一種都各有其優缺點。

圖1　限制型

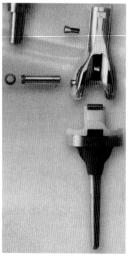

(相片提供者：日本MEDICAL MATERIALS股份有限公司)

圖2　半限制型，非限制型

a
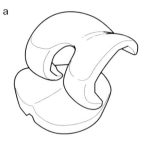

b
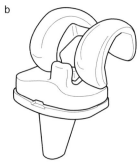

c
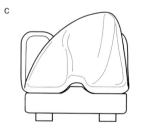

d
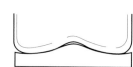

a. CR型(Cruciate Retaining type)
b. PS型(Posterior Stabilized type)
c. 非限制型(non-constrained type)
d. 半限制型(semi-constrained type)
　(提供者：ZImmER股份有限公司)

●限制型(constrained type)(圖3)

限制型基本上運動軸是固定的,所以屈曲伸展的活動路徑也是受規範的。依病例擁有的旋轉自由度而各有所異。因為基本上是單軸,所以不會有所謂的four-bar-link運動,也沒有roll back結構。在可旋轉的類型中,雖然可避免旋轉應力,但是內外翻壓力的問題卻依然存在。治療上會遭遇到的問題就是擴大ROM的過程中,必須判斷是要限制軟組織還是限制機械。因為小腿的旋轉沒什麼基準,所以當有強烈阻力時就必須特別留意。特別是必須要考慮股骨髁部的連結線與運動面的相對關係位置後再進行運動治療。

●半限制型(semi-constrained type)(圖4)

半限制型不是機械與機械的組合,但脛骨側襯墊的形狀為了搭配股骨髁部而呈凹形,可以誘導髁部活動。依PCL的存在與否選用CR型或PS型。另外,有報告指出因襯墊形狀的關係,股

圖3 Hinge型

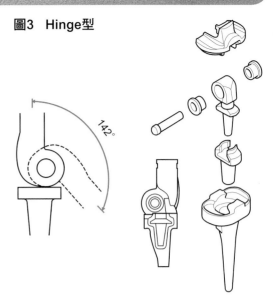

(提供者:日本MEDICAL MATERIALS股份有限公司)

骨組件可以在襯墊上滑動、滾動,應力因此都集中在襯墊上,造成襯墊磨損。所以使用半限制型的病例,在誘導關節活動的時候,對軸心的壓力要小,要在防止關節活動脫軌之下進行運動治療。以提高膝關節周圍軟組織柔軟性的運動治療更是不可或缺。

圖4 roll back結構

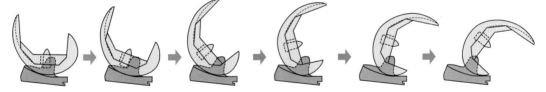

●非限制型(non-constrained type)(圖5)

非限制型,如文字所示因為沒有規定襯墊要在平面上活動,所以自由度是最大的。雖然因韌帶等軟組織,活動會受到限制,但是當軟組織的伸展性低下時,反而會出現各式各樣的運動模式。因此,出現於限制區域裡的疼痛部位未必與發生原因是一致的,有必要詳加評估關節的骨列。依機種的不同,

圖5 Mobile型

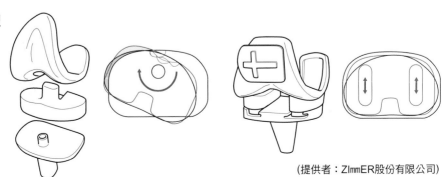

(提供者:ZImmER股份有限公司)

關節活動的路徑也有所不同，所以，要努力徹底瞭解各機種的特徵。關於完全屈曲的研究持續進行中，但對於避免後方夾擊，則有學者提倡所謂posterior condylar off-set的參數，股骨組件的後方設計與後方清除(切除股骨後方的骨刺、後方殘留半月板的廓清、完全移除股骨後方的骨泥、切離後方關節囊的股骨附著部)是很重要的。另外，如前所述的mobile bearing型，其設計是脛骨組件與襯墊之間是可動的，且可以避免應力集中、完全屈曲姿勢下小腿是可以旋轉的。

Case Study　不同TKA組件，不同運動治療

　　這個病例是針對右側退化性膝關節炎(osteoarthritis；OA)進行全人工膝關節置換術(total knee arthroreplacement；TKA)。是典型的內側型OA。因膝痛而在整型外科接受口服藥物、關節注射等治療將近15年。大約2～3年前疼痛加劇，甚至在平地行走、上下樓梯都會感到疼痛，因靜態時的疼痛情況也加劇之下接受TKA手術。術前的狀態是內翻不穩定，內側半月板、滑膜、內側副韌帶、膕窩有壓痛。ROM屈曲115度，伸展－20度，肌力在屈曲、伸展都是4，JOA score30分。術中角度：屈曲120度，伸展0度。從術後第3天開始運動治療。開始時的ROM屈曲70度，伸展0度，有輕微腫脹。隔天開始起立訓練。可SLR，屈曲也進步到100度。從第7天開始到復健中心訓練步行。也同時訓練在承重下往側邊、前方的重心轉移。第10天就可藉由助行器自行步行。ROM屈曲進步到110度。之後順利恢復中，2週後以T行柺步行的情況也十分穩定，3週後可自行上下樓梯，4週後辦理出院。出院時的ROM屈曲120度。日常生活動作可自理，JOA score80分。因對側的髖關節疼痛，改以右側拄T形柺步行。只要在TKA術後初期開始適當的運動治療，恢復情況就可以非常順暢。要瞭解ROM受限多半問題都出在軟組織，所以運動治療的目標要設定在盡量維持住術中所得到的角度而並非改善ROM。

◆病例
80多歲。針對左股骨頸骨折而進行人工髖關節置換術(THA)。無其他特別記註。

◆現在病程
• 約15年前因右膝疼痛而前往整型外科就醫。接受口服藥物、關節注射等治療。
• 2～3年前開始膝痛加劇。

• 靜態時、步行時、上下樓梯時的疼痛加劇，接受TKA手術。

◆運動治療過程
術後3天　於病房裡進行運動治療。屈曲70度，伸展0度，輕微腫脹。

術後4天　開始起立訓練。可SLR。屈曲100度。

圖6　限制型的運動軸與重力、運動誘導方向的關係

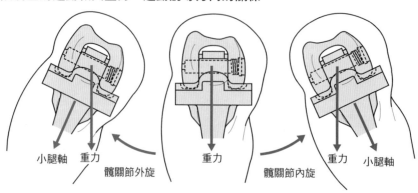

小腿軸　　重力　　　　　　　重力　　　　　　　　重力　　　小腿軸

髖關節外旋　　　　　　　　　　　　　　　髖關節內旋

術後7天　於復健中心進行步行訓練。開始承重下
　　重心轉移的訓練。

術後10天　使用助行器自行步行。屈曲110度。

術後2週　拄T行柺自行步行。屈曲115度。

術後3週　可自行上下樓梯。屈曲120度。

術後4週　出院。JOA score80分。

〔顧及kinematics的運動治療①〕(圖6)

　　使用限制型(hinge type；constrained type)
的術後運動治療必須考慮到，因為是以短軸來連
結運動軸，所以總歸一句就是自由度會很低。以
向來使用的配合凹凸法則來誘導關節活動似乎就
不那麼具有意義。使用限制型的，因為很明顯
的就是單軸絞鏈運動，所以從誘導關節活動的觀
點來看，如何誘導出針對軸心呈90度是關鍵所
在。關於小腿部分，因為組件具有旋轉結構，所
以旋轉自由度沒有問題，但因為大腿組件是固
定在骨頭上，故無法旋轉。因此，運動軸相對於
大腿組件的髁部橫切軸線是平行的。要誘導關節
活動的話，就要將基準放在股骨髁部上。可藉由
觸診髁部來確認髁部橫切線軸，以軸為準，誘使
向90度(小腿軸)的方向移動。若在大幅度偏離向
量的狀態下進行誘導動作，則有可能會造成軸損
壞。也就是必須要多留意內翻、外翻方向的向
量。但是，只要不施以暴力，和半限制型與非限
制型比較起來，發生脫臼的機率就會比較小。雖
然有好有壞，但是誘導關節活動一定要考慮到運
動軸。

〔顧及kinematics的運動治療②〕(圖7)

　　半限制型及非限制型之中，依選用CR型或PS
型在運動治療上各有其要注意的地方。和前述的
限制型不同，是不一樣的軸在移動，所以會有
近似生理運動軸的活動模式。特別是CR型，基
本上因為後十字韌帶(PCL)的機能還存在，所以
較可能會有生理運動。這樣的情況下，誘導依
循凹凸法則的運動是最基本的。但是，在膝關
節伸展結構柔軟度低下的情況，一旦膝關節屈
曲，膕窩就會產生疼痛。這時如果還依循凹凸
法則去運動的話，反而有可能會脫離正常生理
運動軌道。遇到這樣的情形，就必須從後方往
前方協助近端部位，使其保持穩定，雖然乍看
之下感覺好像是凹凸法則的逆向操作，但正確
來說，不是逆向，而是從後方來誘導，所以還
是依循凹凸法則的運動模式(圖7a)。如此一來，
膕窩疼痛情況消失，伸展結構的伸展痛出現。
我們必須瞭解凹凸法則指的是關節活動，而不
是指操作。另外，為了使關節活動能夠穩定，
要輕輕壓迫軸方向(圖7b)，提高關節面的接觸面
積，在這樣的狀態下，才能重現生理運動。另
一方面，PS型因為沒有PCL，只有機械式roll
back結構，因此像前述的膕窩疼痛情況之發生
機率就會比CR型來得小。使用PS型，會依循和
CR型不同的凹凸法則來誘導關節活動，如果像
正常時一樣，邊輕輕往小腿長軸方向牽引邊活
動關節的話，大腿組件與襯墊之間很有可能會
脫臼。如圖4所示，因為是從沒有連結在一起的
角度就開始接觸並規定活動模式的構造，所以
常會有脫臼的現象。當關節非常不穩定時，就
要特別注意。這時候要輕輕往小腿長軸方向加
壓，然後再加以誘導關節活動，使其依循規定
好的軌跡活動。

圖7　利用關節面的運動與
　　　正常凹凸法則的誘導

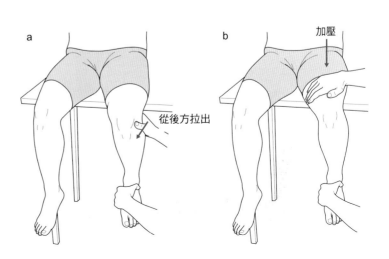

a　　　　從後方拉出

b　　　　加壓

Check it !

- 人工膝關節之所以需要進行再置換多半是因為感染、鬆弛、損壞、磨損、骨折等等因素。
- 再置換術會引起骨質缺損或軟組織損傷，所以手術之前要加以確認手術目的為何，使用什麼機種，術中何種軟組織會受到侵入性傷害。
- 人工關節受到感染，就必須進行拔除、再置換2次手術，因為會出現結痂、沾黏的現象，所以術後最好盡快開始關節可動範圍(ROM)的訓練。
- 如果膝關節伸展結構受到侵入性傷害，則運動治療則要將修復過程也列入考慮。

在TKA再置換術之前必須熟知的整型外科知識

隨著全人工膝關節置換術(total knee arthroplasty；TKA)的普遍，再置換術的病例也隨之增加。原因是感染、鬆弛、置入物損壞、聚乙烯材質磨損、人工膝關節近端骨折等等。

人工膝關節若沒有與骨頭牢牢固定，在接觸部位的骨頭就會受到機械式破壞而鬆弛。聚乙烯材質磨損，其磨損粉末會擴散在關節內而產生骨質溶解現象。置入物的損壞或磨損會使得金屬與金屬摩擦而產生金屬粉末沉積，而金屬粉末沉積會引起發炎及骨骼溶蝕作用。

一旦受到感染，不僅關節內，周圍骨頭也會因為發炎擴散而產生骨質溶解現象(圖1‧2)。置入物與骨頭間因受到發炎波及而產生鬆弛情況。受到感染的病例在拔除人工膝關節後要確實清創，並施打抗生素與留置cement spacer或cement beads(圖3)，等到局部發炎現象緩和了，再進行再置換術。拔除人工膝關節後至再置換術進行之前的這段期間，常會有軟組織短縮、關節不穩定、下肢縮短、日常生活活動功能(ADL)降低等情況發生，所以要藉由擁有關節機能的cement spacer以確保術後能再恢復良好的關節機能。

圖1 因骨質缺損而導致骨螺絲釘外露

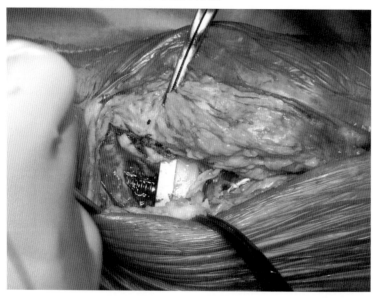

圖2 脛骨組件下內側部位骨質缺損影像

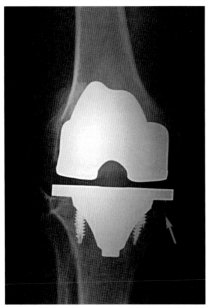

感染時、手術前、鬆弛

圖3 TKA拔除後

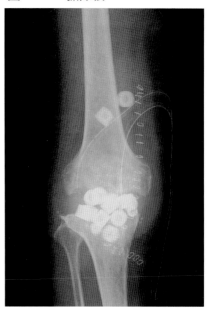

注射抗生素，以氫氧基磷灰石填充

膝關節

初次置換術與再置換術的術式不同，目的不同

再置換術比初次置換術需要更高超的手術技巧，劃開皮膚後，需要針對高度的骨質缺損情況與恢復軟組織平衡給予正確的處理與治療。再置換術的目的和初次置換術一樣，都是為了解痛、尋求穩定性、改善步行能力、擴大ROM與長久耐用。而和初次置換術不同的是，因為結痂造成劃開關節的困難度、拔除置入物、因骨質溶解造成骨質缺損、軟組織受損等等問題，所以要正確矯正骨列且使用並安裝以穩定性為優先考慮的機種。

打開關節的方式多採用可大範圍增加手術視野的內側髕骨切開術(medial parapatellar approach)(從髕骨內側切開至股內側肌與股直肌中間)。盡可能切除或剝離攣縮部位，切除滑膜，除去結痂，但因為攣縮和結痂可能造成髕骨無法翻轉，所以會採用V-Y plasty(以股四頭肌肌腱附著部為基準，仔細地以倒V字形切開，將髕骨翻轉至外側遠端)或quadriceps snip(切開股四頭肌肌腱內側近端部位，以45度角往外側延伸，將髕骨往外側翻轉)，以切掉脛骨結節的方式進行。採用quadriceps snip法，術後肌力會降低，會有輕度膝伸不直的情況，所以要盡早開始ROM訓練。

在拔除置入物時要避免再造成無謂的骨頭損傷與骨質缺損，要盡可能移除所有骨水泥。在拔除時，骨頭至少會減少2mm寬。

再次恢復軟組織的平衡與術後機能有著密不可分的關係，所以要確實切除結痂組織，恢復適當的韌帶平衡。但術後常會有軟組織狀態不佳，或因骨質缺損而難以恢復良好平衡的情況發生。

要從骨質缺損程度、軟組織損傷程度兩方面總合性地加以評估，然後再選用適合的機種。因常合併有後十字韌帶(PCL)鬆弛的情況，所以選用PS型的病例也比較多。如果有內翻、外翻不穩定，常會選用聚乙烯突起較高的限制型；而針對骨質缺損的情況，則會選擇較厚的聚乙烯或metal augmentation(補強骨質缺損的金屬零件)，以及進行骨移植。為了確保置入物的旋轉穩定性，所以選

用有把桿的置入物(圖4)，以及若有嚴重骨質缺損及韌帶機能不良時，可選用旋轉軸型(rotating hinge)的人工膝關節。

術後的運動治療大多和初次置換術後的運動治療一樣，為了預防沾黏要術後初期就開始ROM訓練。但如果有髕腱損傷或脛骨結節切骨的情況，則要特別留意。切開關節時若對膝關節伸展結構有大範圍侵入或者有不穩定情況時，術後要以膝矯具固定後再進行運動治療。

圖4　TKA再置換術後

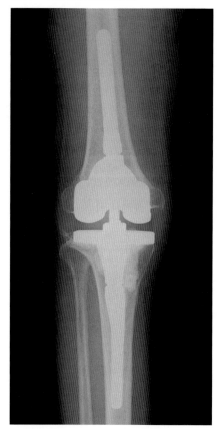

使用有把桿的置入物，使用限制型。

Case Study　因TKA術後感染而進行再置換術的病例

因類風濕性關節炎(RA)而進行右側TKA，但後來因為β鏈球菌感染而將TKA拔除，進行再置換術。受到感染的影響，拔除人工膝關節，進行再置換術，因2次手術而造成關節周圍組織結痂且沾黏。本病例在術前膝關節可動性明顯降低，所以拔除TKA與進行再置換術時，關節內因充滿肉芽組織而重度沾黏。在拔除與再置換手術時，因髕骨翻轉困難而以quadriceps snip方式切開。進行再置換術時大多會合併韌帶等軟組織的損傷，所以運動治療要將組織修復過程也列入考慮。本病例在術中大部分的髕腱附著部都被從脛骨結節上剝離了。僅髕腱外側還存在，並和內側支持帶、筋膜縫合在一起。術後要進行運動治療以避免產生沾黏，但因為髕腱經過縫合，所以運動治療時要小心不要過度牽引。受到感染的病例必須考慮到發炎反應或局部狀況，要確認不會再感染之後才繼續進行運動治療。樣樣兼顧下進行運動治療，術後1個月膝關節可屈曲75度，膝伸不直30度，可拄枴杖步行，但因為髕腱有斷裂的危險性，所以在膝矯具固定下步行。

◆**病例**

70多歲。10年前RA攣縮。

◆**現在病程**

• 大約60歲左右因RA而右膝關節疼痛，在他院接受治療。5年前進行右側TKA。

• 1年前右膝關節內側腫脹、發紅發燙，在住家附近的醫院接受抗生素治療。

• 抗生素治療4個月後在他院住院接受注射抗生素治療，情況舒緩後出院。4個月後復發再次住院，住院1個月後為拔除TKA而轉至本院。

◆**運動治療開始時的檢查結果**

拔除TKA之前的ROM：膝關節屈曲15度，伸展0度，髕骨可動性幾乎為零。膝關節伸展MMT為3^+，屈曲為3^+，可自行步行。膝關節前方皮膚

呈褐色，膝關節遠端內側皮膚潰爛。

◆運動治療過程

手術 拔除TKA，注射抗生素，以氫氧基磷灰石(hydroxyapatite)填充，術中膝關節屈曲約40度。拔除後以膝矯具固定右膝。

術後1週 免重下開始步行。

運動處方①：藉由闊筋膜張肌的收縮促進髂脛束的滑動，收縮髖關節內收肌群，維持柔軟度。

運動處方②：CRP呈陰性後，以他動方式運動髕骨，藉由股四頭肌的主動收縮來維持髕骨可動性。

運動處方③：藉由SLR運動維持股四頭肌肌力。

〔TKA再置換術前的檢查〕

膝關節屈曲30度，髕骨幾乎無法上下、內外側方向移動。可SLR。

再置換術 拔除後第97天，進行右膝TKA再置換術，膝關節可被動屈曲100度。

再置換術後5天 膝關節伸展MMT為1，使用膝矯具於平行桿內步行。

再置換術後8天 膝關節屈曲65度，伸展0度，傷口有出血現象。

再置換術後12天 無使用膝矯具步行(於平行桿內)，膝關節有不穩定現象。

再置換術後14天 膝關節屈曲70度，伸展0度，膝伸不直40度。

再置換術後29天 轉至他院。膝關節屈曲75度，伸展0度，膝伸不直30度，髕骨可動性低下，右膝內翻壓力試驗呈陰性，外翻壓力試驗也是陰性，在膝矯具固定下以腋下枴協助步行。無膝矯具亦可步行，無膝軟現象，但膝關節不太穩定。

運動處方④：(術後～2週)以主動協助方式進行膝關節屈曲、伸張運動，在無痛範圍內進行。

運動處方⑤：(術後2週～)慢慢增加膝關節伸張運動的承重。

運動處方⑥：因步行時感到不穩定，且膝關節伸展肌力偏低，改以膝矯具固定步行。

●

因為以quadriceps snip方式切開，所以術後就可以開始運動治療。但因為髕腱剝離，所以不可施加過度壓力。膝關節伸展肌力慢慢改善，可在無膝矯具固定下步行，但因為髕腱有斷裂危險性，所以步行時要以膝矯具固定。術後2個月拄T形枴，無膝矯具固定下出院返家。術後3個月雖然膝伸不直15度，但1年後就完全恢復正常了。

膝關節

●●●●●●●●●●●●●● 知識重點 ●●●●●●●●●●●●●●

圖5 關於人工膝關節的感染

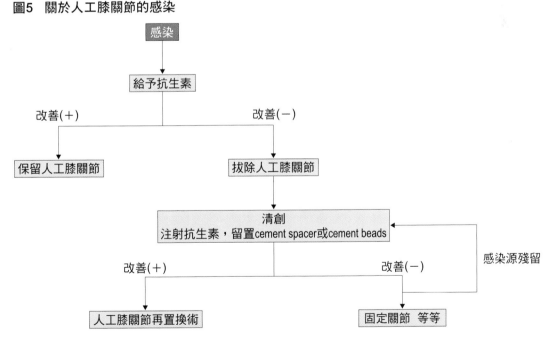

當確定人工膝關節受到感染時，給予抗生素治療。若情況未改善，大多數人會拔除人工膝關節，切除感染源，洗淨關節腔，並注射抗生素與留置cement beads。一定期間後若感染沒有復發，則進行人工膝關節再置換術。若不見情況改善，則重複以上步驟，直到感染情況獲得舒緩後再進行人工膝關節再置換術。有時在感染情況未改善的情況下，會進行關節固定等處理方式。

28 反覆性髕骨脫臼的運動治療

Check it !

●所謂髕骨脫臼，指的是髕骨關節軟骨面的中央突起往股骨外髁的外側脫位，大多數都與先天因素有關。

●關於髕骨的穩定性，隨著屈曲角度的加大，骨性就會越穩定，但是從膝關節伸直到輕度彎曲，這一段骨性的牽制力很低，必須靠軟組織來保持穩定。

●內側髕股韌帶是髕骨往外側方向移動的第一穩定裝置，會因為髕骨脫臼而造成高頻率的損壞。

●髕骨脫臼有造成再脫臼或髕骨關節不穩定等二次傷害之虞，所以進行運動治療時也必須考慮受損的組織。

髕骨脫臼分類與診斷

在膝關節伸展結構的構造上，所謂髕骨脫臼是髕骨幾乎往外側脫位，其發生的原因與軟組織異常、骨型態、位置異常等先天性因素(脫臼因素)(表1)有關。髕骨關節軟骨面的中央突起往股骨外髁的外側脫位也叫做髕骨脫臼，若沒有超過外髁即叫做髕骨半脫臼。髕骨脫臼可分為4種類型：①永久性髕骨脫臼(無關膝關節的屈曲伸展，髕骨一直處於脫臼狀態)，②習慣性髕骨脫臼(每當屈曲膝關節時，髕骨就會脫臼，膝關節伸直就不會脫臼)，③反覆性髕骨脫臼(平常不會脫臼，但稍微的力道就可能反覆導致脫臼)，④創傷性髕骨脫臼(無脫臼因素，純粹是因為外傷造成)。反覆性髕骨脫臼好發於年輕女性身上，大多數都可自然復位，就診時常表示關節有腫脹現象及內側疼痛現象。理學檢查有檢視關節鬆弛性、髕骨的過度可動性、下肢骨列不良、膝關節屈曲伸展時的髕骨活動路徑、脫臼不安感測試(apprehension sign)等等。影像檢查有使用X光軸影像檢查半脫臼的程度與骨的型態(圖1)、側面照計算髕骨的高度。還有CT影像(電腦斷層掃瞄影像)掌握膝關節伸直時的脫臼程度及股髕關節面的型態；MRI影像(核磁共振攝影影像)檢查有無骨挫傷或骨軟骨骨折、關節軟骨及髕骨支持帶的厚度、軟骨下骨的變化。

表1 脫臼因素

1. 軟組織異常
a. 全身的關節鬆弛
b. 髕骨的過度可動性
c. 髕骨外側支持帶、關節囊及外側髕股韌帶的攣縮與過緊
d. 髕骨內側支持帶、關節囊及內側髕骨韌帶的鬆弛
e. 股內側肌與股外側肌的肌力不平均
f. 股四頭肌的作用方向往外偏移
g. 髂脛束的止端異常
h. 髕腱附著部往外側偏移
2. 骨型態‧位置異常
i. 股骨內扭與脛骨外扭
j. 股骨內髁發育不全
k. 股骨髁面太平坦
l. 膝外翻
m. 髕骨高位
n. 髕骨型態異常

引用自文獻2)

圖1 X軸影像上的測量法

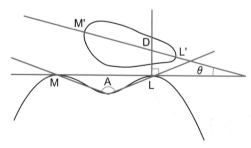

髕骨傾斜角度 ：tilting angle；角 θ；正常約10度。

髕骨外側偏移度：lateral shift；$\dfrac{DL}{M'L'} \times 100$；正常約10%

sulcus angle ：角A；正常126～150度

引用改編自文獻2)

髖骨穩定性的機能解剖

正常的髖骨在膝關節伸直時會位於髖面上方，所以會處於不穩定狀態，慢慢彎曲髖骨就會進入髖面來到適合的位置。正常來說，20度以下的輕度屈曲角度是最適合關節面的，但通常髖骨脫臼的關節從伸直到屈曲30度左右是處於最不穩定的狀態，不彎曲到60度以上的完全屈曲是不會找到最適合的位置。為了使其穩定，軟組織髖股韌帶、髖脛韌帶、髖骨支持帶、股四頭肌的平衡、股內側斜肌肌纖維(vastus medialis obliquus；VMO)就會起作用，使髖骨找到最適合的位置(圖2)。另外，當股四頭肌和髖骨韌帶外翻約10度時，髖骨必然容易往外側偏移。針對這一點，髖骨內側支持組織就會啟動，限制髖骨往外側脫離，但經過證實，其中的內側髖股韌帶(medial patellofemoral ligament；MPFL)才是最主要的穩定者。從機能解剖學來看內側支持組織，MPFL起自股骨內側副韌帶(MCL)附著部上方，終點以扇形附著於髖骨中樞內緣2/3處及VMO後面，除了屈曲15～30度以外，在其他角度時都會拉緊。VMO起自內收大肌肌膜，與部分的MPFL連結在一起，其他則繼續延伸至髖骨內側支持帶，其肌肉纖維角與股內側肌的(vastus medialis；VM)相比呈鈍角，所以當髖骨向外側偏移時，就會發揮其動態穩定者的功能。位於股外側肌(vastus lateralis；VL)遠端的股外側斜肌肌纖維(vastus lateralis obliquus；VLO)起自髂脛束，往髖骨外側支持帶延伸。在髖骨脫臼時，負責穩定髖骨向外活動的MPFL就極為容易受損，所以近年來MPFL重建術就十分受到矚目。若再加上內側髖脛韌帶、內側關節囊、髖骨內側支持帶、VMO損傷或斷裂的話，內側支持結構就會瓦解，危及髖骨的穩定性。

圖2　髖骨周邊的機能解剖

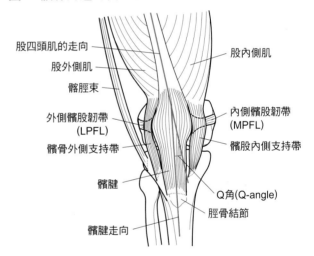

- 股四頭肌的走向
- 股外側肌
- 髂脛束
- 外側髖股韌帶 (LPFL)
- 髖骨外側支持帶
- 髖腱
- 髖腱走向
- 股內側肌
- 內側髖股韌帶 (MPFL)
- 髖股內側支持帶
- Q角(Q-angle)
- 脛骨結節

Case Study　反覆性髖骨脫臼的運動治療病例

針對同側第2次髖骨脫臼，採用保守治療，雖然運動治療後改善了可動範圍(ROM)和提升肌力，但花了很長一段時間。保守治療要先外固定2～3週，促進軟組織的修復。本病例於受傷後4週才開始運動治療，剛開始若施加過度壓力於受損的組織上，將來可能會有再脫臼或髖股關節不穩定症的危險。因此，要減輕往髖骨外側的牽引力，初期要促進外側支持組織之VL、髂脛束、闊筋膜張肌柔軟度的改善，以期間接減輕牽引力，髖骨外側支持帶的伸張運動要配合疼痛的程度去進行。另外，在肌力強化部分，要重視VM、VMO，初期以等長運動為主，邊確認受損組織的修復狀況，之後改為等張運動與阻力運動。受損部位疼痛殘留，ROM於3個月後恢復，肌力於3.5個月後恢復，VM、VMO活動力改善。但是，回到運動場後又出現疼痛與腫脹現象，故以關節鏡加以檢查，另追加進行外側支持帶鬆解術。運動治療上，為避免造成二度傷害，要特別將受損組織的修復過程也列入考慮。

◆**病例**

20多歲。

◆**過往病史**

12歲時左髖骨脫臼(進行外側支持帶鬆解術)，16歲時右髖骨脫臼(保守治療)。

◆**運動史**

祭典傳統舞蹈，於數年前開始打網球。

◆**現在病程**

打網球時為了要接球，一不小心就踩到球場上的球而扭傷右膝，膝關節因輕度屈曲、外翻、小腿強制外旋而受傷。因為疼痛而無法動，右髖骨向外側移位，但橫躺後就自然復位。當天看診時抽出少許血水，醫師診斷為右側髖骨脫臼。以膝矯具固定。2週後，改用防止髖骨脫臼之矯具(P.O.GELTEX)，

4週後進行運動治療。

◆**運動治療開始時的檢查結果**

· 從X光軸影像可以看出髖骨之tilting angle、lateral shift變大，髖骨型態為Wiberg-Baumgartl分類之第3型(圖3)。從MRI影像可以看出內側髖股韌帶(MPFL)呈現鬆弛狀態(圖4)。

· 右膝輕度灼熱、浮髕，髖骨內側有皮下出血現象。

· MPFL、髖骨內側支持帶、VM有壓痛，VM肌肉萎縮。

· ROM因疼痛而受限，他動伸展0度，屈曲50度，Ober test(奧伯氏測試)呈陽性反應。

· Q角20度，沒有全身關節鬆弛的症狀。

圖3　X光攝影

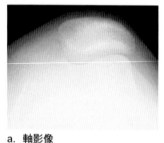 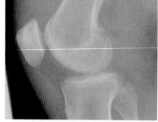

a. 軸影像　　　　　　　b. 側面照

Sulcus angle：144度，ilting angle：22度，lateral shift：27%
Wiberg-Baumgartl分類：Ⅲ型，Insall-Salvati法：LT／LP比；1.0

圖4　MRI T2強調影像

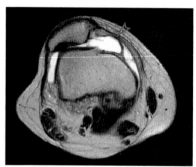

MPFL鬆弛(箭頭)

圖5　減輕往髖骨外側牽引力的運動治療

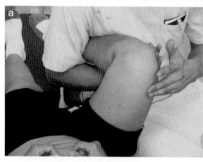

屈曲、外展、內旋運動

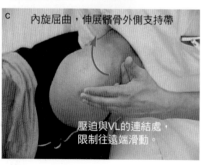

內旋屈曲，伸展髖骨外側支持帶

壓迫與VL的連結處，限制往遠端滑動。

a. VL

髖關節屈曲、膝關節屈曲及小腿內旋，反覆誘導膝關節的輕度主動伸張運動，促進VL放鬆。調整小腿內旋、內翻角度，改變誘發VL收縮的部位。

b. 闊筋膜張肌

將健側下肢固定在內收姿勢，將患側下肢從內收、外旋姿勢改為髖關節屈曲、外展、內旋，反覆誘導輕度主動運動，促進闊筋膜張肌的放鬆。另外，往內收、外旋方向進行闊筋膜張肌的伸張運動。

c. 髖骨外側支持帶

誘導膝關節屈曲、小腿內旋，進行髖骨外側支持帶的伸張運動。調整小腿內旋、內翻的角度，改變髖骨外側支持帶的伸展部位。

◆運動治療的過程

受傷4週 除了運動治療外，以防止髕骨脫臼之矯具固定。

運動處方①：改善膝關節屈曲ROM，減輕對髕骨外側的牽引力(圖5a・b)。

運動處方②：等張反覆收縮股四頭肌(特別是VM，VMO)(圖6a)，下肢伸展上舉運動。

運動處方③：限制小腿外旋的貼紮(圖6b)，冰敷。

受傷2個月 ROM他動屈曲100度。膝伸不直25度。壓痛依然存在。

運動處方④：承重姿勢下強化股四頭肌肌力(依疼痛程度從等長改為等張)。

運動處方⑤：配合疼痛程度來進行髕骨外側支持帶的伸張運動(圖5c)。

受傷3個月 膝關節可完全屈曲。

運動處方⑥：積極強化VMO肌力(圖6c)。

運動處方⑦：積極髕骨外側支持帶之伸張運動。

受傷3.5個月 不再有膝伸不直的情況，壓痛也幾乎消失。

運動處方⑧：為了回到球場上而強化動態肌力(從直線運動開始慢慢提升等級)。

受傷4.5～5.5個月 可再次舞蹈、打網球(在穿戴防止髕骨脫臼之矯具下)。

受傷6個月 出現髕骨內側疼痛與腫脹的現象(只有運動後)。

受傷8個月 以關節鏡檢查(股骨內髁有輕度軟組織損傷。髕骨外側支持帶還有點僵硬，所以追加進行外側支持帶鬆解術)。

受傷1年 運動時不再有疼痛、腫脹的現象，運動治療結束。

●

本病例因髕骨內側支持組織受損而導致長期疼痛，但因為就診不便，所以花了很長的時間才改善ROM及強化股四頭肌肌力。雖然損傷的MPFL及髕骨內側支持帶結痂後順利修復，但強度已不如原本的組織，所以身為主要動態穩定結構的VMO，強化其肌力就變得非常重要。再次回到球場上時，預防再次脫臼是非常重要的課題，另外也要考慮肌力的改善程度，動作時的疼痛及脫臼的不安感，並檢討是否要使用防止脫臼之矯具。另外，當診斷出下肢骨列異常的時候，也要考慮以矯正鞋墊治療法來矯正骨列。MPFL是限制髕骨向外側移動的最主要的制衡結構，所以當髕骨脫臼時，包含MPFL在內的內側支持組織就會受到損害，因為極有可能造成二度損傷，所以運動治療時要特別考慮這一點，並且要將損傷組織的修復過程也列入考慮，初期的運動治療要減輕往髕骨外側的牽引力並強化VMO。

圖6 強化VM、VMO肌力

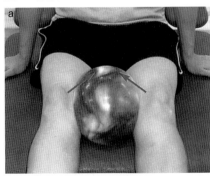
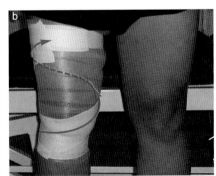
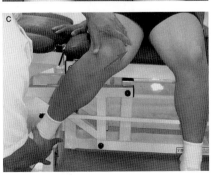

a. 等張反覆收縮
坐姿，腳伸直，讓股直肌放鬆，髖關節內收＋膝關節伸張的反覆運動，讓VMO起點的內收大肌收縮，會有助於促進VM・VMO的收縮。

b. 限制小腿外旋的貼紮
使用有彈性的貼紮膠帶從腓骨頭處沿著VMO走向以螺旋狀方式纏繞，限制小腿外旋，促進VMO活動。

c. 積極強化肌力
端坐，以拇指限制髕骨的lateral tilt，徒手拉開VMO並進行膝關節伸張運動以強化VMO肌力。這時要對VMO施以快速牽引技術，有效促進肌肉收縮。

Check it!

● 判斷是否為半月板損傷的最佳診斷工具是MRI(核磁共振攝影影像)攝影或關節鏡，但物理治療師也可以藉由徒手觸診的方式來輔助診斷，這需要正確的觸診技術與正確的關節操作技術。

● 為了在半月板切除術後可以恢復可動範圍(ROM)，利用肌肉收縮可以有效改善半月板的可動性。

● 因切除術而喪失半月板機能的膝關節，會因為力學壓力的變化而助長疼痛，所以針對骨列異常也要加以治療。

半月板損傷的分類與診斷

半月板是纖維軟骨，包覆股骨內、外髁與脛骨關節面上接觸部位的邊緣。當膝關節有異常屈曲、伸展於承重下旋轉時，半月板如果脫離正常活動路徑遭到夾擠，就會受損、破裂、剝離。依破裂方向來分類，大致可分為縱向破裂、水平向破裂、橫向破裂、複雜性破裂。臨床症狀有關節空隙的壓痛、股四頭肌萎縮、屈曲·伸展時會鎖住(locking)、只有完全伸直時會出現的extension block、轉換方向時會有軟腳不穩現象(giving way)、會有喀喀或啵啵的異聲、卡住的感覺(catching)、彈撥現象(snapping)等等。壓痛通常都只侷限在受損半月板的脛骨邊緣附近，需要與髕骨支持帶、側副韌帶等周邊組織做個區別。可以藉由MRI或關節鏡來確認，但受傷機轉與臨床症狀的確認則可以仰賴徒手觸診(圖1, 2)。

知識重點

● 針對半月板損傷的徒手觸診(圖1, 2)

圖1　Apley test, grinding test (艾普力氏測試)

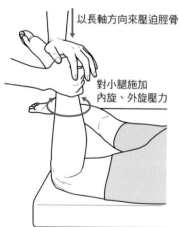

以長軸方向來壓迫脛骨

對小腿施加內旋、外旋壓力

讓病患趴臥，先採小腿外旋、膝關節屈曲的姿勢，然後邊內旋小腿，邊伸直膝關節，確認會產生疼痛的角度。在那個角度下，從長軸方向強力壓迫脛骨，並對小腿施加內、外旋壓力，若是內側產生強烈疼痛，則懷疑是內側半月板受損；若是外側產生疼痛則是外側半月板受損。

圖2　McMurray test(馬克默瑞試驗)

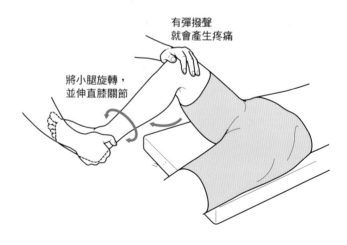

有彈撥聲就會產生疼痛

將小腿旋轉，並伸直膝關節

先採膝關節最大的屈曲姿勢，一邊將小腿旋轉一邊伸直膝關節。當觸診有彈撥聲時，則懷疑可能是半月板後段受損。小腿外旋時有彈撥聲，可能是內側半月板受損；內旋時有彈撥聲，則可能是外側半月板異常。於膝關節彎曲90度時再做同樣的動作，若有彈撥聲即是半月板中段異常。

關於半月板運動的機能解剖學

　　半月板於膝關節內，埋在圓形的股骨髁部與平坦的脛骨髁部中間，功能是當接觸面積擴大時，要幫忙分散施加於關節上的壓縮應力。內側、外側半月板都以前角、後角固定在脛骨上，其他部分為了在關節運動時取得相容性，會配合股骨髁部的移動而前後滑動。膝關節屈曲時，內側、外側半月板會往後方移動；膝關節伸展時，兩者皆往前方移動。小腿內旋時，內側半月板往前方移動，外側半月板往後方移動。外旋時，內側半月板往後方移動，外側半月板則往前方移動。內側半月板因與內側副韌帶之後斜向纖維緊密結合在一起等理由，與外側半月板相比，移動量比較少。膝關節最大屈曲姿勢下，股骨外髁從脛骨關節面往後方半脫位，所以外側半月板就需要較大的可動性。使半月板移動的力量來源，不僅只有配合股骨髁部動作的他動結構，還有肌肉收縮的主動結構。內側半月板和半膜肌結合在一起，外側半月板和膕肌結合在一起，肌肉收縮時，半月板會往後方移動，防止受到夾擠。另外，膝關節屈曲時，與內側半月板緊密結合在一起的內側副韌帶之後斜向纖維，以及與外側半月板結合在一起的半月板股骨韌帶會因為鬆弛而使半月板往後移動(圖3)。膝關節伸展時，藉由股四頭肌的收縮，會從前方將連結兩側半月板的橫韌帶往前牽引，而髕骨下脂肪墊及與半月板直接結合在一起的內側、外側半月板股骨韌帶則會因為拉緊而往前移動。另外，膝關節伸展時，內側副韌帶之後斜向纖維及半月板股骨韌帶會因為旋緊而使半月板往前移動(圖4)。

圖3　與半月板往後移動有關的組織

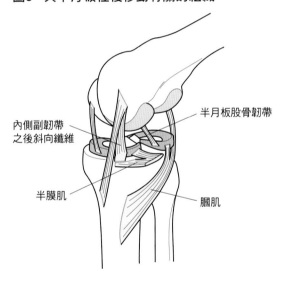

內側副韌帶
之後斜向纖維

半膜肌

半月板股骨韌帶

膕肌

圖4　與半月板往前移動有關的組織

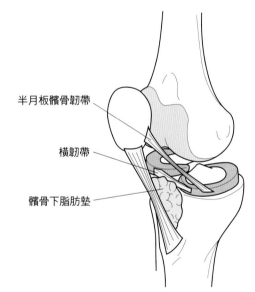

半月板髕骨韌帶

橫韌帶

髕骨下脂肪墊

　　這個病例是以關節鏡手術切除部分半月板之後，雖然術後初期就恢復ROM，但出院後膝關節疼痛情況卻慢慢加劇，之後要再改善就非常困難。因為運動治療也顧及了半月板的前、後移動，所以術後初期很快就恢復膝關節的ROM，且可以不拄枴杖步行。但是，術後2個月髖股關節外側的疼痛加劇，有跛行及膝關節ROM受限的情形。原因可能是出自於股內側肌、股外側肌的硬度不平均，下肢骨列異常，所以再次進行運動治療並指導正確的姿勢與動作。花了4個月的時間才又恢復正常步行、上下樓梯與跪坐。

◆**病例**

40多歲。過往病史中無特別註記。

◆**現在病程**

從樓梯上摔落受傷。至本院就診，醫生診斷為右外側半月板損傷。

◆**運動治療開始時的檢查結果**

- 受傷後從MRI影像可看出外側半月板的中後段連結處附近有水平向破裂的情況。
- 膝內側及外側關節空隙前因關節鏡手術而有侵入性傷口。
- 膝關節的ROM，以主動協助方式，屈曲70度，伸展－20度。

◆**運動治療過程**

手術　以關節鏡手術切除部分半月板。

術後4天　無承重限制，開始ROM訓練。

運動處方①：保護術後傷口，利用交互抑制來進行屈曲ROM訓練。

運動處方②：利用半膜肌、膕肌、股四頭肌的收縮來改善半月板可動性(圖5～7)。

術後15天　出院。之後每週回診2～3次。他動下可以將膝關節完全屈曲與伸展。膝伸不直約10度。可不拄枴杖步行。

術後2個月　步行時的疼痛加劇。因knee in-toe out情形變嚴重，所以髕骨外側會疼痛。股外側肌攣縮、股內側肌輕度萎縮。主動膝關節屈曲只到100度，偏低。

運動處方③：針對股外側肌進行直接伸張運動。

運動處方④：以貼紮治療，進行恢復股內側肌肌力的運動。

運動處方⑤：藉由單腳站立的練習來矯正knee in-toe out的情況。

術後3個月　於平地步行時不再疼痛。

圖5　藉由半膜肌收縮來改善內側半月板往後移動的運動

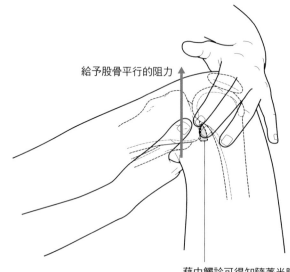

給予股骨平行的阻力

藉由觸診可得知隨著半膜肌的收縮，內側半月板會往後方移動

讓病患仰躺，膝關節約彎曲100度，於脛骨內髁後方對股骨長軸施以平行的阻力，然後以主動協助方式讓膝關節進行屈曲運動。藉由觸診可得知，在內側副韌帶後方的關節空隙，收縮時，一邊以觸診確認往後移動的內側半月板，一邊進行運動。

術後4個月　上下樓梯時不再疼痛。
術後6個月　可跪坐，運動治療結束。

●

　　本病例之所以難以治療，其理由是因為留有機能障礙的膝關節，又因為骨列異常導致在力學上處於較為不利的狀態。雖然大前提是要改善半月板的可動性、矯正肌力硬度等自體機能的恢復，但是因為膝關節和其他關節運動密不可分，所以調整骨列使膝關節的活動路徑不會脫軌也是非常重要的。

圖6　藉由膕肌收縮來改善外側半月板往後移動的運動

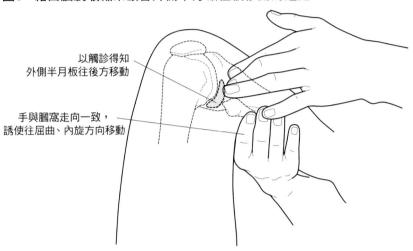

以觸診得知
外側半月板往後方移動

手與膕窩走向一致，
誘使往屈曲、內旋方向移動

讓病患仰躺，手勢要與膕肌的走向一致，食指的尖端要配合外上髁的方向。膝關節屈曲90度為開始姿勢，再以主動--協助方式讓膝關節屈曲、內旋，使膕肌的附著部往起點方向靠近。在髂脛束與股二頭肌中間的關節空隙，收縮時一邊以觸診確認往後移動的外側半月板，一邊進行運動。

圖7　藉由股四頭肌收縮來改善內側、外側半月板往前方移動的運動

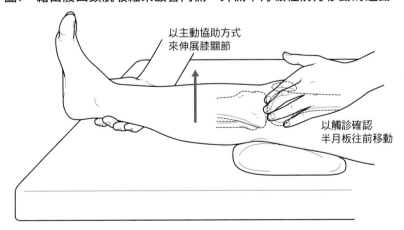

以主動協助方式
來伸展膝關節

以觸診確認
半月板往前移動

讓病患仰躺，膕窩處墊個小枕頭，以主動--協助方式讓膝關節從輕度屈曲姿勢進行伸張運動。手指頭壓在內側副韌帶、髕骨韌帶與髂脛束、髕骨韌帶之間的關節空隙處，收縮時，藉由觸診確認內側、外側半月板往前移動，然後進行伸張運動(上圖為觸診內側半月板)。

Check it !

- ●針對引發鵝足炎的關鍵肌肉進行辨別測試，找出造成鵝足部疼痛的肌肉，這樣才能有效給予治療。
- ●造成鵝足部疼痛的多半是股薄肌與縫匠肌，能針對這兩條肌肉確實做到伸張運動是很重要的治療技術。
- ●在骨列異常造成強大影響力的病例中，適時使用矯正鞋墊會有助於縮短治療的時間。

針對鵝足炎的關鍵肌肉鑑別測試

這是為了加以分辨鵝足部疼痛是否與鵝足肌群有關的徒手觸診。選擇性對股薄肌、縫匠肌、半腱肌等肌肉進行伸展刺激，使肌肉因承重刺激而引發疼痛。在我個人遇到的病例中多半都是因為股薄肌或與股薄肌起連鎖關係而引發鵝足部疼痛。

- ●**縫匠肌的測試(圖1a)**：讓病患的下側腳彎曲保持骨盆後傾。伸展患側腳的髖關節，並使其內收，最後，伸展膝關節使縫匠肌得以伸展。如果鵝足部出現疼痛現象即呈陽性。髖關節伸展會使半腱肌鬆弛，髖關節內收則股薄肌會鬆弛。
- ●**股薄肌的測試(圖1b)**：讓病患仰躺，彎曲膝關節，伸展髖關節並做出最大幅度的外展。然後伸展膝關節，讓股薄肌得以伸展。如果鵝足部會疼痛則呈陽性。髖關節伸展會使半腱肌鬆弛，髖關節外展則會使縫匠肌鬆弛。
- ●**半腱肌的測試(圖1c)**：讓病患仰躺，髖關節屈曲並內收。然後在這個姿勢下伸展膝關節，使半腱肌得以伸展。如果鵝足部會疼痛則呈陽性。髖關節屈曲會使縫匠肌鬆弛，而髖關節內收則會使股薄肌鬆弛。

知識重點

圖1 關鍵肌肉鑑別測試

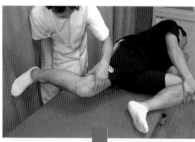
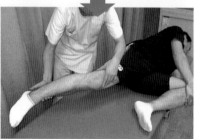
a. 縫匠肌的測試

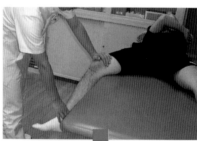
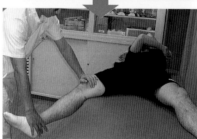
b. 股薄肌的測試

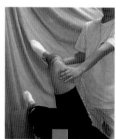
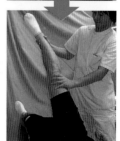
c. 半腱肌的測試

鵝足肌群與膝關節穩定性之間的機能解剖學關連

股薄肌起自恥骨聯合外側，與縫匠肌肌腱、半腱肌肌腱共同形成鵝足肌腱附著於脛骨結節內側。其作用是在髖關節處，可內收、屈曲，在膝關節處可屈曲、內旋小腿。鵝足部會疼痛的病例，幾乎股薄肌都會有壓痛。

縫匠肌起自髂骨前下棘，從大腿前面往內下方延伸。經膝關節屈伸軸的後方，附於脛骨結節內側，是一條繩狀的肌肉。其作用是在髖關節處可屈曲、外旋，在膝關節可屈曲。與股薄肌肌腱共同形成鵝足肌腱，具有穩定膝關節的功用。當需要過度knee in的動作時，以股薄肌為首，鵝足肌群就會對小腿外旋強制力產生拮抗作用，使膝關節穩定(圖2)。

半腱肌起自坐骨結節，止於脛骨結節內側。其作用是在髖關節可伸展，在膝關節可屈曲，可內旋小腿。疼痛的原因很少與半腱肌有關。

而所謂鵝足炎是股薄肌肌腱、縫匠肌肌腱、半腱肌肌腱共同形成的鵝足肌腱，因慢跑為主的膝關節反覆屈伸而使鵝足部過度摩擦所造成。

承重下，在小腿外旋姿勢反覆屈伸動作就會引發疼痛，小腿內旋姿勢反覆屈伸，疼痛就會減輕。另外，如果以貼紮限制小腿外旋後再去跑步的話，疼痛也會減輕。

從股薄肌的局部壓痛以及關鍵肌肉辨別測試的高度陽性反應看來，鵝足黏液囊本身發炎且股薄肌攣縮，造成摩擦刺激加大及附著部因發炎而引發疼痛，這些正是鵝足部疼痛的最大主因。再加上大腿過度內旋與小腿過度外旋等骨列異常，又助長了上述的疼痛因子，疼痛也才會久久不癒。

圖2　鵝足肌群具穩定膝關節之功效

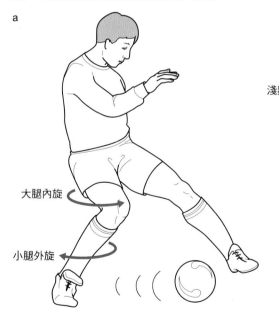

a

大腿內旋

小腿外旋

在需要過度knee in的動作中，以股薄肌為首的鵝足肌群會對小腿外旋強制力產生拮抗作用，進而於動態時穩定膝關節(b)

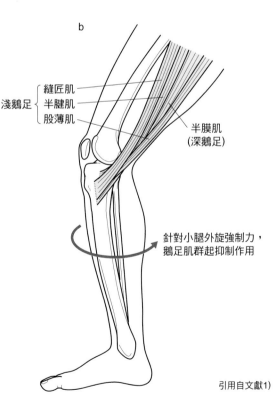

b

縫匠肌
淺鵝足 半腱肌
股薄肌

半膜肌
(深鵝足)

針對小腿外旋強制力，
鵝足肌群起抑制作用

引用自文獻1)

　　這個病例是利用矯正鞋墊有效治療因骨列異常引起的鵝足炎。確認鵝足部、股薄肌肌腱部位有壓痛。依關鍵肌肉辨別測試，股薄肌呈陽性反應。跑步時的骨列呈現過度knee in-toe out。承重時，在小腿外旋姿勢下的屈伸動作會引發疼痛，小腿內旋姿勢下的屈伸，疼痛情況就會減輕。另外，如果以貼紮限制小腿外旋後再去跑步，疼痛情況也會減緩。所以，強烈懷疑鵝足部的疼痛與小腿強制外旋有關。在本病例中縱使改善了股薄肌的柔軟度，卻不見鵝足部的疼痛完全消失，所以追加了以矯正鞋墊來矯正骨列的治療。從腳跟著地到站立中期，這段期間以矯正鞋墊來誘導小腿內旋。

◆病例

10多歲。3年前右腳踝關節曾經扭傷挫傷。

◆現在病程

從3週前開始右膝關節疼痛。比起以前，最近長時間跑步時常常會出現疼痛現象。

◆運動治療開始時的檢查結果

・鵝足部、股薄肌肌腱有壓痛。

・關鍵肌肉辨別測試，股薄肌呈陽性。

・跑步時的骨列呈現過度knee in-toe out。

・起立時的靜態骨列呈現小腿過度內旋，及有雞

眼式之髕骨(squinting patella)。

◆運動治療過程

開始運動治療(第1次治療)

運動處方①：進行選擇性伸張運動(圖3)，藉以排除對股薄肌造成牽引刺激。壓迫股薄肌終點的近端部往遠端牽引，在不牽引鵝足部的狀態下利用髖關節外展運動來伸展壓迫部位近端的股薄肌。

運動治療開始後4天(第2次治療)

運動處方②：製作矯正鞋墊

圖3　針對股薄肌進行選擇性伸張運動

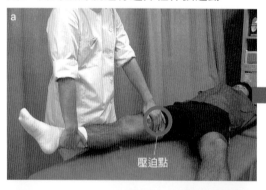
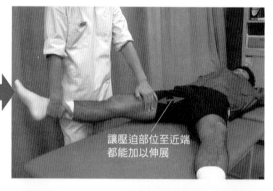
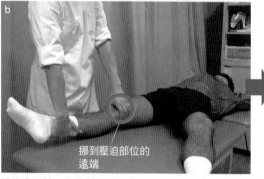
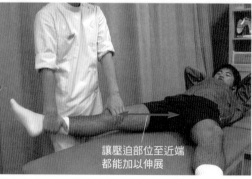

讓病患仰躺，先將對側腳輕度外展並加以固定。伸張運動的基本作法是在不帶給股薄肌終點牽引刺激的狀態下改善近端的伸展性。觸診確認股薄肌後，邊壓迫股薄肌邊以主動--協助方式將髖關節外展(a)。在外展時感覺到股薄肌拉緊後再內收，重複外展-內收動作。慢慢將股薄肌壓迫點移到遠端，然後重複同樣動作(b)。藉由治療師的壓迫只伸展近端部位是這個伸張運動的特點。

為了矯正knee in-toe out的骨列異常而製作矯正鞋墊。

運動治療開始後10天(第3次治療)

跑步時的疼痛幾乎消失，鵝足部與股薄肌肌腱處的壓痛也消失了。完成矯正鞋墊的治療，運動治療結束。

針對鵝足炎的第一治療選擇，就是針對鵝足肌群的選擇性伸張運動(圖3‧5)，但治療過程中若判定骨列異常的影響也很強烈時，就要適時給予針對改善骨列異常的矯正鞋墊治療，這樣才能有效縮短運動治療的時間。

圖4　製作矯正鞋墊

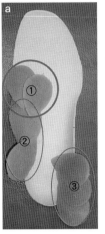
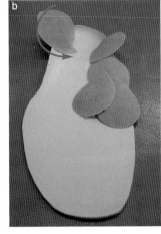
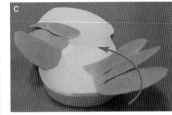

a. 上方俯瞰圖
①保持前足部的橫弓。
②支撐。
③誘導小腿內旋。
b. 從前方看
c. 從後方看

圖5　針對縫匠肌的選擇性伸張運動

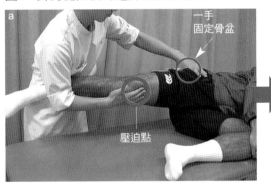
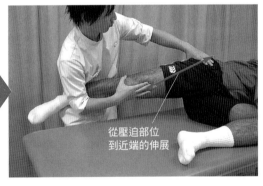
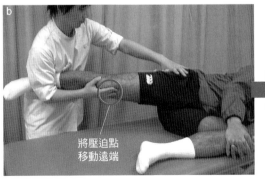
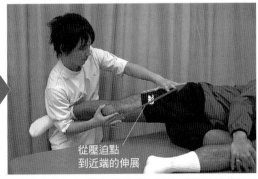

讓病患側臥，對側腳髖關節、膝關節屈曲並加以固定住。伸張運動的基本方式與前述股薄肌相同，都是不要帶給肌腱終點牽引刺激，然後改善近端的伸展性。觸診確認縫匠肌後，邊壓迫縫匠肌邊以主動－協助方式將髖關節伸展內收(a)。壓迫縫匠肌肌腱終點的近端部位，然後往遠端牽引。慢慢將壓迫點移到遠端，然後重複同樣動作(b)。藉由治療師的壓迫只伸展近端是這個伸張運動的特點。

踝關節・足部

踝關節外側副韌帶損傷的運動治療

Check it !

●踝關節外側副韌帶(LCL)損傷的程度分類：I度，前距腓韌帶(ATFL)或跟腓韌帶(CFL)有輕微損傷或部分斷裂；II度，ATFL或CFL完全斷裂(單獨症狀)；III度，ATFL及CFL完全斷裂。III度損傷的情況，是選擇保守治療或外科手術治療，在醫界常有意見紛歧的情況。

●當踝關節扭傷造成踝關節LCL受損時，在急性期要依RICE原則加以處理，徹底做好浮腫管理。直到受傷後3週踝關節LCL延長(elongation，III型則是膠原蛋白之形成)，這段期間都要特別注意且致力於預防軟組織間的沾黏。

●攣縮期內(4週以後)要積極改善可動範圍(ROM)、改善肌力、恢復固有感覺，從慢跑等較輕鬆的運動開始慢慢增加承重。

踝關節LCL損傷時的理學檢查與整型外科治療

　　當運動或健身時發生頻率最高的就是踝關節LCL損傷(佔所有運動傷害的15～25%)[1]。踝關節LCL由前距腓韌帶(ATFL)、跟腓韌帶(CFL)、後距腓韌帶(PTFL)3條韌帶所組成(圖1)。最容易受損的ATFL是屬於關節囊韌帶，若後足部外側下緣有皮下出血斑，則表示損傷伴隨關節囊破裂[2]。多數的踝關節損傷都發生於踝關節內翻扭傷的時候。但是，踝關節內翻扭傷時，除了LCL受損，常會伴隨其他合併症，所以也要多留意其他部位的受損情形。

　　當有陳舊性關節不穩定的情況，從壓力X光攝影(stress view)可看出距骨傾斜(talar tilt)及往前移動的距離都加大了(圖

圖1　踝關節外側韌帶

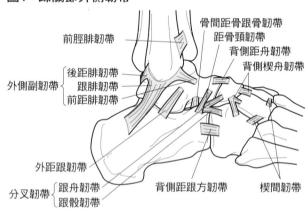

踝關節外側韌帶都起自於外髁下端或前緣部位。當踝關節扭傷時，除了踝關節LCL損傷外，通常都還會引起其他外側的韌帶或骨軟骨等的損傷。

2)。距骨傾斜7度或是和健側差距5度以上都是異常[2]，15度以上通常會合併CFL損傷[3]。前拉測試中和健側差距2mm以上[3]或者10%以上[2]則是異常。在ATFL斷裂的病例中，距骨會內旋被往前拉，若要在承重姿勢下檢查不穩定性的話，可使用向後轉測試[4]。

　　韌帶損傷的程度分類：I度是輕微斷裂；II度是部分斷裂；III度是完全斷裂。但是踝關節LCL損傷的情況，因為並非單一條韌帶，而是3條韌帶集結的複合體韌帶損傷，以及和保守治療的成效不同，故有其獨特的分類法。I度是ATFL或CFL有輕微損傷或部分斷裂；II度是ATFL或CFL完全斷裂(單一症狀)；III度是ATFL及CFL完全斷裂。II度損傷時，採用保守治療或外科手術治療成效差不多，但是III度損傷時，選擇哪一種則尚未有統一的意見。不過，有些病例是即便有不穩定情況，也毫無症狀，依然可以繼續運動，再加上矯具、支架的改良，以及針對半陳舊性病例改以不犧牲腓骨肌肌腱的手術之開發，慢慢地都忽略了一次性縫合韌帶的重要性。

圖2 針對踝關節外側副韌帶損傷的X光壓力攝影(stress view)

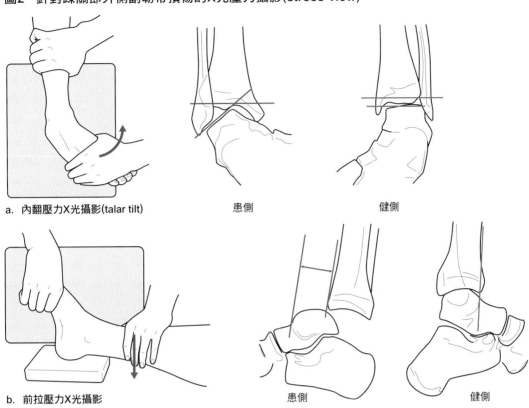

a. 內翻壓力X光攝影(talar tilt)　　　　　患側　　　　　　健側

b. 前拉壓力X光攝影　　　　　　　　　　患側　　　　　　健側

踝關節LCL之生物力學

　　前距腓韌帶(ATFL)、跟腓韌帶(CFL)、後距腓韌帶(PTFL)的起點都集中在外髁關節面下端或前緣 (圖1)。根據大關的報告[5]，在踝關節蹠背屈中間位置時，是LCL全體都處於較為鬆弛的狀態。因此， 當踝關節內翻扭傷在進行踝關節LCL損傷運動治療時，要先將踝關節固定在中間位置。踝關蹠屈時， ATFL會拉緊，CFL與PTFL會鬆弛。踝關節背屈時，ATFL會鬆弛，CFL與PTFL則會拉緊(圖3)。 試著將ATFL分為上緣、中緣、下緣，將CFL分為前緣、中緣、後緣來看其韌帶長度變化，ATFL的 下緣與CFL的前緣在蹠屈、背屈時的長度變化量非常小，能維持較良好的等長性(isometry)(圖4)。因 此，在進行ATFL、CFL的解剖韌帶重建術時，都會以重建這個部位為原則。

圖3 踝關節蹠屈背屈角度與長度變形量

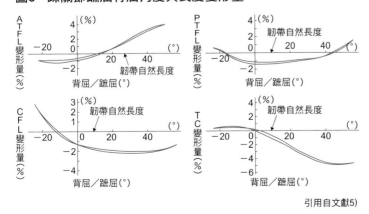

圖4 ATFL與CFL蹠背屈時的長度變化

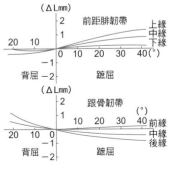

引用自文獻5)　　　　　　　　　　　　　　　　　　　　　　　引用自文獻5)

　　這是踢足球時造成踝關節蹠屈內翻扭傷的病例。因短時間內兩次踝關節強制蹠屈、強制內翻而受傷。第一次，受傷5週內都以貼布與彈性繃帶固定，但因為可動範圍(ROM)受限而就診開始運動治療。踝關節蹠屈、背屈、內翻都有ROM受限情況，主要原因是皮下組織及皮膚之間的滑動性降低。隨著皮膚滑動度提高，情況就立即改善了。另外，病患主訴蹲下時踝關節後內側深部有疼痛感，但經觸診並無發現壓痛點。運動治療開始4週後，只有蹲下時的疼痛未改善，所以便請醫生直接於關節內注射類固醇，情況明顯改善，在第2次注射後疼痛完全消失。運動治療開始6週後完全康復。但是，10天後又在一次足球練習中因為踝關節蹠屈、內翻而受傷。防護員接獲通知事先做了RICE緊急處理。5天後開始接受運動治療時有明顯腫脹的情況，所以併用了軟墊與繃帶進行浮腫管理(圖5)，直到腫脹消退。壓痛部位為ATFL、跗骨凹、第5趾跗蹠間關節，強制往前拉時，會有輕度不穩定的現象。指導貼紮來防止日常生活中的內翻壓力(圖6)。在浮腫管理的主動ROM訓練中，蹠屈、背屈各自以10～20度的程度為限。受傷後經過4週，強制往前方拉的時候不再有不穩定的現象，ATFL等的壓痛也幾乎消失，唯獨背屈、蹠屈及內翻時還有些許ROM受限情況。經徒手ROM訓練(圖7)，已順利改善，從受傷後5週開始慢慢找回球感，於7週時可完全回到球場上。

··

◆病例

10多歲。過往病史中無特別註記。

◆現在病程

- 第一次：練習足球時，跑步的時候因為被對方的腳尖勾到而使踝關節強制蹠屈、內翻而受傷。
- 第二次：與對方爭球頂球時，著地的時候因為踩到對方的腳而使踝關節蹠屈、內翻而受傷。

◆運動治療開始時的檢查結果

- 第一次：受傷後約5週，左右腳的踝關節蹠背屈差距有5～10度。蹲下時載距突的後上方深部會疼痛。無壓痛點。足部皮膚的可動性低下，左右兩隻腳有明顯差距。背屈時踝關節前方有卡卡的感覺。
- 第二次：受傷後5天，踝關節外側腫脹。外側的壓痛部位是ATFL、跗骨凹、第5趾跗蹠間關節。強制前拉時會有輕度不穩定現象。

◆過程

〔第一次〕

初次治療時

運動處方①：伴隨關節運動的皮膚可動性之改善訓練，ROM受限情況幾乎消失。

治療開始後1週　改善了踝關節ROM，並維持沒有退步。但是背屈時會有點卡卡的感覺。

運動處方②：一邊擠壓距骨，一邊讓踝關節背屈，如此卡卡的感覺改善了(圖7a)。

治療開始後2週　蹲下的時候後內側仍會感覺疼

痛。懷疑是跗骨凹的滑動性偏低，雖然加以治療但是並無改善，懷疑是關節內疼痛。

治療開始後4週　因為運動治療後的情況並未改善，醫生就改以關節內注射。疼痛明顯減緩。

治療開始後5週　第二次關節內注射以後，疼痛幾乎都消失了，所以，可以慢慢開始一些場邊訓練。

治療開始後6週　在貼紮下可以開始一些對人的練習。並且回到球場上。

〔第二次〕

受傷5天後(初次治療時)

運動處方③：使用壓迫用的軟墊與繃帶來進行浮腫管理。也可以在自家操作，直到消腫為止(圖5)。

治療開始後2週　浮腫情況減輕很多，但是並沒有完全消腫，於是繼續壓迫治療。因為只有簡易的支架協助支撐，所以日常生活中併用貼紮(圖6)。

治療開始後4週　完全消腫了，壓痛也幾乎全消失。但是踝關節背屈及內翻、蹠屈還有些許受限情況。這時肌力也已經恢復。可以慢跑。

運動處方④：背屈、蹠屈內翻的ROM訓練。

運動處方⑤：使用平衡球來訓練固有感覺。

治療開始後5週　踝關節蹠屈、內翻僅有一點點ROM受限。並沒有其他特別的問題。可以慢慢開始左右的踏步或運球等一些不對人的

練習。

治療開始後7週　可以開始對人練習。如果沒有特別的問題，可以再次回到球場上。

● 針對踝關節外側副韌帶損傷後顧及韌帶修復期的運動治療(ROM方面的注意點)(圖5〜7)

圖5　浮腫管理

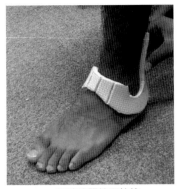
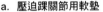
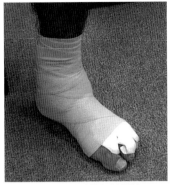
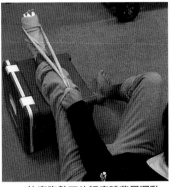

a. 壓迫踝關節用軟墊　　　b. 以彈性繃帶加以壓迫　　　c. 抬高姿勢下的輕度蹠背屈運動

急性期後若未完全消腫則容易導致攣縮。足部是下肢末端，容易受到重力影響而使整個足部腫脹，若皮膚、皮下組織、跗骨凹、伸肌支持帶等沾黏的話，就容易發生ROM受限的情況。因此，必須確實做好浮腫管理。

製作配合骨形的踝關節壓迫用軟墊(a)。內髁、外髁周圍、踝關節前方、阿基里斯腱內外側等這些部位是即使施加壓迫力卻仍舊容易浮腫的部位，所以要配合腳型製作適當的壓迫軟墊(責任編輯淺野氏提案)。在前足部以紗布塞進蹠骨間的縫隙。再以彈性繃帶纏繞來加以壓迫(b)。在壓迫狀態下，進行輕度抵抗的蹠背屈運動，讓肌肉起幫浦作用(c)，蹠屈時稍微增加一點阻力。蹠屈、背屈都以10〜20度為限，不要增加受損韌帶的負擔。初期就開始一些輕柔的運動治療，並減輕浮腫情況，對於維持肌腱、神經等軟組織的滑動性極具效果，另外預防攣縮也是很重要的。

圖6　貼紮

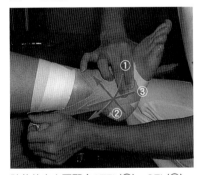

貼紮的走向要配合ATFL(①)，CFL(②)。本病例要另外再加牽制對蹠間關節(③)的貼紮。①是先讓踝關節採背屈姿勢，往距骨滑車外側的後方拉緊；②是先讓踝關節輕度蹠屈，往跟骨外翻的方向拉緊；③是將第5蹠骨背屈、旋前。

圖7　ROM訓練

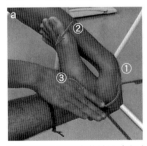
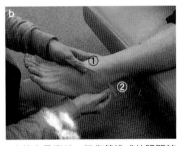

受傷第4週以後沾黏情況會加劇，也就容易攣縮。扭傷等造成的踝關節LCL損傷容易受到疏忽，所以常常會留下不穩定的後遺症，另外，損傷程度若是重度的話，因固定時間長，攣縮情況也就容易隨之產生。

a. 改善背屈受限情況

不僅踝關節後方組織會縮短，前方也容易會有卡卡的背屈受限情況。與患肢同側的手將跟骨拉到遠端(①)，手臂將前足部往背屈方向壓(②)。另外一隻手將距骨由前方往後擠壓(③)，如此一來可以改善卡卡的感覺。

b. 改善蹠屈內翻受限情況

針對因ATFL縮短與攣縮而造成蹠屈、內翻受限的情況，在病患前方從距骨頸部抓握住距骨滑車外側，邊將距骨往前方拉出邊使其內旋(①)。另外一隻手抓握住跟骨，藉由跟骨誘導距骨從後方往前移動(②)。邊進行①②，邊想像以①②的力量將距骨滑車成為拱形橋樣的弓形。

2 Morton(摩頓氏)症的矯正鞋墊治療法

Check it !

- Morton(摩頓氏)症主要的症狀是承重時或步行時,腳趾會有放射痛的症狀。
- 病因多半是因為前足部橫弓過低,使蹠骨、深橫蹠骨韌帶、腱膜所組成的空隙變得狹小,在步行時又因為腳趾伸展而拉扯足底內外側神經。
- 前足部橫弓低下的情況,矯正鞋墊有助於保持足弓弧度。
- Morton(摩頓氏)症的發病與前足部的外張(八字腳)有關,而後、中足部的骨列則依病例而有所不同。有的是伴隨後足部過度旋前的扁平足,也有伴隨旋後的空凹足,所以製作矯正鞋墊之前應該要先加以確認。

具特徵的理學症狀與一般整型外科的治療方式

Morton(摩頓氏)症是屬於壓迫性神經障礙(圖1),由內側及外側足底神經分枝而來的足底趾神經,於蹠骨遠端在由深橫蹠骨韌帶、蹠骨及腱膜形成的空隙隧道中受到壓迫而產生的。病患主訴步行等承重的時候腳趾常有放射痛症狀,偶爾靜態下也會感覺疼痛。就理學檢查來說,首先要先確認有無Tinel sign。一般來說疼痛多發生於第3、4趾間,但臨床上務必要確認每個趾間是否都有壓痛。另外,Morton(摩頓氏)症也常合併腳趾感覺障礙問題。前足部橫弓低下的病例非常多,診斷之前還應該事先掌握承重下X光攝影、步行時的足部拓印、前足部的外張程度等訊息。

一般的治療方式有局部注射或矯正鞋墊治療。另外,鞋子楦頭若太窄的話,會因為單邊壓迫而引發疼痛,所以要改穿楦頭寬一點的鞋子。如果這些保守治療都無效時,就必須開刀切除神經瘤。

圖1 於蹠骨部位的足底內外側趾神經走向

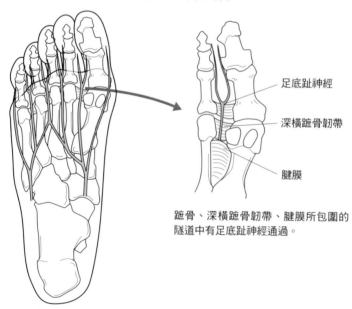

足底趾神經

深橫蹠骨韌帶

腱膜

蹠骨、深橫蹠骨韌帶、腱膜所包圍的
隧道中有足底趾神經通過。

前足部橫弓與趾神經的機能學關係

前足部橫弓位於蹠骨部位，從額切面看來就像是座拱橋。前足部承重時橫弓就會降低，但此時第1蹠骨就會內收旋後。另一方面，第4與第5蹠骨承重則會外展旋前。第2及第3蹠骨則會由楔狀骨以卡榫形式牢牢固定，並再藉由韌帶的固定使其更加牢固，完全不會旋轉(圖2)。這一連串的動作可從承重X光攝影的影像中獲得確認。

足底側趾神經由內側足底神經及外側足底神經分出後，各自往蹠骨延伸直達腳趾。在蹠骨部位，深橫蹠骨韌帶與兩側骨頭形成一個類似隧道的蹠間空隙，足底側趾神經從中穿越(圖1)當前足部橫弓降低時，蹠骨間距擴大，蹠間空隙就會變狹窄。在這樣的狀態下，當腳趾伸展時趾神經就會受到壓迫，末梢也同時會受到影響，而因此引發疼痛(圖3)。

圖2　前足部橫弓低下結構

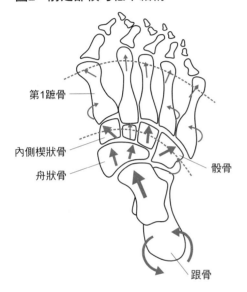

第1蹠骨

內側楔狀骨

舟狀骨

骰骨

跟骨

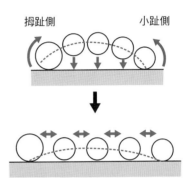

拇趾側　　　小趾側

當足弓降低時，因跟骨旋前而使舟狀骨往底部下墜，並往前方突出。同時楔狀骨也會墜到底部並向前突出。另一方面，骰骨會伴隨跟骨的旋前，本身也旋前並向前突出。隨著這些動作，第1蹠骨會旋後，第4、5蹠骨也會旋前。第2、3蹠骨則不會轉動，直接往底部下墜。楔狀骨和骰骨會因為被擠壓而成八字腳。

圖3　伴隨前足部橫弓低下而使蹠間空隙變狹窄

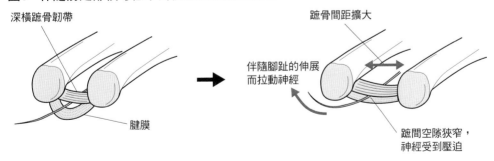

深橫蹠骨韌帶

腱膜

伴隨腳趾的伸展而拉動神經

蹠骨間距擴大

蹠間空隙狹窄，神經受到壓迫

前足部橫弓降低會伴隨前足部蹠骨間距的擴大，所以深橫蹠骨韌帶和腱膜會拉緊，蹠間空隙就會變得狹窄。再加上步行時腳趾會伸展，趾神經就會因受到牽引而引發疼痛。

　　針對步行時腳趾會呈現放射痛的Morton(摩頓氏)症，以矯正鞋墊加以治療的病例。第2、3蹠骨之間及第3、4蹠骨之間有tinel sign，並有強烈壓痛。從足部拓印可看出內側縱向足弓、前足部橫弓低下。腳趾的放射痛是因為蹠間空隙狹窄造成足底側趾神經受到壓迫所引起，所以為了保持足弓，必須製作矯正用鞋墊。4週後步行時的放射痛消失了。

　　針對Morton(摩頓氏)症的治療，通常第一選擇都是矯正鞋墊。目的是為了保持前足部的橫弓，所以必須確實黏貼好所有墊片。前足部橫弓的低下與內側縱向足弓低下有很大的關連，但並非每個病例都會有內側縱向足弓低下的問題，所以要針對每個不同的病例製作適合的矯正鞋墊。

◆病例

50多歲。過往病史與家族病史中無特別註記。

◆現在病程

大約從3個月前開始，因步行時腳趾疼痛而至本院就醫。醫師診斷為左腳Morton(摩頓氏)症，以矯正鞋墊為主進行運動治療。

◆初診時的檢查結果

・腳跟離地期腳趾有放射痛。

・以他動方式伸展腳趾，出現疼痛現象。

・第2、3蹠骨之間及第3、4蹠骨之間有tinel sign。

・無感覺障礙。

・從步行時的足部拓印看來，內側縱向足弓及前足部橫弓低下(圖4)。

・從承重X光片看來，前足部有外張現象(圖4)。

◆運動治療過程

矯正鞋墊：為了保持前足部橫弓與內側縱向足弓而製作矯正鞋墊(圖5)。

矯正鞋墊治療第一天　減輕步行時的放散痛。

運動處方①：以自主訓練來強化足部內在肌。

矯正鞋墊治療4週　步行時的放散痛消失。

圖4　步行時的足部拓印及承重X光攝影背屈影像

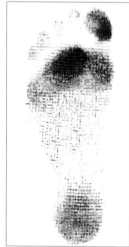 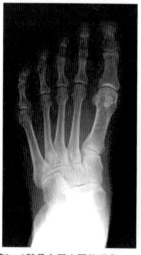 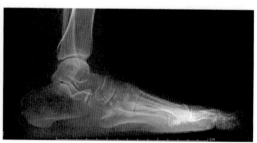

前足部有外張現象。另外，第2、3蹠骨有壓力聚集現象。

Morton(摩頓氏)症的發病機轉很多都是因為前足部橫弓低下造成外張所引起的。外張時深橫蹠骨韌帶和腱膜就會拉緊,其所圍繞起來的蹠間空隙就會變狹窄,然後壓迫趾神經。因此,若要維持前足部橫弓,就要製作特殊的足弓墊來加以治療。另外,雖然內側縱向足弓未必一定會下降,但可以合併製作中、後足部的矯正鞋墊。為了使鞋墊發揮效果,鞋子必須選擇楦頭寬的才行。

圖5　矯正鞋墊的製作方式

保持前足部橫弓

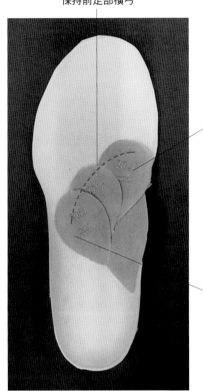

誘導第1蹠骨旋前

誘導第5蹠骨旋後

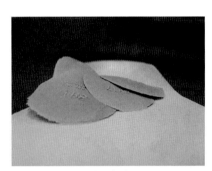

從前方看

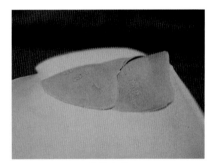

從後方看

使用EMSOLD公司的舟狀骨墊片搭配蹠骨墊片,貼在足底板上。首先,為了保持內側縱向足弓,在舟狀骨正下方貼上舟狀骨墊片。接著貼上蹠骨墊片來保持前足部橫弓,但其實重點是要支撐蹠骨近端部位。

踝關節‧足部

3 阿基里斯腱斷裂縫合術後的運動治療

Check it !

- ●阿基里斯腱斷裂大多發生於30～40歲的休閒運動中，超過40歲的則好發於日常生活中。治療之前要先清楚掌握受傷機轉等特徵及臨床症狀。
- ●要先瞭解肌腱的修復過程，再進行不會妨礙修復的運動治療。
- ●將修復過程分成結痂未成熟期、結痂安定期、再構築期三期，再依各期進行適當的運動治療。

阿基里斯腱斷裂的特徵與臨床症狀

阿基里斯腱斷裂最常發生於運動中，依據中山[1]的報告指出，發育期或競技運動中比較不會發生阿基里斯腱受傷的情況，反倒是30～40歲青壯年在休閒類運動中比較常會有阿基里斯腱受傷的情況。以運動種類來區分的話，發生機率的高低依序是排球、羽毛球、網球、壘球，這4種約佔了全體的66％。年齡差距、性別差、受傷側依照各種運動男女參加比率或特有動作而各有其特徵。運動以外所造成的斷裂則多發生於40歲以上的人，因為突發外力或於日常生活中發生。

阿基里斯腱斷裂的前兆是在斷裂的2～3週前，就會感覺到阿基里斯腱有疼痛的現象，這時就要特別注意。

斷裂時的特徵：阿基里斯腱就像是被狠狠踢了一下，或是有被拍打的感覺，覺得受到強烈撞擊。

至於臨床上的症狀，阿基里斯腱會凹陷，湯普森測試(Thompson test或Squeeze test)(圖1)呈陽性反應。踝關節底屈要仰賴屈拇長肌及屈趾長肌這兩條肌肉，如果無法做到踢出去的動作，就會出現步態異常現象。

損傷部位大多會出現在阿基里斯腱跟骨附著部上方2～6cm處，其次是肌腱接合處。跟骨附著部的扯裂性骨折通常比較不常發生。

知識重點

圖1 Thompson's test(湯普森測試)

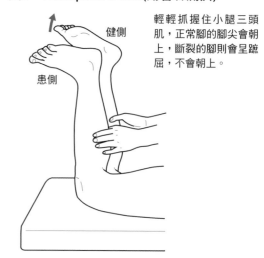

輕輕抓握住小腿三頭肌，正常腳的腳尖會朝上，斷裂的腳則會呈蹠屈，不會朝上。

健側

患側

阿基里斯腱斷裂的縫合法與組織修復過程

治療阿基里斯腱的手術治療有經皮縫合術(穿越皮膚)與一般外科縫合手術(打開傷口)。依據坂野[2]的報告，經皮縫合術的適應症要求比較嚴苛，且再斷裂的可能性較一般開刀縫合術來得高。一般外科縫合手術因為是以直接目視的方式動刀，所以再斷裂的情況較少，且術後可以初期就開始運動治療。但是，感染與皮膚縫合不良的問題比較多，且可能會有結痂與沾黏的情況發生。

以Marti法(1989)、Bunnell法(1992)為首，現在有為數不少關於縫合法的相關報告(表1)。若要初

期就開始進行運動治療，就必須要使用初期強度夠且不會阻礙血流行進的縫合法，若要初期就有足夠強度的話，就要增加縫合線的數量來提高強度，而為了不損害組織與阻礙血流，縫合法經過無數的改良。配合各種術式，也一併介紹一下後續治療法，在瞭解肌腱的修復過程後才進行運動治療，這是一個不可或缺的重要步驟。

　　阿基里斯腱和皮膚等其他組織一樣，會經歷損傷後2～3天的急性發炎期，1～3週內纖維母細胞浸潤及血管新生，創傷部位會被膠原纖維填補起來。3～4週後纖維母細胞開始減少，膠原纖維沿著長軸方向慢慢安定、成熟，6週的期間就大致修復完成。之後，數個月至數年，膠原纖維的密度與排列會再重新組合。

　　手術後，另外還有修復部位和皮下沾黏的問題。阿基里斯腱沒了腱鞘後，paratenon就會發揮作用，預防周圍軟組織的沾黏，並維持活動性。沾黏問題的嚴重與否就靠受損的paratenon以什麼樣的型態去加以處理。佐藤[3]利用雞隻研究有關屈指肌肌腱之沾黏型態，報告中指出術後2週的固定會造成沾黏，是肉眼、組織學上都不會妨礙伸縮自如活動性的沾黏，3週的固定後，沾黏也都成熟了。另外，近來的研究報告也指出使用縫合法必須要有一定時間的外固定，本院在治療阿基里斯腱斷裂的病例時，在術後會固定2週，之後再開始恢復皮膚滑動性與踝關節可動範圍(ROM)的訓練。

表1　阿基里斯腱的縫合法

縫合法	研究者	縫合線	石膏	矯具	ROM	PWB	FWB	開始運動	回到競技場上
Marti	田島(1989)	Dexon	固定4週直到踝關節背屈0度	無	從隔天拿掉石膏以後	打上石膏固定後	6週	?	?
Bunnel	Carter(1992)	?	無	6～8週	拆線後?	3～5天	6～8週	?	?
m-Kessler	Carter(1992)	?	無	6～8週	拆線後?	3～5天	6～8週	?	?
m-Kessler+sim.cir.	Saw(1993)	No.1 Vicryl+2-0 Vicryl	副木2星期	6週	1週	2週	6週	5個月	?
DLS	高田(1993)	7號絲線+5號絲線	無	無	隔天	3週	4～6週	?	?
Cetti	Cetti(1994)	No.0 Vicryl	Mobile cast 6星期	無	隔天?	7週	9週	4個月	5個月
Tsuge	小口(1994)	?	副木	無	隔天	3週	5週	?	?
m-Kessler+mul.knot.	Troop(1995)	No.1 Vicryl+No.0 Vicryl	副木	7週	10天	3.5週	?	?	?
Krackow	Mandelbaum(1995)	No.2 polyfillament	無	2～5週	1週	2～3週	2～3週	6～12週	6個月
QLS	家田(1995)	No.1 Surgeon	10天+4週(石膏副木)	無	10天	3週	5週	?	?
Kessler+mul.knot	Speck(1998)	0-PDS+4-0 Maxon	副木1天	6週	隔天	隔天	6週	?	?
DLS	近藤(1998)	7號絲線	無	無	隔天	3週	5週	?	?
Kirschmayer+cr.st.	Aoki(1998)	No.2 Tevdek+2-0 Maxon	無	支架	2天	1～2週	2～3週	3個月	?
m-Kessler+cr.st.	窪田(1999)	No.1 Surgeon	1～2週	6～8週	隔天	3～7週	6週	3個月	6個月
Savage+cr.st.	石西(2000)	No.1 Surgeon+4-0Vicryl	無	無	隔天	8.5天	14.9天	?	?
d-Tsuge+sim.cir.	長澤(2001)	1-0 looped Nylon+3-0 Nylon	2週	5週	2週	隔天	4週	12週	5個月

ROM：開始踝關節可動範圍訓練　PWB：開始部分承重　FWB：開始全承重　m-Kessler：m-Kessler改良法　DLS：double looped suture sim.cir：simple circumferential suture mul.knot.：multiple knotted suture QLS：quadrilooped suture d-Tsuge：double Tsuge改良法 cr.st.：cross stitch

引用自文獻4)

Case Study 阿基里斯腱斷裂縫合術後運動治療的病例

距離跟骨附著部約5cm左右的右側阿基里斯腱斷裂，是發生於日常生活中的病例。斷裂之前並無阿基里斯腱疼痛的前兆。以津下式＋mini-half-Bunnell法的外科手術縫合法(圖2)進行治療，小腿石膏固定(蹠屈40度)2週。

術後10天可以開始運動治療，石膏拆除後的步行練習僅以增高跟骨下部的方式進行，沒有特別使用矯具。術後10週，恢復正常ROM，可蹲踞、患側也可以趾尖站立、可以順利上下樓梯，於是運動治療結束。

原則上依照報告中的後續治療法，配合術後～3週結痂未成熟期，3～6週結痂安定期及再重組期等3個時期來進行運動治療。在這邊針對配合修復過程的運動治療稍加說明。

◆病例

50多歲。過往病史及家族病史中無特別註記。

◆現在病程

工作中因為小跑步而造成阿基里斯腱斷裂。3天後以一般外科手術縫合術進行阿基里斯腱修補，並以石膏固定。

◆運動治療開始時的檢查結果

· 因為以石膏固定，所以先針對腳趾做評估，無感覺障礙及運動障礙。

· 術後3週免重步行。

◆運動治療過程

手術　阿基里斯腱縫合術(津下式＋mini-half-Bunnell法)。術後要以石膏固定，蹠屈40度姿勢。

術後10天　開始運動治療。考慮到術後3週內是結痂未成熟期，所以治療時不對縫合部施加過度張力。以踝關節以外的肌力訓練及防止縫合部與各肌肉的沾黏為目的，在腳趾抓毛巾及反覆收縮後進行腳趾肌肉之伸張運動，另外也進行內翻、外翻等長收縮訓練(isometric exercise)。

術後2週＋1天　拆掉石膏，開始ROM訓練。踝關節的ROM，背屈－20度(健側為25度)，蹠屈50度(健側50度)。ROM訓練方式，不

圖2　津下式＋mini-half-Bunnell法

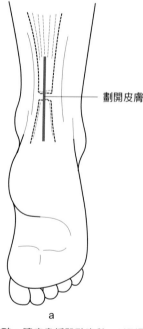 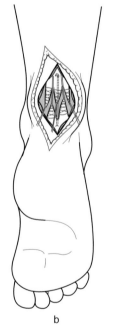 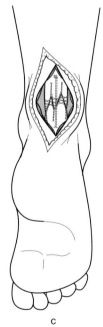

劃開皮膚

a　　　　　　　　　b　　　　　　　　　c

腰椎麻醉，讓病患採趴臥姿勢，以斷裂部位為中心於正中央劃開皮膚(a)。參考健側踝關節的角度以津下式loop縫合來調整長度，近端斷裂處3條band，遠端斷裂處2條band(b)，再以mini-Bunnell法進行編織縫合(c)。雖然也進行paratenon的縫合，但無法完全包覆創傷部中央一帶。

進行他動背屈練習，而是以腳趾抓毛巾及反覆收縮後足部外在肌肉的伸張運動為主。另外，為了改善縫合部的血流問題，以彈力帶進行輕度承重的反覆收縮運動。針對比目魚肌，在膝關節彎曲之下進行伸張運動；針對腓腸肌則在膝關節伸直之下進行伸張運動。兩者伸展位置都是在縫合部近端處(圖3)。另外，為了維持縫合部的滑動性，要多促進皮下的滑動(圖4)。

術後3週 背屈ROM為10度，開始1/3部分承重的步行練習。以腳跟處增高2㎝的矯正鞋墊(圖5)來輔助步行，在無痛範圍內調整步伐，在最接近正常步態下進行步行練習。

兼顧術後3～6週的結痂安定期，在無痛範圍內慢慢增加彈力帶的強度以增強腓腸肌與比目魚肌的肌力。另外，也開始增強脛後肌、腓長肌與腓短肌肌力的訓練。並繼續足部外在肌肉的反覆收縮後之伸張運動，他動方式的踝關節ROM訓練。這個時期最需要注意的就是不要急於恢復肌力與改善ROM，而是要特別小心不要有再斷裂的情況發生。

術後4週 開始2/3承重步行訓練，開始踩復健用腳踏車。

術後5週 背屈ROM進步到15度，可使用兩側腋下柺進行全承重步行訓練。

術後6週 可自行行走，改為回診治療。因考慮到膠原纖維的重組期，開始兩腳墊腳尖訓練，增高約1.2㎝。在家裡則穿高跟拖鞋。

術後7週 背屈ROM進步至20度，開始練習上下樓梯。增高改為8㎜。

術後8週 除去增高部分。

術後9週 開始患側的墊腳尖練習。另外，ROM恢復正常。

術後10週 蹲踞、患側墊腳尖、上下樓梯都沒有問題，運動治療結束。

●

近年來由於縫合術的進步，阿基里斯腱斷裂的治療期間也縮短了。不過，由於本病例的關節性攣縮情況不多，所以ROM受限的問題也不大。另外，依照年紀的不同，肌力再恢復的程度也會有所不同，但是斷裂部經修復後，還是有希望可以恢復到某種程度的肌力。所以一定要先熟悉修復過程，至受傷後6週內要讓縫合部，處在最佳狀態。

圖5 增高

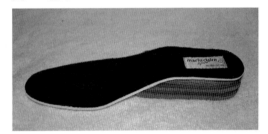

使用德國製的Multiform所特製的鞋墊。一片的厚度約4mm，隨著踝關節ROM的改善，要一邊確認步態一邊減少片數。

・・・・・・・・・・・・・・・・ **技術重點** ・・・・・・・・・・・・・・・・

圖3 比目魚肌與腓腸肌的伸張運動

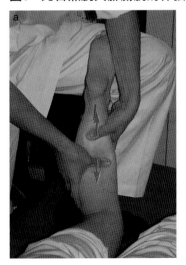

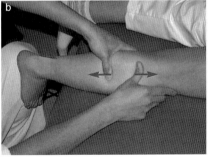

a. 先將膝關節彎曲，腓腸肌鬆弛，然後將比目魚肌往近端和遠端牽引。
b. 先將膝關節伸直，輕微固定足部，將腓腸肌往近端和遠端牽引。

圖4 維持肌腱縫合部與皮下組織的滑動性

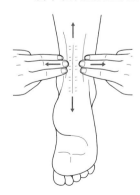

先確認是無痛狀態，用兩指輕輕往傷口推擩，垂直和水平方向各5次，以此促進皮下組織的滑動性。

4 脛骨疼痛之依類型不同的矯正鞋墊治療法

Check it !

- ●脛骨疼痛是多發生於田徑選手身上的慢性運動傷害，主要症狀是跑步的時候脛骨內側中下段1/3處感到疼痛。
- ●與骨列異常有很大的關係，大致可分為後足部過度旋前所引起跟過度旋後所引起的兩種類型。
- ●過度旋前的類型，是因為內側縱向足弓低下伴隨小腿內側肌群過度伸展所引起。
- ●過度旋後的類型，則是因為站立初期反覆的小腿過度外旋而引發骨性疼痛。
- ●至於矯正鞋墊的製作，重點在於腳跟著地期時要讓腳跟直立。

關於脛骨疼痛的整型外科知識

關於脛骨疼痛的定義有各種說法(表1)，國內的說法大多統一為運動時脛骨中下段1/3處疼痛。疼痛原因是比目魚肌或脛後肌過度牽引骨膜，因而引起骨膜炎或附著部發炎。和骨列異常有很大的相關性，一般說法是因為後足部的過度旋前才會引發疼痛。關於治療方法，針對比目魚肌與脛後肌進行保守治療是最普遍的，但如果想要盡快回到運動場上，多半來說都是有困難的。區別出是脛骨疼痛亦或是疲勞性骨折是非常重要的，如果從X光片或MRI影像可清楚看出骨折線的話，就要病患多安靜休息。但事實上，多數的病例都是無法從X光片中清楚看到骨折線。另外，縱使骨膜肥厚影像是正常的，臨床上在初期階段要區別出是否有疲勞性骨折確實是有困難度。

表1　諸家報告

研究者	報告內容
Slocum	含脛前肌在內，小腿全區域有疼痛感
Clement	疲勞性骨折的初期——骨膜炎
Michael	比目魚肌的骨膜炎、肌肉炎、肌腱炎

後足部類型分類與疼痛發生機轉

仔細觀察後足部著地的狀態，分旋前足類型與旋外足類型來製作矯正鞋墊(圖1)。所謂旋前足類型，如同報告所示，旋前著地時內側縱向足弓會降低，比目魚肌和脛後肌會因此過度伸展與過度收縮，進而引發疼痛。症狀有脛骨內側中下段1/3處小範圍壓痛，以比目魚肌、脛後肌為中心的小腿後側肌肉有壓痛。而旋後足類型，因跟骨旋後著地，小腿強制外旋，含膝蓋在內的脛骨上部會因此內旋，扭轉壓力施加於脛骨上，進而引發疼痛(圖2)。在動態骨列上，跟骨離地時多半會呈現內側鞭索或knee in。症狀有脛骨中下段1/3處局部壓痛，以及比目魚肌、脛後肌的壓痛，但與旋前族類型比起來，疼痛程度比較小。

圖1 類型分類

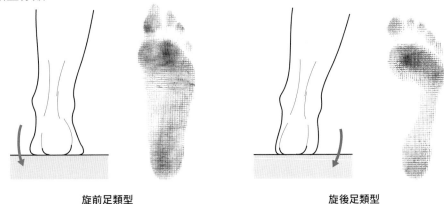

旋前足類型　　　　　　　　　　　　旋後足類型

從後方仔細觀察站立初期的足部狀態。是旋前還是旋後，這觀察會是製作矯正鞋墊時的重要
依據。

圖2 旋後足類型的疼痛發生機轉

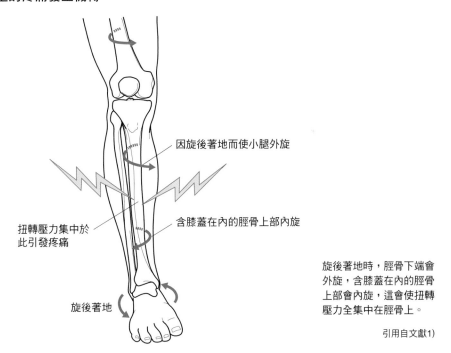

因旋後著地而使小腿外旋

扭轉壓力集中於
此引發疼痛

含膝蓋在內的脛骨上部內旋

旋後著地

旋後著地時，脛骨下端會
外旋，含膝蓋在內的脛骨
上部會內旋，這會使扭轉
壓力全集中在脛骨上。

引用自文獻1)

Case Study　脛骨疼痛之依類型不同的矯正鞋墊治療法病例

　　針對跑步引發脛骨疼痛，以矯正鞋墊治療的2起病例。旋前足類型的病例，因旋前著地後，內側縱向
足弓降低，故以使跟骨直立及保持內側縱向足弓弧度為目標製作矯正鞋墊。使用矯正鞋墊的當天，步
行時的疼痛明顯減輕，4週後跑步時也不再感到疼痛，運動治療結束。

　　旋後足類型的病例，經診斷確認為旋後著地伴隨小腿強制外旋。腳跟離地後會有內側鞭索情況。以
使跟骨直立及誘導小腿內旋為目標製作矯正鞋墊。使用矯正鞋墊的當天，步行時不再感到疼痛，7週後
跑步與衝刺時也都不再疼痛，運動治療結束。2起病例都在使用矯正鞋墊的當天就改善疼痛情況，所以
可得知脛骨疼痛與後足部骨列有很強烈的因果關係。

〔後足部旋前類型〕

◆病例

10多歲。過往病史與家族病史中無特別註記。

◆現在病程

大約1個多月前，跑步的時候脛骨內側感到疼痛。先以藥布治療觀察情況，因為症狀未改善而就醫。醫師診斷為左側脛骨疼痛，開始運動治療。

◆運動治療開始時的檢查結果

・脛骨中下段1/3處有壓痛、灼熱感。

・從承重X光攝影可看出步行時，脛骨疼痛，內側縱向足弓明顯降低(圖3)。

・觀察步行狀態，腳跟著地會過度旋前，以及內側縱向足弓低下。

・比目魚肌及脛後肌有壓痛。

◆運動治療過程

運動治療第一天

運動處方①：製作矯正鞋墊：以使跟骨直立及保持內側縱向足弓為目標(圖4)。

運動處方②：比目魚肌與脛後肌的伸張運動。

運動治療開始後1週　跑步時的疼痛減輕。

運動治療開始後4週　長距離的跑步再也不會有疼痛感，運動治療結束。

〔後足部旋後類型〕

◆病例

10多歲。過往病史與家族病史中無特別註記。

◆現在病程

圖3　承重X光攝影及步行時的足部拓印

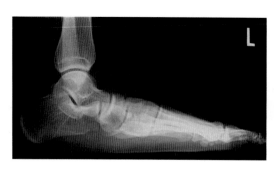
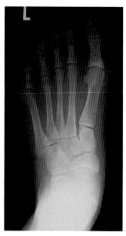
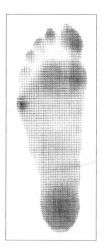

圖4　旋前足類型的矯正鞋墊治療法

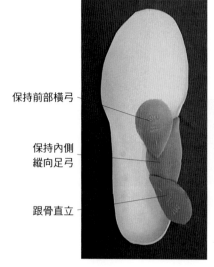

保持前部橫弓

保持內側
縱向足弓

跟骨直立

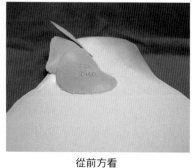

從前方看

旋前足類型，不能只有保持內側縱向足弓的弧度，還必須矯正跟骨旋前的問題。因此，要在載距突下方黏貼墊片，另外，針對跟骨旋前問題，於跟骨處黏貼墊片。

大約2個多月前，在短跑衝刺的練習中，脛骨內側部位會有疼痛感。之後疼痛情況未消失，甚至連步行時也會痛，醫生診斷為左側脛骨疼痛，開始運動治療。

◆運動治療開始時的檢查結果

- 脛骨中下段1/3處有局部壓痛。
- 以X光攝影無法確認是否有明顯骨折線。
- 足部承重X光片中無特別異常之處，但是從步行時的足部拓印可以看出中足部有高弓足現象(圖5)。
- 觀察步態，腳跟著地時小腿會強制外旋，腳跟離地後有內側鞭索現象。
- 比目魚肌及脛後肌無壓痛。

◆運動治療過程

運動治療第一天

運動處方①：製作矯正鞋墊。以使跟骨直立及誘導小腿內旋為目標(圖6)。步行時的疼痛消失。

運動治療開始後4週 跑步時的疼痛減輕。

運動治療開始後7週 衝刺時也不再疼痛，運動治療結束。

●

脛骨疼痛依足部的著地狀態區分為旋前足類型與旋後足類型兩種。旋前足類型，要使跟骨直立與保持內側縱向足弓的弧度；旋後足類型，要使跟骨直立與誘導小腿內旋。只要好好矯正骨列的異常，疼痛多半會戲劇性地消失，針對脛骨疼痛，保守治療是第一選擇。

圖5　承重X光攝影及步行時的足部拓印

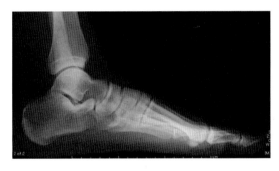
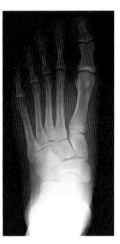
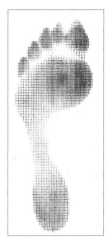

圖6　旋後足類型的矯正鞋墊治療法

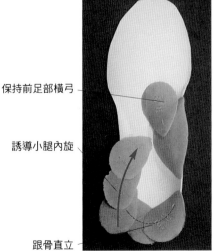

保持前足部橫弓

誘導小腿內旋

跟骨直立

跟骨直立　　誘導小腿內旋

從前方看

旋後足類型，要將跟骨往旋前方向修正使其直立，並誘導小腿內旋。所以製作重點在於後方跨後外側的修正墊片。

181

小腿開放性骨折後因延遲癒合造成步行障礙之矯正鞋墊治療法

Check it!

● 針對下肢長骨骨折的術後運動治療，要特別留意延遲癒合及其發生原因，並且以最適當的因應對策進行治療。。

● 小腿骨折，通常都需要考慮來自足部的力學影響。

● 藉由矯正鞋墊來控制足部的旋前不穩定，並減輕對骨折部位的旋轉壓力。

長骨骨折延遲癒合之原因及整型外科方面的對策

一般來說，會影響骨折癒合的因素有合併症、內服藥等等，局部因素的話則有骨折移位、粉碎程度、軟組織損傷、有無感染、是否為開放性骨折等等。

股骨或脛骨等下肢骨幹之骨折通常都會以閉鎖式髓內釘固定為第一選擇，本單元將針對髓內釘固定與其延遲癒合稍加說明。

髓內釘固定的優點有：①保留骨膜，②對骨折部位施加軸壓，就會起骨成形作用(圖1)，③藉由橫向骨螺絲釘來作為靜態固定。因此，即使骨折碎片之間的縫隙變大，也會因為承重而使骨頭開始癒合。但是，如果骨折部位沒有施加軸壓的話，骨癒合將會有所延遲。以髓內釘固定卻沒有軸壓的原因：①無關骨折部不穩定，而是橫向骨螺絲釘沒有發揮作用，②骨幹末端的骨折因髓內釘口徑的關係使髓腔擴大，③橫向骨螺絲釘未到達皮質部，④橫向骨螺絲釘在一平面上橫向移動，⑤附近關節不穩定等等。處理的方式有：①使橫向骨螺絲釘發揮作用，②插入Poller screw使其穩定，③讓骨螺絲釘到達皮質部，④從別的平面插入骨螺絲釘，⑤使附近關節能夠穩定等等。

圖1 髓內釘的動態固定與靜態固定

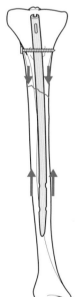

a. 動態固定
髓內釘的固定不會受到承重影響，軸壓施加在骨折部位上。

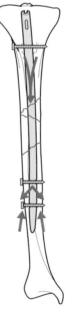

b. 靜態固定
髓內釘的構造是可以承重的，但是若(因下肢承重)骨折部位有微小移位，則會形成骨痂支撐骨性，髓內釘就不會受到承重影響可牢牢固定。

toe out步行引起的力學負荷所產生的生物反應

　　從足部運動的連鎖反應來看，當以toe out方式步行時，足部會旋前。當足部旋前，透過距骨下關節，小腿會內旋，膝蓋會朝內變成膝外翻(knee in)。股骨內旋，相對於股骨，脛骨會外旋(圖2)。

　　正常的步行在著地期間(腳跟～腳掌)距骨下關節會旋前，使橫跗關節的可動範圍(ROM)加大，因而呈現不穩定的狀態，這會使內側縱向足弓伸展來吸收衝擊力與對應地形上的變化。為了站立中期或行進期支撐體重，為了踢出動作時當個強而有力的槓桿，距骨下關節會旋後，增加橫跗關節的固定性，並提高內側縱向足弓、橫弓。但是，著地期過度的旋前將會使小腿過度內旋，而產生膝外翻的情況，從站立中期到行進期，支撐腳會變得很不穩定。另外，會讓足部失去槓桿的機能，也因為內側縱向足弓和橫弓低下，無法形成拇趾蹠骨蹠屈角度，拇趾的作用效率就會降低，連帶其他腳趾的作用效率也會降低。

圖2　下肢運動的連鎖反應

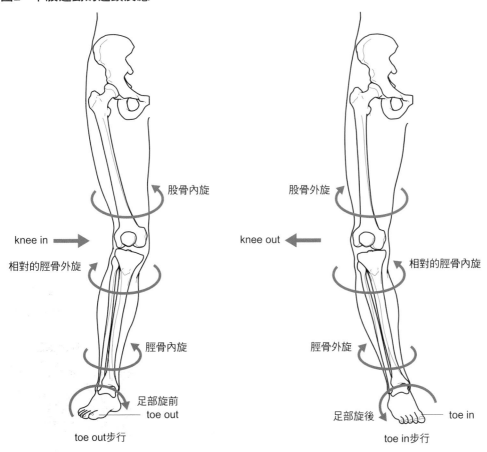

Case Study　小腿開放性骨折後因延遲癒合造成步行障礙，以矯正鞋墊有效治療的病例

　　這個病例是左小腿開放性骨折後，因為強烈疼痛造成延遲癒合。進行復位手術，脛骨骨折部分以橫向髓內釘固定；腓骨骨折部分以Kirschner鋼線固定。術後6個月仍有承重時疼痛，雖然使用兩側腋下枴分擔承重，但疼痛情況未減輕。以小腿骨折部位為中心有腫脹、發熱發紅、觸痛、夜痛等症狀。原本使用橫向髓內釘可以當作骨折部位的靜態固定，但這個病例因為未形成骨痂，所以從步態分析上來看，懷疑骨折部位有旋轉不穩定的情況。這時，透過理學檢查確認距骨下關節有旋前不穩定現象，也藉由詳細問診懷疑不僅開放性骨折，還合併踝關節外翻扭傷。為了穩定踝關節，於術後7個月以矯正鞋墊輔助治療，使用後立即改善步行時疼痛，亦可重新開始積極的運動治療。術後9個月穿著矯正鞋墊可不借外力自行步行，術後12個月不穿矯正鞋墊也可自行步行，骨痂也已生成。骨折術後的復健治療，不但要清楚掌握受傷原因、參考X光片，還要考慮軟組織損傷程度與鄰近關節帶來的影響，這個病例就是詳細考慮到這些要素才能有如此良好的成效。

◆病例

60多歲。有糖尿病。

◆現在病程

步行中沒留意到排水溝而踩空受傷，左小腿開放性骨折(圖3)。受傷12天後於他院接受外科復位手術，術後3週轉至本院，術後6個月變更治療師。

◆運動治療開始時的檢查結果

・疼痛：承重時骨折部位疼痛，踝關節蹠背屈最大區域，第2～4趾伸直時骨折部位疼痛，外髁及骨折附著部位有觸痛、夜痛症狀。

・踝關節背屈15度，蹠屈45度，內翻0度，距骨下關節旋後不良。

・肌力(MMT)：踝關節蹠屈2，背屈4，腳趾屈曲2，伸展3，拇趾屈曲4，伸展4。

・步態分析：後足部旋前著地，knee in-toe out骨列，骨折部位旋轉。

・踝關節背屈又腳趾伸展時，骨折部位強烈疼痛。如果從骨折部位遠端的後方抓握住就不會痛了。

◆運動治療過程

手術　外科復位手術(脛骨骨折：橫向髓內釘固定；腓骨骨折：Kirschner鋼線固定)(圖4)。

術後3週

運動處方①：在無重力下的腳趾、踝關節運動。

運動處方②：腳趾、踝關節的ROM訓練。

運動處方③：使用彈性繃帶來加壓。

運動處方④：冰敷。

術後4週　患肢1/3承重步行。

術後11週(2個半月)　可全承重步行。因步行時會疼痛，繼續使用腋下枴。

術後4個月　開始低輸出功率超音波治療器(SAFES)。

術後7個月　穿戴矯正鞋墊(圖5)。

術後8個月

運動處方⑤：疼痛減輕，可積極進行屈趾長肌、伸拇長肌、比目魚肌反覆收縮與伸張運動。

圖3　X光攝影(受傷時)

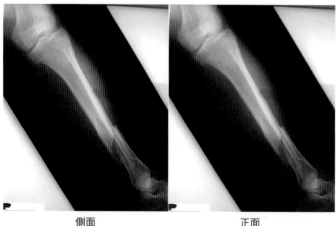

側面　　　　　　　　　　正面

圖4　X光攝影(術後3週)

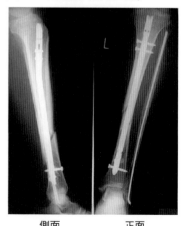

側面　　　　正面

術後9個月　穿戴矯正鞋墊，無疼痛可自行步行。踝關節背屈20度，腫脹情況減輕，無灼熱感。

術後10個月　外髁已無觸痛及壓痛。骨折部位觸痛減輕，但壓痛殘留。

術後12個月　不穿矯正鞋墊也不會疼痛，可自行步行。踝關節蹠屈55度，MMT：腳趾屈曲(第2、3趾)4；(第4、5趾)3；腳趾伸展5。

圖5　製作矯正鞋墊

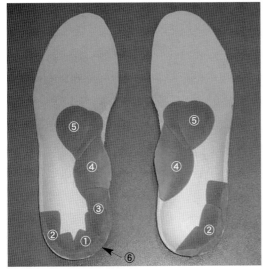

①支撐跟骨及誘導跟骨旋後(蹠骨墊片)。
②提高內側縱向足弓的足弓墊(蹠骨墊片)。
③載距突下方後足部保持在中間位置(蹠骨墊片)。
④保持內側縱向足弓(舟狀骨墊片)。
⑤保持內側縱向足弓與橫弓(蹠骨墊片)。
⑥為了使重心往前移動，增高5mm(僅患肢)。

〔追究本病例步行障礙之緣由與鑑別檢查後所得之結果〕

屈趾長肌起自脛骨後方，當其伸展時會拉動脛骨骨碎片而引發疼痛(圖7)。有無抓握住骨碎片與會不會產生疼痛症狀有關，從這點可以確認骨折部位在屈趾長肌起始部的後方移動。

在運動治療上，要在不引發疼痛的範圍內反覆收縮屈趾長肌與進行伸張運動，藉此強化肌力與恢復肌肉柔軟度。同樣地，只要肌肉起點在骨折部位周圍，都要進行相同的運動治療。

圖6　起自脛骨・腓骨及骨間膜的小腿肌肉

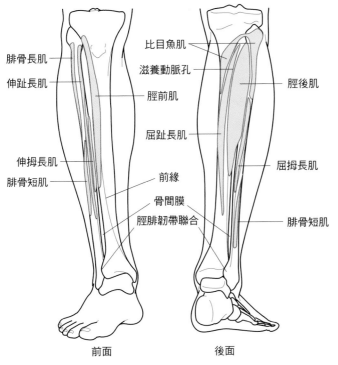

腓骨長肌
伸趾長肌
伸拇長肌
腓骨短肌

比目魚肌
滋養動脈孔
脛前肌
屈趾長肌

脛後肌
屈拇長肌
腓骨短肌

前緣
骨間膜
脛腓韌帶聯合

前面　　　　後面

圖7　疼痛發生時的模式圖

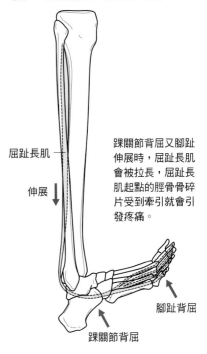

屈趾長肌
伸展

踝關節背屈又腳趾伸展時，屈趾長肌會被拉長，屈趾長肌起點的脛骨骨碎片受到牽引就會引發疼痛。

腳趾背屈
踝關節背屈

踝關節・足部

185

6 急性腔室症候群的運動治療

Check it！

● 所謂急性腔室症候群，是因為骨折、撞傷等原因造成由骨頭及肌膜密閉的腔室內壓力急遽升高，因而阻礙血液往肌肉、神經的輸送，進而發紅發熱、肌肉緊繃、強烈疼痛，主動、他動運動時疼痛更加劇烈。
● 急性腔室症候群會造成不可逆性肌肉缺血性壞死的現象，所以要儘早診斷並給予適當的治療。
● 充分治療要仰賴保守治療與外科手術雙管齊下，以求儘早改善肌肉的血流，預防攣縮與預防結痂，促使機能能夠快速恢復。

小腿腔室症候群

　　由骨頭、骨間膜、肌間中隔、肌膜所圍繞起來的密閉空間稱為肌膜腔室，在小腿由2長骨與骨間膜、肌間中隔、肌膜劃分為4個間隔區(圖1)。而所謂腔室症候群是因為間隔區的組織壓力因為種種的原因而上升，造成肌肉或神經的血流供應產生障礙的狀態。小腿的動脈主幹壓力約為100mmHg，小動脈壓力為20～30mmHg，在靜態的時候，小腿肌肉內壓約4mmHg。因為某種原因造成組織內壓力上升，上升到30mmHg以上，分布於肌肉內的小動脈就會堵塞，會引起肌肉、神經缺血的情況，若上升到70mmHg以上的話，肌肉則會缺血性壞死，更會因為纖維化而產生攣縮。缺血狀態若持續12～24小時，則會引起不可逆性的變化。這就是腔室症候群的病症。從症狀來分可分為急性和慢性兩種類型。急性型是因為骨折、扭傷、撞傷等激烈外傷所造成，症狀有發紅發熱、肌肉緊繃、劇烈自發性疼痛，疼痛會一直持續，而且缺血的肌肉會因為主動、他動運動而更加疼痛。另外，慢性型是跑步等運動所造成的，運動開始後內壓上升，會以受損的間隔區為中心且出現疼痛現象，待數十分鐘的休息後，症狀就會消失。這是因為肌肉連續性收縮而造成腫脹及肌肉肥大，使得肌肉與肌膜間隔區的體積容量不平衡而引起缺血情況。

圖1　小腿的肌膜腔室

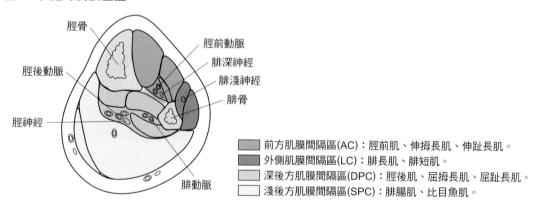

前方肌膜間隔區(AC)：脛前肌、伸拇長肌、伸趾長肌。
外側肌膜間隔區(LC)：腓長肌、腓短肌。
深後方肌膜間隔區(DPC)：脛後肌、屈拇長肌、屈趾長肌。
淺後方肌膜間隔區(SPC)：腓腸肌、比目魚肌。

引用改編自文獻1)

小腿腔室症候群的臨床症狀與治療

因為小腿各肌膜間隔區內都有主要神經與血管，所以腔室症候群會各有其獨特的症狀(表1)。診斷依據是間隔區內的組織壓力。對於急性型，無法列舉確實有效的保守治療法，但需要局部安靜休養與冰敷。外科手術治療法則有肌膜切開術、腓骨切除術。組織內壓力30～50mmHg對神經不會有害，有灼熱、腫脹、輕度疼痛的話就暫時觀察，但壓力若上升至50mmHg以上的話，就需要外科手術治療。另外，若有缺血的病狀，如果不盡快以減壓手術處理的話便會引起缺血惡性循環(圖2)。一般來說，肌肉4～12小時缺血，神經12～24小時缺血，就會引起不可逆性的變化，若不在適當的時間內切開肌膜進行減壓手術，就有可能會引發肌肉壞死、關節攣縮和神經麻痺等症狀。慢性型的治療，如果肌肉對伸張運動等保守治療產生排斥性的話，臨床上也會考慮以肌膜切開術來加以處置。以解剖學的特徵來說明小腿各肌膜間隔區，前方與外側肌膜間隔區由脛骨、腓骨、肌膜強固的銅牆鐵壁所構成，和其他間隔區相比較，伸展性較小；另外，因為前方肌膜間隔區特別強韌，和其他間隔區比較起來，當內壓上升時，間隔區也較為無法膨脹。而且前方肌膜間隔區內的脛前動脈是彎曲的，所以若因外傷而受損時，比較會有血流受阻的情況發生。相較於此，淺後方肌膜間隔區與骨頭不相干而且較具柔軟性，亦沒有主要血管和神經通過，比較不會有神經受損的併發症。從這樣的解剖學特徵看來，前方腔室症候群發生的頻率比較高，至於預後則是淺後方腔室症候群比其他肌膜間隔區來得好。

表1 各腔室症候群的病症

肌膜間隔區	感覺障礙	肌力低下	他動運動時疼痛	壓痛部位
前方	腓深神經	脛前肌、伸趾肌	踝關節蹠屈、腳趾屈曲	小腿前外側
外側	腓淺神經	腓長肌、腓短肌	足內翻	小腿外側、腓骨部位
淺後方	－	比目魚肌、腓腸肌	踝關節背屈	腓腸部位
深後方	脛後神經	脛後肌、屈趾肌	足外翻、腳趾背屈	小腿末梢內側的阿基里斯腱與脛骨之間

引用改編自文獻2)

圖2 缺血之惡性循環

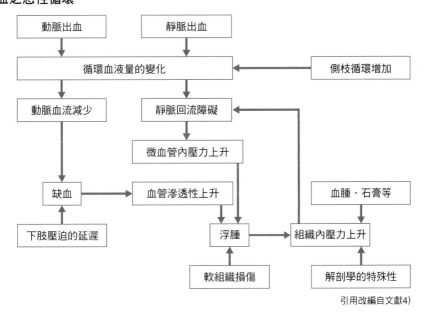

引用改編自文獻4)

Case Study　撞傷後的腔室症候群造成明顯背屈受限的病例

　　小腿後方受到撞擊造成小腿腔室症候群。急性腔室症候群隨著症狀與組織內壓力上升，多半都需要盡快進行肌膜切開減壓術，但這個病例因為症狀和組織內壓力上升都屬輕度，所以暫時先以觀察及保守治療為主。確認前方肌膜間隔區內的壓力上升，但因測量結果和其他理學檢查結果不一致，所以判定可能是構成小腿肌膜間隔區的組織構造所引起的前方肌膜間隔區內壓上升。安靜休養後症狀有稍微緩和的趨勢，開始運動治療，但踝關節的可動範圍因為疼痛關係明顯受限，有馬蹄足攣縮的危險。因此，在運動治療方面，針對受損的肌肉進行選擇性反覆收縮訓練以及伸展，以期改善局部血流受阻狀況、肌力的張力及滑動性。運動治療結果，ROM和肌力在初期都獲得改善。急性腔室症候群，併用保守治療與手術治療，並且初期就開始運動治療，這樣就可以改善受損腔室內的循環障礙、預防攣縮、預防結痂，對於恢復機能來說是非常重要的。

◆病例

10多歲。過往病史中無特別註記。

◆現在病程

車禍中左小腿受到撞擊。隔天就醫，確認左小腿有疼痛、腫脹、踝關節背屈受限等症狀，懷疑是急性小腿腔室症候群，安排病患住院安靜休養。MRI影像(圖3)確認有血腫，以needle-manometer法測得前方肌膜間隔區組織內壓為40mmHg，淺後方肌膜間隔區為23mmHg，確認內壓上升，小腿周長為最大對側＋3cm。經過1星期的休養後，疼痛、腫脹情況減輕，開始運動療法。

◆運動治療開始時的檢查結果

・左小腿腫脹，從小腿中央外側到後方有明顯

壓痛與緊繃感。另外還有灼熱和皮下出血現象。無感覺障礙。

・他動伸展測試：踝關節背屈及拇趾伸展呈陽性反應。屈拇長肌收縮時會疼痛。

・ROM在他動下，踝關節背屈－50度，蹠屈65度。無法主動活動踝關節，腳趾亦無法伸縮自如。

・小腿周長為最大對側＋1.5cm。

◆運動治療過程

開始運動治療(受傷後1週)

運動處方①：針對深後方、淺後方肌膜間隔區進行選擇性反覆收縮訓練、伸張運動訓練(圖4)。

運動處方②：按摩水療、冰敷。

圖3　MRI T2強調影像(受傷隔天)

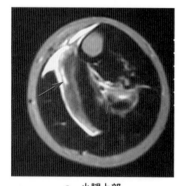 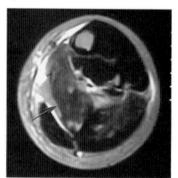 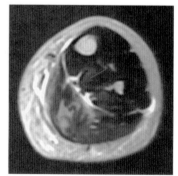

a. 小腿上部　　　　　　　　b. 小腿中央　　　　　　　　c. 小腿下部

深後方、淺後方肌膜間隔區有血腫(箭頭處)。

運動治療開始後1週　腫脹消失(小腿周長對側±0cm)

運動治療開始後10天　踝關節ROM背屈0度，蹠屈肌群MMT3，出院。

運動處方③：蹠屈肌群的持續伸展

運動治療開始後3週　ROM受限情況消失，蹠屈肌群MMT5，可慢跑。運動治療結束。

●

　針對這個病例的受損肌肉進行選擇性反覆收縮訓練及伸張運動，有助於改善缺血肌肉的血流供應、緩和疼痛、預防攣縮和預防結痂。另外，要清楚瞭解小腿後側肌肉其3次元的走向，讓受損肌肉在可能的範圍內從伸展姿勢開始往近端、

止端輕度反覆收縮及肌肉伸張運動，務必要確實做到這兩項。治療時要一邊確認肌肉緊繃狀況，一邊用觸診感覺出肌肉內壓力的變化。除此之外，根據報告指出缺血性攣縮中最廣為人知的佛克曼氏(Volkmann)攣縮，其肌肉結構產生異常是從最深層的肌肉開始，然後再慢慢擴展至淺層肌肉，所以，縱使問題是出現在小腿淺後方肌膜間隔區內，也要以深後方肌膜間隔區內的肌肉為第一治療目標。但是，如果肌肉或神經已經完全變質，運動治療沒有效果的話，就要改變治療方式，以副木或矯具輔助讓肢體能夠保持良好姿勢。

圖4　選擇性肌肉收縮訓練、伸張運動

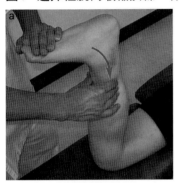
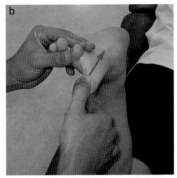
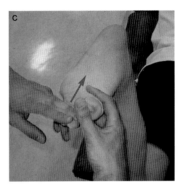
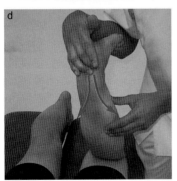
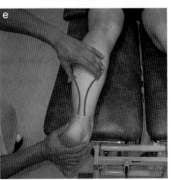

在可動範圍內誘導小腿後方肌膜間隔區內受損的肌肉從伸展姿勢往近端、止端輕度反覆收縮。另外，在反覆收縮後再進行各肌肉的伸張運動。深層肌肉無法明確觸診時，就讓那條肌肉輕度收縮，以指腹確認深層肌肉的收縮。

a.　脛後肌
踝關節背屈、旋前姿勢，拇趾保持彎曲，進行蹠屈、旋後運動。

b.　屈拇長肌
踝關節蹠屈、旋後姿勢，拇趾以外的4隻腳趾保持屈曲，進行拇趾的屈曲運動。

c.　屈趾長肌
踝關節蹠屈、旋後姿勢，拇趾保持彎曲，進行拇趾以外其他4腳趾的屈曲運動。

d.　比目魚肌
膝關節屈曲姿勢，分內外側伸展各纖維，進行踝關節蹠屈運動。

e.　腓腸肌
膝關節伸展姿勢，分內外側伸展各纖維，進行踝關節蹠屈運動。

針對第1、2楔狀骨分離之運動治療

跗蹠間關節周邊的解剖與各種運動障礙

跗蹠間關節由5塊蹠骨與第1(內側)、第2(中間)、第3(外側)楔狀骨組成。第1～3蹠骨各自與第1～3楔狀骨組成跗蹠間關節；第4、5蹠骨則與骰骨組成跗蹠關節。第1、4、5蹠骨具有可動性，但第2、3蹠骨則缺乏可動性，與跟骨形成足部的中央軸。第1、2蹠骨間沒有韌帶結合。第2蹠骨比其他蹠骨來得長，跟部被榫眼(mortise)功用的第1～3楔狀骨扣住，第1、2楔狀骨與第3蹠骨中間則以強韌的韌帶緊緊繫住以確保穩定性[1,2](圖1)。

發生跗蹠間關節的外傷多半是車禍或高處落下等高衝擊力損傷。運動外傷造成跗蹠間關節受損的病例不太多，但還是有跗蹠間關節脫臼骨折或第1、2楔狀骨之間單純分離的情況。跗蹠間關節脫臼多半容易發生在美式足球比賽中擒抱對手的時候，也就是踝關節蹠屈，前足部於固定狀態下軸壓施加於上的時候(圖2)。第1、2楔狀骨之間分離，用力踏下或著地等有比較高衝擊外力施加的時候就容易發生，但是往相反方向左右移動踏步時或者耐力跑的時候也會發生。

圖1 榫頭構造(mortise)

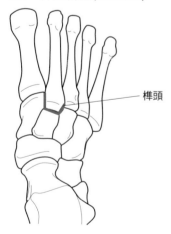

榫頭

圖2 跗蹠間關節脫臼骨折的受傷機轉

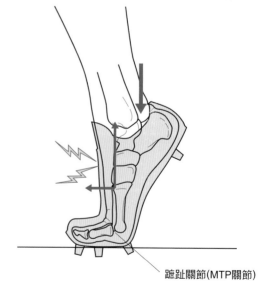

蹠趾關節(MTP關節)

第1、2楔狀骨之間分離的發生機轉

關於第1、2楔狀骨之間分離的發生機轉考察，各家說法眾說紛紜，尚無統一的意見。各家報告的受傷病例中以著地動作或著地後左右移動所造成的比率比較高，所以發生機轉和足弓降低有關。

靜態站立時施加於足部的承重會往距骨前後方向分散，腳跟承重2/3，前足部承重1/3。另外，各蹠骨從拇趾開始各以2：1：1：1：1的比率承重，照這樣計算，單邊腳第1蹠骨僅承重體重的1/18(圖3)。但是，跳躍著地時，因跳躍位能提高，再加上以前足部內側為中心的腳尖先著地，使得同一部位的承重加大。若是單邊腳著地的情況，則承重則加為2倍。著地後若又馬上左右移動，吸收衝擊力的時間縮短，就會變成一股高衝擊力。因為這樣的緣故，足弓下降，第1蹠骨內翻、背屈、旋前，形成一股拉開的力量。再加上往左右兩側移動，往第1蹠骨旋前方向的壓力增大，橫弓會降低，造成第1楔狀骨及第2蹠骨中間的韌帶及第1、2楔狀骨之間的韌帶大範圍斷裂，而導致骨頭之間的分離(圖4)。容易發生於籃球、網球、足球、橄欖球、體操、柔道、耐力跑等時候。

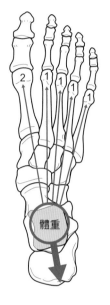

圖3　靜態站立時體重負荷的分散

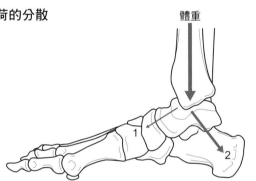

第1蹠骨的承重
・左足(單腳)承重
　　體重$\times\frac{1}{2}$
・前足部承重
　　體重$\times\frac{1}{2}\times\frac{1}{3}$
・第1蹠骨承重
　　體重$\times\frac{1}{2}\times\frac{1}{3}\times\frac{2}{6}$
　　$=$體重$\times\frac{1}{18}$

知識重點

圖4　第1、2楔狀骨之間分離的發生機轉

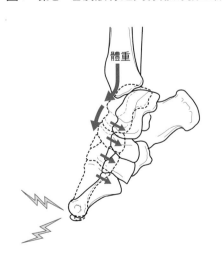

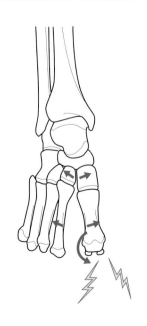

腳尖著地，重量會集中在前足部內側
↓
第1蹠骨強制內翻、背屈、內旋使得分離負荷增大
↓
第1楔狀骨第2蹠骨中間的韌帶與第1、2楔狀骨間的韌帶斷裂

跳躍著地後，立刻往相反方向左右移動而造成左側第1、2楔狀骨分離之病例。

急性期通常會先以RICE原則加以處理，免重，以石膏副木固定來止痛，承重開始後以矯正鞋墊來減輕日常生活中的負荷。因為身為主力投手，希望能早日回到球場上，所以傷後很快就開始練傳接球。這時，合併使用矯正鞋墊與貼紮來減輕更多運動負荷。等韌帶開始復原大約傷後4週才練慢跑，在無痛範圍內慢慢增加速度。大約7週後開始練投球，順利回到一軍。在球季結束之前，為了預防舊傷復發，持續貼紮治療。

因為楔狀骨之間的可動性較小，所以發生攣縮的情況也比較少，但依然留有不穩定與疼痛問題。因為球隊與選手本身都希望能早日回到球場，所以為了不留下後遺症，非常細心致力於減輕患部負擔。矯正鞋墊的第一個重點在於舟骰關節部位，以預防第1、2楔狀骨之間與跟骨旋前造成前足部足弓低下為目標(圖5)。貼紮治療方面，以提高足弓為目標，其次是預防第1蹠骨、第1楔狀骨的內翻、背屈、旋前，限制第1、2楔狀骨之間的外闊，從足底側開始貼紮(圖6)。

之後，為了不留下後遺症，長時間於日常生活中繼續使用貼紮。

⸱⸱

◆病例
20多歲。過往病史中無特別註記。

◆現在病程
投球中為了接住投手回傳的球而扭轉身體，打算跳躍接球但沒接到，於是著地後立即轉往一壘方向追球。這時，自己已經感覺到左側足部有塌陷以及斷裂聲。因為疼痛無法步行，就由隊友背下場。從X光片可以看出兩側足部不相同，診斷為左側第1、2楔狀骨分離。

◆運動治療開始時的檢查結果(受傷後4天)
- 左腳拇趾跗蹠間關節與第1、2楔狀骨間有局部壓痛，並有輕微內出血。些許腫脹情況。
- 前足部強制旋後時會疼痛。
- 腳趾的主動、他動運動時並沒有出現疼痛症狀。
- 步行時會疼痛。尤其是前足部承重時，疼痛會加劇。
- 無法蹲踞。
- 可單腳起立，但會疼痛。
- 用兩腳腳尖站立，開始往上提起時會疼痛，提舉到定位就不會痛了。

◆運動治療過程
以石膏副木固定5天，以及使用腋下柺步行來免重，等到足部承重時疼痛與腫脹情形減輕後，就開始穿戴矯正鞋墊承重步行。之後，再併用貼紮，慢慢開始少量運動。受傷1週後開始傳接球，約4週後開始慢跑，第7週開始投球，第8週可上場比賽。之後疼痛情況就沒有再復發。

●

第1、2楔狀骨分離是比較罕見的外傷。但是，如果只單拍患側的X光片，很難判斷得出是否有骨頭分離的現象，因此被診斷是單純足部扭傷的病例也不在少數。若從受傷機轉與症狀懷疑可能有分離現象的話，醫生應該要兩側足部都拍攝X光片，然後加以對照比較。

這個病例是球隊的主要戰將，所以並非只要盡快回到球場上就好，還必須考慮穩定性與會不會有慢性疼痛等後遺症，所以運動治療要將韌帶修復期與疼痛這兩要素也考慮進去。不只運動中，日常生活中也要穿戴矯正鞋墊來減輕足部負擔，在不造成負擔的範圍內儘早開始練習傳接球，而這也是能夠如此迅速再回到球場上的原因之一。

圖5　考慮到受傷機轉的矯正鞋墊治療法

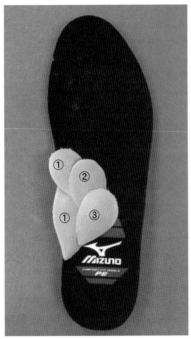

①保持內側縱向足弓
　(舟狀骨墊片＋蹠骨墊片)。
②提高第1、2楔狀骨
　(蹠骨墊片)。
③藉提高舟骰關節來防止跟骨外翻
　(蹠骨墊片)。

圖6　考慮到受傷機轉的貼紮技術

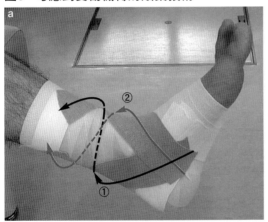

提高內側縱向足弓的貼紮

①為了在背屈時起作用，要在蹠屈姿勢下將內側拉起。
②為了在蹠屈時起作用，要在背屈姿勢下將內側拉起。

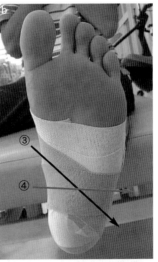

③為了要預防第1蹠
　骨分離與旋前的貼
　紮。
④為了要預防第1楔
　狀骨分離與旋前的
　貼紮。
③和④的貼紮都是為
　了要提高橫弓，貼
　法是以徒手的方式
　從底側各自往內‧
　外側拉緊。

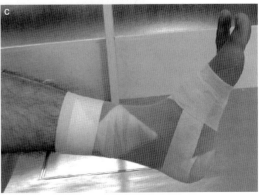

固定錨完成

踝關節‧足部

8 跟骨骨折的運動治療

Check it !

- ●跟骨骨折的分類依骨折型態可分為舌狀型與塌陷型，這是Essex-Loprestiz分類法，是目前最簡便、最實用、也最廣泛使用的。
- ●北田法是兼具解剖學的復位與可初期開始復健的治療法，針對可閉鎖復位的舌狀型骨折來說，這是較為適合的治療方法。
- ●跟骨骨折容易殘留疼痛，所以運動治療要以預防距骨下關節的攣縮為主。

跟骨骨折的分類

跟骨骨折的受傷機轉多半是從高處摔下高衝擊的直接外力造成的。跟骨本身是以海綿骨為主體的骨頭，其解剖學上的特徵就是擁有複雜的關節面，跟骨骨折是難以治療的骨折種類之一。特別是骨折範圍若波及後距跟關節則容易變形癒合，或是因變形癒合而留下後遺症，增加治療的困難度。依單純X光攝影來分類的骨折分類中，依骨折有無波及後距跟關節大致可區分為關節內骨折與關節外骨折兩種，以Böhler[1]為首，Arnesen[2]及Watson-Jones[3]等人也提出許多分類方法。其中，最簡便又最實用的Essex-Lopresti法[4]是目前國內外最廣泛使用的分類法(圖1)。Essex-Lopresti分類法將跟骨骨折分為舌狀型與塌陷型兩種，舌狀型：關節內骨折，跟骨結節與後距跟關節面成一體的骨折；塌陷型：後距跟關節面的一部分或者全部和跟骨結節都是獨立的骨折，這樣的分類對治療方法的選用非常有幫助。一般來說，針對舌狀型骨折多適用以Westhues法為首的經皮復位手術，而塌陷型骨折則多選用外科復位手術。以CT影像為依據的骨折分類，有助於掌握後距跟關節的損傷程度，所以最近Sanders分類法[5]也常被醫界所使用。

圖1 Essex-Lopresti分類法

1. 後距跟關節外骨折

跟骨結節骨折

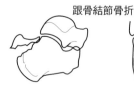

a. 鴨嘴骨折

a. 底內側骨折

b. 跟骰關節有骨折線

2. 後距跟關節內骨折

a. 無移位

b. 舌狀型

c. 塌陷型

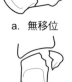

d. 載距突單獨骨折

e. 粉碎性骨折

1. 後距跟關節外骨折
   a. 跟骨結節骨折
   b. 跟骰關節有骨折線
2. 後距跟關節內骨折
   a. 無移位
   b. 舌狀型
   c. 塌陷型
   d. 載距突單獨骨折
   e. 粉碎性骨折

依據後距跟關節是否有骨折線，可分為關節內骨折與關節外骨折兩種；另外，跟骨結節與後距跟關節呈一體骨折的是舌狀型，後距跟關節的一部分或全部與跟骨結節是獨立骨折的則是塌陷型。

引用自文獻9)

194

針對跟骨骨折之北田法理論背景

能夠初期就開始運動治療是很重要的，但是另一方面根據報告顯示出，能夠解決因距跟關節不相容而造成疼痛後遺症的解剖學復位，其重要性同樣也是不容小覷，在各研究者致力於尋求能夠整合初期運動治療與解剖學復位方法的時候，有人提出了北田法[6]（圖2），這是一個可以兼具兩者的治療方法。這個方法的基本原理，足部內、外翻運動帶來腓骨肌肌腱張力，張力產生將膨脹外壁壓回去的力的向量，將這股力量拿來當作復位的力量。為了能夠有效活用這股力量，將塌陷骨碎片復位後就必須讓足部積極運動。也就是說，從足部後方插入Kirschner鋼線將距跟關節的骨碎片加以復位並固定，讓足部內、外翻運動，以運動產生的力量來限制外壁，使其復原過程中不會妨礙腓骨肌肌腱的走向（圖3）。另外，將特製矯正鞋與Kirschner鋼線以橡皮條圈在一起，就可以在不破壞海綿骨情況下維持復位力量。此外，因為那股將塌陷骨碎片往距骨側推撞的力量具有將跟骨側邊關節面塑造成適合距骨側邊形狀的作用，所以對於能重建成對應距跟關節運動的關節面，其成效是值得期待的。如上所述，本法對於距跟關節面與外壁兩者都有動態復位的效果，除了防止攣縮外，對於解決左右跟骨骨折預後的距跟關節與外壁膨脹兩大變形問題也很有效。

圖2 北田法

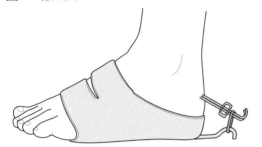
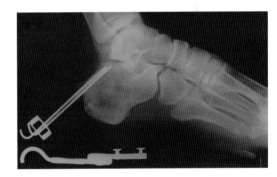

北田法是最適合舌狀型跟骨骨折的治療方法。以非外科手術方式將Kirschner鋼線插入骨頭碎片中並加以復位固定，以壓迫器來抑制外壁膨脹。穿上特製的矯正鞋，將矯正鞋上的鉤子與Kirschner鋼線上的金屬零件以橡皮條圈在一起，以維持復位姿勢。從術後隔天開始主動運動，從第三天開始可拄腋下柺開始免重步行。等待骨癒合後再全承重步行。

圖3 北田法的原理

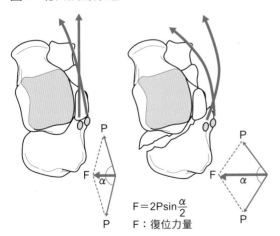

$$F = 2P\sin\frac{\alpha}{2}$$

F：復位力量

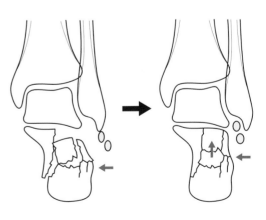

a. 初期運動治療法中腓骨肌肌腱的作用。在足部內、外翻運動時，腓骨肌肌腱會產生可以將膨脹外壁推壓回去的力的向量，以這個力的向量來當復位力量。

b. 若不將關節面上的塌陷骨頭碎片復位，外壁的修復會受到阻礙，將外壁推壓回去的力量也會隨之減半。

引用自文獻10)

　　針對跟骨骨折施以北田法的病例。術後隔天開始主動運動，術後1週開始運動治療。為了減輕浮腫、腫脹情況，進行患肢冰敷、抬舉、徒手壓迫，並同時積極致力於以主動、他動運動方式擴大可動範圍(ROM)。術後2週半的時候，ROM已不再受限，採坐姿以復健用滑板來進行動態關節制動(DYJOC)訓練。直立下配合承重的增加，進行姿勢控制訓練，3個月時全承重的情況下不會疼痛，可恢復現職。跟骨骨折最大後遺症就是疼痛殘留的問題，為了防止殘留性疼痛，預防距骨下關節攣縮的運動治療是非常重要的。在筆者經手的病例中，有疼痛後遺症的，在步行時的動態骨列多半呈現承重跟骨旋後的型態，所以改善旋前的ROM尤其重要[8](表1)。

◆**病例**

50多歲，過往病史及家族病史中無特別註記。

◆**現在病程**

工作中於1.8m高的鷹架上摔落受傷。從X光片中確

診為左側跟骨骨折，住院治療。

◆**運動治療開始時的檢查結果**

・足部腫脹、浮腫。

　舌狀型骨折，Böhler角從術前－39度矯正至

表1　會影響殘留性疼痛的主要因素

	Böhler角(平均角度)	後距跟關節的相容性	跟骨外膨脹變形的機率(%)	ROM	
				內翻／外翻	
A群	18.8	良好3足 不良4足	71.4	17.1／7.9	
B群	22.2	良好12足 不良1足	23.1	28.1／12.7	

A群：疼痛殘留的族群(5例7足)
B群：無疼痛或20週內疼痛消失的族群(10例13足)
平均年齡：A群49.2±7.9歲；B群60.2±14.9歲

圖4　使用復健滑板進行wiping exercise

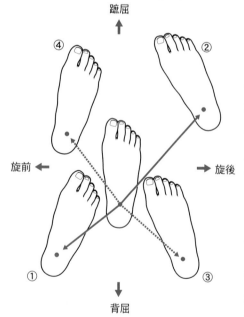
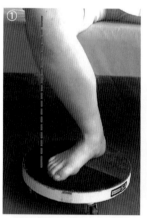
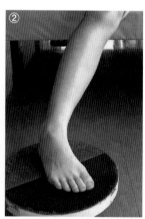

採端坐姿勢，將腳置於復健滑板上，以主動及他動方式移動滑板來運動。當腓腹肌鬆弛後，就容易進行後足部的旋前、旋後運動，在術後初期肌力還很低弱時，高頻率進行這個運動有助於治療。至於複合式運動，內翻(內收、旋後、蹠屈)往②的方向運動，外翻(外展、旋前、背屈)則往①的方向運動，再併用非生理性的運動方向③、④，會有助於改善距骨小腿關節(踝關節)的柔軟度。進行運動時，足部往膝內側方向移動，要特別留意不要讓足底離開滑板。

（圖4左側標示）
蹠屈
④　②
旋前　旋後
①　③
背屈
—— 生理性運動
‥‥‥‥ 非生理性運動

術後25度，後距跟關節相容性良好(圖2)。

- ROM在他動下：背屈15度，蹠屈50度，內翻10度，外翻5度。

◆ **運動治療過程**

手術　經皮復位手術(北田法)。術後隔天開始主動運動。

術後1週　開始運動治療。

運動處方①：擴大踝關節、距骨下關節、腳趾的ROM。

運動處方②：減輕浮腫、腫脹情況(患肢冰敷、抬舉、踝關節及腳趾的主動運動)。

運動處方③：以wiping exercise為中心的主動運動及主--協助運動(圖4‧5)。

運動處方④：拄腋下枴免重步行。

術後2週＋3天　恢復可動範圍。

運動處方⑤：使用不同的復健滑板在坐姿下進行動態關節制動(DYJOC)訓練。

術後6週　拔除鋼線。

運動處方⑥：開始部分承重(依照疼痛的程度慢慢增加)。

術後10週　拄單邊腋下枴步行。

運動處方⑦：直立下使用滑板來進行動態平衡運動。

術後3個月　可全承重步行，如果沒有疼痛的情況，可繼續木工工作。

這個病例之所以可以得良好改善，其理由是解剖學復位成功，再加上術後初期就開始運動治療，及預防以距骨下關節為中心的攣縮問題。但是，如果遇到改善了ROM卻還是無法解決疼痛症狀的時候，可能術前製作的矯正鞋墊已不足以治療疼痛問題，必須重新製作新的矯正鞋墊，而新的矯正鞋墊必須有抑制步行時跟骨旋後及減輕集中於腳跟的機械壓力之功用才行[8]。

圖5　以徒手操作來擴大外翻可動範圍

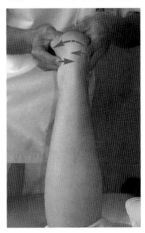

以徒手擴大跟骨旋前的可動範圍時，因為要同時將跟骨外側近端部位往內側方向壓；將跟骨內側遠端部位往外側壓，所以要特別留意不要讓跟骨外側的距跟關節面與距骨互相摩擦。

踝關節‧足部

······························ 知識重點 ······························

圖6　徒手復位法(大本法)

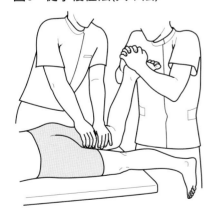

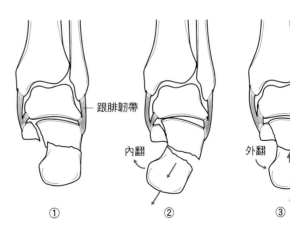

跟腓韌帶

內翻

外翻

① ② ③

a. 徒手復位法的實際操作
適合於受傷3天內使用。將患側膝關節彎曲約90度，助手壓住患肢，治療師以雙手圍住跟骨，以強烈的壓迫與牽引方式反覆快速地內翻、外翻。

b. 徒手復位的機制
進行強制內翻(②)時，骨折部位會因為跟腓韌帶的拉緊而隨著內翻，「咬合」也會跟著鬆開，這樣可以同時改善側邊膨脹問題。接著進行外翻(③)，外翻的時候末梢骨頭碎片將joint fragment往上頂使其復位。復位後進行初期承重步行與運動治療，3個月後就可以恢復全承重步行了。

引用改編自文獻11)

9 踝關節脫臼骨折的運動治療

踝關節背屈受限的主要因素

踝關節脫臼骨折是關節內骨折，滲出液的蓄積及修復過程中肉芽組織的增生都容易使肌腱產生沾黏。踝關節蹠屈姿勢下以石膏固定數週的話，周圍軟組織會產生沾黏，連帶使得軟組織的滑動與伸展降低，也因此容易造成背屈受到限制。

關節囊、韌帶、肌肉等等數種組織都是造成踝關節背屈受限的原因。在關節囊方面，蹠屈姿勢下會鬆弛，後方部位縮短會影響背屈ROM；位於關節後方三角韌帶(內側副韌帶)的後脛距部位及外側副韌帶的後方結構 —— 跟腓韌帶、後距腓韌帶也都與背屈受限有關。另外，在肌肉方面，踝關節蹠屈肌肉的小腿三頭肌(比目魚肌、腓腸肌)、通過內髁後方的脛後肌、與腱鞘一起貫穿關節囊的屈趾長肌、通過外髁後方的腓長肌、腓短肌等等，這些肌肉的伸展性與滑動性也都與背屈受限有關(圖1)。

圖1　會使踝關節背屈受限的肌肉

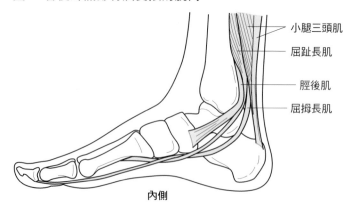

- 小腿三頭肌
- 屈趾長肌
- 脛後肌
- 屈拇長肌

內側

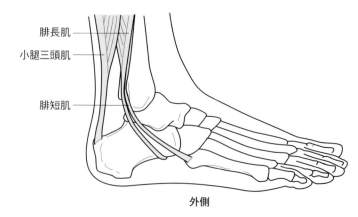

- 腓長肌
- 小腿三頭肌
- 腓短肌

外側

步行時需要的踝關節ROM

步行是全身運動，不僅下肢，和軀幹、上肢的運動也都有關係，但因為足部和地面接觸，所以除了支撐體重外，還要負責推力的傳送與隨時控制身體平衡來來因應地面與上半身的各種狀況。

正常的步行中，1個步行週期包含各兩次的踝關節蹠屈與背屈(圖2)。腳跟著地(HC)時足部會輕度蹠屈，緊接著轉成背屈，最後變成腳掌貼地，如果以足部為基準點，小腿就會往前傾斜，所以踝關節背屈角度會變得更大。經過站立中期，在腳跟離地(HO)之前，最大背屈約10度，在腳跟離地到極限後開始轉變成蹠屈，在腳趾離地(TO)時最大蹠屈20度。腳趾離地時的蹠趾關節(MTP關節)，第2～5MTP關節最大伸展後，第2～5蹠骨離開地面，接著是第1MTP關節最大伸展後(約90度)，第1蹠骨離開地面。另外，踢腿的時候，因為MTP關節背屈，足底肌膜會被拉長捲起，足弓就會上升(足底肌膜之絞緊效應)，足部整體的剛性提高，就猶如槓桿的功能。之後的擺盪期時背屈約0度，腳趾尖不碰觸到地面。也就是說，在平地步行所需的踝關節ROM，背屈10度，蹠屈20度，合計若無30度的話，無以支撐。

圖2　步行時必要的踝關節角度

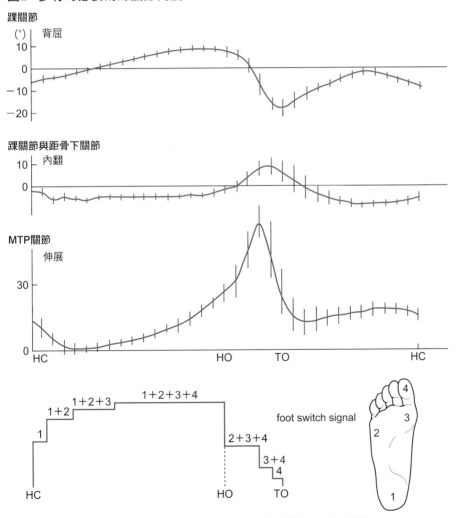

在平地步行所需的踝關節ROM，背屈10度，蹠屈20度，合計若無30度無以支撐。

引用自文獻1)

Case Study 踝關節脫臼骨折，藉由增高方式來改善背屈受限的病例

這個病例踝關節脫臼骨折，選擇保守治療，拆掉石膏後開始運動治療，但是卻出現踝關節可動範圍 (ROM)受限且疼痛的現象，承重困難。針對踝關節背屈受限且承重時踝關節前方疼痛問題，以腳跟增高的方式來治療。治療結果：踝關節前方疼痛現象減輕，隨著承重量的增加，踝關節ROM也漸漸改善。增高的高度依ROM的改善情況逐漸降低。而踝關節ROM得以改善的理由是，第一：承重線落下位置的改變；第二：踝關節背屈肌群的活動性提高。另外，日常生活中的步行可以當作踝關節背屈ROM的訓練項目之一，可在運動治療時間外持續進行，加倍協助背屈ROM的改善。

◆病例

10多歲。過往病史中無特別註記。

◆現在病程

使用滑雪板滑雪時跌倒受傷。醫師診斷為右側踝關節脫臼骨折，依Lauge-Hansen分類為SER II類型(圖3)。選擇保守治療，以石膏固定4週，之後改以半片L型石膏固定。受傷後第7週可全承重，但因為會疼痛，所以幾乎都在免重狀態。

◆運動治療開始時的檢查結果

從受傷8週後開始運動治療。運動治療開始時的ROM，踝關節他動背屈右側0度，左側20度，蹠屈右側55度，左側60度。可承重至25kg，但小腿後傾，25kg以上的承重，踝關節前方會有疼痛現象。

◆運動治療過程

受傷後約9週　以增高6cm的增高鞋進行治療(圖4・5)。

受傷後約11週　踝關節前方的疼痛情況減輕，踝關節他動背屈右側改善至10度，ROM也擴大了。隨著踝關節背屈角度的改善，增高鞋的高度降低。

受傷後12週　左右腳踝關節ROM已經一樣，步行與上下樓梯也都很穩定。

〔可動範圍改善的理由〕

這個病例中，踝關節蹠屈姿勢下承重，承重線落在踝關節後方(圖6)。承重的力量在距骨小腿關節上會形成一股使脛骨關節面越過距骨滑車，往後方滑動的力量，踝關節蹠屈，亦即使小腿後傾。但是，步行時為了支撐足底與地面的摩擦，身體會向前進，所以立腳期時小腿會向前傾。承重線落在踝關節後方，小腿會維持後傾，為了使

圖4　鞋子的腳跟部分增高

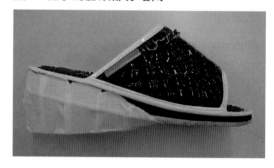

圖3　X光攝影(受傷時)

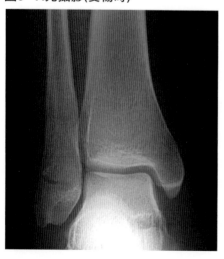

圖5　穿增高鞋的狀態

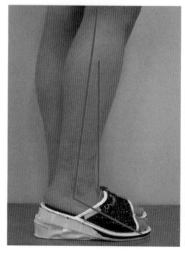

雖然是踝關節蹠屈姿勢，但承重線會落在前方，可以承受重量。讓病患穿上增高鞋，使其承重，並確認是否還有疼痛現象。高度的設定，以疼痛會消失的高度為基準。

小腿前傾，脛骨關節面與距骨滑車的相容性會受到破壞，會變成以脛骨後髁為運動支點。走久了脛骨關節面前方會與距骨產生夾擠，因此引發疼痛而無法承重。藉由穿上增高鞋，讓原本落在後方的承重線以生理性方式往前方移動(圖7)。承重線落在踝關節前方，承重力量在距骨小腿關節上就會使脛骨關節面從距骨滑車上頭經過滑向前方。小腿會順從承重線的移動，沿著距骨關節往前方移動。小腿往前方移動，脛骨關節面與距骨滑車的相容性就會獲得改善，背屈運動也會更有效率。

背屈肌群附著於前方關節囊上，背屈時會將關節囊拉到上前方。在踝關節蹠屈姿勢下承重，如果承重線落在後方，小腿要向前移動就會變得很困難，背屈肌群的活動力就會下降，也就

無法將關節囊拉到上前方(圖8a)。重心線如果落在後方，脛骨關節面前方會與距骨互相碰撞，踝關節背屈肌群的活動力會下降，無法將關節囊拉到上前方，關節囊就會在脛骨關節面前方與距骨之間產生夾擠，引發疼痛、承重困難等現象。藉由腳跟部位增高，讓小腿前傾，包含股四頭肌在內的下肢肌群為了保持膝關節與踝關節的穩定，都會同時收縮。如此一來，前方關節囊就會因為踝關節背屈肌群的收縮而被拉至上前方，也就可以防止關節囊的夾擠現象(圖8b)。正確的骨列與足夠的承重可以使背屈運動更有效率，也可以提高踝關節背屈肌群的活動力，使關節囊周圍軟組織的伸展性增大，有助於改善ROM、減輕疼痛、增加承重量。

圖6　踝關節蹠屈姿勢下的承重

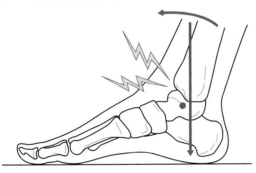

踝關節蹠屈姿勢，承重線落在後方，承重時小腿依舊後傾，為了使小腿往前移動就會以脛骨後髁為運動支點，脛骨關節面前方與距骨之間就會產生夾擠。

圖7　藉由增高來移動承重線

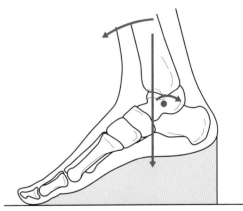

藉由增高，使承重線落在踝關節前方，在距骨小腿關節上，使脛骨關節面可以越過距骨滑車往前方移動。

圖8　背屈肌群與關節囊

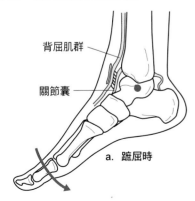

背屈肌群

關節囊

a. 蹠屈時

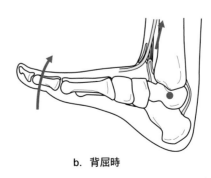

b. 背屈時

因為前方關節囊與背屈肌群的肌腱連結在一起，在踝關節背屈時，關節囊會被拉至上前方。

引用改編自文獻2)

10 Lauge-Hansen分類的SA類型之運動治療

Check it !

● 所謂Lauge-Hansen分類的SA類型(旋後／內收supination-adduction)，受傷時足部在旋後位置，再加上距骨強制內收、內旋，產生腓骨橫向骨折、內髁斜向骨折或垂直骨折的踝關節髁部骨折。除了骨傷外，還可能會合併外側副韌帶損傷(LCL)與腓骨肌腱損傷等軟組織受損的情況。

● 治療初期會有明顯的浮腫現象，要致力於消腫，才能順利進行之後的運動治療。

● 當進行踝關節之關節可動範圍(ROM)訓練時，配合生理的關節面來誘導關節運動是重點所在。

Lauge-Hansen分類的SA類型

要區分踝關節髁部骨折的骨折類型，Lauge-Hansen分類法是非常方便實用的。Lauge-Hansen分類法中第一個英文字代表的是足部的姿勢，第二個英文字代表的是受傷時施加於距骨上外力的方向。其中SA類型指的就是，足部於旋外姿勢時，有內收或是內旋的外力施加於距骨上所造成的骨折。SA I型是當足部在旋後姿勢時，因為距骨內收、內旋，導致連結外髁與距骨、跟骨的LCL因過度伸展而受損，或是在與距骨小腿關節面幾乎同等高的位置產生外髁橫向骨折。另外，SA II 型是內收、內旋的力量施加於距骨上，使得距骨將內髁往上頂，造成內髁斜向骨折或者垂直骨折(圖1)。SA類型，在距骨小腿關節，距骨過度內收、內旋時，常會造成距骨滑車及踝榫眼(mortise)的骨軟骨損傷，所以診斷時要加以檢查確認。

在兩髁骨折的治療方面，縱使沒有骨折移位的情況，但因為距骨小腿關節的構造是距骨滑車嵌在由外髁、內髁、脛骨遠端組成的踝榫眼(mortise)中，所以當兩髁骨折時，距骨小腿關節會極度不穩定，因此適合以外科手術方式治療，特別是負責動態穩定功能的腓骨，將其正確復位與強力固定是非常重要的一個步驟。

圖1 Lauge-Hansen分類的SA類型

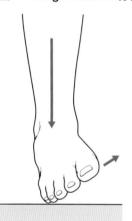
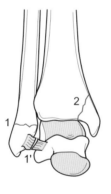
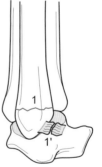
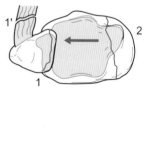

在足部旋後的姿勢下，將距骨強制內翻、內旋，會使外側副韌帶因過度伸展而受損(1')，韌帶的伸展牽扯到骨頭，導致腓骨橫向骨折(1)。另外，距骨強制內翻、內旋的話，距骨會將內髁往上頂，導致內髁斜向骨折或是垂直骨折(2)。

引用自文獻1)

SA類型可能會發生的軟組織損傷

　　透過Lauge-Hansen的骨折類型分類，多少可以瞭解病患的受傷機轉，也就容易從中去想像各類型可能會引發的軟組織損傷。SA類型，受傷時足部姿勢是旋後，且距骨強制內收、內旋，因此距骨小腿關節外側部位是處於過度伸展的狀態。由此可知，SA類型的骨折，位於足部外側的軟組織會因為足部旋後或距骨內收、內旋過度被拉長而受損。從骨頭方面去探討的話，如果內髁有斜向骨折或垂直骨折，而外髁沒有骨折現象的話，連結外髁與距骨、跟骨的外側副韌帶(LCL)可能會因為過度伸展而受損(圖2)。另外，因為腓骨肌腱的走向在外髁肌腱溝裡起了劇烈變化，上腓骨支持帶的損傷會導致腓骨肌腱脫臼；因外髁骨折使外髁肌腱溝受到破壞以及過度伸展的壓力，都有可能會導致腓骨肌腱本身受到損傷(圖3)。

　　在軟組織受損後的復原過程中，隨著發炎腫脹，纖維蛋白在組織裡沈澱，很容易會有沾黏的情況發生。這會使得伸展與滑動受到阻礙而導致ROM受限。因此，要從骨折等外傷的受傷機轉去掌握軟組織損傷情況，且在適當的時間進行適當的運動治療，這樣才能將沾黏與ROM受限程度降到最低。

圖2　外側副韌帶的解剖

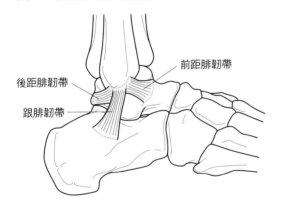

前距腓韌帶
後距腓韌帶
跟腓韌帶

因為足部旋後，距骨內收、內旋，外側副韌帶(特別是跟腓韌帶和前距腓韌帶)因過度伸展而受損。

圖3　腓骨肌腱周邊組織的解剖

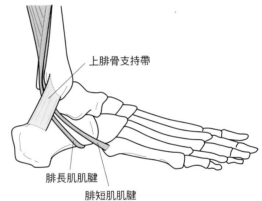

上腓骨支持帶
腓長肌肌腱
腓短肌肌腱

因外髁骨折使外髁肌腱溝遭到破壞，因上腓骨支持帶損傷造成腓骨肌腱容易脫臼。另外，因足部旋後使得腓骨肌本身因過度伸展而受損。

Case Study　Lauge-Hansen分類SA類型的運動治療病例

　　開車時因為遭到撞擊而受傷，醫生診斷為右側踝關節兩髁骨折(Lauge-Hansen分類SA II 類型)，以外科手術治療的病例，顯現出拿掉石膏後，從小腿到前足部都有明顯浮腫的現象。因為長時間的浮腫而使周圍的組織產生纖維蛋白沈澱的情況，這也會是ROM受限與攣縮的原因，所以要盡快得想辦法消腫。因此，在運動治療初期，會花比較多時間在浮腫管理上。另外，在踝關節ROM訓練方面，要配合踝關節的運動軸來進行。因為踝關節兩髁骨折是關節內骨折，所以之後的運動治療必須配合踝樺眼中

距骨的運動。踝榫眼中距骨的運動，背屈運動時距骨會外翻，蹠屈運動時距骨則會內翻。因此，運動治療要將距骨生理性運動也列入考慮。

　　進行這些運動治療後的成效非常不錯，很快就都可以恢復跪坐、蹲踞等日常生活中的動作。

◆病例

60多歲。合併兩側退化性關節炎。

◆現在病程

因兩車相撞被夾在副駕駛座與後排座位中間而受傷。醫生診斷為腓骨橫向骨折、內髁垂直骨折、右側踝關節兩髁骨折(Lauge-Hansen分類SA II類型)(圖4)，受傷後10天進行外科復位固定手術，以骨板固定外髁，以2根骨螺絲釘固定內髁，最後再以石膏固定。術後2週又3天開始運動治療。

圖4　X攝影(受傷時，Lauge-Hansen分類 SA II 類型)

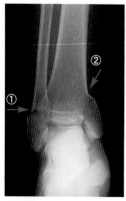
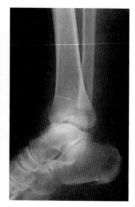

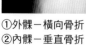
①外髁－橫向骨折
②內髁－垂直骨折

◆運動治療過程

術後2週　開始運動治療。從1/3部分承重步行開始(僅步行時以半片L型石膏固定)。

運動處方①：浮腫管理(圖5)。

運動處方②：腳趾、踝關節肌肉的選擇性收縮，等長收縮。

- 屈趾長肌、屈拇長肌：趴臥姿勢，膝關節彎曲90度，從腳趾伸展姿勢開始進行腳趾、拇趾的屈曲運動。
- 伸趾長肌、伸拇長肌：趴臥姿勢，膝關節彎曲90度，從腳趾屈曲姿勢開始進行腳趾、拇指的伸張運動。
- 脛前肌：在石膏內進行踝關節背屈、足部旋後之等長收縮。
- 腓長肌、腓短肌：在石膏內進行足部旋後之等長收縮運動。

運動處方③：自主訓練方面，在浮腫管理下，使用彈力帶進行腳趾主動運動(圖6)及腳趾抓毛巾運動(圖7)。

運動處方④：拄腋下枴步行訓練(1/3承重)。

術後5週　拿掉半片L型石膏(plaster shell)。開始踝關節ROM訓練。可1/2承重步行。

　　踝關節ROM，背屈5度(健側25度)，蹠屈25度(健側40度)。

　　繼續運動處方①～③(1/2承重)。

運動處方⑤：踝關節ROM訓練

以他動方式進行ROM訓練：一邊將距骨往遠端

圖5　浮腫管理

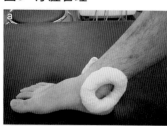
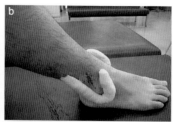
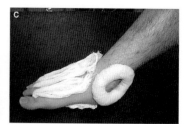
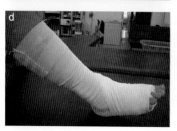
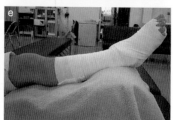

將甜甜圈形狀的軟墊置於內髁上(a)，將U字形軟墊置於外髁上(b)。另外，再拿紗布或軟墊置於蹠骨間及足弓下(量要適中)(c)，然後從前足部開始以彈力繃帶纏繞至小腿進行壓迫(d)。在下肢下面放置枕頭，讓下肢呈抬舉狀態，然後腳趾主動運動以改善靜脈循環(e)。

牽引，一邊協助踝關節蹠屈、背屈，誘導距骨在踝榫眼內外滑動。

• wiping exercise(圖8)。

術後7週 可全承重步行。

術後10週 可蹲踞、跪坐。

Lauge-Hansen分類SA類型中髁部骨折是比較單純，只要手術中復位正確，再加上骨折部位固定得好，物理治療上就不需要特別高難度的技術。另外，只要徹底做好浮腫管理以及積極自主訓練收縮足部周圍的肌肉，就可以預防肌肉、肌腱的滑動障礙及沾黏引發的攣縮到一定程度，也就可以順利進行運動治療。在踝關節ROM訓練方面，配合踝關節的運動軸來誘導生理性的關節運動，讓距骨可以在踝榫眼內外順利滑動也是不可或缺的。

圖6 使用彈力帶進行腳趾主動運動

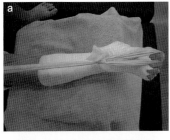
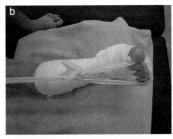
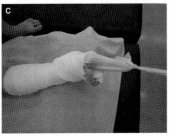
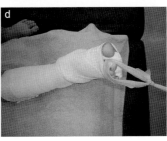

為了消腫要將下肢保持抬舉狀態，用彈力帶鉤住拇趾(a)，讓拇趾屈曲運動增加阻力。同樣地用彈力帶鉤住第2～5腳趾，讓腳趾屈曲運動增加阻力(b)。另外，關於拇趾(c)與其他腳趾(d)的伸張運動則是改變方向，依然藉由彈力帶的阻力來進行主動運動。

圖7 腳趾抓毛巾

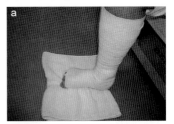
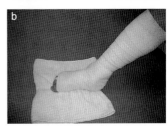

在地上鋪一條毛巾，讓腳趾以屈曲運動方式將毛巾抓起來。踝關節背屈姿勢，藉由彎曲腳趾來收縮足部外側肌肉(a)；踝關節蹠屈姿勢，彎曲腳趾來收縮足部內側肌肉(b)。

圖8 wiping exercise

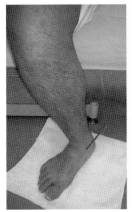
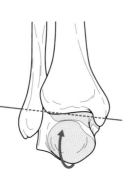
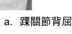

a. 踝關節背屈

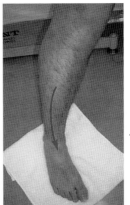
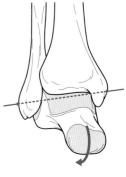

b. 踝關節蹠屈

腳底鋪一條毛巾，利用膝關節的屈伸動作來進行踝關節ROM訓練。膝關節屈曲時，將腳跟往內側拉回，踝關節背屈的同時足部外翻(a)；在膝關節伸展時，將足部外側往前方推出去，踝關節蹠屈的同時足部內翻，主動反覆這樣的動作來改善踝關節ROM。

Lauge-Hansen分類SER IV類型的運動治療

> ## Check it !
> ● 踝關節髁部骨折，從術後肢體位置及固定期間即可推測背屈可動範圍(ROM)會受到限制，所以石膏固定中就開始運動治療是很重要的，可預防各軟組織的沾黏，也可維持軟組織的伸展性。
> ● supination-external rotation(SER)(旋後／外旋)IV類型合併三角韌帶與遠端脛腓韌帶損傷的可能性極高，所以從X光片、手術結果、壓痛情況來瞭解是否有損傷及損傷程度為何是很重要的。
> ● 當骨折合併韌帶損傷的情況下，會因為不穩定而導致關節變形或關節炎，所以不能只將重點擺在恢復ROM，還必須多加留意骨列及疼痛的變化，依病例的情況併用ROM訓練、矯正鞋墊或貼紮等治療。

Lauge-Hansen分類SER類型

　　Lauge-Hansen分類法，第一個英文字母指的是受傷時足部的姿勢，後面的字母代表的是在那個時候距骨對小腿而言是怎麼樣的一個動作。SER類型，足部是旋後(supination)的狀態，小腿往內側扭轉，小腿外側在拉緊狀態下會有股外旋力(external rotation)施加於距骨小腿關節內的距骨上。因此，最初會是前下脛腓韌帶斷裂，從外髁前下方往後上方的螺旋狀骨折或斜向骨折。外力如果非常強大的話，還有可能會後髁骨折，後脛腓韌帶斷裂，或是扯裂性骨折，更嚴重還可能會內髁骨折、三角韌帶損傷。

　　Lauge-Hansen分類法是依照骨折及韌帶損傷的進展程度來分級。SER I型是前脛腓韌帶或者附著部的扯裂性骨折；SER II型是脛腓韌帶聯合部位的腓骨外髁螺旋狀骨折；SER III型是後髁骨折、後脛腓韌帶斷裂或是伴隨扯裂性骨折；SER IV型是內髁橫向骨折或三角韌帶損傷(圖1)。SER類型是發生頻率最高的骨折，約佔了髁部骨折的40～75%，特別是50歲以上的女性最常發生這一類型的骨折。

圖1　Lauge-Hansen分類SER類型的骨折進展

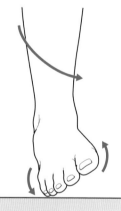
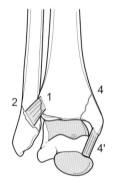
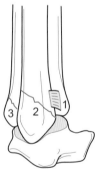
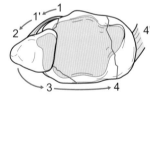

足部是旋後姿勢，小腿往內側扭轉，會產生外旋力施加於距骨小腿關節內的距骨上。
1：前脛腓韌帶或附著部的扯裂性骨折
2：外髁的螺旋狀骨折
3：後髁骨折
4：內髁骨折
4'：三角韌帶損傷

引用自文獻1)

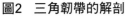

三角韌帶的機能解剖

踝關節內側有條分深淺2層的三角韌帶。三角韌帶起自內踝前方,由4條纖維束組成:脛舟部附著於舟狀骨結節,前脛距部附著於脛舟部深層的內踝前方及距骨頸內側,後脛距部附著於內踝後方及距骨後突內側結節處,脛跟部附著於內踝及載距突。因為無法清楚區分淺層和深層,所以就將整體都當作纖維束(圖2)。

圖2　三角韌帶的解剖

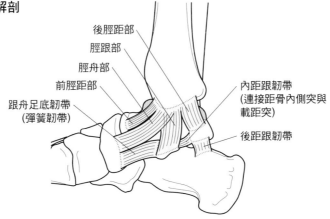

後脛距部
脛跟部
脛舟部
前脛距部
跟舟足底韌帶
(彈簧韌帶)

內距跟韌帶
(連接距骨內側突與
載距突)

後距跟韌帶

引用自文獻3)

踝關節‧足部

直立姿勢時對足弓結構的機能學意義

直立時重心會落在兩腳舟狀骨中間。因此,足部會經常性地被動處於強制外翻姿勢(圖3)。在機能上來說,從蹠屈到背屈運動所有踝關節的運動,三角韌帶都是處於緊繃的狀態。特別是在中央的脛跟部,平時不論是背屈或是蹠屈,脛跟部皆維持一定的緊繃度,在站立、承重時會穩定踝關節,防止跟骨旋前(圖4)。另外,依韌帶切除實驗所得的報告,距骨容易往外側移動,關節面的壓力與peak值相比上升30%,接觸面積最高減少了43%。因此,三角韌帶機能不全的話,會導致內側縱向足弓降低,更有引發關節病變的危險。

圖3　兩腳站立的重心所在

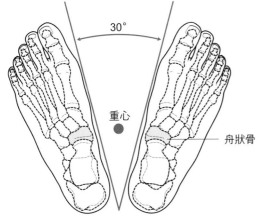

30°

重心

舟狀骨

站立時,為了取得平衡,重心會落在兩側舟狀骨的正中央。因此,足部會強制外翻。

引用自文獻4)

圖4　三角韌帶脛跟部的長度變化

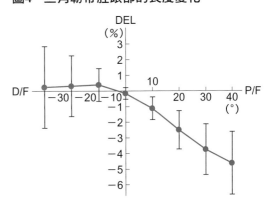

X軸右側是蹠屈區域(P/F),左側是背屈區域(D/F)。Y軸正數領域是張力施加於韌帶上。蹠屈姿勢時會鬆弛,從中間位置變成背屈姿勢時會慢慢伸展。

引用自文獻6)

踝關節脫臼骨折(Lauge-Hansen分類SER Ⅳ類型)在術後因手術固定良好，骨折部位沒有不穩定現象，但是從手術結束後所拍的X光片可確認在遠端脛腓關節，內髁與距骨滑車之間有輕度外開現象。遠端脛腓韌帶與三角韌帶的部分採用保守治療，術後以石膏固定(蹠屈5度)4個星期，並於固定中就開始運動治療。考慮到韌帶修復期，在拿掉石膏後運動治療時也要更加小心謹慎，必須特別留意是否有關節炎病變及疼痛現象。這個病例在拿掉石膏後，肌力和ROM都恢復良好，承重時也沒有出現疼痛現象，可順利步行。

這個病例是因為損傷壓力造成骨折，是屬於伴隨內髁骨折的類型，但同時也合併三角韌帶斷裂。兩者術後的運動治療方式不同，如果是內髁骨折類型，這種多半都沒有傷及三角韌帶，所以要以關節復位及維持骨折部位穩定度為最優先考量，邊觀察骨癒合情形邊進行ROM訓練與承重訓練。若是三角韌帶斷裂的類型，雖不會伴隨內髁骨折，卻會因韌帶損傷而有不穩定現象。三角韌帶損傷會是術後產生攣縮的原因；採用保守治療會妨礙內側關節空隙的復位，基於上述兩點，有些醫生會選擇以修復術來修補韌帶，但眾說紛紜，目前各家見解仍不統一。在運動治療上，要注意不要在損傷部位及往損傷方向施加過大壓力，並隨時小心維持穩定度。脛跟部損傷後，會因為韌帶伸長(elongation)而造成外翻扁平足，所以併用貼紮與矯正鞋墊(圖6)來促進生理性承重也是很重要的。

◆病例
60多歲。過往病史及家族病史中無特別註記。

◆現在病程
騎腳踏車跌倒受傷，送至本院急救，醫生診斷為踝關節脫臼骨折(SER Ⅳ類型)(圖5a)，先以副木固定後返家。隔天，赴整型外科就診住院。受傷後第15天以外科手術方式進行復位固定，術後第4天開始運動治療。

◆受傷時X光攝影
腓骨螺旋狀骨折，後髁骨折，內髁與距骨滑車間有外開現象。

◆手術結果
腓骨以骨板固定，後髁以徒手操作整復(圖5b)。固定良好，沒有不穩定現象，所以遠端脛腓韌帶、三角韌帶就以保守治療法加以治療。從術後X光片可確認遠端脛腓關節與內髁、距骨滑車間之間有外開現象。

◆運動治療開始時的檢查結果(石膏固定中)
・小腿打上石膏，固定在蹠屈5度。小腿遠端及腳趾有浮腫、腫脹現象。
・ROM-T方面，腳趾屈曲、伸展都有稍微受限的情況。
・MMT：足部外在肌肉3＋。
・術後以石膏固定在蹠屈5度4個星期。

◆運動治療過程
術後4天　開始運動治療

運動處方①：腳趾主動屈曲伸張運動，脛前肌、腓骨肌群、脛後肌、比目魚肌、腓腸肌

圖5　X攝影

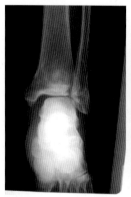 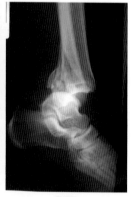

正面　　　　　側面
a. 術前

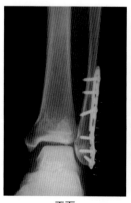 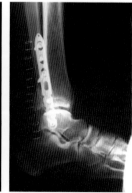

正面　　　　　側面
a. 術後

等長收縮，腳趾外在肌肉伸張運動。

術後4週 拿掉石膏，改用踝關節固定器

運動處方②：開始踝關節ROM訓練。

運動處方③：1/2部分承重(PWB)步行訓練。每2週增加一次承重重量。

理學檢查結果(拿掉石膏時)：膝關節屈曲、伸展時，踝關節背屈主動5度，他動10度；蹠屈主動35度，他動40度，有受限情況。腳趾ROM部分與健側相同。可承重1/2PWB，承重時無疼痛現象。

術後6週 開始2/3PWB。

運動處方④：運動處方4：在疼痛自我控制範圍內開始踝關節內翻、外翻運動。

術後8週 開始全承重(FWB)。

結束時理學檢查結果：膝關節屈曲、伸展時，踝關節背屈皆為主動，他動20度(健側主動、他動25度)；蹠屈主動，他動45度，跟健側一樣。疼痛方面，長距離步行後內髁下方感到不適，但是並沒有承重痛與步行痛。

踝關節髁部骨折，因固定姿勢和固定期間的關係，容易產生背屈受限的問題，所以石膏固定中就開始運動治療是很重要的。若懷疑有韌帶損傷的情形，在拿掉石膏後，運動治療時就要多留意韌帶組織修復期及骨列變化。

另外，若前脛腓關節不穩定的現象沒有改善，對距骨小腿關節就會產生局部壓力而導致關節炎病變，對於預後會有很大的影響。若ROM太早就擴大了，就必須特別留意不穩定的問題。當確診有不穩定現象時，使用貼紮來防止前脛腓關節的擴大(圖7)，及有限制地進行ROM訓練。若懷疑三角韌帶受損的話，要術後6週再進行足部外翻運動，且會因為韌帶伸長(elongation)而引起外翻扁平足，所以需要特別留意。

圖6 矯正鞋墊

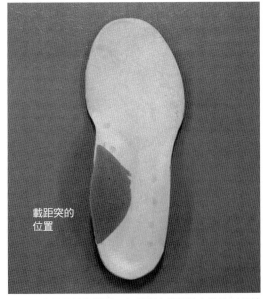

載距突的位置

為了預防跟骨外翻變形，在載距突位置貼上墊片以保持內側縱向足弓。

圖7 使用貼紮

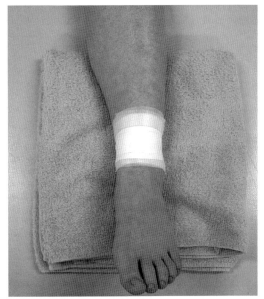

先採取脛腓韌帶踝關節蹠屈姿勢，然後在距骨小腿關節上方以白色貼紮用膠布固定，以防止前脛腓關節的擴大。

Check it !

- Lauge-Hansen分類法是依受傷時足部的姿勢及施加於距骨的外力方向來分類,所以從骨折類型可以預測軟組織的損傷,對於治療非常有幫助。
- 要瞭解Lauge-Hansen分類法之前,最好先對ankle ring原理有個概念。
- pronation-external rotation(PER)IV型骨折,容易會有可動範圍(ROM)受限及脛腓間不穩定的問題,是預後最不佳的一種類型。另外,治療時多考慮骨間膜損傷程度及後髁狀態,會有助於病情的改善。

Lauge-Hansen分類PER類型

　　Lauge-Hansen分類法是以使用截肢所做的實驗及解剖報告為依據,依受傷時的足部姿勢及外力作用方向來分類骨折類型。PER類型(圖1),足部旋前(pronation)姿勢下小腿內旋,因外旋(external rotation)力加於距骨上而受傷。所以,取第一個英文字母PER來表記。

　　PER I型類型,內髁橫向骨折或者三角韌帶斷裂(損傷)。若加上外旋力對距骨的作用就成了PER II類型,前脛腓韌帶的脛骨附著部或前脛腓韌帶斷裂,骨間膜受損。外旋力繼續作用就成了PER III類型,骨間膜斷裂的同時,脛腓韌帶部位上方有螺旋狀骨折或斜向骨折。外旋力再持續作用就進展到PER IV類型,後髁骨折或後脛腓韌帶損傷。後髁指的是脛骨下端後側。

　　特別是PER IV類型,復位和保持正確位置是最困難的,依ROM受限及骨間膜受損程度,會導致腓脛間的不穩定,是預後最糟的類型。

圖1 PER類型的骨折進展

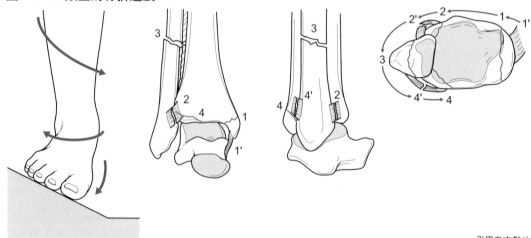

引用自文獻1)

基於ankle ring原理的Lauge-Hansen分類與PER IV類型骨折

　　踝關節的靜態穩定全仰賴脛骨、腓骨與距骨彼此間的相容,及骨間膜與韌帶的支撐。脛骨、腓骨與距骨以韌帶相互連結,猶如1圓銅板呈現穩定狀態。阪本2)為此取了個ankle ring(圖2a)的名稱。

　　外側副韌帶斷裂(圖2b)與腓骨骨折(圖2c),就形同外側支持結構斷裂的狀態。雖然往內側方向的距

骨穩定度受到破壞，但是往外側方向的內側支持結構依然存在，所以仍保有穩定度。若是兩髁骨折(圖2d)及兩側韌帶斷裂，距骨往內外兩個方向及前後方向的穩定度全都遭到破壞，針對踝關節骨折的治療就會以使ankle ring恢復正常為為首要目標。

Lauge-Hansen分類，含跟骨在內，由4塊骨頭構成angle ring。脛腓間，由骨間膜、前脛腓韌帶與後脛腓韌帶構成；腓骨與距骨、跟骨間則由前距腓韌帶、後距腓韌帶及跟腓韌帶構成。脛骨與距骨、跟骨間由三角韌帶的淺層與深層構成。

PER IV類型骨折(圖3)內髁骨折或三角韌帶斷裂造成內側支持結構受損。在脛腓間，前脛腓韌帶、後脛腓韌帶機能受損，和SER IV類型骨折相比，骨間膜受損的程度更為嚴重。因此，如果伴隨腓骨骨折，脛腓間就會變得極不穩定。

在治療方面，針對內側支持結構，要固定內髁來進行斷裂韌帶的縫合與重建。針對脛腓間，縫合前脛腓韌帶與使用骨螺絲釘固定；針對後髁，依骨折碎片的大小選擇以保守治療或骨螺絲釘固定。

圖2　ankle ring

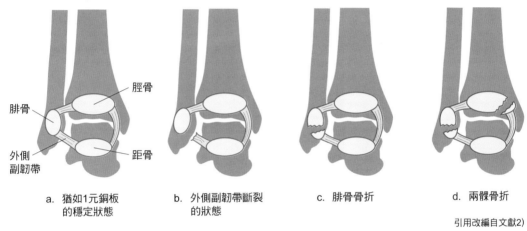

a. 猶如1元銅板的穩定狀態　　b. 外側副韌帶斷裂的狀態　　c. 腓骨骨折　　d. 兩髁骨折

引用改編自文獻2)

圖3　伴隨SER IV類型與PER IV類型骨折的骨間膜損傷

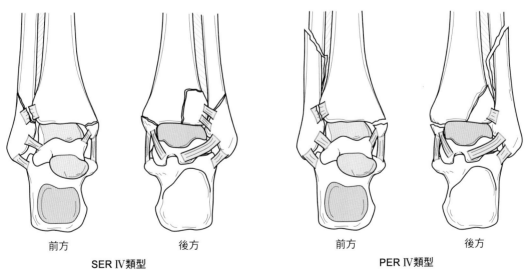

前方　　　　後方　　　　　　　　　　前方　　　　後方
SER IV類型　　　　　　　　　　　　　PER IV類型

兩種類型的前脛腓韌帶與後脛腓韌帶機能都受到損害，但是和SER IV類型骨折相比，PER IV類型骨折骨間膜損傷的程度更為嚴重。

這是左側踝關節脫臼骨折(Lauge-Hansen分類PER IV類型)的病例(圖4)。從X光攝影檢查推測內髁、後髁、腓骨骨折,再加上脛腓間距離約7㎜,前脛腓韌帶斷裂,骨間膜損傷。

進行外科復位手術,以骨板固定腓骨,以中空骨螺釘(cannulated screw)固定內髁,後髁部分,不進行內固定而是以保守治療法治療,另縫合前脛腓韌帶與關節囊。術中確認輕度背屈姿勢下脛腓間與後髁也不會有不穩定現象,術後以副木固定。拆線後在術後2週至術後6週整整4週的時間以石膏固定在背屈5度的姿勢。術後的脛腓間改善至3㎜(圖5)。

骨間膜受損會造成脛腓間不穩定,同時推測仰賴屈拇長肌與脛後肌(走向經過脛腓間)的背屈動作也有可能會受到限制,以及就算是蹠屈也可能會因手術侵入與石膏固定等因素,造成踝關節攣縮。運動治療於術後5天開始,但為了預防脛腓間的外開,也為了改善ROM,要仔細規劃石膏固定前、固定中、固定後的運動治療,這樣才能有良好的改善。

圖4 受傷時的影像檢查

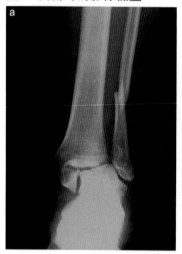
a. 正面照
內髁橫向骨折再加上腓骨骨折,預測會有前脛腓韌帶斷裂、骨間膜受損的情況。

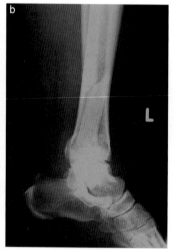
a. 側面照
確認腓骨斜向骨折與後髁骨折。

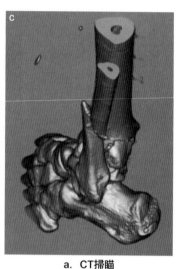
a. CT掃瞄
確認後髁骨折,但後脛腓韌帶應該沒有受損。

圖5 X光攝影(術後)

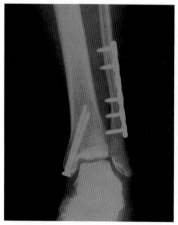
正面

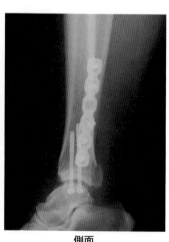
側面

以骨板固定腓骨,以中空骨螺釘固定內髁,縫合前脛腓韌帶及關節囊,以保守治療處理後髁。

◆**病例**

50多歲。過往病史及家族病史中無特別註記。

◆**現在病程**

騎腳踏車不小心跌入水溝而受傷。4天後施以外科復位手術,以半片L型石膏(shell)固定。從術後第5天開始運動治療。

◆**運動治療開始時的檢查結果**

嚴重浮腫,但沒有感覺障礙及運動障礙。

◆**運動治療過程**

手術　外科復位手術。以骨板固定腓骨,以中空骨螺釘固定內髁。

術後5天～2週　拆線後預定於術後2週以石膏固定4個星期。小野[3]針對石膏固定的角度與拿掉石膏後的ROM變化提出報告,輕度背屈姿勢下的固定是成效最好的。術中確認輕度背屈姿勢下脛腓間與後髁的穩定度,術後徹底做好浮腫管理,適度針對足部外在肌肉與小腿三頭肌進行反覆收縮後的伸張運動(圖6),在背屈5度的範圍內進行ROM訓練。

術後2週～6週(石膏固定中)　在腳趾抓毛巾的自主練習後,針對腳趾進行反覆收縮後的伸張運動。特別是為了維持屈拇長肌的收縮幅度(amplitude)與伸張幅度(excursion),要固定近側趾骨,將手指放在IP關節上確認腳趾運動。以脛後肌反覆收縮為目的的內翻等長運動,還有蹠屈、背屈、外翻的等長運動。

術後6週　拿掉石膏,開始ROM訓練。ROM背屈20度(健側35度)、蹠屈35度(健側65度)。

ROM訓練方式有,用彈力繃帶來消腫,用腳趾抓毛巾,踝關節內翻、外翻的主動阻力運動。以及wiping exercise,最後再以徒手操作針對個別的肌肉進行反覆收縮與伸張運動。同時也要進行韌帶與關節囊的伸張運動。積極開始足部的肌力訓練。

術後8週　背屈30度,蹠屈55度,開始1/3部分承重步行。

術後9週　踝關節ROM受限情況消失,開始1/2部分承重步行。

術後11週　開始全承重步行。

術後12週　可蹲踞,左右腳交換上下樓梯,出院返家。

術後2年拔掉骨釘。脛腓間距離4㎜,維持術後狀態。

●

Ogilvie-Harris[4]在報告中指出遠端脛腓關節的力學強度,前脛腓韌帶36%,骨間韌帶22%,後脛腓韌帶42%。在這個病例中,力學強度能重建到什麼程度是個未知數,但是,為了預防修復過後的前脛腓韌帶與後髁移位,維持後脛腓韌帶的機能是很重要的。因此,在石膏固定前的那段期間,移位的可能性最高,所以進行ROM訓練時,角度要保持在穩定範圍內。

另外,石膏的固定角度及固定期間的等長訓練,也是石膏拆除以後ROM改善的重要因素之一。

圖6　確認屈拇長肌的收縮

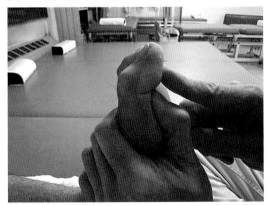

屈拇長肌起自腓骨,止於拇趾末端趾骨。因此,固定近側趾骨,將手指放在IP關節上邊確認邊反覆收縮,留意踝關節的背屈角度,邊以他動方式讓MTP關節與IP關節伸展。屈趾長肌起自脛骨骨面,止於第2～5趾末端趾骨,所以同樣的操作手法,在反覆收縮後進行伸張運動。針對脛後肌、腓骨肌群,為了保護脛腓關節,僅進行等長反覆收縮。至於小腿三頭肌,將膝關節屈曲,反覆收縮比目魚肌;將膝關節伸直,反覆收縮腓腸肌,然後在骨折部位近端進行伸張運動。在這些運動做完後,再適度以他動方式進行ROM訓練。以這個病例來說,在伸張運動結束時,踝關節ROM就已經可以到恢復輕度背屈的程度。

13 踝關節三髁骨折以蹠屈姿勢石膏固定，石膏開窗下初期運動治療法

Check it !

● 所謂踝關節三髁骨折，即內髁、外髁、脛骨後髁3處骨折，會造成踝關節及骨折部位極度不穩定，所以適合以外科手術方式治療。

● 後髁骨折的受傷機轉是外髁骨折後受到後脛腓韌帶牽扯所造成，所以在Lauge-Hansen分類上屬於SER III類型以上、PER IV類型以上、PA II類型以上的骨折。

● 三髁骨折時容易合併脛腓韌帶損傷，術後需要長時間將踝關節固定在蹠屈姿勢。

● 組織損傷情形嚴重的話，術後需要以石膏固定。雖然之前介紹了好幾種針對石膏固定中的腳趾主、他動運動治療，但是也可以於術後初期在石膏後方開窗直接針對攣縮主因的組織進行改善伸展性與滑動性的運動治療，如此一來，在拿掉石膏後，就可以盡快改善踝關節背屈可動範圍(ROM)。

三髁骨折的復位術及固定原則

踝關節髁部骨折是小腿或者足部其中一個部位在固定的狀態下，小腿、足部之間因外來扭轉力或旋轉力所造成的。若合併髁部骨折，則是除上述的情況外，再加上在踝關節蹠屈姿勢下，脛骨關節後方承受一股軸壓，於外髁骨折後受到後脛腓韌帶牽扯所造成的。

另外，三髁骨折是屬於關節內骨折，原本仰賴骨頭得以穩定的關節，結構因此受到破壞，如果受傷後不確實做好復位與固定，將來可能容易變成退化性關節炎。

整型外科的治療原則是腓骨的復位及固定；脛骨的復位及固定；藉由初期運動治療來預防攣縮。骨頭復位術是治療主流，在這邊稍微介紹一下針對各骨折部位的術式。

· 外髁：脛腓韌帶以下的橫向骨折以Zuggurtung法(tension band wiring法)處理；而斜向骨折以骨螺絲釘固定或者是以骨螺絲釘配合鋼線來固定；脛腓韌帶近端骨折以Kirschner鋼線或骨板固定。

· 內髁：一般使用骨螺絲釘固定，骨頭碎片比較小的時候則以Zuggurtung法處理。

圖1　針對各骨折部位的固定法

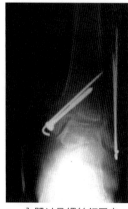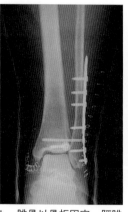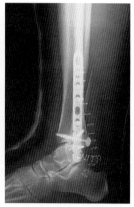

a. 內髁以骨螺絲釘固定，外髁以pinning固定。

b. 腓骨以骨板固定，脛腓間以骨螺絲釘固定。

c. 後髁以骨螺絲釘固定。

・後髁：骨頭碎片大的話從前方，骨頭碎片小的話從後方以骨螺絲釘固定。

固定的順序為①外髁(腓骨)，②後髁，③內髁，原則上以這樣的順序進行復位固定術，但如果是踝關節後外側脫臼時，則從內髁開始(圖1)。

蹠屈姿勢石膏固定中之踝關節周圍組織的緊繃與攣縮原因

踝關節髁部有走向骨折部位附近的軟組織，因此，當踝關節蹠屈固定時，不僅骨性的背屈受限，踝關節髁部周圍軟組織的背屈也會受限。

踝關節內髁部位有跗骨隧道，裡頭有肌肉、血管、神經。踝關節蹠屈時，這些軟組織會呈現放鬆狀態，也就容易產生沾黏，一旦有沾黏現象，就會造成各組織間的滑動障礙，背屈也會隨之受到限制。另外，當踝關節背屈時，這些軟組織會伸展，偶爾會出現脛骨神經發麻(paresthesia)現象。為了預防脛骨神經障礙，就要事先提高與脛骨神經平行的屈拇長肌的活動力。

在外髁部位，腓骨肌群從外髁後方經過。如果在外髁也產生和內髁一樣的情形，背屈就會受到限制(圖2)。

圖2　踝關節攣縮主因

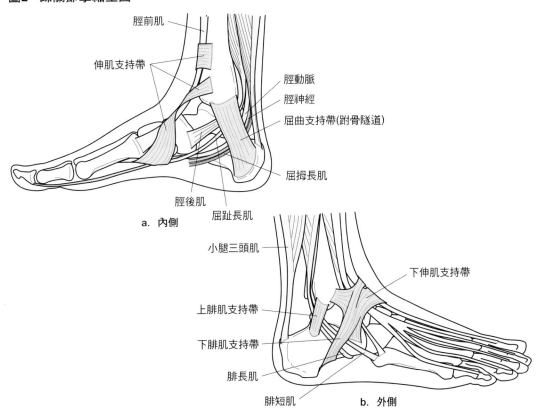

a. 內側

b. 外側

Case Study　踝關節三髁骨折以蹠屈姿勢石膏固定，石膏開窗下初期運動治療的病例

針對跌倒受傷三髁骨折的病例，術後以石膏固定踝蹠屈4個星期。骨折部位以骨板及骨螺絲釘固定，脛腓間的偏移以骨螺絲釘固定。術後第2天開始運動治療。術後1星期在石膏後方開一小扇窗，觸摸軟組織以確認及促進肌肉收縮，對肌肉直接進行伸張運動。石膏開窗範圍，小腿後方阿基里斯腱附著部

附近，約12cm×8cm見方(圖3)。

治療結果，拿掉石膏後10週，背屈15度(健側比100％)。比術後石膏固定期間相同卻無開窗的病例還要更快改善背屈ROM。

◆病例
50多歲，過往病史及家族病史中無特別註記。

◆現在病程
跌倒受傷。醫生診斷為踝關節三踝骨折，施以外科復位手術。外踝以骨板固定；內踝、後踝各以骨螺絲釘固定。因為脛腓間偏移，故併用骨螺絲釘固定脛腓間。術後石膏固定踝蹠屈4個星期。

◆運動治療開始時的檢查結果
- 腳趾、足背有浮腫現象。
- 無法確實做到腳趾的主動屈曲、伸張運動。
- 髖關節、膝關節沒有ROM受限情況。
- 足部、腳趾等沒有感覺障礙，沒有運動障礙。

◆運動治療過程
手術　腓骨以骨板固定。內踝、後踝、脛腓間以骨螺絲釘固定。術後石膏固定踝蹠屈4個星期。

術後2天　開始運動治療

運動處方①：腳趾的主動屈曲、伸張運動及他動伸張運動。

運動處方②：以單膝跪地等方式維持臀肌肌力，以及維持髖關節與膝關節的肌力(圖4)。

術後1週　在石膏後方開窗(圖3)。

運動處方③：跟骨阿基里斯腱附著部往遠端方向牽引(圖5a)。

運動處方④：針對小腿三頭肌，進行直接伸張運動(圖5b)。

運動處方⑤：腳趾的主動屈曲運動。
邊確認屈拇長肌、屈趾長肌的收縮邊進行運動(圖5c・d)。

術後4週　拿掉石膏，踝關節背屈－5度。

運動處方⑥：浮腫管理，輕拍骨結節部，並以彈性繃帶纏繞。

運動處方⑦：以主動及他動方式進行踝關節背屈運動(禁止內外翻運動)(圖6a)。
腳趾抓毛巾運動及wiping exercise。

運動處方⑧：腳趾的伸張運動(圖6b)。

運動處方⑨：踝背屈下進行腳趾主動屈曲運動；踝蹠屈下進行腳趾伸張運動(圖6c・d)。

術後8週　拔除脛腓間的骨螺絲釘，踝關節背屈5度。

運動處方⑩：開始部分承重訓練。

術後10週　踝關節背屈15度(同健側)。

三踝骨折是屬於承重關節高度損傷，所以術後以石膏固定是必要的，拿掉石膏後發生攣縮也是必然的。這一次藉由石膏開窗於石膏固定中就開始確實做好預防攣縮的治療，在拿掉石膏後，ROM的改善會有很好的進展，也可以順利接著進行步行訓練。

要施行本治療方法，必須要與主治醫生充分討論，決定開窗範圍，並由擁有這方面技術的物理治療師來操作，才會有良好的成效。

圖4　膝跪地及以膝步行

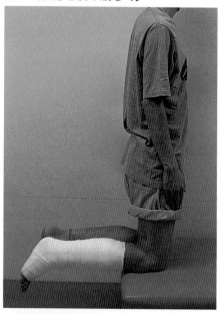

為了維持臀肌等的肌力。

圖3　石膏開窗部位

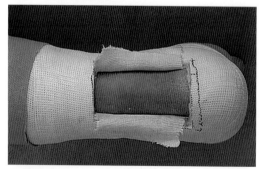

開窗範圍約12cm×8cm。內側到內踝後方，下端到跟骨阿基里斯腱附著部，上端到可以摸到腓腸肌的範圍。

圖5 石膏固定中的治療

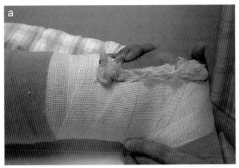
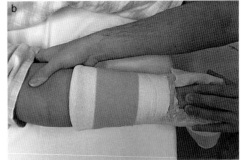
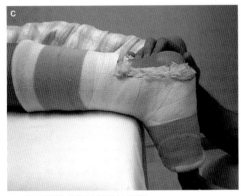
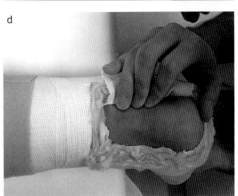

a. 按壓阿基里斯腱部位的深部。
b. 同時按壓腓腸肌的上部與下部。
c‧d. 腳趾主動屈曲時，將手指放在內髁後方部，確認並促進屈拇長肌‧屈趾長肌的肌肉收縮。

圖6 拿掉石膏後的治療

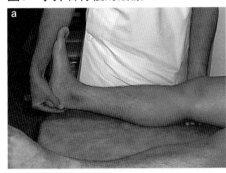
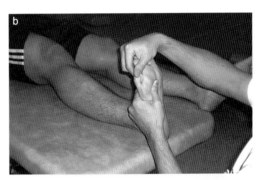
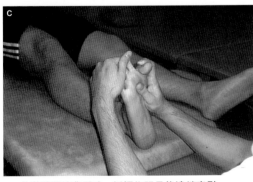
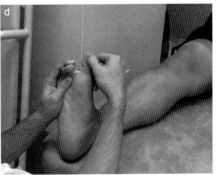

a. 他動踝關節背屈時，抓握住跟骨往遠端牽引。
b. 腳趾伸張運動。
c. 屈趾長肌的收縮訓練(以他動方式將拇趾保持屈曲，進行其他4趾的屈曲運動)。
d. 屈拇長肌的收縮訓練(以他動方式將第2～5趾保持屈曲，進行拇趾的屈曲運動)。

14 Pilon骨折的簡易矯具治療法

Check it !

● Pilon骨折的分類多用Ruedi分類法、AO分類法，評估法則多用Burwell判定基準。

● 根據報告顯示出，Ruedi分類法類型I、II治療成效都很好，但是類型III的成效則大多有不良。

● 瞭解踝關節的機能解剖，從影像檢查不僅可得知骨折類型，亦可以推測肌肉、韌帶等軟組織的受損情況。

● 雖然夜間穿戴的矯具很有用，但並非是夜間矯具改善了關節可動範圍(ROM)，而是應該將其使用在維持ROM訓練後的成效。

Pilon骨折分類(Ruedi分類法)及一般成效

Pilon骨折是車禍或從高處落下等所產生的高衝擊力外傷，容易造成踝關節ROM受限，特別是踝背屈受限的問題[1]。Pilon骨折的分類大多使用Ruedi分類法[2](圖1)與AO分類法。Ruedi分類法類型I是關節面上沒有太大的移位，脛骨遠端有裂痕的骨折；類型II是雖沒有粉碎性骨折，但關節面有大移位；類型III是脛骨遠端有壓迫性及粉碎性骨折。

關於治療方法，只有類型I會選擇保守治療，但整體來說三種多半都會選擇外科手術治療，以骨板固定、髓內釘固定、外固定居多。評估法方面多使用Burwell判定基準[3](表1)。類型I、II關節面的粉碎骨較少，比較容易做到解剖學復位，所以治療成效也比較好，類型III因為關節面受到較大的破壞且有骨組織缺損問題，再加上軟組織受損嚴重，一般來說治療成效較為

圖1 Ruedi分類

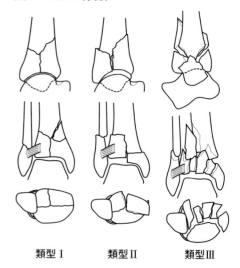

類型 I　　類型 II　　類型 III

表1 Burwell評估基準

X光攝影的評估基準：解剖學(anatomical)	臨床學的評估基準	
良(good) 　沒有往內外髁內外方向的移位 　沒有角狀變形 　內外髁縱向移位沒有超過1mm 　往後髁近端的移位沒有超過2mm 　距骨沒有移位	客觀基準 　良(good)	：踝關節、足部的可動範圍有正常的3/4以上。輕微腫脹，正常步行。
	可(fair)	：踝關節、足部的可動範圍有正常的1/2以上。輕微腫脹，正常步行。
可(fair) 　沒有往內外髁內外方向的移位 　沒有角狀變形 　外髁後方移位2～5mm 　大片後髁骨折碎片往近端移位2～5mm 　距骨沒有移位	不可(poor)	：踝關節、足部的可動範圍未滿正常的1/2。有腫脹現象。踝關節‧足部有肉眼可見的變形。跛行。
	主觀基準 　良(good)	：除了動作後有輕微疼痛外，其餘完全恢復。
不良(poor) 　往內外髁的內外方向移位(與程度無關) 　外髁的後方移位超過5mm，另外，後髁移位超過5mm 　距骨移位(與程度無關)	可(fair)	：動作時疼痛，有輕微僵硬現象，但不影響工作。步行受限情形不明顯。
	不良(poor)	：就業、步行會有嚴重障礙。並且有疼痛現象。

不佳。另外，關節炎病變的可能性也較高。

距骨、小腿遠端解剖學特徵與Pilon骨折的關連

距骨是踝關節運動的中心骨頭，其表面有2/3是關節面，被覆蓋在關節軟骨下。距骨分為距骨頭、距骨體、距骨頸3個部分，距骨頭的上面叫做距骨滑車，形成距骨小腿關節。

內、外側關節緣的延長線形成一個25度的角。另外，距骨頭與距骨頸的連結線與距骨體的軸線形成一個約15度的角。從矢狀切面來看，上面關節軟骨部的角度約120～130度。

在小腿遠端部位，脛骨和腓骨形成一個可以將距骨嵌入的套筒(socket)，就叫做「ankle mortise」。1839年Dupuytren從「榫頭(tenon)」—距骨與「榫眼(mortise)」—小腿遠端部位的這個概念取了「ankle mortise」這個名稱(圖3)。

以運動學上的特徵來說，配合距骨的型態，當踝關節背屈時，脛骨與腓骨之間的距離會加大；蹠屈時則會變狹窄。橫跨踝關節的骨間膜、韌帶、關節囊，為了要嵌住距骨，就必須要有足夠的伸展性。但是，因為骨折或手術侵入的關係，原本具有彈性的組織會因為縮短、肥厚、膠原纖維間變得密實而纖維化失去彈性。特別是踝關節長期固定在蹠屈姿勢，會因為後方組織的攣縮而可能會有背屈明顯受限的情況發生。另外，與骨頭、骨間膜緊鄰的脛後肌、屈拇長肌、屈趾長肌也會因為同樣的發生機轉，隨著時間的經過而產生攣縮，這也就是ROM改善延遲的原因。

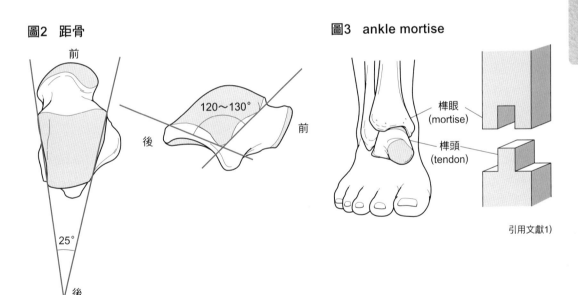

圖2　距骨

前

後

前

120～130°

25°

後

圖3　ankle mortise

榫眼
(mortise)

榫頭
(tendon)

引用文獻1)

Case Study　Pilon骨折合併距骨體骨折的病例，使用可調整角度的簡易夜間矯具有助於治療的病例

小腿粉碎性骨折合併距骨體骨折的病例(圖4)。小腿的粉碎性骨折是Ruedi分類的類型I，但是遠端骨幹端是重度粉碎性骨折。距骨體骨折依Sneppen距骨體部位分類[4]是屬於sagittal shearing fracture。外科復位手術，距骨以Herbert screw固定、脛骨以J-plate固定、腓骨以Fibla plate固定(圖5)，並以石膏固定(蹠屈10度)4週。於術後10天開始運動治療。

受傷時小腿遠端粉碎性骨折，伴隨肌肉損傷、脛骨與距骨的內關節骨折、手術侵入、石膏固定等等，預測日後會有重度踝關節攣縮，所以拿掉石膏後，便一天進行兩次運動治療，其餘的時間則戴上可調整角度的簡易夜間矯具。在這裡將針對這個病例的治療過程及簡易夜間矯具的製作方法、穿戴法及適應症做個簡單說明。

◆病例

40多歲。過往病史及家族病史中無特別註記。

◆現在病程

開車時因撞上中央分隔島翻車後壓傷右小腿。8天後進行外科復位手術，並以石膏固定，踝蹠屈10度。術後10天開始運動治療。

◆運動治療開始時的檢查結果

因為以石膏固定，針對腳趾進行評估，無感覺障礙與運動障礙。

圖4　受傷後的X光攝影及CT掃瞄

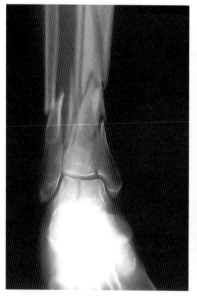 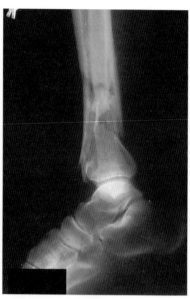 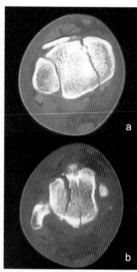

正面　　　　　　　　　　側面

a. Ruedi分類類型I。
b. Sneppen距骨體部位分類：
   sagittal shearing fracture

圖5　手術後X光攝影

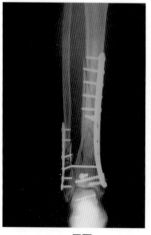 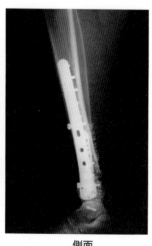

正面　　　　　　側面

距骨以Herbert screw固定；脛骨與腓骨以骨板固定。

◆運動治療過程

手術　進行外科復位手術。術後踝蹠屈10度，以石膏固定。

至術後4週　石膏固定期間為了預防日後發生攣縮，以腳趾抓毛巾方式進行自主練習，之後再針對足部外在肌肉於反覆收縮後進行伸張運動，以及蹠屈、背屈、內翻、外翻的等長收縮訓練。

術後4週　拿掉石膏，穿戴PTB矯具步行及ROM訓練。術後4週的ROM：背屈－15度，蹠屈25度。ROM訓練方面，以彈力繃帶幫忙消腫[5]後，進行腳趾抓毛巾及踝關節內翻、外翻的主動阻力運動。之後，採坐姿進行平衡球練習[6]及wiping exercise。最後再以徒手操作，針對個別的肌肉先使其反覆收縮後再加以伸展，以及韌帶及關節囊的伸張運動。上午下午各1次，其餘時間則使用彈性較弱的彈性繃帶和紗布來幫忙消腫。在術後4週又過4天的時候，踝關節背屈角度超過中間位置，製作簡易夜間矯具[7]（圖6），於午後運動治療

結束後以彈性較弱的繃帶將矯具固定在腳上（圖7）。以1週增加2～3度為目標，視病患的情況將角度調整到適合整夜穿戴。矯具的效果在剛開始的時候僅是維持術中所恢復的ROM，大約5週後可以進步到背屈10度，術後7週進步到背屈20度，術後9週背屈25度，蹠屈45度，辦理出院。

術後4個月　骨折部位的骨癒合良好，開始承重。

術後6個月　距骨沒有壞死現象，骨折癒合狀態良好。此時的ROM，背屈25度，蹠屈50度（健側背屈30度，蹠屈60度），治療成效在Burwell判定基準、X光攝影評估anatomical、臨床學主觀、客觀評估基準所得的結果都是good，JOA score也有86分。

●

透過這個病例可以得知簡易夜間矯具有助於治療。但是，必須要先瞭解並非是靠夜間矯具來改善ROM，而是以矯具來維持訓練過後所恢復的ROM。

技術重點

圖6　可調整角度的簡易夜間矯具

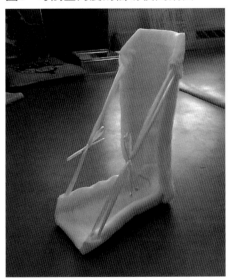

使用BSN Medical Inc公司生產的15cm寬的ORTHOGLASS。只要浸水4分鐘左右就會固定，且因為是由毛氈軟墊所纏繞起來的，不需要再特別鋪上內襯。

製作方法，先端坐，將踝關節調整在中間位置～輕度背屈之間的姿勢，將ORTHOGLASS置於小腿後方，跟骨附近為折返點，像綁繃帶的方式一樣纏繞。而為了穿戴舒服，小腿、足部與ORTHOGLASS之間要稍留縫隙。近端部位於腓骨下約5cm處切斷，遠端部位則於稍微可遮住腳趾處切斷。各於近端與遠端處鑽洞，用沒有彈性的繩索綁起來，以便日後可以調整角度。

圖7　穿戴方式

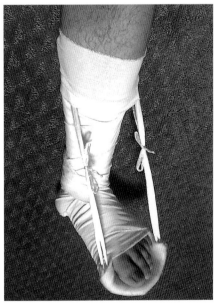

以1週增加2～3度為目標，並且視病患的情況將角度調整到適合整夜穿戴，尤其要以彈性較弱的繃帶來固定矯具。雖然矯具很合腳，但原則上如果出現發麻(paresthesia)等感覺障礙、擔心因身體移動困難而造成褥瘡、或是有認知障礙而穿不住矯具等等，都會因此妨礙矯具的使用。

15

內髁骨折後產生跗骨隧道症候群的運動治療

Check it !

- 針對施行壓迫性神經障礙(entrapment neuropathy)的運動治療，必須要先瞭解神經走向以及神經四周圍的解剖學構造。
- 踝關節周圍的骨折常會伴隨產生跗骨隧道中脛骨神經受到壓迫的跗骨隧道症候群，當足底有疼痛或發麻(paresthesia)現象出現時，就要警覺可能是跗骨隧道症候群。
- 跗骨隧道症候群的發生機轉是脛骨神經周圍組織與結痂組織的沾黏、跗骨隧道變窄、屈拇長肌肌腱(FHL)的機械性刺激等複合式因素所造成。
- 針對脛骨神經受到壓迫的運動治療，就是要提高形成跗骨隧道的軟組織的柔軟度以及穿過隧道內的肌肉與脛骨神經的滑動性與伸展性。

跗骨隧道症候群的病症與鑑別

　　足部末梢神經障礙，若排除代謝性障礙的話，多半就是壓迫性神經障礙，最具代表的就是跗骨隧道症候群。因此，物理治療師必須非常熟悉跗骨隧道症候群的病症，在臨床上才能初期發現神經障礙而進一步給予適當治療。跗骨隧道位於內髁後下方，由距骨、跟骨、屈曲支持帶所形成(圖1)，而所謂跗骨隧道症候群，即跗骨隧道內的脛骨神經或其分枝足底內側神經、足底外側神經、足跟內側分枝因受到壓迫而引起踝關節內側至足底的疼痛及發麻(paresthesia)，偶爾也有支配神經領域內肌肉肌力降低的症狀。所以，必須區分清楚是跗骨隧道症候群還是第4、5腰神經及第1薦神經的神經根壓迫性病變。跗骨隧道症候群可能是踝關節附近的骨折或韌帶損傷等外傷的併發症、佔位性病變、發炎病變、踝關節運動等生物力學上的因素所引起。臨床診斷時，要針對腳趾和足底的主觀、客觀感覺障礙範圍仔細檢查，若與神經支配領域(圖2)一致的話，再檢查跗骨隧道部位是否有Tinel病徵與壓痛，如果都符合這些病症的話，就可確認為跗骨隧道症候群。另外，dorsiflexion-eversion test(背屈／外翻測試)對臨床診斷也非常有效(圖3)，以徒手操作讓踝關節最大背屈，在足部外翻狀態下讓MTP關節(蹠趾關節)最大背屈，保持5～10秒，再來檢視有無符合的症狀出現。

圖1　跗骨隧道剖面

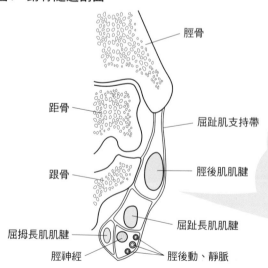

脛骨

距骨

屈趾肌支持帶

脛後肌肌腱

跟骨

屈拇長肌肌腱

屈趾長肌肌腱

脛神經

脛後動、靜脈

> ・所謂跗骨隧道症候群，是內髁後下方，位於由距骨、跟骨、屈曲支持帶所形成的隧道內的脛神經受到壓迫所引起的。
> ・發生原因：踝關節附近的骨折或韌帶損傷等外傷的併發症、佔位性病變、發炎病變、踝關節運動等生物力學上的因素。
> ・症狀：踝關節內側至足底有疼痛及發麻(paresthesia)現象，偶爾也會有支配神經領域內肌肉肌力降低的情況。

在跗骨隧道中，神經、血管和肌腱位於另外一個區域。

引用改編自文獻3)

圖2　脛神經分枝的感覺支配領域

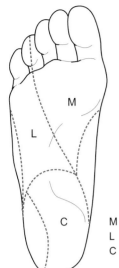

M：足底內側神經
L：足底外側神經
C：跟骨內側分枝
引用自文獻6)

圖3　dorsiflexion-eversion test(背屈／外翻測試)

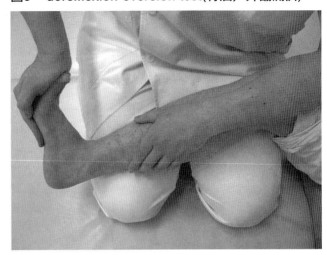

本病例跗骨隧道症候群的發病機轉與機能解剖學解說

　　從理學檢查可知足底的發麻(paresthesia)現象會出現在足底內側神經及跟骨內側分枝的領域內(圖2)，並確認跗骨隧道部位有Tinel病徵與壓痛。另外，當踝背屈及拇趾伸展時同樣也有發麻(paresthesia)的感覺。這個病例經鑑別非腰部神經障礙、代謝障礙，也並非佔位性病變及類風濕性關節炎(RA)等所引起的發炎病變。所以，靜態時沒有任何症狀，承重時才有種種現象，以此判斷跗骨隧道症候群發病的原因是外傷再加上生物力學的因素所造成。外傷部分的原因是，內髁骨折後出血、纖維化造成跗骨隧道狹窄、局部結痂組織等等的影響，神經與周圍組織之間會產生沾黏與內壓上升，而使得神經滑動性降低及神經束內的血流供應減少。而生物力學因素，則是踝關節運動與FHL肌腱的滑動所引起的。踝關節背屈運動會使脛神經伸展及滑動。另外，FHL肌腱其解剖學上的位置是緊鄰神經血管的深層區域，所以肌腱滑動時，就會從深層機械性刺激神經。這個病例又因為受到小腿脛腓兩骨骨折的影響，FHL伸展性更低，承重時踝關節及足部的運動很容易產生肌腱推力。綜合以上各點，可知這個病例跗骨隧道症候群的發病原因是承重時踝背屈與FHL滑動的生物力學因素；以及神經因外傷受到壓迫。

圖4　利用超音波觀察動態下的脛神經

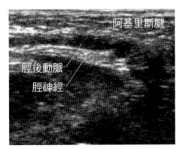

阿基里斯腱
脛後動脈
脛神經

a.　踝關節蹠屈
蹠屈時脛神經是鬆弛的。

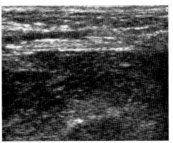

b.　踝關節蹠屈，僅拇趾伸展
就算是只有拇趾伸展，神經還是直線伸展。

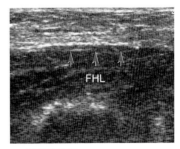

FHL

c.　踝關節背屈
背屈時神經會拉得更長，FHL會從深層將神經頂上去。

因車禍右小腿兩骨骨折及踝關節內髁骨折，進行外科復位手術，隨著運動治療中開始承重，足底內側及跟骨就出現發麻(paresthesia)現象。手術中，以髓內釘固定脛骨，以cannulated cancellous screw(CCS)固定內髁。術後5週開始1/4部分承重訓練，但卻出現承重訓練前所沒有的足底發麻現象，在術後8週原本可以進入全承重階段的，卻只停留在1/2～3/4部分承重狀態。症狀出現時的理學檢查結果，踝關節可動範圍(ROM)背屈右10度，左40度，內在屈曲肌肉及外在屈曲肌肉的MMT為2～3，ROM受限，肌力低下。針對引起本症狀的導火線——FHL肌腱的滑動問題，要進行以改善肌肉本身伸展性為目標的選擇性運動治療。另外，藉由改善脛神經滑動性、伸展性的運動治療，可以即時減輕症狀，3週後就不再有Tinel徵候及壓痛。但日常生活中所有症狀消失還需要約6週的時間。

◆病例

30多歲。過往病史及家族病史中無特別註記。

◆現在病程

車禍受傷，當天送到本院急救。從X光片確診右小腿兩骨骨幹及踝關節內髁骨折，入院後2天進行外科復位手術。

◆初診結果

· 術後3天以副木固定，右下肢免重。
· 從膝關節到足部有腫脹現象，腓腸肌有明顯壓痛。
· 感覺障礙無特別註記。

◆運動治療過程

手術　外科復位手術。以髓內釘固定脛骨，以CCS固定內髁。

術後3天　開始運動治療。

運動處方①：右膝關節、腳趾的阻力運動，以及ROM訓練。

運動處方②：右下肢免重步行訓練。

術後3週　允許踝關節主動運動。出院後每週回診3次。

運動處方③：從小腿到足部以紗布、彈性繃帶來進行浮腫管理，並同時進行踝關節主動運動。

術後4週　踝關節他動運動，腳尖著地步行。

運動處方④：部分承重步行訓練。

術後5週　1/4部分承重。之後每1星期增加一次重量。

術後6週　病患主訴足底有發麻的感覺。

圖5　屈拇長肌的滑動 · 伸展訓練

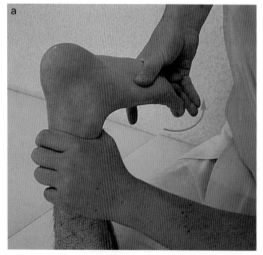

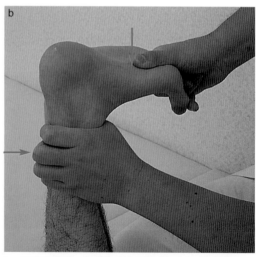

a. 肌肉收縮，膝關節屈曲90度，踝關節背屈，前足部旋後，讓肌肉往長軸方向伸展，促使遠端趾間關節屈曲。

b. 肌肉收縮後，沿著腓骨後面觸診肌肉，一邊壓迫一邊伸展踇趾關節，使其往肌肉的長軸方向伸展及滑動。這時要注意的是要抑制足部的足弓上升現象(windlass mechanism)。

運動處方⑤：以改善FHL、脛骨神經滑動性與伸展性為目標的運動治療(圖5・6)。

術後8週　可全承重。

術後12週　足底發麻感消失，可不借外力步行。

●

壓迫性神經障礙，最重要的就是臨床上初期發現與病狀的掌握。其中，清楚瞭解神經走向與神經周圍的解剖學構造，對運動治療的擬定來說是非常重要的。就如同這個病例，當掌握到發病原因為生物力學上的因素時，就要將其列為最需要優先解決的，且物理治療師要以更高超的觸診技術來進行選擇性的治療。

技術重點

●顧及解剖學的脛後神經滑動、伸展訓練(圖6)

圖6　脛神經的滑動、伸展訓練

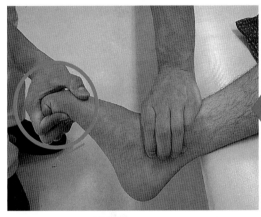
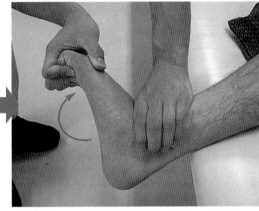
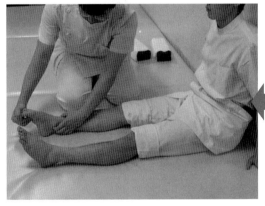
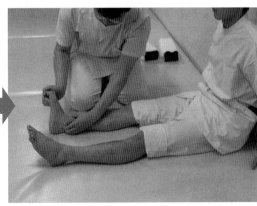

①脛神經的觸診，在FHL肌腱的前方可以觸摸得到。脛後動脈與脛神經平行，只要摸得到脈搏，就可以摸到脛神經。

②為了藉由肌肉的伸展性來控制踝關節的運動限制，膝關節和腳趾要採取屈曲姿勢。

③以解剖學的觀點來看，當踝關節背屈及外翻時，脛神經及其分枝可能會在跗骨隧道內滑動與伸展。另外，在進行各項踝關節運動時，要特別留意不要因為疼痛而產生肌肉的防禦性收縮。

④依情況而定，為了提高神經的伸展性，要在髖關節屈曲、膝關節伸展姿勢下讓從坐骨神經開始的各條神經可以在更為伸展的姿勢下進行運動。

16

足部舟狀骨脫臼骨折後出現
步行疼痛之運動治療

Check it !

● 足部舟狀骨脫臼骨折，踝關節蹠屈時，外力作用於足部縱軸的同時，前足部扭轉，就會合併背側的韌帶損傷。

● 足部舟狀骨脫臼骨折後，強化可控制足弓的內在屈曲肌肉及外在屈曲肌肉的肌力有助於預防步行痛。

● 足部骨列不良會增加舟狀骨的壓力，為了減輕壓力可併用矯正鞋墊治療法。

舟狀骨脫臼骨折的分類(Sangeorzan分類)與發病機轉

　　關於足部舟狀骨骨折發生頻率的研究報告，Wilson指出足部舟狀骨骨折約佔所有骨折的0.26%，是比較罕見的骨折。而關於舟狀骨脫臼骨折的發生頻率則沒有詳細的報告，但是頻率應該不高。有關足部舟狀骨骨折的分類，各家眾說紛紜，但是關於伴隨移位的體部骨折，最為實用的是依骨折線方向、足部移位方向來分類的Sangeorzan分類法(表1)。關於受傷機轉(圖1)，依據眾家的報告，一般來說是踝關節蹠屈下，外力往足部長軸方向作用，因背側韌帶損傷所造成的，但是Wiley指出，是外力作用於足部縱軸的同時，前足部扭轉而導致背側韌帶損傷及骨折。

表1　Sangeorzan分類法

Type 1	The primary fracture line is transverse. Medial border line is not disrupted.
Type 2	The fracture line is dorsal-lateral to plantar-medial. The major fragement and the fore part of the foot are displaced medially.
Type 3	Fractures with central or lateral comminution. Fore part of the foot is laterally displaced.

部分改編自文獻4)

圖1　舟狀骨脫臼骨折的受傷機轉

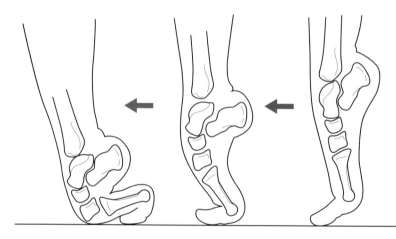

引用自文獻6)

以舟狀骨為中心，足弓構造的解剖學說明

足部會隨時變化成足弓的形狀來適應地面的形狀與傾斜度以保持穩定的站姿，同時藉由吸收緩衝力與分散運動能量，讓足部移動時有更大的推進力。足弓的高度與穩定度仰賴著骨骼構造、韌帶、足底肌膜、肌腱與肌肉的維持。內側縱向足弓由舟狀骨、跟骨、距骨、內側、中間、外側三塊楔狀骨、第1～3蹠骨所構成，與外側縱向足弓相比需要更高的柔軟度。內側縱向足弓的最高點是呈現楔子狀的距骨，與前方舟狀骨與後方載距突相連接，在臨床上是非常重要的一個點。特別是舟狀骨，距舟關節及與其有關連的結締組織是內側縱向足弓的拱心石，透過距舟關節將承重的重量往前方分散出去。另外，舟狀骨與楔狀骨形成楔舟關節，透過內側蹠骨，輔助前足部的旋前與旋後運動(圖2)。

因為舟狀骨是拱心石，所以容易承受壓力，也因為容易伴隨關節炎病變與缺少中央1/3血液供應等解剖學上的特徵，而多有骨頭壞死、疲勞性骨折等合併症發生。而壓力發生的機轉，是因為不得已的足部旋前造成內側足弓平坦，使得足部整體骨列不良。這是因為舟狀骨與距骨之間的支撐不良使舟狀骨關節窩的拉力應力變大，對骨頭的壓力也相對變大。舟狀骨障礙與足弓的關係密不可分，身為物理治療師必須非常熟悉這一方面的知識。

圖2　承重時足部的運動

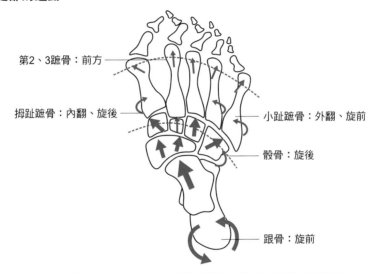

第2、3蹠骨：前方

拇趾蹠骨：內翻、旋後

小趾蹠骨：外翻、旋前

骰骨：旋後

跟骨：旋前

施加在距骨上的重量會使跟骨、骰骨旋前。另一方面，透過舟狀骨，將承重重量往前足部分散。

引用自文獻12)

踝關節・足部

227

　　這是舟狀骨脫臼骨折後，於運動治療過程中出現步行疼痛的病例。使用Kirschner鋼線進行外科復位固定手術，術後以石膏固定小腿。術後4週改以副木固定，開始運動治療。之後，在全承重步行訓練之前都沒有出現什麼特別的問題，但是，大約在術後16週時，病患主訴步行時會疼痛。步行時的疼痛出現在右下肢腳跟離地時舟狀骨的上半部。於步行疼痛時進行理學檢查，舟狀骨有拍打痛、脛前肌、脛後肌運動時會疼痛及壓痛、脛後肌和小腿三頭肌的MMT皆為3、內在屈曲肌肉及外在屈曲肌肉的MMT為4，肌力皆偏低、踝關節可動範圍蹠屈背屈皆比健側少5度。步態方面，右下肢為站立腳時，以跟骨旋後及前足部旋前姿勢著地。步行時疼痛的原因，是因為內在屈曲肌肉及外在屈曲肌肉活動力下降，使得腳跟離地時內側縱向足弓低下，而來自距骨的力量及伴隨地板反作用力而來的前足部力量全都轉換成壓力壓迫在舟狀骨上所引起的(圖3・4)。

◆ **病例**
10多歲。過往病史及家族病史中無特別註記。

◆ **現在病程**
接力賽中因為踩到前面跑者的腳跟而受傷。當天為了動手術而住院。從X光片可確認舟狀骨外側縱向骨折。

◆ **運動治療開始時的檢查結果**
・術後4週改以副木固定。
・右下肢免重狀態。
・無特別感覺障礙。

◆ **運動治療過程**
手術　外科復位固定術。以Kirschner鋼線固

圖3　維持足弓的相關肌群

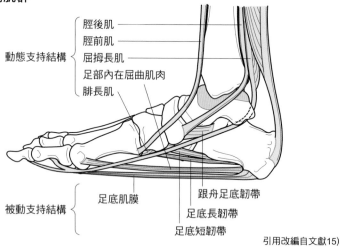

動態支持結構 {
脛後肌
脛前肌
屈拇長肌
足部內在屈曲肌肉
腓長肌

被動支持結構 {
足底肌膜
跟舟足底韌帶
足底長韌帶
足底短韌帶

引用改編自文獻15)

圖4　步行時疼痛的發生機轉

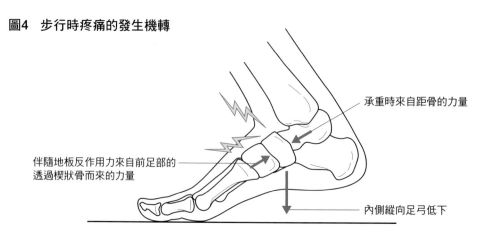

承重時來自距骨的力量

伴隨地板反作用力來自前足部的透過楔狀骨而來的力量

內側縱向足弓低下

定，舟狀骨至距骨使用2條，骰骨至距骨使用1條。術後以石膏固定。

術後4週　出院開始運動治療。以副木固定。

運動處方①：強化固定部位以外的肌肉。

術後6週　拔掉Kirschner鋼線，可1/4部分承重。

運動處方②：強化足部內在屈曲肌肉與外在屈曲肌肉。

運動處方③：穿戴足弓支撐器進行部分承重步行訓練。

術後9週　可全承重。

運動處方④：全承重步行訓練。

術後16週　步行時，右足背內側部位疼痛。

運動處方⑤：使用矯正鞋墊，步行時的疼痛消失。

術後19週　裸足步行時的疼痛消失。

術後36週　可以再次跳古典芭蕾。

使這個病例步行時疼痛的原因是，當可以全承重步行時，因為身體活動量增加，負責支撐足弓活動的肌肉其肌力不足所引發的。臨床治療上，應該要配合機能的改善稍微控制一下活動量，這個病例特別需要這麼做。針對步行時疼痛，可使用矯正鞋墊搭配運動治療，在骨列獲得矯正的同時，有效促進足部內在屈曲肌肉的活動力，步行時的疼痛就會立即消失。之後，再繼續加強與足弓有關的足部內在屈曲肌肉，外在屈曲肌肉的肌力，大約3週的時間，裸足步行時就不會再感到疼痛。足部舟狀骨脫臼骨折時，要多去思考之所以會增加舟狀骨壓力的運動機制，以及如何去訓練治療對維持足弓來說非常重要的足部內在屈曲肌肉與外在屈曲肌肉。

技術重點

● 依據步行時疼痛的緣由來製作矯正鞋墊

圖5　針對步行時疼痛的矯正鞋墊治療法

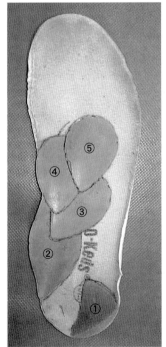

①的位置要貼上蹠骨墊片，使跟骨直立。

②的位置要貼上舟狀骨墊片，④的位置上，從載距突跨內側楔狀骨貼上蹠骨墊片，以防止內側縱向足弓低下。

③～⑤的位置上，從內側楔狀骨跨骰骨貼上蹠骨墊片，以防止內側縱向足弓及橫弓低下。

使用矯正鞋墊來維持後足部、中足部靜態足弓的穩定度，有效增加足部內在肌肉的肌力，也可以使重心的轉移更順暢，減輕對舟狀骨的壓力。另外，也可以同時減少脛前肌、脛後肌的過度使用。

17 距骨頸骨折的運動治療

Check it !

● 距骨被脛骨、腓骨、跟骨、舟狀骨包圍，因為擁有較大的可動性，比較不容易發生骨折，但是一旦骨折，因沒有肌肉附著於上且表面有60%是關節軟骨，骨癒合需要很長的時間。

● 缺血性壞死的可能性會受到骨內供血與骨外供血程度的影響，可藉由X光片中有無Hawkins sign來判斷是否會發生壞死。

● 這類型的骨折需要長期免重、固定，所以在這段期間如何預防攣縮是關鍵所在。

距骨骨折的特徵

距骨骨折發生率是所有骨折的0.1～0.6％，比較起來是非常罕見的骨折類型。骨折後容易惡化成缺血性壞死，且如果過早承重的話會塌陷(collapse)，嚴重妨礙踝關節的活動，會有步行困難的問題。距骨骨折大致可分為頸部骨折與體部骨折，頸部骨折的發生率比較高。

因距骨被脛骨、腓骨、跟骨、舟狀骨包圍，所以比較不會直接受到外力的影響，又因為擁有較大的可動性，比起距骨，周圍的骨頭反而比較容易發生骨折。但是，距骨一旦骨折的話，會合併周圍軟組織損傷，需要花較長的時間才會痊癒。因為沒有肌肉附著，血液供應較為缺乏，如又惡化成前述的缺血性壞死，治療時間就會拖得更久。

另外，距骨有距骨小腿關節、距骨下關節、距舟關節等共計7個關節面，表面約60％都被軟骨所覆蓋。這使得骨折移位外時的復位更加困難，治療就必須長期抗戰。

········· 知識重點 ·········

● 距骨頸骨折的分類

關於距骨骨折的分類，以整體骨折來分類的話有Murti-Weber分類法，若是頸部骨折的分類則有Hawkins分類法，不論哪一種骨折類型都有可能會惡化成缺血性壞死(圖1，表1～3)。

圖1 距骨骨折的分類

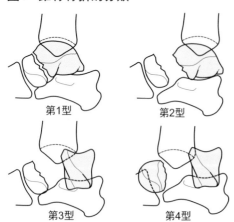

第1型　　第2型

第3型　　第4型

Hawkins分類法只到第3型，但是如果頸部、體部都移位的話，則歸類到第4型。

引用自文獻1)

表1 Hawkins分類法・Hawkins sign

● Hawkins分類法

第1型	沒有脫臼。
第2型	距骨下關節脫臼。
第3型	距骨下、距骨小腿關節脫臼，體部從距骨小腿關節腔脫節。

● Hawkins sign

無關6～12週時脛骨下端的軟骨下骨會不會有骨萎縮情況，只要距骨滑車軟骨下骨無骨萎縮情況的話，Hawkins sign就是陰性，判定為缺血性壞死。

表2 體部壞死發生率

頸部或體部骨折	頸部骨折＋距骨下脫臼	頸部骨折＋距骨小腿關節脫臼	體部骨折＋脫臼
0～25％	24～50％	69～93％	50％

表3　Kenwright-Taylor治療成效評估基準

優(excellent)	1. 就算激烈運動，症狀還是很少。 2. 踝關節與距骨周圍關節的可動範圍達正常的90%以上。 3. X光片上一切正常，無關節炎病變。
良(good)	1. 激烈運動及行走於凹凸步道時，有輕微症狀。 2. 踝關節與距骨周圍關節的可動範圍達正常的50〜90%。 3. 從X光片上可看出有輕度關節炎病變。
可(fair)	1. 中度運動時有疼痛等明顯的障礙。 2. 可動範圍約正常的25〜50%。 3. 從X光片上可看出有中度關節炎病變。
不良(poor)	1. 有多種惱人症狀。 2. 踝關節與距骨周圍關節的可動範圍未達正常的25%。 3. 從X光片上可看出有明顯的關節炎病變。

＊X光片評估與臨床評估不一致時，以情況較不佳的一方為準。

距骨的骨外供血與骨內供血

　　曾以為供應到體部的血液只有來自頸部的骨內循環，但是依據Mulfinger等人的研究(1970)，可以知道輸送血液到距骨的血管其實非常多(圖2)。

●骨外供血

　　從脛後動脈分枝出來的跗骨動脈與從腓動脈穿透枝分枝出來的跗骨凹動脈在跗骨隧道中連結在一起，再從隧道中沿著距跟骨間韌帶細分出許多小分枝，供應大部分的距骨體營養。

●骨內供血

　　足背動脈、跗骨隧道動脈、脛後動脈、外側跗骨動脈等在骨內的連結網非常發達。這可以說是當距骨頸骨折時，即便主要動脈喪失功能，也不太會發生骨頭壞死的原因。

圖2　距骨的供血

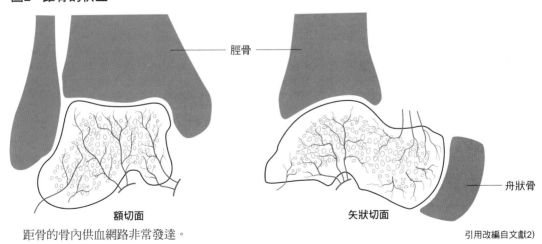

脛骨

額切面　　　　　矢狀切面

舟狀骨

距骨的骨內供血網路非常發達。

引用改編自文獻2)

　　這個病例是距骨頸骨折伴隨腓骨外髁骨折及三角韌帶損傷，是Hawkins分類第2型。在他院進行整復後轉至本院，4天後以1根中空骨螺釘(cannulated screw)進行復位固定術。術後第2天開始運動治療，但因為僅用1根骨螺絲釘固定，要小心他動背屈及承重時，會有剪力和屈曲力施加於骨折部位上，也要小心內翻、外翻時不要讓骨折部位旋轉移位。一邊以X光攝影及MRI攝影確認骨癒合、骨移位、骨頭壞死等情況，再一邊慢慢增加承重，於術後23週時運動治療結束，這個時候雖然還有一些背屈限制和跟骨內翻限制，但已經沒有跛行現象，可蹲踞也可單腳站立，步行時亦不會疼痛。術後12個月後，確認沒有壞死現象，便將骨螺絲釘取出，以Kenwright-Taylor治療成效評估基準進行評估，所得結果為excellent。

◆病例

20多歲。過往病史中無特別註記。

◆現在病程

因車禍受傷被送至最近的醫院，醫生診斷為右距骨頸骨折，右腓骨外髁骨折，以徒手整復、石膏固定後送至本院。4天後針對距骨頸骨折，以1根中空骨螺釘(4mm口徑)固定，另外，針對外髁骨折以tension band wiring法進行復位固定，以石膏將踝關節固定在中間位置。患部以外的部分沒有運動機能上的問題(圖3)。

◆運動治療過程

術後2天　以石膏固定(6週時間)。

運動處方①：在石膏固定下進行等長訓練(脛前肌、脛後肌、腓長肌、腓短肌)。

運動處方②：腳趾運動(屈拇長肌、屈趾長肌、伸拇長肌、伸趾長肌)。

讓各肌腱能夠充分地他動伸展與主動收縮。而為了讓腳趾的運動範圍能擴大，將遠端石膏鋸掉一些。

術後7～8週　以半片L型石膏固定。

運動處方③：在石膏除去後，為了消腫，戴上特製軟墊(圖4)，外頭以彈性繃帶纏繞，抬高後進行主動運動。

運動處方④：採坐姿進行wiping exercise(圖5)，要禁止會對頸部增加負擔的他動運動。

運動處方⑤：PTB矯具(附鐙的調整式復健鞋)。

術後9週　非承重。

術後10週　穿戴PTB矯具，承重20kg。

術後13週　穿戴PTB矯具，承重30kg。

術後14週　穿戴PTB矯具，承重40kg。

術後15週　拿掉鐙，將調整式復健鞋的背屈制動調整在5～10度。穿戴PTB矯具下全承重。

圖3　受傷時的MRI影像(a)與術後X光片(b)

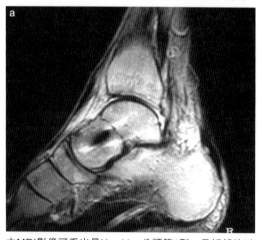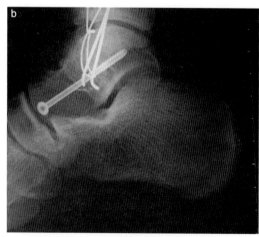

由MRI影像可看出是Hawkins分類第1型。骨折部位以1根中空骨螺釘固定。針對腓骨外髁骨折則以tension band wiring處理。

術後19週　拿掉PTB矯具，拄腋下柺步行。使用足弓支架。為了避免足弓支架在承重時會施加剪力與往背屈方向的力量在距骨頸上，僅使用到術後23週。

術後20週　步行無需柺杖。

術後21週　進行蹲踞、單腳站立與上下樓梯等訓練。

術後23週　可蹲踞，單腳站立也很穩定，可上下樓梯。背屈左右差為5度，運動治療結束。

術後10個月　可動範圍完全恢復，12個月時確認無骨頭壞死現象，拔除骨螺絲釘。

距骨骨折，不但外科固定術有其難度，再加上關節軟骨面的損傷、有骨頭壞死的可能、骨癒合困難，往往都需要長時間的固定與長時間的免重治療。為了能夠恢復良好的機能，在固定期間就要竭盡所能做好預防攣縮的工作。消腫、促進肌腱滑動、藉由肌腱的滑動來牽引關節囊等等，在固定期間進行適當的治療將攣縮情況降到最低，這就是固定期間最重要的工作之一。

圖4　特製軟墊

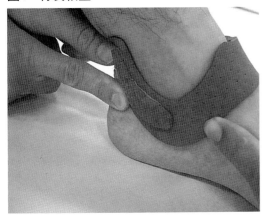

踝關節有凹有凸，如果僅以彈性繃帶纏繞，只有凸出部位會受到壓迫，無法針對凹的部位消腫。特製軟墊的形狀是可以包裹住內外髁，厚度約有3mm，套住後再以彈性繃帶纏繞就可以針對每一個部位進行壓迫。

圖5　wiping exercise

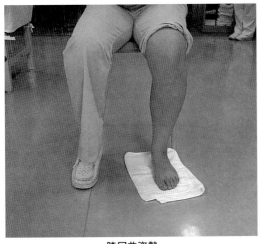

膝屈曲姿勢

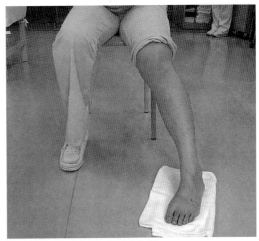

踝背屈姿勢

讓病患坐著，腳掌著地，讓足部往外側約30度的方向進行膝關節伸展。為了適當刺激距骨小腿關節，順著踝關節蹠屈，將腳跟往外側推出去，趾尖要朝內側。當要屈曲膝關節時，和剛才的動作相反，邊將趾尖朝外邊踝關節背屈。以下肢的重量適度刺激距骨小腿關節，這就是wiping exercise的重點。

軀幹

1

青春期腰椎解離症的運動治療

Check it !

- 青春期腰椎解離症(青春期解離)是上、下關節突之間產生疲勞性骨折。因此,治療的目標是治癒骨折。和已經成為骨折不癒合的成人腰椎解離症不同,必須加以區分。
- 14歲男孩在運動時及伸展軀幹時會感到疼痛,所以懷疑是青春期解離。
- MRI影像有助於初期診斷。在病症還沒有產生變化的階段,若僅以X光片和CT掃瞄影像來作為診斷依據,會有誤診的危險性。若是要確認骨癒合狀態,CT掃瞄便是最佳工具。
- 下肢緊繃(tightness)容易造成青春期解離。特別是軀幹伸展時,妨礙骨盆後傾的髖關節屈曲肌群短縮是最容易造成青春期解離的,所以為了預防發生及預防再復發,要進行伸張運動。

青春期腰椎解離症(青春期解離)的診斷

所謂青春期解離,是腰椎椎弓的上、下關節突之間產生疲勞性骨折[1-4]。如果能早期發現和早期治療,骨頭多半都可以癒合(亦即治癒)[1,2],所以熟悉病狀特徵是很重要的。此病多發生於運動選手身上,而一般大家常說的腰椎解離則是青春期解離其骨癒合過程已經完全停止(nonunion)。青春期解離佔所有疲勞性骨折的55.5%,是全身中比率最高的[5]。

青春期解離最常發生在14歲前後的男孩子身上,幾乎都是因運動造成的。大多發生於第4、5腰椎,特徵是棘突有壓痛感及伸展時會疼痛,但因為神經根通過骨折部位附近,會受到發炎現象的波及而使Lasegue sign成陽性,很容易會被誤診為椎間盤突出[1]。

吉田指出,對初期診斷最有用的就是MRI攝影[3,4]。青春期解離,雖然在初期會劇痛,但是從X光攝

知識重點

圖1 青春期腰椎解離症初期的MRI攝影及CT掃瞄

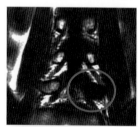 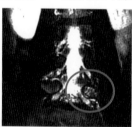

a. MRI冠狀切面影像(右:T1加權相;左:T2加權相)
冠狀切面的攝影可以同時得出第3~5腰椎兩側的椎弓根部。早在X光片與CT掃瞄顯示出有異常之前就可以MRI影像進行診斷。第5腰椎左椎弓根部位,T1加權相低信號,T2加權相高信號,確認有發炎現象。

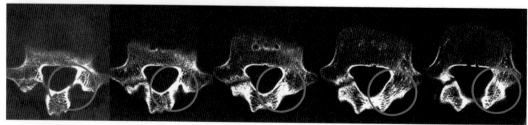

b. CT掃瞄影像
利用CT掃瞄擷取椎弓5個切面影像。和上面的MRI影像是同時期攝影的,但是,第5腰椎左椎弓根部尚看不出有骨折線。這個病例是右椎弓根先發生青春期腰椎解離症(MRI影像依稀看得出輕微發炎的現象)。

影和CT掃瞄都看不出有什麼異常。但是MRI攝影在初期就已經呈現T1加權相低信號，T2加權相高信號，所以當有上述的症狀時，就必須要進行MRI檢查(圖1)。開始起變化大約1個月後，CT掃瞄才有辦法檢查得出異狀，而至於X光攝影，因為解離角度的關係，到最後也未必照得出明顯的解離影像。

解離是從關節突的下方往上方慢慢進展為裂縫骨折。至完全骨折時疼痛情況會減輕，往往會被誤以為病況改善了，如果放置不管的話，到最後會變成骨不癒合(nonunion)。兩側完全解離會變成骨不癒合，進而變成腰椎滑脫症的病例也不在少數，所以，在青春期解離初期時就應該進行以骨癒合為目標的保守治療。

青春期解離的椎弓骨折發生機轉

青春期解離的好發年齡是成長期。身高的增加是靠骨頭的成長，但是肌肉等軟組織則是隨之慢慢生長。因此，相對於骨頭的長度，肌肉的長度是比較短的。此外，成長期的骨頭強度是較弱的，如果骨頭往長軸方向急速成長的話，骨強度相對就會更低。成長期肌肉柔軟度和骨強度都是偏低的，所以這時期很容易發生疲勞性骨折等骨障礙。

如果髖關節屈曲肌群的伸展性太低，像網球攔網等伸展軀幹的動作，骨盆前傾就會使腰椎過度伸展。另外，跑步中的擺盪期，為了彌補髖關節伸展可動範圍的受限，骨盤會前傾，同時腰椎就會過度伸展。這些機械式壓力都會集中在關節突上，並形成一股剪力(圖2a)。另外，如果臀大肌等髖關節外旋肌肉伸展性低下，在做出打擊的延伸隨球等旋轉動作時，因外踏的腳其髖關節內旋會妨礙骨盆的旋轉運動，這時軀幹就會加大旋轉角度來作為代償。腰椎的旋轉壓力會帶給關節突過剩的剪力(圖2b)。這些機械式的壓力持續累積，就會引發椎弓的疲勞性骨折。

圖2　青春期解離的椎弓骨折之發生機轉

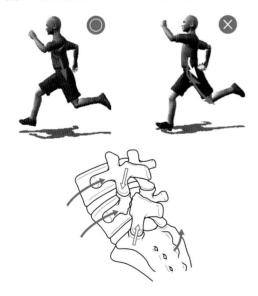

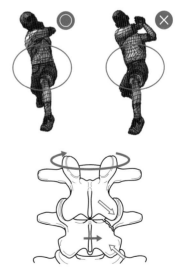

a. 跑步時的伸展壓力
軀幹伸展時，從上端脊柱的下關節突到上關節突會往前下方施加壓力；從下端脊柱(圖為薦骨)的上關節突到下關節突會往後上方施加壓力，兩股壓力加起來在關節突部位形成剪力。

b. 旋轉壓力
當軀幹旋轉時，在與旋轉方向相反的對側，上端脊柱的下關節突往外下方施加壓力；下端脊柱的上關節突往內上方施加壓力，兩個壓力加起來在與旋轉方向相反的對側的關節突形成剪力。

部分改編自文獻2)

Case Study 青春期腰椎解離症的運動治療病例

　　這是發生於打軟網時的青春期解離症病例。大約從1個月前開始有腰痛現象。MRI影像第5腰椎的右椎弓根T1低信號，T2高信號，CT掃瞄影像也確認椎弓根下方解離。一般來說，軀幹固定後1個月，一旦解離部開始骨骼溶蝕作用，之後就會轉變為成骨，但過了8週卻還是不見有骨癒合傾向。治療開始後的第10週，第5腰椎的左椎弓根也確認是T1低信號。這是因為沒有謹守禁止運動的指示，因懷疑第5腰椎兩側皆解離，於是再次下令禁止運動，運動治療暫時停止。治療開始後第18週，因確認有成骨傾向，再次開始運動治療。運動治療的項目有改善下肢的柔軟度、藉由軀幹肌群的固定來防止肌力低下、促進骨癒合等等。治療開始後30週時可以再次回到球場，大約在34週時骨癒合幾乎完成。

◆病例

10多歲。過往病史中無特別註記。

◆現在病程

大約從1個月前開始有腰痛現象，軟式網球正拍擊球等動作時右側腰部會疼痛。

◆運動治療開始時的檢查結果

・CT掃瞄5個切面影像中有2個(底下以2/5切面來表示)出現解離現象(圖3a)。

・初期以石膏固定，運動治療開始時則使用背架矯具。

・柔軟度測試SLR50度，闊筋膜張肌短縮測試呈陽性，Thomas test(湯馬斯測試)呈陽性，股直肌短縮測試右130度。

◆運動治療過程

治療開始(軀幹固定)後4週　CT掃瞄5/5切面影像確認有解離現象(圖3b)。改善臙旁肌以外的肌肉柔軟度。

運動處方①：開始青春期腰椎解離症專用療程(解離療程)(圖4・5)。

物理治療①：開始1週1～2次的低輸出功率超音波治療(為了促進骨癒合)。

治療開始後8週　改善下肢柔軟度。

治療開始後10週　因為沒有遵守禁止運動的指令，在固定下還繼續運動，所以MRI影像中第5腰椎的左椎弓根T2加權相出現高信號。中止運動治療，僅持續低輸出功率超音波治療。

治療開始後14週　CT掃瞄右5/5切面影像與左1/5切面影像發現有解離現象。再次給予禁止運動的指示。

治療開始後18週　進步到CT掃瞄右4/5切面影像、左0/5切面影像有解離現象。再次開始解離療程。

治療開始後22週　繼續進步到CT掃瞄右2/5切面影像。

治療開始後26週

運動處方②：在院內水池中進行水中運動。從直線運動中扭轉身體，慢慢開始一些軟網需要的技巧動作。

圖3　解離的進展(CT掃瞄)

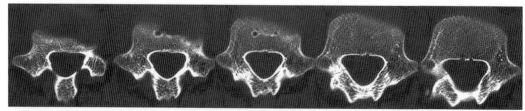

a. 初診時僅椎弓根下方(從右邊數來第2個)之2/5切面影像中有解離現象(裂縫骨折)。

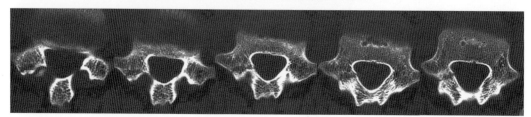

b. 約1個月後，5張切面影像都看得出椎弓根解離(骨折)現象。一般來說，在固定及安靜休養開始後的1個月內會出現骨骼溶蝕作用，這必須事先向病患及家屬說明，否則容易引起誤會。

治療開始後30週　可慢慢開始打軟網。運動治　　治療開始後34週　已經改善至CT掃瞄右1/5切面影
　　療結束。　　　　　　　　　　　　　　　　　　　　像。骨頭幾乎癒合。

圖4　檢查各肌肉的柔軟度與自主伸張運動(去除攣縮)

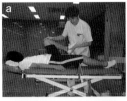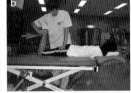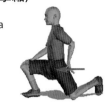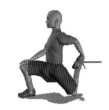
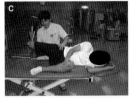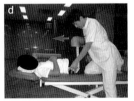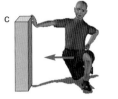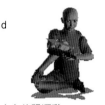
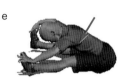

檢查柔軟度
a. 髂腰肌
b. 股直肌
c. 闊筋膜張肌
d. 臀大肌
e. 膕旁肌

自主伸張運動
a. 髂腰肌
b. 股直肌
c. 闊筋膜張肌
d. 臀大肌
e. 膕旁肌

部分改編自文獻2)

在石膏固定及穿戴背架矯具等待骨癒合的期間，要先以運動治療提高下肢(特別是髖關節周圍肌群)柔軟度，如此一來，在骨癒合後要開始運動治療時才不會帶給腰部太大的負擔且可以預防再復發。檢查各肌肉柔軟度後，針對有短縮的肌肉進行選擇性伸張運動、放鬆運動及指導自主伸張運動。

圖5　青春期腰椎解離症專用運動治療療程

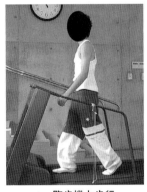

a. 跑步機上步行

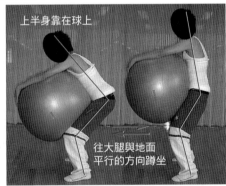
上半身靠在球上
往大腿與地面
平行的方向蹲坐
b. 抱球蹲坐

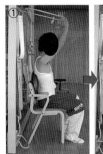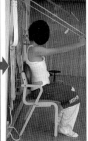
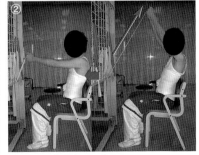
①　②
c. 拉繩子運動(①腹部肌群，②背部肌群)

運動負荷可以預防長期固定所造成的軀幹肌肉肌力低下，以及促進患部的血液循環及成長賀爾蒙的分泌，也藉以促進骨癒合6)。

a. 步行時，擺動腳的背部肌群左右交換收縮可以改善血液循環，藉由反覆的機械性刺激，有助於提升治療效果。從4km/h開始，再循序增加速度與傾斜角。

b. 將身體靠在球上，讓腰部慢慢放輕鬆，再慢慢讓重心上下移動。為了刺激成長賀爾蒙的分泌，每組運動中間要休息30秒。膝蓋向前延伸，不要把力量放掉。到蹲坐極限位置時停留1秒。20次×3回合，每組中間休息30秒。

c. 利用上肢對繩子的阻力來進行軀幹的等長收縮訓練。10次×3回合，上肢抵抗繩子的拉力進行向心力收縮3秒，停留2秒，離心力收縮3秒，回到原位。為了活動腹部肌肉，要讓肩胛骨外展；為了活動背部肌肉，要讓肩胛骨內收。

軀

幹

239

2

腰椎椎間盤突出的運動治療

Check it !

- 腰椎椎間盤突出(LDH)是症狀會出現在下肢的代表性疾病之一，其病理是髓核壓迫到脊髓神經。
- LDH所造成的下肢症狀與影像檢查之間的關連性，在臨床上即便椎間盤沒復位，症狀卻已獲得改善的病例還不少，有時也會出現影像上LDH的有無與主要症狀的程度毫不相關的情況。
- MRI影像上椎間盤突出的縮小與復位，主要症狀的改善，這兩者的時間點未必絕對是相對應的，多有主要症狀的改善比椎間盤突出縮小或復位的時間來得早很多的情況。
- 針對LDH的運動治療，利用髖關節・膝關節運動來改善坐骨神經的伸展與滑動，以及階段性的改善生理性腰椎前凸曲線。

依據MRI影像的LDH分類

● 神經根擠壓型(圖1a)

這是椎管間隔大的病例，就算受到LDH的壓迫，神經根還是可以往後移動，因此神經根疼痛的情況通常都比較輕微。

圖1 依據MRI影像的LDH分類

a. 神經根擠壓型

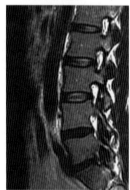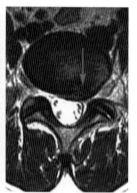

矢狀切面　　　　　　環狀切面(L4/5)

b. 神經根壓迫型

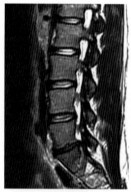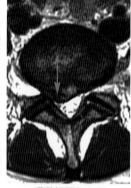

矢狀切面　　　　　　環狀切面(L5/S)

c. 正中型

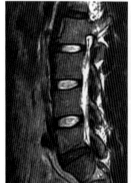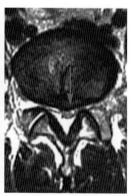

矢狀切面　　　　　　環狀切面(L5/S)

d. 外側突出

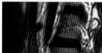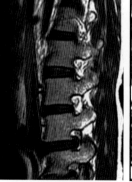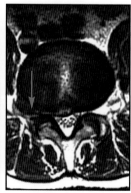

矢狀切面　　　　　　環狀切面(L4/L5)

●神經根壓迫型(圖1b)

椎管及椎間孔之間空隙狹窄的LDH，因神經根無法往椎間孔內內縮，會在椎間盤與椎弓之間受到壓迫，所以常伴有明顯的神經痛。

●正中型突出(圖1c)

在LDH的各種症狀中，絕大多數都只會出現腰痛一種主要症狀，但這一類型的另外還會有椎管內佔位率低的這個特徵。

●外側突出(圖1d)

往外側突出壓迫到神經根，容易出現後根神經節障礙，有明顯的神經根疼痛現象。

各種姿勢下椎間盤內壓力也各有所異

假設直立時的壓力為100%的話，隨著姿勢的不同，椎間盤內壓也會有所變化(圖2)。坐姿時的椎間盤內壓會上升到直立時的1.5倍。另外，坐姿且又前屈的話，椎間盤內壓會上升2倍，前屈又提重物的話，則會上升約3倍。坐姿初期又腰椎前凸，維持長時間不動的話，腰椎前凸曲線會消失，轉變成和前屈的姿勢相同。椎間盤的機能會受到破壞，而且短時間內腰椎生理性的前凸曲線就會消失。

在健全者與LDH患者椎間盤內壓的比較研究中，可得知LDH病患在俯臥、側臥、垂直站立姿勢下，椎間盤壓力是比較低的，但是，一旦改為坐姿，椎間盤內壓就會明顯上升(圖3)。

圖2　姿勢變化與椎間盤內壓

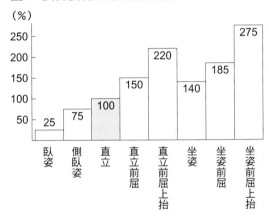

假設直立時的壓力為100的話，坐姿時的椎間盤內壓會上升到直立時的1.5倍。另外，坐姿且又前屈的話，椎間盤內壓會上升2倍。

引用自文獻1)

圖3　姿勢改變，椎間盤內壓的變化
　　　(健全者與LDH病患)

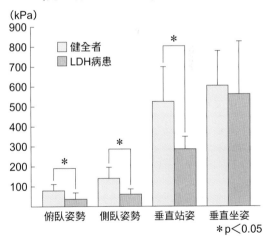

*p＜0.05

和健全者相比，LDH病患在俯臥姿勢、側臥姿勢和垂直站姿下，椎間盤內壓在顯著性差異中是屬於低值的，但一變成坐姿，椎間盤內壓就升高許多。

引用自文獻2)

軀

幹

Case Study　LDH病患主訴坐姿時腰部、下肢疼痛的運動治療病例

　　第5腰椎薦椎間高位，確診為LDH，有明顯坐姿痛的病例。大約1年前開始，發現坐下時會有腰痛及下肢痛的症狀。坐著時的疼痛慢慢加劇，且短時間內就會出現疼痛現象，於是便至本院就診，開始運動治療。運動治療方面，因坐骨神經緊繃的情形非常明顯，所以從改善伸展性與滑動性開始，設法抬高SLR的高度。並且在俯臥姿勢下進行腰椎伸展訓練，改善腰椎前凸的範圍。除此之外，在腰椎前凸的姿勢下訓練髂腰肌。症狀順利獲得改善，從運動開始12週後，SLR可達90度，坐著時也不再感到疼痛。1年後的MRI影像和運動治療開始時相比，沒有明顯變化。

· ·

◆病例
10多歲，過往病史及家族病史中無特別註記。

◆現在病程
約1個月前開始有腰痛現象，網球正拍擊球等動作時右側腰部會疼痛。

◆運動治療開始時的檢查結果
· 坐著時約5分鐘就會出現疼痛症狀。
· SLR10度，明顯受到限制。
· 肌力低下，無感覺障礙。
· 從MRI影像可以看出第5腰椎薦椎間明顯LDH。神經根障礙出現在第1薦椎神經，MRI影像中的問題神經根與造成坐姿痛及SLR時的下肢放散痛是一致的(圖4a)。

◆運動治療過程
運動治療開始

運動處方①：坐骨神經的伸張運動。

運動處方②：使用沙袋進行維持腰椎前凸曲線的訓練。

運動處方③：於俯臥姿勢下進行維持腰椎伸展的訓練(復健床傾斜角度0～20度)。

運動治療開始後1週　SLR改善至40度，雖然坐下時出現疼痛的時間點未改變，但下肢痛情況減輕。持續運動處方①。

運動處方④：在腰椎前凸狀態下訓練髂腰肌。

運動處方⑤：俯臥姿勢下進行維持腰椎伸展的訓練(復健床傾斜角度20～45度)。

圖4　運動治療開始時與1年後的MRI影像

a. 運動治療開始時

b. 運動治療開始1年後

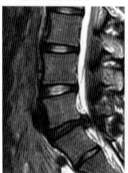 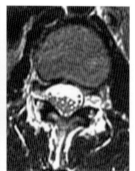 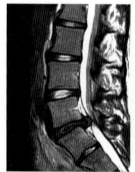 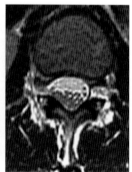

矢狀切面　　　　　　環狀切面　　　　　　矢狀切面　　　　　　環狀切面

運動治療開始時，很明顯的可從L5/S中看出椎間盤突出(a)。運動治療開始後的第12週，因症狀改善而結束運動治療，但是1年後的MRI影像卻沒有任何改變。

運動治療開始後6週　SLR改善至60度，下肢痛完全消失，坐下時出現疼痛的時間延長至40分鐘。

持續運動治療①～③。

運動治療開始後12週　SLR受限與坐姿疼痛的情況都消失了，運動治療結束。1年後的MRI影像中，雖然椎間盤突出縮小了一點，但是沒有消失，可是症狀已經都改善了(圖4b)。

針對採取坐姿時才會出現主要症狀的椎間盤突出症，在運動治療方面，要利用髖關節、膝關節運動來改善坐骨神經的伸展與滑動，並階段性地恢復生理性腰椎前凸曲線。

技術重點

●針對坐姿時腰部、下肢疼痛的運動治療

・俯臥姿勢下維持腰椎伸展的訓練(圖5)

針對腰椎前凸曲線減小的問題，維持腰椎伸展的訓練就是為了要恢復生理性的前凸。先讓病患俯臥，在不痛的範圍內慢慢增加復健床的傾斜角度。以60度為目標，安靜停留15～20分鐘。

・在腰椎前凸狀態下進行髂腰肌訓練(圖6)

先進行髂腰肌主動運動使SLR恢復至30度以上，而維持伸展訓練方面，在復健床傾斜度20度以上不會感到疼痛，且可以安靜停留一陣子。能夠達到這樣的成效後，首先在雙腳綁上1.0～2.0kg的沙袋，接著將骨盆帶綁在骨盆上方，前方以3.0～5.0kg的沙袋牽引，以誘導生理性腰椎前凸及骨盆前傾。以這個姿勢為開始姿勢，在這個姿勢下進行反覆的髖關節屈曲主動運動。運動時間為15分鐘。另外，如果SLR未達30度以上，或是復健床傾斜角度未達20度以上，就不要勉強進行髂腰肌運動，僅以沙袋在前方牽引就好。

圖5　俯臥姿勢下維持腰椎伸展的訓練

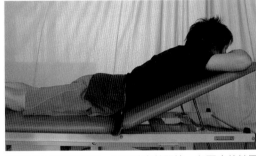

維持腰椎伸展的訓練，從俯臥姿勢開始，在不痛的範圍內慢慢增加伸展角度。

圖6　腰椎前凸狀態下的髂腰肌訓練

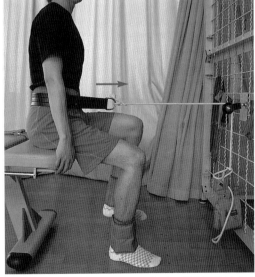

以沙袋與骨盆帶將骨盆往前方牽引，維持腰椎前凸姿勢。這可以改善坐骨神經的伸展性與滑動性，也可以使腰椎前凸恢復原有曲線，若再加上足部綁上沙袋，就可以進階進行髂腰肌的訓練。

3 腰椎退化性後凸症的背肌訓練

Check it!

- 腰椎退化性後凸症(lumbar degenerative kyphosis；LDK)，隨著年齡增長脊柱退化，脊柱背肌內壓上升而引發疼痛的疾病。
- 關於運動治療，基本上要保持腰薦椎的前凸骨列，這樣才能減少背肌內壓，在正確良好的骨列下進行背肌訓練。
- 矯正骨列時的重點並非要強調腰椎的伸展，而是腦中要去想像不伴隨薦骨前傾的腰椎伸展。
- 隨著脊柱骨列的變化，對髖、膝關節的力學環境也會有所變化，因為有些病例會出現疼痛情況(lumber-hip-knee syndrome)，所以必須仔細加以評估。

伴隨LDK間歇性腰痛的診斷基準

　　LDK間歇性腰痛的病理是，隨著背肌內壓的上升引起腔室症候群所造成的。①診斷基準為長時間站立或步行造成軀幹前傾，②腰部的沉重感、不舒服、悶痛，③腰椎後屈時症狀會改善，④不論是否處於靜態，皆有輕微疼痛，⑤無下肢症狀。

　　另外，竹光依據X光攝影將其分為4種類型(圖1)。

類型1：幾乎沒有腰椎前凸曲線，整條脊柱是直立的，呈平背，步行時會前傾。

類型2：腰椎輕度後凸。胸椎呈直線或輕度前凸。

類型3：腰椎後凸角度再大一點，胸椎明顯因代償作用而前凸，直立時還有步行時會前屈前傾。

類型4：完全後凸，步行時腰部是彎曲的

圖1　腰椎退化性後凸的分類

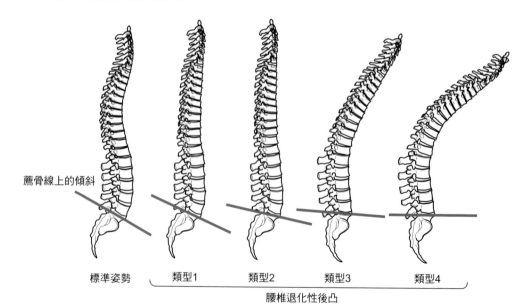

薦骨線上的傾斜

標準姿勢　　類型1　　類型2　　類型3　　類型4

腰椎退化性後凸

引用自文獻1)

隨著姿勢改變，背肌內壓力的變化

隨著姿勢的改變，背肌內壓會有所變化。臥姿與坐姿的背肌內壓很低，但直立時背肌內壓則會升高。另外，直立軀幹前屈時，由中間位置到前屈60度之間，隨著角度加大，背肌內壓也會隨之上升。背肌活動大，肌內壓就隨著上升。但是，依據報告顯示，在前屈60度以上，即使沒有肌肉活動了，背肌內壓還是會維持在160mmHg。亦即在沒有肌肉活動中，背肌內壓還是維持居高不下的狀態。另外，直立前屈30度，手撐膝或是雙手頂在前方桌上，都會使背肌內壓迅速下降。腔室症候群也有相同的肌肉內壓變動模式，內壓都比健全者來得高，特別是直立時及直立前屈姿勢，背肌內壓會變得特別高(圖2)。

另外，一份坐姿限定的背肌內壓報告指出，和直立時的變化相同，在前屈60度之前，背肌內壓會持續上升，而超過60度以上，就算繼續前屈，肌肉內壓也不會有太大的變化，維持在高壓力狀態。而跪坐和盤腿兩者相比較，很明顯的跪坐時的背肌內壓是偏低的，而盤腿則和軀幹前屈60度有得比，背肌都是處於高壓力狀態(圖3)。

圖2 隨著姿勢改變，背肌內壓的變化

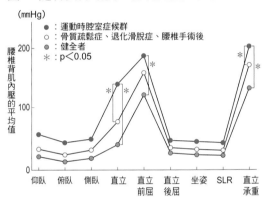

情況如同LDK的腔室症候群病例，不管在哪一種姿勢，背肌內壓都比健全者來得高。

引用自文獻2)

圖3 坐姿時的背肌壓力變化

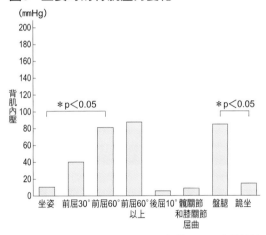

跪坐時的內壓是偏低的，但盤腿和軀幹前屈60度的數值是幾乎一樣。

引用自文獻3)

軀
幹

Case Study　針對LDK，背肌訓練有助於改善的病例

腰椎壓迫骨折後4年出現間歇性腰痛的病例。步行時會出現間歇性腰痛，因症狀慢慢惡化，便開始運動治療。初診時，步行約30m就出現腰痛現象，以運動治療法改善髖關節周圍肌肉的柔軟度與強化軀幹背肌。坐姿下進行背肌強化運動，座椅要與薦骨垂直，誘導腰椎前凸，保持這樣的姿勢。到了第5週，當步行穩定且脊柱可動性獲得改善之後才進行直立下的背肌強化運動。大約11週左右的運動治療後，步行距離拉長，疼痛情況也獲得抒解。根據報告，因腰椎退化性後凸引起的間歇性腰痛，除了有可能引發壓迫性骨折後的二次後凸外，還有可能會使薦骨後傾。所以，在運動治療方面，要讓身體學習針對薦骨可以自然而然地加以活動，同時也要選擇可以一直持續下去的訓練項目。

◆病例
70多歲。4年前曾經第1節腰椎壓迫性骨折。家族病史中無特別註記。

◆現在病程
腰椎壓迫性骨折後，步行的時候會慢慢出現腰痛現象，稍做休息後症狀就會抒解，確診為間歇性腰

痛，在本院接受治療。病患主訴，步行時腰部、背部會疼痛。以減緩疼痛與拉長步行距離為目標進行運動治療。

◆ **運動治療開始時的檢查結果**

- 約步行30m後出現間歇性腰痛現象。ＶＡＳ 7/10，無壓痛。
- 軀幹背肌肌力明顯低下。
- 髖關節周圍肌肉(膕旁肌、髂腰肌、闊筋膜張肌、臀大肌、內收肌)柔軟度偏低。

- 軀幹旋轉角度變小。
- X光側面照顯示第1腰椎的椎體壓垮變形，上下椎體骨性接合。隨著退化性後凸，腰椎前凸曲線也減小(竹光分類類型3，圖4)。

◆ **運動治療過程**

運動治療開始時

運動處方①：採坐姿，進行骨列矯正(圖5)。

運動處方②：髖關節周圍肌肉的伸張運動。

運動處方③：採坐姿，軀幹背肌的強化(圖6a)。

圖4　本次病例的X光攝影

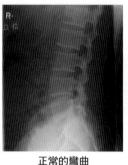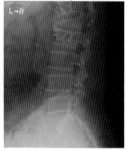

正常的彎曲　　　　　本次病例

第1腰椎的椎體呈現壓垮變形現象。隨著退化性後凸，腰椎前凸曲線也縮小。

圖5　採坐姿，矯正脊柱骨列

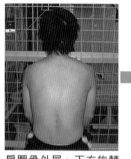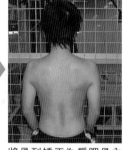

肩胛骨外展、下方旋轉的不良姿勢。　　將骨列矯正為肩胛骨內收、上方旋轉。

圖6　直立薦骨，意識斜方肌的背肌訓練

保持座椅與薦骨垂直的狀態，上肢抬舉約120～130度，促進豎脊肌收縮。

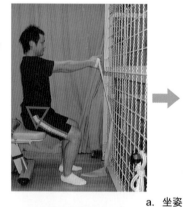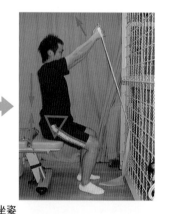

a．坐姿

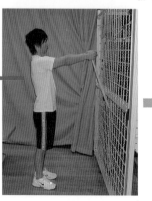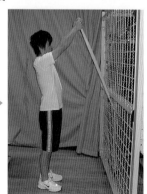

上肢抬舉的同時要有意識地內收肩胛骨。

b．站姿

運動治療開始後2週　改善脊柱骨列，腰痛現象減輕。

運動治療開始後4週　直立時軀幹前屈、骨盆後傾、膝關節屈曲姿勢有改善的現象，可以連續步行100m。軀幹伸展可動範圍也獲得改善。

運動處方④：強化直立時的軀幹背肌(圖6b)。

運動治療開始後7週　步行時的腰部、背部疼痛情形明顯減輕，步行距離也增加到500m以上。

運動治療開始後9週　步行時的骨列獲得改善。

運動治療開始後11週　步態穩定，疼痛改善，運動治療結束(圖7)。

●

伴隨腰椎退化性後凸而出現的間歇性腰痛，是好發於高齡者身上的慢性腰痛之一。後凸的主要原因大多數是，椎間盤退化造成椎體間空隙變狹窄，以及椎體退化造成腰椎短縮所引起的。但是，如同本例一樣，因骨質疏鬆造成椎體壓迫性骨折雪上加霜更添一樁的情況也不少。不管腰椎後凸是否為壓迫性骨折所造成，就算沒有間歇性腰痛症狀，持續的背肌訓練有助於防患未然。這種情況下，要採用坐姿背肌訓練，讓座椅與薦骨垂直，訓練背肌的同時也訓練斜方肌中間纖維，不但讓身體學習正確良好的骨列，也有助於預防腰痛。

圖7　本次病例直立姿勢的變化

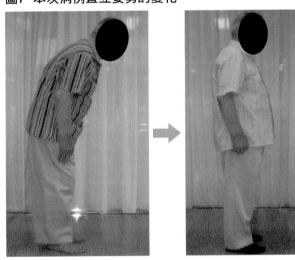

治療開始時　　　　　　治療結束時

軀幹

知識重點

●**伴隨脊柱後凸(kyphosis)的膝蓋問題(lumber-hip-knee syndrome)**

　隨著腰椎退化性後凸，腰椎前凸曲線也會減小，如此一來，上半身的重心也會跟著往前移動。相對於重心前移，骨盆會因代償作用而後傾，也因此膝蓋不得不彎曲。所以，直立和步行時膝蓋會經常性保持屈曲，也因此會造成髖股關節受損，與加速內翻變形而引起關節炎病變。

圖8　伴隨脊柱後凸(kyphosis)而來的膝蓋問題(lumber-hip-knee syndrome)

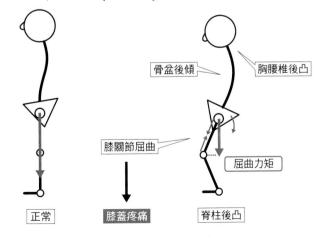

骨盆後傾　　胸腰椎後凸

膝關節屈曲　　屈曲力矩

正常　　膝蓋疼痛　　脊柱後凸

4 慢性腰痛的運動治療

Check it !

● 起因在腰椎小面關節的腰痛疾病非常多，透過脊髓神經後枝內側枝出現多裂肌反射性痙攣的情況也很多。

● 腰椎小面關節性腰痛的特徵是伸展痛，大部分的病例都會有腰椎後凸可動範圍變小的情況。

● 之所以會長時間慢性腰痛，原因有2：持續性的多裂肌痙攣及多裂肌痙攣造成小面關節的機械性閾值低下。

● 腰椎後凸可動性測試(Posterior Lumbar Flexibility test；PLF測試)在臨床上非常有用，可以簡單掌握腰椎小面關節的後凸可動範圍。

小面關節的神經支配與多裂肌解剖學之間的關係

　　支配小面關節的是脊髓神經後枝內側枝。同一條神經還支配了多裂肌與下背部的皮膚。腰部多裂肌的起端分為以下四個：①第4薦骨孔的薦骨後面，②髂骨後上棘，③背側薦髂韌帶，④全部的乳突及腰椎小面關節囊。走向型態大致可分為連結椎體與椎體間的短纖維群與跨多椎體的長纖維群兩種。短纖維群因為附著於小面關節的關節囊及某一椎體間的乳突上，所以可以穩定小面關節；而長纖維群因為附著於薦骨上，所以具有穩定腰薦關節與薦髂關節的功能。另外，多裂肌在下部腰椎特別發達，在腰椎中段，多裂肌與豎脊肌的比率大約為1：1，但在下部腰椎範圍的話，多裂肌所佔比率達80%(圖1)。因某種原因引起的小面關節發炎，會透過脊髓神經後枝內側枝使同區塊內的多裂肌產生反射性痙攣(圖2)。

　　小面關節自身出問題時，基本上會出現腰痛症狀，但如果問題是出在第5腰椎薦椎之間的話，出現臀部、下肢痛的情況也不足以為奇。因為小面關節發炎而引起的多裂肌反射性痙攣，在初期是因為為了穩定關節所產生的生理反應，但如果成了慢性，那將會是使小面關節自身機械性疼痛閾值低下的主要原因。

圖1　多裂肌的橫切面

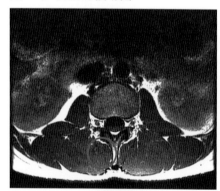
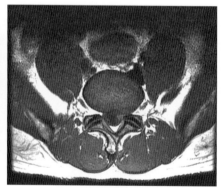

上部腰椎　　　　　　　　　　　　　　　　下部腰椎

在第3節腰椎處，多裂肌與豎脊肌的斷層面積比近乎1：1，越往上，豎脊肌的比例增加；往下，則是多裂肌的比例增加。另外，多裂肌與小面關節一樣，都受到脊髓神經後枝內側枝的支配，當小面關節受到侵入刺激時，藉由反射回路，同區塊的多裂肌就會發生痙攣。

圖2 脊髓神經後枝的分布

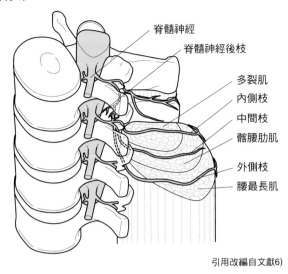

脊髓神經
脊髓神經後枝
多裂肌
內側枝
中間枝
髂腰肋肌
外側枝
腰最長肌

引用改編自文獻6)

腰椎小面關節的型態特徵與顯著的旋轉受限

腰椎小面關節是由上面椎體的下關節突與下面椎體的上關節突所構成的滑膜性關節。根據報告顯示，當機能面承受壓縮負荷時，可以承受所有負荷的20％左右。腰椎小面關節的型態特徵是越下部的腰椎關節面積越大，關節面是朝向上方、後方。不過，每個關節面的形狀都不同，有的平坦，有的有曲線，各式各樣都有。也有報告指出，因為腰椎其獨特的型態，所以才會發生腰椎退化性滑脫症及解離症。腰椎小面關節的關節面全都呈圓筒狀，因此，腰椎小面關節的運動就只有彼此互相滑動而已。如果圓筒的中心點與旋轉中心一致的話，理論上是會產生旋轉運動，但實際上旋轉中心會在椎體稍微偏後的地方，所以在腰椎的解剖學旋轉運動會明顯受到限制(圖3)。

小面關節的型態學檢討幾乎都與骨性有關，但脊椎的屈曲運動中，是由小面關節的關節囊韌帶(capsular ligament)負責這個重責大任。有報告指出，如果切除50％的小面關節囊，將會使同一個關節的可動性發生異常現象，另外，當椎間盤退化嚴重的情況下，小面關節囊若鬆弛的話，將使不穩定的情形更加劇烈。

軀

幹

圖3 腰椎的旋轉中心

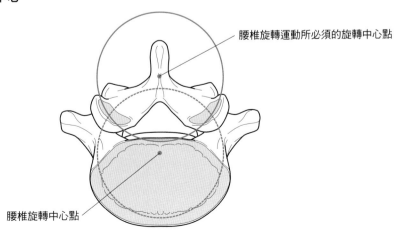

腰椎旋轉運動所必須的旋轉中心點

腰椎旋轉中心點

這是長達20年之久的慢性腰痛病例。軀幹伸展屈曲都會疼痛，特別是伸展時疼痛較為明顯。通常患有腰椎小面關節炎的病患，腰椎都會前凸，這個病例是長期慢性腰痛，為了避痛，病患習慣採取無腰椎前凸的姿勢，久而久之就變成缺乏前凸和後凸可動性的狀態。另外，髖關節屈曲肌群的攣縮現象也很明顯。雖然一些細微的動作也會產生疼痛，但程度並不如伸展時顯著。運動治療方面，在放鬆多裂肌的同時，也改善小面關節的攣縮與髖關節周圍肌肉的攣縮。隨著症狀的改善，全身骨列也會有所變化，為了因應骨列的變化，就必須著眼於背肌與肩胛骨，並強化肌力以求更進一步的改善。

◆病例
30多歲。過往病史中無特別註記。

◆現在病程
持續了20多年的慢性腰痛。

◆運動治療開始時的檢查結果
· 小面關節有壓痛：左側，第12節胸椎第1節腰椎間～第4、5節腰椎間；右側，第3、4節腰椎間～第5節腰椎薦椎間呈陽性。
· PLF測試呈陽性(圖4)。
· 多裂肌整體有壓痛。
· 多裂肌有重度痙攣現象，屈曲伸展鬆弛時，症狀就會消失。
· X光檢查，腰椎前凸角5度，第5節腰椎薦骨

角144度(圖5)。
· Thomas test(湯馬斯測試)，Ober test(奧伯氏測試)呈陽性反應。
· VAS(visual analogue scale疼痛視覺類比量表)5.0cm。

◆運動治療過程
運動治療開始當天
運動處方①：放鬆多裂肌(圖6)。
運動處方②：髂腰肌、闊筋膜張肌的伸張運動。
運動治療開始後2週　小面關節的壓痛：左側第4、5節腰椎間；右側第4、5腰椎間及第5節腰椎薦椎間呈陽性反應。
運動處方③：多裂肌的伸張運動與小面關節的

知識重點

●PLF測試的理論背景(圖4)
　　PLF測試是在側臥姿勢下進行，髖關節屈曲45度為開始姿勢。在矢狀切面上以他動方式屈曲上方髖關節，若大腿可以毫無反抗地碰到胸口的話，測試就呈陰性反應。在使用吉尾等人大體所做的研究中，髖關節固有屈曲角度平均為93.0±3.6度，骨盆運動的參考可動範圍為30～40度，基於這份報告，當身體開始確保腰椎後凸範圍時，本測試會呈現陰性反應。PFL測試結果與因椎管狹窄症造成馬尾間歇性跛行的步行距離有關，為了改善步行能力，必須要使PLF測試呈陰性反應。今後，在腰椎小面關節炎的評估上，PLF將會是非常有用的指標。

圖4　PLF測試

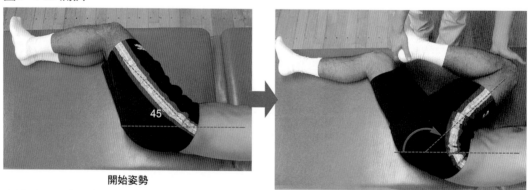

開始姿勢

先採取側臥姿勢，髖關節屈曲45度。沿著矢狀切面將上方髖關節以他動方式屈曲，若大腿在無反抗下可碰到胸口的話，就表示測試呈陰性反應。若碰不到胸口，測量屈曲角度作為後凸範圍的指標。

消除攣縮(圖6)。

運動處方④：指導髖關節屈曲肌群進行自主伸張運動。

運動治療開始後4週　小面關節的壓痛僅剩右側第4、5節腰椎間。

運動處方⑤：指導闊筋膜張肌、臀大肌進行自主伸張運動。

運動治療開始後7週　髖關節屈曲肌群的攣縮呈陰性反應。

運動治療開始後10週　PLF測試呈陰性反應，腰痛完全消失。

長期慢性腰痛的疼痛，多屬可以自我忍受的程度，不管腰椎骨列是否呈直立，腰薦椎交角自有其存在的一定骨列。針對這種病例，在進行運動治療時常見以下這種狀況，就是因多裂肌有顯著的痙攣情況，要改善腰椎小面關節攣縮問題就會變得非常困難。改善腰椎小面關節攣縮問題時，應該要讓關節面彼此多滑動，但是遇到重度攣縮時，也會有無法順利進行的情況發生。這種時候，要再多加上一個動作，像是要將抽屜拉到身邊一樣，將手從腹側往背後「搖晃」，這樣可以使運動治療更具效果。當看到骨列有所改善的時候，就要指導病患一些可以維持正確骨列的軀幹肌力訓練。

圖5　初診時的X光攝影

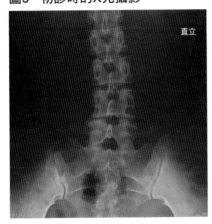 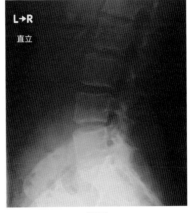

直立　　　　　　　　　　　側面

技術重點

●針對腰椎小面關節的主動--協助運動(多裂肌收縮訓練)

腰椎小面關節的主動協助運動不僅改善小面關節的攣縮問題，亦是可以與多裂肌放鬆運動及伸張運動併行的技法。其基本操作是，連同骨盆往長軸方向牽引(圖6a)，再伴隨多裂肌的收縮，一併將骨盆推回原位(圖6b)，重複同樣的動作。依腰椎前凸程度的不同，腰椎小面關節的傾斜度也有所不同，所以要調整好各椎間的腰椎前凸角後再進行牽引。具體來說，將腰椎小面關節分為上部、中間、下部，上部腰椎牽引時，髖關節屈曲0度；中間腰椎牽引時，髖關節屈曲45度；下部腰椎牽引時，髖關節90度。多裂肌的收縮效果佳的話，牽引時的運動幅度會變大。一個小訣竅，牽引後的運動不要中途停下來，誘導多裂肌的收縮到最大極限才會更具效果，肌肉才能充分放鬆，可以儘早改善攣縮問題。

圖6　下部腰椎多裂肌的放鬆運動及改善小面關節的攣縮問題

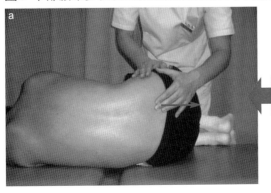 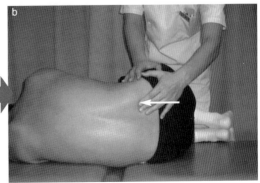

軀

幹

5 薦髂關節性梨狀肌症候群之運動治療

Check it !

- 薦髂關節受到第4腰神經至第2薦骨神經之間數條神經的支配。當有薦髂關節障礙時，通常不會只有薦髂關節這個部位疼痛，還會出現許多症狀。
- 因為薦髂關節位於髖關節與腰椎中間，容易受到髖關節機能障礙的影響。因此，要鑑別出是薦髂關節原發性症狀還是髖關節機能障礙引起的次發性症狀，這點非常重要。
- 針對薦髂關節障礙要施以運動治療時，必須先對這種疾患的病徵、症狀有全盤瞭解，並且透過仔細的徒手觸診去掌握完整的病狀。

關於檢查薦髂關節障礙的徒手觸診法

當有薦髂關節障礙時，通常會出現很多樣化的症狀，為了要區別是否為其他腰椎疾病，必須一邊尋找壓痛點，一邊以各種徒手觸診方式進行檢查。

薦髂關節障礙的壓痛點通常會出現在薦髂關節空隙偏外側的地方，主要是背側引起的疼痛。為了要正確抓出壓痛點，要非常仔細地從髂骨後上棘檢查到薦髂關節下部，並且與健側進行比較(圖1)。

根據報告，針對薦髂關節的徒手觸診方式有非常多種，其中以Gaenslen測試(圖2)、Patrick測試(圖3)、Newton測試(圖4)等方式特別有用。這些都是以針對薦髂關節施加機械性壓力來誘導疼痛的方式所進行檢查。其中Gaenslen測試和Patrick測試是透過髖關節運動來施加壓力，然而疼痛究竟是薦髂關節受損引起的還是髖關節疾病引起的，在鑑別上較為困難。所以在進行這些檢查時，必須要從骨盆固定與骨盆沒有固定這兩種所得的結果去做比較。如果在骨盆固定的情況下，症狀減輕，甚至消失的話，那就懷疑可能是薦髂關節受損所引起的疼痛；如果症狀都沒有任何改變，那就可能是髖關節受損所引起。

圖1 壓痛檢查部位

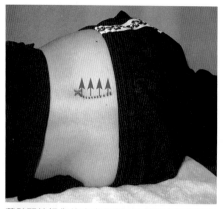

薦髂關節損傷的疼痛通常是在關節空隙稍偏外的地方(箭頭處)。若疼痛是出現在關節空隙偏內側的地方，那應該是多裂肌損傷所引起的。

圖2 Gaenslen測試

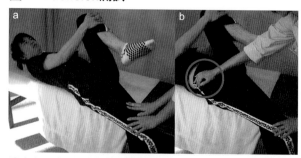

讓病患仰臥，檢查側髖關節伸展，對側髖關節則保持在最大屈曲姿勢。若薦髂關節及鼠蹊部出現疼痛現象即是陽性反應。治療師固定骨盆進行檢查(b)，症狀減輕，甚至消失的話，應該就是薦髂關節受損。

圖3 Patrick測試

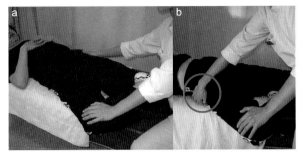

讓病患仰躺，檢查側的足部置於對側的膝上，將髖關節強制外展。當薦髂關節及鼠蹊部出現疼痛現象即是陽性反應。治療師固定骨盆進行檢查(b)，症狀減輕，甚至消失的話，應該就是薦髂關節受損。

圖4 Newton測試

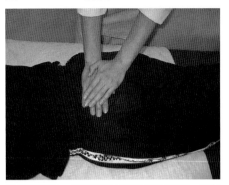

讓病患俯臥，從背部用力壓迫薦骨部位，使薦髂關節增加承重。當薦髂關節出現疼痛現象，即是陽性反應。

薦髂關節的運動學

　　薦髂關節是由薦骨耳狀面與髂骨耳狀面所構成的滑液關節，因為彼此的關節面是呈三次元複雜的凹凸狀，且關節的前後由前側薦髂韌帶、骨間薦髂韌帶及背側薦髂韌帶牢牢固定住(圖5)，使得薦髂關節缺乏關節該有的可動性。薦髂關節無法拉動關節本身的肌肉，所以針對髖關節與脊柱的運動，薦髂關節只能以第2節薦椎為旋轉軸產生相對性運動。主要運動有薦骨相對於髂骨的前屈運動(nutation)及後屈運動(counter-nutation)，前者可動範圍約1.3度，後者可動範圍約1.7度。新生兒時期，薦髂關節的關節面與矢狀切面呈平行，隨著年紀增長，體重的負荷會使薦骨慢慢變成楔形構造，最後關節面會成為朝前上方開口的V字形。直立時重心會落在薦骨上端稍偏前的地方，所以薦骨會因軀幹重量而陷入骨盆內並nutation(圖6)。薦骨的型態及運動模式會使背側薦髂韌帶等韌帶組織變得緊繃，也就可以使關節更加穩定。這就是薦骨拱心石(key stone)理論(圖7)。

圖5 薦髂關節的解剖

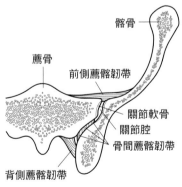

薦髂關節由前方的關節腔及後方的韌帶所構成。薦髂關節受損時的疼痛源頭多半來自關節腔後方的韌帶區域。

圖6 薦髂關節周圍與重心的關連性(直立)

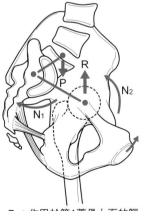

P ：作用於第1薦骨上面的軀幹重量
R ：地板反作用力
N_1：nutation
N_2：使髖骨後傾的旋轉力矩

引用改編自文獻1)

圖7 薦骨拱心石(key stone)理論

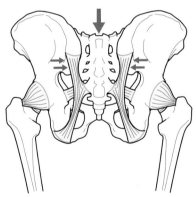

承重時薦骨會前傾並沉入骨盆內，背側薦髂韌帶和骨間薦髂韌帶就會因此變得緊繃，兩側髂骨會靠攏使關節變得更穩定。

軀

幹

約從半年前開始左鼠蹊部及臀部持續疼痛的病例。從髖關節的X光片中可看出有中度退化性髖關節炎，合併可動範圍(ROM)受到限制。另外，薦骨部的多裂肌、梨狀肌、薦髂關節空隙有明顯壓痛，Freiberg測試、Patrick測試、Gaenslen測試皆呈陽性反應。這個病例梨狀肌症候群之所以發病的原因有2：①對髖關節的侵入刺激透過第4腰神經至第2薦骨脊髓神經的傳導使梨狀肌產生反射性肌肉痙攣，②因髖關節ROM受到限制，骨盆、腰椎的代償性運動刺激到薦髂關節，而引起梨狀肌的反射性肌肉痙攣。從各種薦髂關節壓力測試都出現明顯壓痛症狀看來，這個病例很有可能是與薦髂關節脫不了關係的梨狀肌症候群。梨狀肌症候群的病例中，會有像這個病例一樣是基於髖關節損傷才發病的，所以要特別留意。

◆**病例**

70多歲。過往病史中無特別註記。

◆**現在病程**

約從半年前開始，鼠蹊部與臀部持續疼痛。醫生診斷為梨狀肌症候群，當天開始運動治療。

圖8 X光攝影

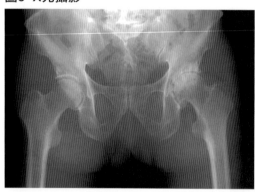

◆**運動治療開始時的檢查結果**

- X光片中可看出有中度退化性髖關節炎(圖8)。
- 左髖關節ROM受限，屈曲70度，外旋20度，外展30度。
- 左側薦骨後側的多裂肌、梨狀肌、薦髂關節有明顯壓痛。
- 因薦髂關節的壓迫，下肢外側有放射痛現象。
- 在髖關節內旋姿勢下的SLR測試時，臀部疼痛症狀加劇。
- Freiberg測試、Patrick測試、Gaenslen測試皆呈陽性反應。

◆**運動治療過程**

運動治療開始當天 鼠蹊部、臀部的疼痛明顯。

運動處方①：髖關節周圍肌肉的伸張運動。

運動處方②：利用反覆性肌肉收縮運動來放鬆薦骨部位的多裂肌(圖9)。

圖9 起自於背側薦髂韌帶之多裂肌的放鬆運動

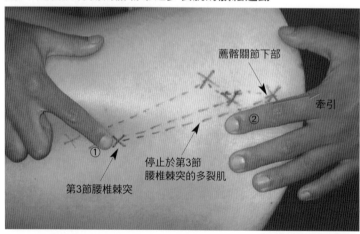

起自於背側薦髂韌帶(含髂骨後上棘)的多裂肌終止於第1節腰椎至第3節腰椎的棘突，在其他多裂肌中屬於淺層肌肉。觸診時要順著肌纖維的方向，一隻手指固定在棘突(①)，另一隻手指順著肌纖維方向(②)牽引。牽引後向病患下達拉回的指令，選擇性的促使多裂肌收縮。

轉載自文獻4)

運動處方③：背側薦髂韌帶的伸張運動(圖10)。

運動處方④：利用反覆性肌肉收縮運動來放鬆梨狀肌。

運動處方⑤：促進坐骨神經滑動性的運動。

運動處方⑥：併用薦髂關節支撐帶。

運動治療開始後1週　梨狀肌的疼痛及髖關節內旋姿勢下SLR測試時的疼痛也消失了。

運動治療開始後2週　Freiberg測試呈陰性反應。

運動治療開始後4週　薦髂關節的壓痛症狀消失，但Patrick測試和Gaenslen測試還是陽性。

運動治療開始後5週　鼠蹊部、臀部的步行時疼痛消失。Patrick測試和Gaenslen 測試轉為陰性反應。

運動治療開始後6週　雖然剛開始步行時有輕微髖關節疼痛現象，但其他症狀都已經消失，運動治療結束。

●

從病理組織學來說，薦髂關節從30歲以後就會開始有退化現象，50歲以後關節內debris增生，關節空隙變狹窄，另外，滑液、關節囊逐漸肥厚。若再加上髖關節ROM受到限制，加諸在薦髂關節的機械性壓力就會變得更大，疼痛也就因此產生。

技術重點

圖10　薦髂關節ROM訓練

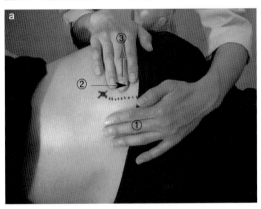

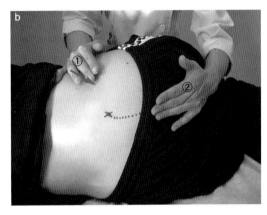

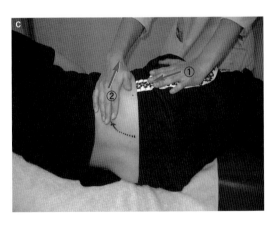

a. 一手固定薦骨(①)，另外一隻手觸診背側薦髂韌帶的緊繃度(②)，邊將髂骨拉離開薦骨(③)。

b. 一手置於髂骨脊(①)，另一隻手置於坐骨結節(②)，使髖骨向後傾。

c. 一手置於大轉子(①)，另一隻手置於髂骨脊(②)。然後位置①的手像是要將股骨頭壓入髖臼內一樣施加壓力，使髖骨向前傾。

←：力量的方向

軀

幹

馬尾間歇性跛行的運動治療

Check it !

- 腰部脊椎狹窄的主要原因有：椎間盤突出、黃韌帶逐漸肥厚、小面關節的退化、肥厚等解剖學上的因素，以及髖關節攣縮所造成的次發性腰椎前凸情況增強之機能上等因素。
- 馬尾間歇性跛行的發生機轉是馬尾神經的循環出了問題而引起間歇性跛行，所以，治療之前必須要清楚瞭解特別是硬腦膜內、外靜脈等相關知識。
- 運動治療的目的是要去除髖關節攣縮及擴大腰椎後凸範圍，藉此來改善靜脈灌流。

脊椎內靜脈的解剖學(含硬腦膜外靜脈叢)

　　腰部脊椎狹窄症中常見的馬尾間歇性跛行，從臨床報告中我們發現那是因為骨刺、韌帶肥厚、椎間盤突出等物理性狹窄狀態下，使得受損的神經根又因缺血、充血造成循環受阻所引發的。從這個發現可得知間歇性跛行和馬尾血流動態的變化有著密不可分的關係，所以要想瞭解馬尾間歇性跛行的發生機轉，就要有關於血管方面的解剖學知識。

　　在脊髓圓椎的靜脈有硬腦膜內的前正中脊髓靜脈及後正中脊髓靜脈，兩者口徑皆比動脈粗。前後兩靜脈之間並沒有與動脈血管吻合。這使得硬腦膜內的靜脈會藉由根靜脈灌流至硬腦膜外的脊椎內靜脈叢。脊椎內靜脈叢由前內椎靜脈叢(anterior internal vertebral venous plexus)與後內椎靜脈叢(posterior internal vertebral venous plexus)構成，透過椎間靜脈(intervertebral vein)流入腰靜脈及外側薦骨靜脈(sacral vein)(圖1)。口徑粗的硬腦膜內靜脈(正中脊髓靜脈、大後根脊髓靜脈)並非直接灌流到硬腦膜外靜脈叢，而是透過口徑極細的靜脈及valve system匯入，走向都一致由內而外。所以，為了防止從脊椎內靜脈叢逆流至硬腦膜內，因此硬腦膜由內到外的靜脈灌流都是離心走向。而內椎靜脈叢是脊髓圓椎、馬尾到腹部主靜脈之靜脈灌流的重要通路。

圖1　脊椎內靜脈

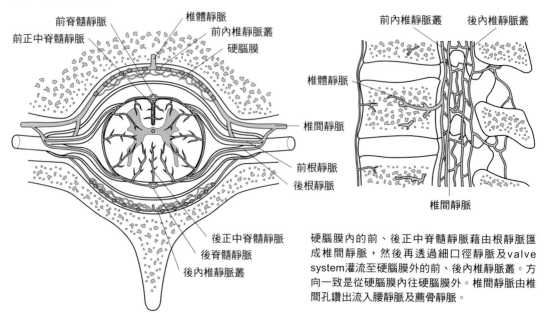

硬腦膜內的前、後正中脊髓靜脈藉由根靜脈匯成椎間靜脈，然後再透過細口徑靜脈及valve system灌流至硬腦膜外的前、後內椎靜脈叢。方向一致是從硬腦膜內往硬腦膜外。椎間靜脈由椎間孔鑽出流入腰靜脈及薦骨靜脈。

隨姿勢改變而變化的硬腦膜外壓力

當患有腰部脊椎狹窄症時，在步行、站立及腰椎後屈時往往會誘發馬尾神經束的症狀。反之，當坐下、躺臥及腰椎前屈時，症狀就會有所減輕。由此可知，在狹窄部位壓迫硬腦膜的力量會隨著姿勢的改變而有所增減。

藉由姿勢的改變，試看第4、5節腰椎高位的硬腦膜外壓力之不同，直立時比仰臥姿勢來得高，後屈時壓力明顯上升，和前屈相比，上升了約90mmHg。另外，前屈步行與直立步行相比較，前屈步行時壓力上升的程度比較低，所以當騎腳踏車時，壓力幾乎沒有上升(圖2)。

馬尾動脈在平均血壓之上、毛細管約40mmHg以上、靜脈10～30mmHg以上時若受到壓迫的話就容易阻塞。就是受到壓迫時，最先出現問題的是靜脈，在動脈阻塞前就已經產生嚴重血流障礙的意思。也就是說，因腰部後屈硬腦膜外壓力上升，硬腦膜外的靜脈叢就會阻塞，從硬腦膜內要流出的血受到阻礙，在馬尾內就會產生充血現象。另外，馬尾內若呈現缺血狀態，動脈要流入的血受到阻礙，神經根就會缺血，也就會發生馬尾神經束造成的間歇性跛行(圖3)。

圖2　隨姿勢改變而變化的硬腦膜外壓力

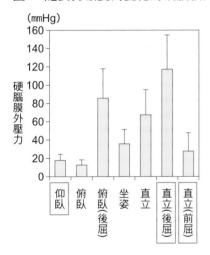

a.　直立L4/5高位的硬腦膜外壓力變化
仰臥時壓力很低，但改坐姿，甚至直立時壓力就會上升。特別是後屈時壓力明顯上升，前屈時則會變小。

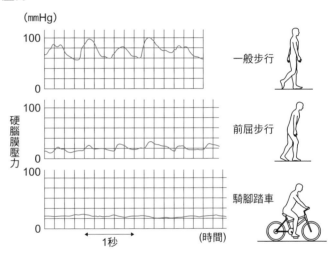

b.　一般步行、前屈步行、騎腳踏車時的壓力變化
同一個病例中，一般步行與前屈步行時硬腦膜外壓力會有所變化。前屈步行時壓力會下降，壓力上升的程度也會減少。而騎腳踏車時，壓力幾乎沒有上升。

引用自文獻5)

圖3　硬腦膜內外靜脈的解剖學特徵

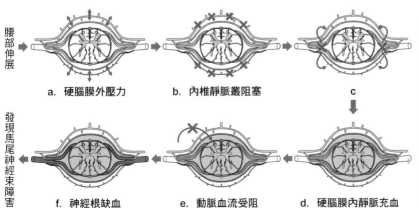

腰部
伸
展

a.　硬腦膜外壓力　　b.　內椎靜脈叢阻塞　　c

發
現
馬
尾
神
經
束
障
礙

f.　神經根缺血　　e.　動脈血流受阻　　d.　硬腦膜內靜脈充血

腰部伸展，硬腦膜外壓力會上升(a)，內椎靜脈叢容易受到影響(b)而阻塞。結果馬尾硬腦膜內靜脈與神經根靜脈要流往內椎靜脈叢時受到阻礙(c)，硬腦膜內靜脈產生充血情況(d)。同時也使動脈血的流入受到阻礙(e)，當神經根缺血時(f)，馬尾神經束就會受到損害而造成間歇性跛行。

軀

幹

　　輕度脊椎狹窄，但是腰椎過度前凸與腰薦椎過度伸展就會有明顯的馬尾間歇性跛行症狀。雖然確診有明顯的間歇性跛行，但卻沒有明顯的脊椎狹窄現象，只有與臥姿相比，直立時有較為明顯的腰椎前凸。另外，髖關節還有顯著的屈曲攣縮。在運動治療方面，要以改善腰椎過度前凸與腰薦椎過度伸展為目標，並改善髂腰肌、內收肌群、闊筋膜張肌的柔軟度，矯正骨盆強制前傾。並且進行多裂肌的放鬆運動，及改善小面關節的攣縮問題，如此一來便可以恢復腰椎後凸的可動性。在矯正腰椎過度前凸與腰薦椎過度伸展的同時，症狀就可以獲得抒解。

　　馬尾間歇性跛行的發生原因是脊椎狹窄對馬尾產生機械性壓迫，導致馬尾充血性血流障礙。而脊椎之所以狹窄，與骨退化、韌帶肥厚等脊椎本身的問題有關，也有像此病例一樣，是事先已經有髖關節攣縮及腰椎強制前凸的問題。依兩者程度比率的不同，病例的情況也會有所不同，但是針對馬尾間歇性跛行這個症狀，都應該試著朝造成髖關節及腰椎攣縮的原因去進行治療。

◆**病例**

50多歲。過往病史及家族病史中無特別註記。

◆**現在病程**

在除草時突然腰部急性疼痛。在自家休養1個多月，雖然腰痛情形消失，但下肢和腳趾卻感到無力及異常感，因症狀一直未改善而至本院就診。

◆**運動治療開始時的檢查結果**

- 於復健跑步機上步行(2.5km/h的速度)，約180m後出現下肢症狀。
- 坐下來休息後，症狀馬上就消失了，由此確認為馬尾間歇性跛行。
- SLR(straight leg raising)60度，Thomas test(湯馬斯測試)和Ober test(奧伯氏測試)皆呈強陽性反應，髖關節屈曲攣縮，右20度，左30度，髖關節外展角度，左右皆20度。
- FFD(finger floor distance)－20㎝
- PLF測試(腰椎後凸可動性測試posterior

lumbar flexibility test)(圖4)：右130度，左135度。

- 多裂肌痙攣，第4、5節腰椎間的小面關節攣縮。
- 下肢肌力正常。
- JOA score19分。
- 從影像檢查中可看出小面關節輕度退化，但沒有滑脫現象，也沒有明顯的脊椎狹窄現象。
- 腰椎前凸角56度，腰薦椎前凸角75度，與臥姿相比，直立時腰椎前凸得更嚴重。

◆**運動治療過程**

以矯正腰椎過度前凸與腰薦椎過度伸展為目標進行運動治療。

運動處方①：以髂腰肌、恥骨肌、闊筋膜張肌為中心，改善下肢肌肉的柔軟度(圖5‧6)。

運動處方②：多裂肌的放鬆運動，小面關節的主動－協助運動，擴大腰椎後凸角度，目標是PLF測試呈陰性反應。

圖4　PLF測試

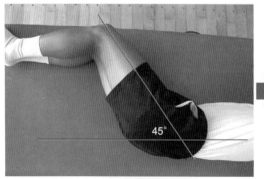
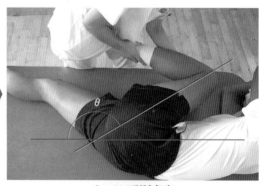

開始姿勢　　　　　　　　　　　θ：PLF測試角度

先讓病患側躺，髖關節屈曲45度為開始姿勢，讓檢測肢的髖關節置於內收、外展中間位置，然後屈曲。測量相對於軀幹長軸的髖關節屈曲角度(θ)。若檢測肢的大腿能在無阻力下碰到胸口，則測試呈陰性。

運動治療開始後3週(第9次治療) 步行距離拉長到800m。

運動治療開始後8週(第12次治療) 步行1km以上也沒有出現任何症狀。

從X光片可以看出，腰椎前凸角初診時56度，8週後進步到43度；腰薦椎前凸角從75度減少到56度。另外，PLF測試後來也轉為陰性。Thomas test(湯馬斯測試)左右邊皆呈陰性，髖關節外展角也獲得改善。JOA score從19分進步到27分。

藉由矯正腰椎過度前凸與腰薦椎過度伸展，馬尾的循環障礙也可以獲得改善，間歇性跛行症狀也消失了。一般來說，若是脊椎狹窄症造成的馬尾循環障礙，通常以保守治療法來治療是無效的；但是，如果是脊椎本身構造上的輕度狹窄，馬尾循環障礙通常都會是腰椎過度前凸與腰薦椎過度伸展所造成的，這樣的病例就適合以保守治療來處理。

技術重點

圖5 改善髂腰肌的柔軟度

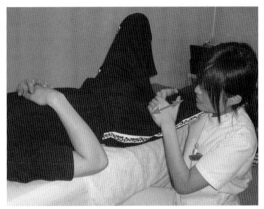

a. 髂腰肌放鬆運動
非檢測肢的髖關節、膝關節保持屈曲，骨盆固定在中間位置～後傾位置之間，將檢測肢的大腿置於治療師肩上，在牽引完髖關節後(要考慮到股骨頸的前傾角與頸幹角)，讓髖關節進行主動--協助運動。利用髂腰肌的選擇性肌肉收縮來達到髂腰肌放鬆。

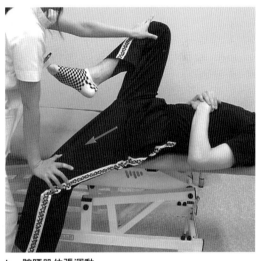

b. 髂腰肌伸張運動
非檢測肢的髖關節、膝關節保持完全屈曲，骨盆固定在中間位置～後傾位置之間。將檢測肢大腿從復健床上垂下，進行髂腰肌伸張運動。

圖6 改善恥骨肌的柔軟度

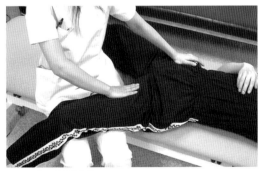

a. 恥骨肌放鬆運動
讓病患仰躺，進行髖關節內旋至外旋的主動--協助運動。並非只是順著恥骨肌的走向進行單純外旋運動，而是要誘導往屈曲外旋方向運動，利用選擇性肌肉收縮來進行恥骨肌的放鬆運動。

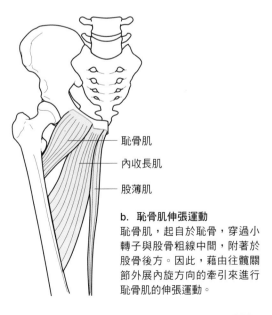

恥骨肌
內收長肌
股薄肌

b. 恥骨肌伸張運動
恥骨肌，起自於恥骨，穿過小轉子與股骨粗線中間，附著於股骨後方。因此，藉由往髖關節外展內旋方向的牽引來進行恥骨肌的伸張運動。

7 伸展型腰痛的運動治療

Check it !

● 髖關節屈曲攣縮是強制腰椎前凸的因素之一，是發生腰痛的導火線。
● 針對腰痛的運動治療，必須要綜合髖關節、骨盆、腰椎這三方面的因素去加以考量。
● 要先排除髖關節周圍肌肉攣縮的因素後，再去探究腰痛的原因，這是抒解症狀的最佳捷徑。
● 在判定髖關節周圍肌肉攣縮時，必須特別細心留意代償運動。

hip-spine syndrome定義

　　hip-spine syndrome是Macnab於1983年所提出的概念，依照髖關節和腰椎的關連性分類為simple hip-spine syndrome，complex hip-spine syndrome，secondary hip-spine syndrome，misdiagnosed hip-spine syndrome。其中secondary hip-spine syndrome是髖關節或脊椎其中之一的主要病變，而因影響到其他部位所引發的病變。也就是說，伴隨髖關節疾病出現可動範圍(ROM)受限、長短腳、肌力低下、疼痛等等，受到這些症狀影響而變成代償性的腰椎骨列。伴隨髖關節屈曲攣縮出現骨盆過度前傾及腰椎過度前凸，以結果來說，只是單純的腰椎小面關節炎所導致的。雖然症狀出現在腰部，但是疼痛根源是在髖關節，所以去除髖關節攣縮是排除腰部疼痛的最有效的治療。因為髖關節和腰椎有很緊密的互動關係，所以在鑑別腰痛病症時，千萬別忘記髖關節疾病。

腰椎骨盆節奏與髖關節屈曲攣縮之間的關係

　　要定量且客觀地只計算腰椎可動性是很困難的。關於腰椎骨盆節奏的相關報告，直立軀幹屈曲時，髖關節屈曲與腰椎屈曲幾乎是以相同的節奏在運動。仰躺，兩側髖關節屈曲時的腰椎後凸角度與從直立軀幹屈曲相比，仰躺的佔優勢，因為有下部腰椎的運動。Cailliet在報告指出，全脊椎屈曲運動主要部分是在第5節腰椎薦椎之間，佔了75%，20～25%的屈曲是在第4、5節腰椎間，剩餘的5～10%則發生於第1～第4節腰椎的各椎間(圖1)。在靜態直立姿勢下的所有動作，胸椎是不會有任何彎曲的變化，所以第5節腰椎薦椎間，第4、5節腰椎間就佔了軀幹屈曲的80～90%，下部腰椎的可動性是非常重要的。以解剖學來看，髂腰韌帶附著於第5節腰椎或第4、5節腰椎間，但是，因為這條韌帶的型態，在下部腰椎的靜態支持結構中擔負重責大任，可以藉此推敲下部腰椎的可動性。

　　髂腰肌起自於腰椎，通過髖關節前方，終止於股骨小轉子，所以髂腰肌有無攣縮與腰椎前凸的程度有很大關係。另外，闊筋膜張肌等位於髖關節屈伸軸前方的肌群在髖關節伸展時會使骨盆過度前傾，結果腰椎前凸角度就會變大。無關臥姿時腰椎前凸角度是正常的，當病例有直立時角度增大的情況，評估有沒有髖關節屈曲攣縮就是個很重要的步驟(圖2‧3)。

圖1　腰椎骨盆節奏

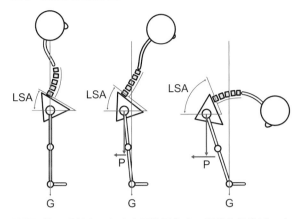

所謂腰椎骨盆節奏，在直立軀幹屈曲時，腰椎和骨盆以一定的節奏運動，Cailliet在報告指出，腰薦椎約75％，第4、5節腰椎20～25％，第1～第4節腰椎的各椎間5～10％，以上述的比例在運動。

G：重心　P：往後方移動　LSA：腰薦角

引用改編自文獻2)

圖3　腰椎前凸角的計算方法

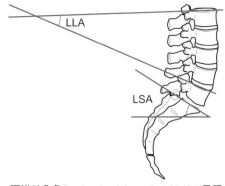

腰椎前凸角(lumber loadsis angle；LLA)：又稱為Wiltse angle，是第1節和第5節腰椎椎體上緣所形成的角，正常值為26±5度。

腰薦角(lumber sacral angle；LSA)：又稱為Ferguson angle，是第1薦椎上緣與水平線所形成的角，正常值為41.1±7.7度。

引用自文獻3)

圖2　臥姿與直立姿勢的X光片比較

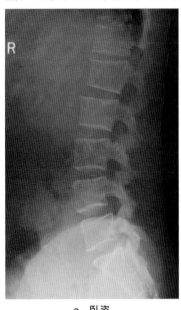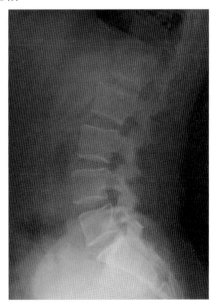

a. 臥姿　　　　　　　　b. 直立姿勢

即使臥姿的X光片(a)正常，直立姿勢所拍的X光片仍呈現前凸角增大的現象(b)，這多半表示有髖關節屈曲攣縮的問題。

Case Study　髖關節ROM受限引發伸展型疼痛的運動治療病例

　　病患主訴軀幹伸展時會疼痛的病例。從X光片及MRI影像上看不到有什麼異常之處，腰椎小面關節也沒有壓痛。Thomas test(湯馬斯測試)、Ober test(奧伯氏測試)呈陽性反應，SLR(straight leg raising)45度，有髖關節肌性攣縮現象。在髖關節周圍肌群當中，因髂腰肌、闊筋膜張肌的攣縮造成腰椎強制前凸，骨盆強制前傾，所以判斷腰痛是腰椎小面關節炎的症狀。在運動治療方面，以髖關節

屈曲肌群的伸張運動為主，大約1個星期，腰痛症狀消失。這個病例是hip-spine syndrome中因為髖關節屈曲肌群攣縮而引起腰椎小面關節炎的secondary hip-spine syndrome。像這個病例一樣，只針對髖關節進行治療就可以使腰痛症狀消失的病例有很多，所以，在確實改善髖關節可動性後再觀察病狀是很重要的。

◆**病例**
10多歲。過往病史中無特別註記。

◆**現在病程**
從2週前開始，練習足球時感覺腰痛，醫生診斷為腰椎小面關節炎。

◆**運動治療開始時的檢查結果**
- Thomas test(湯馬斯測試)陽性(圖4)、Ober test(奧伯氏測試)陽性(圖5)，SLR45度。

- 腰椎小面關節無壓痛。
- X光片與MRI影像檢查沒有問題。

◆**運動治療過程**
運動治療開始當天(第1次)

運動處方①：改善了髂腰肌、闊筋膜張肌、膕旁肌的柔軟度。

運動處方②：指導髂腰肌、闊筋膜張肌、膕旁肌的自主伸張運動(2次／日)。

技術重點

● **檢查髖關節周圍肌肉柔軟度的方法(髂腰肌、闊筋膜張肌)**

圖4　Thomas test(湯馬斯測試)

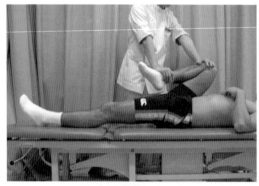 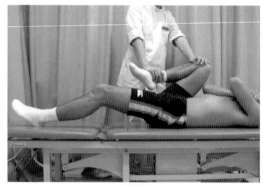

陰性　　　　　　　　　　　　　　　　　　陽性

可以判斷有無髂腰肌攣縮的測試。先讓病患仰躺，一側髖關節最大屈曲，另一側髖關節如果也出現屈曲情況則是陽性反應。這是藉由髖關節屈曲讓骨盆被動後傾，檢查他側的大腿是否會隨之從床上浮起。

圖5　Ober test(奧伯氏測試)

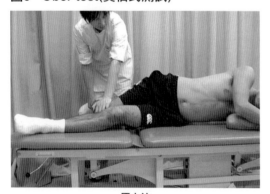 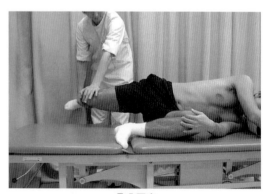

原方法　　　　　　　　　　　　　　　　　　骨盆固定

這是檢查髂脛韌帶緊繃度的測試。奧伯氏測試的原始方法是讓下側腳的髖關節保持在中間位置，但是，為了預防骨盆起代償作用而將下側腳的髖關節改為屈曲姿勢，由病患固定住。使用原始方法呈陰性(左圖)，但固定在髖關節屈曲姿勢時(右圖)，很明顯的髖關節內收受到限制，呈陽性反應。

運動治療開始後7天(第3次)　腰痛症狀消失。

運動治療開始後14天(第5次)　確認已改善髖關節肌群的柔軟度，運動治療結束。

●

此病例腰部並沒有什麼特別的疾患，罹患期也很短，僅藉由髖關節屈曲肌群的伸張運動就舒緩了疼痛現象。因運動傷害造成腰痛的病例中，若影像檢查沒有出現特別異常之處，就要先從改善髖關節柔軟度著手，然後再觀察病狀變化會比較好。

<hr>

技術重點

●檢查髖關節周圍肌肉緊繃(tightness)的方法(內收肌、臀中肌)

圖6　內收肌測試

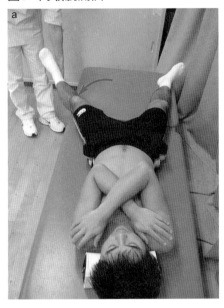

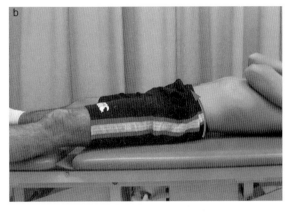

先讓病患仰躺，髖關節外展(a)。若內收肌有攣縮情況，髖關節外展時骨盆會前傾(b)。一般如果兩髖關節最大外展角度不滿90度時，物理治療師可以幫忙改善柔軟度。起自於恥骨的內收肌群(除內收大肌肌腱接合部位)是影響屈曲攣縮的關鍵，所以必須要加以確認其柔軟度。

圖7　臀中肌測試

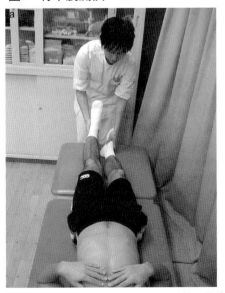

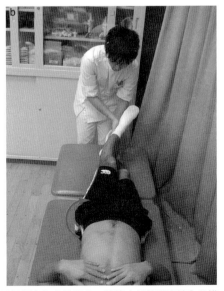

從髖關節的內收來判斷臀中肌攣縮。非檢側的髖關節輕度內收並固定。讓檢查側的髖關節內收橫跨至對側的膝蓋前面。若有攣縮情況，在髖關節內收時，骨盆會因代償性運動而浮起(b)。

附錄1・2

特徵

股骨轉子部骨折多使用compression hip screw(CHS)及Gamma nail來進行接骨固定。這些術式是以lag screw固定含股骨頭在內的近端骨碎片與含骨幹在內的遠端骨碎片，所以初期承重與初期步行都是有可能的，但如果是碎成3片、碎成4片的骨折，因為有尚未接合的骨碎片，其病狀就等同於採用保守治療。特別是常合併小轉子骨折的病例，會因為附著於小轉子上的髂腰肌(髖關節屈曲的主要肌肉)收縮而引發疼痛，無法做到SLR(直腿抬高straight leg raising)。此外，從床上起身、患肢水平移動、保持站立、步行時，髂腰肌都必須擔負重責大任，所以髂腰肌的收縮疼痛會是離床的最大阻因。

術後經過2～3週的時間，骨折部位會因為結痂變得較穩定，也可以做到SLR，承重疼痛隨之減輕，甚至消失。從這個時候開始就可以積極進行運動治療。

病例

80多歲。Evans分類：unstable type comminuted。
施以CHS隔天開始全承重。

在平行桿內練習步行，但因為承重造成劇烈疼痛，著地已是極限，在站立下無法移動患肢。

訓練方式是，利用滑輪裝置在免除下肢重量的狀態下，髖關節外展與下肢完全屈曲(目的是促進傷口處皮下組織的滑動性)，以及使用2kg沙袋抵銷下肢重量，進行髖關節屈曲、伸張運動(目的是使髖關節穩定結構發揮功用)。

2週後可SLR，承重疼痛情況減輕，可在平行桿內進行步行訓練。3週後拄腋下柺步行，4週後可全承重步行，運動治療結束。可動範圍不再受限。

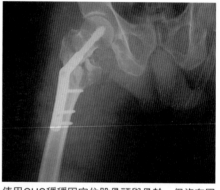

使用CHS穩穩固定住股骨頭與骨幹，但沒有固定小轉子骨碎片。髂腰肌附著於小轉子上，在小轉子骨折未結痂前，髂腰肌的機能就會受到妨礙。

◆運用的知識・技術・準則

◎Evans分類 ⇒
· 髖10／圖2(p.38)

◎lag screw理論 ⇒
· 髖10／圖4(p.43)

◎股骨頸型態的不同與臀中肌肌力 ⇒
· 髖10／圖8(p.41)

◎髖關節屈曲訓練 ⇒
· 髖2／圖4(p.8)

◎重心轉移訓練 ⇒
· 髖2／5(p.9)

◎髖關節內收、外展運動 ⇒
· 髖9／圖6(p.37)

◆小建議

股骨轉子部骨折時，以lag screw來固定治療，通常在術後隔天就可以全承重，但是老年人的情況，若有嚴重的骨質疏鬆，施以lag screw固定手術，確實會因股骨頸的短縮(套疊現象)而使骨折部穩定，但是短縮過程中會無法支撐骨折部位骨梁的細小骨折，導致需費時將近1～2週的時間，整個骨折部位才會穩定下來且不再疼痛。另外，股骨頸短縮的話，會出現長短腳現象，附著於大轉子的臀中肌旋轉肌群的肌力會降低。與安靜休養比較起來，復原的時間並沒有減少太多，長期下來反而還會有受到髖關節機能障礙影響的缺點。

●相關疾患・類似術式

股骨轉子下骨折、人工股骨頭置換術、Enderpin(髓內釘的一種)。

2 針對小兒麻痺症麻痺側髖關節高位脫臼進行 THA手術的病例

特徵

　　小兒麻痺症(急性灰白質炎，急性小兒麻痺症)好發於幼兒，主要病徵是脊髓前角細胞受到侵襲，引起鬆弛性麻痺。發病原因是受到脊髓灰質炎病毒的感染，隨著預防疫苗接種的普及，現在已經是可以提早防範的疾病。但是其感染力很強，有報告就指出未接種疫苗者還是極有可能會罹患。這個病例中，小兒麻痺症後遺症是左下肢鬆弛性麻痺，以及髖關節高位脫臼(圖1)，針對這些病症進行全人工髖關節置換術(THA)，因為筆者正好有機會接觸到這個病例，所以在本單元中簡單描述手術過程及其中幾個該留意的地方。

圖1　正面照(術前)

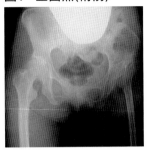

圖2　正面照(術後)

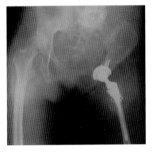

病例

　　50多歲。幼時罹患小兒麻痺症，造成左下肢永久性的鬆弛性麻痺，之後一直穿戴坐骨承重矯具，且拄前臂枴杖步行(疼痛性長短腳跛行)。從術前X光片可看出左髖關節高位脫臼(臀肌內脫臼)，長短腳左側比右側短10cm。左下肢MMT大約只有1～2，左髖關節的可動範圍(ROM)，他動之下屈曲40度，外展20度，明顯受到限制。JOA score右73分，左37分(左疼痛，10分，左髖關節ROM，7分)。針對麻痺性高位脫臼的髖關節，以THA併用轉子下切骨術進行治療(圖2)。固定性良好，股骨頭降低5cm，轉子下切骨2cm，術後長短腳的差距為7cm。另外，將股骨頭降低的過程中，以臀中肌為中心的肌肉在術後變得緊繃，髖關節屈曲20度，外展20度。術後3天開始運動治療，術後2週，為了預防對坐骨神經的牽引壓力，以髖關節輕度屈曲、外展的姿勢在床上安靜休養，在浮腫管理下，一邊確認疼痛程度與坐骨神經病狀，一邊進行下肢肌肉的放鬆運動。髖關節周圍肌肉的肌力獲得改善，術後也沒有脫臼、坐骨神經障礙，ADL可自理，運動治療結束。JOA score綜合分數改善至68分。

◆運用的知識・技術・準則

◎退化性關節炎的評估　⇒
　・髖4／圖1(p.14)
◎伸張運動　⇒
　・髖4／圖6(p.17)
◎股骨頭包覆訓練　⇒
　・髖3／圖4(p.12)　・髖4／圖5(p.17)
◎重心轉移訓練　⇒
　・髖3／圖5(p.13)
◎骨盆－軀幹協調運動　⇒
　・髖7／圖6(p.28)
◎改善伸展性運動　⇒
　・髖5／圖5(p.21)，圖6(p.21)，圖7(p.21)
◎髖關節內收、外展運動　⇒
　・髖7／圖5(p.28)　・髖9／圖6(p.37)

◆小建議

　　THA手術降低股骨頭超過平均值2.7cm以上就有可能會危害到坐骨神經[1]。所以在運動治療中要隨時注意坐骨神經的症狀，階段性促進伸展與滑動，預防坐骨神經受到壓迫，及預防其與周圍組織間的沾黏，致力於緩和髖關節周圍肌肉的緊繃度。另外，這個病例最大風險就是術後脫臼，在預防上要以上述的方式改善臀中肌的機能，並促進髖關節周圍肌肉的活動，使其能恢復適度的伸展性。

附錄1

●相關疾患・類似術式

退化性關節炎、先天性髖關節脫臼、髖臼發育不全。

3 多重骨折合併膝蓋數條韌帶損傷的病例

特徵

這是多重骨折合併膝蓋數條韌帶損傷的病例，因為併發異位性骨化症，為了要恢復膝關節原有機能，必須進行2次關節鬆動術。受傷時軟組織嚴重受損，再加上鬆動術的出血與損傷，運動治療又受到疼痛加劇、沾黏嚴重、腫脹、再沾黏、膝關節上下及內外側組織伸展性低下、肌力低下等因素的阻礙，要改善可動範圍(ROM)真的是難上加難。但是，從鬆動術的結果看來，如果有意識地進行運動治療，髕上滑液囊沾黏情況就會比較少(圖1)。

圖1 鬆動術後的關節鏡檢查

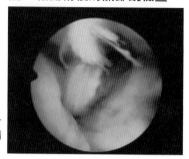

從內、外側膝蓋下進入，切除髕間增生的滑膜，照片是滑膜切除後的PCL人工韌帶。髕上滑液囊的沾黏情況少，施以lateral release(外側放鬆術)。

病例

20多歲。因車禍受傷，左膝數條韌帶損傷(ACL、PCL、MCL、LCL)、左髖關節脫臼、右踝關節脫臼骨折、右側恥骨骨折。當天進行左髖關節與右踝關節復位手術，受傷後7天進行左PCL人工韌帶重建術與MCL、LCL修復術(圖2)，為了防止日後往外翻時搖晃及過度伸展，以長腿石膏柱將膝關節固定在屈曲20度的姿勢。同時右踝關節以骨板固定。併發膝關節內、外側異位性骨化症(圖3)。術後6天開始進行運動治療。術後3週又過2天拿掉石膏，開始進行左膝關節ROM訓練。拿掉石膏後的膝關節ROM，屈曲35度，伸展0度。以傷口癒合為優先，為了防止小腿往後墜，運動治療時要考慮到不要增加重建關節的負擔，例如藉由膕旁肌張力的膝關節屈曲運動應該要禁止。術後10週進行第1次膝關節鬆動術。第1次鬆動術前的ROM與肌力：膝關節屈曲40度，股四頭肌、膕旁肌MMT為3；第1次鬆動術後：膝關節屈曲75度，股四頭肌、膕旁肌MMT為3⁻。第1次鬆動術後15週又過5天進行第2次膝關節鬆動術。第2次鬆動術前的ROM與肌力：膝關節屈曲90度，股四頭肌、膕旁肌MMT為4⁻；第2次鬆動術後：膝關節屈曲100度，股四頭肌、膕旁肌MMT為3⁻。第2次鬆動術後17週：膝關節屈曲130度，股四頭肌與膕旁肌MMT為4，可以回到工作崗位上。

圖2 韌帶重建術後

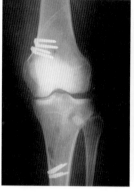

圖3 韌帶重建術後10個月

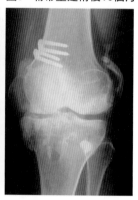

◆運用的知識・技術・準則

◎股外側肌的解剖 ⇒
　・髖9／圖2(p.35)

◎改善ROM ⇒
　・髖9／圖(p.37)

◎髕骨周圍的操作 ⇒
　・膝1／圖5(p.47)・膝2／圖5(p.51)
　・膝3／圖5(p.55)・膝5／圖8(p.62)，圖10(p.63)
　・膝9／圖2(p.79)，圖3(p.79)
　・膝12／圖3(p.91)

◎針對髖關節的cryokinetic ⇒
　・膝12／圖2(p.91)

◆小建議

當評估需要鬆動術時，需以鬆動術進行沾黏剝離的部位，亦即髕上滑液囊、髕股關節面、股骨內外側、股脛關節面、髕間、內外側髕骨支持帶、髕骨下脂肪墊周圍部位，最好盡早就針對這些部位採取因應措施。另外，改善ROM的同時，改善肌力也是很重要的。

●相關疾患・類似術式

各種膝關節周圍的骨折、各種膝關節韌帶損傷、膝關節攣縮、化膿性膝關節炎等等。

4 後內側有骨碎片的脛骨平台骨折病例

特徵

好發於年輕人的脛骨平台骨折多半是由強大外力造成，縱使將其恢復到解剖學上的位置，卻很有可能會再移位，在不得已之下只能延遲承重及長期固定。另外，根據報告顯示，如果是後內側有骨碎片的骨折，以一般的前開刀法(前方入口)處置，固定力可能會不夠紮實，若是後開刀法(後方入口)，在脛骨後面以支撐骨板固定，固定效果會比較良好，但是後開刀法的侵入性比較大，在本國較無醫生使用此術式。大多都是從前內側進入，以骨板固定，所以術後針對骨碎片的一些力學作用力上的運動治療就非常重要。

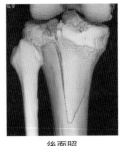 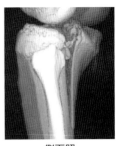

後面照　　　　　　側面照

病例

30多歲。滑雪中跌倒受傷。醫生診斷為左脛骨髁部骨折(Hohl分類類型III)，受傷後10天進行外科復位術(從脛骨前內側進入以骨板固定)及骨移植術。術後以石膏固定2週，開始運動治療。石膏固定中的運動治療可維持髕骨周圍的可動性及股四頭肌收縮運動。而拿掉石膏後，要考慮施加於骨碎片上的力學負荷，謹慎的進行擴大關節可動範圍(ROM)的運動治療。拿掉石膏時的ROM為0～90度。術後第4週，膝關節屈曲角度順利擴大到120度，但是再繼續屈曲的話，MCL前緣會有疼痛現象。6週時開始1/3部分承重(PWB)，膝關節屈曲改善至145度。7週時改為1/2PWB，恢復全區域的可動範圍。8週時順利改善至可全承重。

受傷時的X攝影

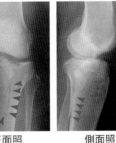 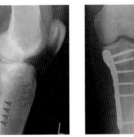

正面照　　　　　　側面照

受傷後X光攝影

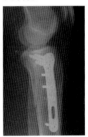

正面照　　　　　　側面照

◆運用的知識・技術・準則

◎控制膝關節旋轉時的不穩定　⇒
・膝21／圖1(p.124)

◎針對脛骨平台骨折，以骨板固定　⇒
・膝10／圖3(p.81)

◎針對髕骨周圍的操作　⇒
・膝5／圖8(p.62)，圖9(p.63)，圖10(p.63)
・膝9／圖2(p.79)，圖3(p.79)
・膝23／圖8(p.135)，圖8(p.135)

◎強化膝關節屈曲　⇒
・膝21／圖2(p.125)

◆小建議

從前內側進入的骨板固定術，骨板較缺乏支撐效果，所以必須再仰賴骨螺絲釘的固定力。運動治療時要將施加在後內側骨碎片的力學負荷也考慮進去，為了不造成脛骨後方強大的軸壓，要在膝關節屈曲姿勢下進行半膜肌的緩和等張收縮訓練，抓握住脛骨近端的後方，慎重地進行ROM訓練。CKC肌力訓練及步行時，會因膝關節屈曲角度的不同而對骨碎片產生向後的軸壓，這一點要特別留意。

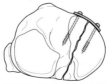 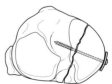

從前內側進入以骨板　　　從後內側進入以骨板
固定(本病例)　　　　　　固定

●相關疾患・類似術式

PCL損傷、使用支撐骨板的橈骨遠端骨折等。

5 脛骨近端骨骺線損傷病例

特徵

　　脛骨近端骨骺線損傷是成長期運動障礙之一，佔所有長骨骨折的0.6%，是非常少見的。另外，損傷後雖然骨折會癒合，不過之後容易有長短腳及癒合不良的情況。運動治療時要參考脛骨近端骨骺線損傷分類(圖1)與Salter-Harris分類，以及預後情況，並且仔細觀察整個治療過程進展。

圖1　脛骨近端骨骺線損傷分類

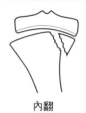 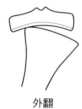 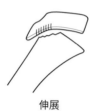 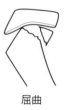

內翻　　　　　　外翻　　　　　　伸展　　　　　　屈曲

病例

　　10多歲。醫生診斷為脛骨近端骨骺線損傷(屈曲型，Salter-Harris第II型)。在手球比賽中因膝關節強制屈曲而受傷(圖2a)。以cross pinning法進行復位固定，以石膏固定4週，從第5週開始運動治療(圖2b)。膝關節可動範圍(ROM)沒有伸展受限問題，屈曲95度。從這個時候的X光片可看出骨骺線處於癒合狀態中，但是骨骺線壓痛情況嚴重，研判骨骺線力學強度不足，所以優先進行髖股關節的ROM訓練。預防髕骨周圍組織攣縮及改善的治療也持續進行，在毫無勉強的範圍內進行他動屈曲ROM訓練。5週後屈曲110度，術後第6週骨骺線壓痛消失。從這個時候開始於完全屈曲姿勢下積極進行股四頭肌、膕旁肌的收縮訓練及ROM訓練。第9週時ROM不再受限，第10週時運動治療結束。

圖2　X光攝影

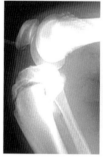 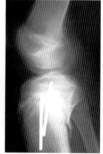

a. 術前　　　　　　　　b. 術後

◆ 運用的知識・技術・準則

◎髕骨的運動軌跡　⇒
・膝6／圖2(p.65)，圖3(p.65)，圖4(p.65)

◎quadriceps neutral angle　⇒
・膝20／圖1(p.120)

◎針對髕骨周圍的操作　⇒
・膝2／圖5(p.51)
・膝5／圖8(p.62)，圖9(p.63)，圖10(p.63)
・膝6／圖5(p.66)

◎完全屈曲ROM訓練　⇒
・膝14／圖6(p.99)

◆ 小建議

　　股四頭肌的張力，依照髕骨韌帶與脛骨結節的位置，在膝關節屈曲0～60度的範圍內，在脛骨近端骨骺部位產生往前的剪力；在膝關節完全屈曲時，張力產生往後的剪力。而膕旁肌的張力，在膝關節屈曲0度時會將近端骨骺部位往長軸方向牽引；在膝關節完全屈曲姿勢時則會產生向後的剪力。因此，在初期運動治療上，要小心不要有過度的張力作用於骨骺線上，要以髖股關節ROM訓練為優先考量，並預防髕骨周圍組織的攣縮。另外，從X光片上很難判定脛骨近端骨骺線損傷的骨癒合情形，所以治療時要參考有無局部壓痛來加以判斷。

● 相關疾患・類似術式
　　各骨的骨骺線損傷。

6 以CHS法治療股骨轉子部骨折術後產生前膝痛的病例

特徵

　　膝關節外側支持組織在解剖學上的特徵是，髂脛韌帶的深層纖維束終止於Gerdy結節時，一部分的纖維和髕骨外側支持帶緊緊相連，間接穩定了髕骨側邊。另外，起自於髂脛韌帶內緣的股外側肌斜向纖維，因為是往髕骨外側支持帶的縱向纖維及外側髕骨韌帶延伸，所以相對也穩定了髕骨側邊。因此，當手術侵入等造成髂脛韌帶及股外側肌過度緊繃、短縮時，會透過髕骨外側支持帶產生將髕骨帶往外側的向量。如此一來，會妨礙正常的髕骨運動軌跡，髕股關節外側部位的接觸壓力變大進而引發前膝痛。

病例

　　60多歲。騎腳踏車時與汽車擦撞跌倒受傷。醫生診斷為左股骨轉子部骨折，隔天進行髖部螺旋釘加壓術(compression hip screw；CHS)。切開闊筋膜張肌及髂脛韌帶後，再切開股外側肌進行復位。術後7週出院，但隨著步行量的增加，左側前膝出現疼痛現象。於術後8週再度至本院看診，醫生診斷為膝關節內障礙，開始運動治療。受傷前並無膝痛的過往病史，且可以跪坐。影像檢查並沒有明顯的異常處。只有在長距離步行、上下樓梯時才會疼痛，股外側肌和髕骨下外側部位有壓痛。髖關節可動範圍(ROM)：左膝關節伸展0度，屈曲120度，Ober test(奧伯氏測試)陽性，股外側肌和髕骨外側支持帶的伸展性低下。另外，髕骨下脂肪墊柔軟度也偏低，股內側肌有輕度萎縮。髖、膝關節周圍肌群的MMT為5。運動治療方面，以矯正髕骨運動軌跡為目標，並同時去除髕骨外側支持組織的攣縮、提升髕骨下脂肪墊的柔軟度、提升股內側肌的活動力。而針對髂脛韌帶，先進行完臀大肌與闊筋膜張肌的反覆收縮與伸張運動後，徒手抓握住髂脛韌帶終止部，使其前後滑動以改善膝關節屈曲伸展的滑動性。針對股外側肌，先進行完選擇性反覆收縮運動後，於壓痛消失的時候再開始股外側肌及髕骨外側支持帶的伸張運動。於運動治療開始的第5週，ROM不再受限，第6週時步行痛消失，第7週時上下階梯的疼痛消失。

◆運用的知識・技術・準則
◎髕骨的運動軌跡　⇒
　・膝6／圖2(p.65)，圖3(p.65)，圖4(p.65)
◎針對髕骨周圍的操作　⇒
　・膝6／圖5(p.66)
　・膝22／圖4(p.130)，圖5(p.131)，
　　　　圖6(p.131)
　・膝28／圖5(p.154)
◎針對股四頭肌的操作　⇒
　・膝13／圖4(p.94)
　・膝15／圖4(p.102)，圖6(p.103)
◎強化膝關節內側支持結構　⇒
　・膝15／圖5(p.103)
◎強化VM、VMO肌力　⇒
　・膝28／圖6(p.155)

◆小建議
・股外側肌伸展性的評估

　　在膝關節最大屈曲時，徒手抓握住股外側肌，以股骨為中心向前後滑動。比較阻力大小與移動量進行評估(圖1)。

圖1 股外側肌伸展性的評估

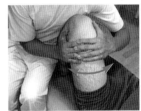

・髕骨外側支持帶伸展性的評估

　　按壓髕骨內緣，讓外緣往上翹，比較其移動量與阻力的大小進行評估(圖2)。

圖2 髕骨外側支持帶伸展性的評估

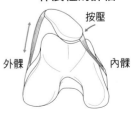

按壓
外髁　　內髁

附
錄
1

●相關疾患・類似術式
　　髕股關節炎、anterior knee pain syndrome(前膝痛症候群)、THA及TKA等等。

7 使用骨骼外固定的小兒股骨幹骨折病例

特徵

　　一般小兒股骨幹骨折的治療都是採用牽引法及石膏固定等保守治療。但是，另一方面卻也有以下幾點問題：長時間住院，對病患及其家屬造成精神上與身體上的痛苦；若有多重創傷與頭部外傷，要保持安靜休養並不容易；會有肌肉萎縮及關節攣縮的問題。

　　因此近年來開始有越來越多人選擇骨骼外固定的治療方式。大範圍劃開皮膚與切開骨折部位，骨骺線損傷與骨頭壞死的危險性較小，也可以矯正長短腳及骨列，且又可以儘早離床，初期承重。不過，也依然會有些問題，就是家屬較難以接受、pin插入部位的感染、膝關節攣縮以及大腿插入pin部位的結痂疤痕問題等等。

　　骨骼外固定裝置下進行運動治療時，當膝關節屈曲、伸展，pin插入部位的皮膚會因為移動的關係而有滲出液，且皮膚也會有較多問題產生，所以在可能範圍內要盡量預防軟組織的伸展性低下。

病例

　　小學生因車禍受傷，醫生診斷為股骨幹骨折。受傷後以牽引法治療，但復位能力不佳，於受傷2週後進行骨骼外固定術。術後4週開始進行運動治療時的檢查結果是，膝關節屈曲10度，股四頭肌明顯痙攣，髕骨的活動也因此受到限制。此外，髖關節及踝關節的ROM也受限。

　　骨骼外固定裝置中，若勉強膝關節屈曲，pin插入部位的皮膚會因此受到拉扯而產生皮膚損傷及大腿疼痛的問題。所以，骨骼外固定期間，運動治療要以維持股四頭肌收縮機能與髕骨可動性為目標。這段期間膝關節屈曲角度要設定在70度以內。

　　拿掉骨骼外固定裝置後，要針對pin插入部位的股外側肌及闊筋膜張肌進行積極的收縮運動，並改善伸展性。拿掉pin後，膝關節屈曲角度維持在90度，繼續運動治療，運動治療開始4個月後可以跪坐。

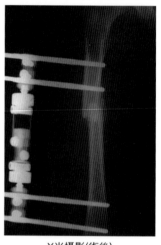

X光攝影(術後)

◆運用的知識‧技術‧準則

◎股外側肌的解剖　⇒
・髖9／圖2(p.35)

◎髕骨的運動軌跡　⇒
・膝6／圖2(p.65)，圖3(p.65)，圖4(p.65)

◎髖關節內收、外展運動　⇒
・髖9／圖6(p.37)

◎針對髕骨周圍的操作　⇒
・膝6／圖5(p.66)
・膝9／圖2(p.79)
・膝22／圖4(p.130)，圖5(p.131)，圖6(p.131)

◎針對股四頭肌的操作　⇒
・膝9／圖3(p.79)
・膝19／圖6(p.119)，圖7(p.119)

◎闊筋膜張肌、臀大肌伸張運動　⇒
・膝16／圖7(p.107)，圖8(p.107)

◆小建議

　　膝關節屈曲時膝關節周圍的皮膚會跟著伸展，所以運動治療時必須將對皮膚的壓力也考慮進去。骨骼外固定裝置中，為改善膝關節ROM做準備，必須將重點置於髕股關節的可動性上，並預防膝關節攣縮。拿掉外固定裝置後，便積極改善膝關節屈曲可動性。

　　另外，因為病患是小孩子，他們一旦有疼痛不好的經驗，運動治療在實施上就容易受到阻礙，所以這一點要特別注意。

●相關疾患‧類似術式
　　使用骨骼外固定的橈骨遠端骨折及四肢長骨骨幹部骨折。

進行血管移植的股骨幹開放性骨折病例

特徵

股骨開放性骨折不僅骨傷，還會合併軟組織損傷，難以根治的情況很多。股骨開放性骨折再加上動脈損傷，一般在醫院裡比較不常遇到這種病例。針對股動脈進行血管移植，其術後運動治療的相關報告與病例報告一樣都非常少見。像這樣的病例因為沒有可參考的文獻，所以進行運動治療時需要多仔細觀察與多下點功夫。

病例

30多歲。醫生診斷為左股骨幹開放性骨折(AO分類B2，傷部損傷依Gustilo分類為III-C)。因重物落下砸傷左大腿。針對股骨骨折，以AO dynamic condylar plate及Kirschner鋼線固定。而針對股動脈損傷，則以人工血管置換，針對內側副韌帶進行韌帶縫合術。術後傷部及人工血管受到感染，便移植隱靜脈到左大腿動脈，受傷4個月後開始運動治療。運動治療開始時的檢查結果，保持安靜及膝關節屈曲時，血管損傷的5個病徵：足背發麻、冰涼、感覺異常、蒼白、疼痛通通都沒有。可動範圍(ROM)：膝關節屈曲90度，伸展－15度，膝關節伸不直(extension lag)10度。骨折部位有大範圍骨組織缺損，也沒有骨癒合的現象(圖)。這個時期的膝關節屈曲ROM訓練，

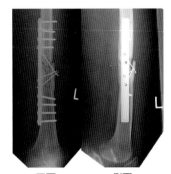

正面　　　　側面
手術後X光照片

為了不使移植血管受到損害，將膝關節屈曲角度限制在120度，伸展時也為了怕對血管造成伸展壓力而將可動範圍設在10～120度。屈曲ROM訓練時要隨時注意不穩定的骨折部位以及移植血管的再生。受傷後第24週可進行全區域運動治療，也可以進行全區域ROM訓練，於24週時伸展改善至0度。27週時屈曲已經完全不受限。

◆運用的知識・技術・準則
◎髕骨周圍的解剖與運動限制　⇒
・膝5／圖4(p.61)，圖5(p.61)，圖6(p.61)
◎膝關節屈曲攣縮　⇒
・膝11／圖2(p.85)，圖3(p.85)
◎針對髕骨周圍的操作　⇒
・膝5／圖8(p.62)，圖9(p.63)，圖10(p.63)
◎針對股四頭肌的操作　⇒
・膝19／圖6(p.119)，圖7(p.119)
◎新式持續伸展法　⇒
・膝11／圖4(p.86)，圖5(p.87)，圖6(p.87)

◆小建議
股骨幹骨折內固定不足的情況下進行屈曲ROM訓練時，因為骨折部位不夠穩定，所以從骨折部位至遠端要深深坐進椅子裡，再用手抓握住遠端，然後邊確認股脛關節的可動性，邊進行訓練。而至於股脛關節的運動，因必須考慮血管問題，所以必須限制可動範圍，但是髕股關節的運動，因為不需要考慮血管，可以積極針對髕上滑液囊及髕股關節周圍組織進行伸張運動及沾黏之剝離。另外，在伸展時，可利用輕微屈曲姿勢下的等長性縮，為日後角度限制解除後的攣縮治療做準備(圖)。

ROM訓練時，關於移植血管的注意要點

a. 120度以上的屈曲姿勢
膝關節屈曲時，膕窩會有壓迫到血管的危險性。
b. 伸展時
過度的伸展ROM訓練，伸展壓力恐會加諸在移植血管上。

a　　　b

●相關疾患・類似術式
針對各種神經麻痺進行神經轉移術、移植術。

9 脛骨平台骨折保守治療 ——
從石膏固定中就開始運動治療的病例

特徵

　　脛骨平台骨折是骨折線深及脛骨關節面的膝關節內骨折，可動範圍(ROM)受限及關節面變形，隨之而來的就是運動時疼痛、承重時疼痛。選擇保守治療的話，雖然不會有手術的侵入性損傷，但運動治療初期因骨折部位尚不穩定，所以固定與非承重的時間會拉得比較長。而這段期間，因外傷後的發炎與不動造成的攣縮常使ROM難以恢復正常。一般來說，為了固定骨折部位，會從腳踝至大腿中央附近都以石膏固定，如果能夠維持石膏內軟組織的伸展性、滑動性、並預防攣縮的話，在拿掉石膏後的ROM訓練就可以將病患的痛苦降到最低。

病例

　　50多歲。騎腳踏車跌倒受傷，醫生診斷為前十字韌帶附著部撕裂性骨折，左脛骨平台骨折(Schatzker分類類型III)(圖1)。因為外髁凹陷5mm以上，適合以外科手術治療，但因為有內科疾患，所以選擇保守治療，從腳踝至大腿中央以石膏固定。從受傷後第7天開始運動治療。在髕骨周圍的石膏上開窗，進行股四頭肌收縮(quadriceps setting)、維持髕骨可動性、維持髕骨下脂肪墊與髕上滑液囊柔軟度的運動治療。股四頭肌的等長收縮運動，以徒手操作配合各肌肉纖維方向將髕骨往遠端牽引，然後在牽引狀態下向膝關節伸展方向施力，促進股四頭肌的伸展與收縮。並同時維持與肌肉連結在一起的髕骨內、外側支持帶的滑動性、髕骨下脂肪墊的柔軟性、半月板的可動性(圖2)。至於髕骨的他動運動，針對髕股韌帶、髕骨半月韌帶、髕骨內、外側支持帶(起自於髕骨的纖維)進行牽引。針對髕骨下脂肪墊，用指腹捏住髕骨韌帶稍微深部的地方，然後左右搖動。在維持髕上滑液囊的柔軟度方面，以指腹輕壓髕骨近端，在感覺得到特有低摩擦力的範圍內輕輕畫圓移動。受傷後第34天拿掉石膏，開始膝關節ROM訓練。受傷後第39天屈曲155度，恢復全區域可動範圍。受傷後第58天可全承重，拄枴杖步行出院。

圖1　受傷時MRI影像

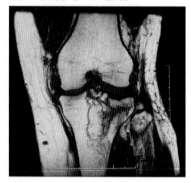

圖2　石膏開窗部位及股四頭肌等長收縮

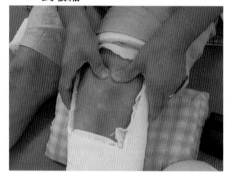

◆ 運用的知識・技術・準則
◎膝關節周圍的解剖　⇒
　・髖9／圖2(p.35)，圖3(p.35)
◎髕骨周圍的解剖與運動限制　⇒
　・膝5／圖4(p.61)，圖5(p.61)，圖6(p.61)
◎針對髕骨周圍的操作　⇒
　・膝22／圖4(p.130)，圖5(p.131)，
　　圖6(p.131)

◆ 小建議
　　骨折後選擇保守治療的初期運動治療，要在不妨礙骨折部位及受損軟組織的修復情況下進行。在石膏上開窗針對髕骨周圍進行運動治療，這必須是在股四頭肌附著部髕骨及脛骨結節沒有骨折的條件下才能這麼做。從影像檢查來確認骨折部位及推斷受損的軟組織，明確做出「不可以這麼做」「這麼做比較好」的判斷是很重要的。

● 相關疾患・類似術式
　　膝關節韌帶損傷、股骨髁部骨折、髁上骨折等等。

伴隨脛骨結節扯離性骨折的平台骨折病例

特徵

　　此病例是因為骨折部位不穩定且脛骨結節扯離性骨折(圖)，術後需要3星期的外固定。要開始進行運動治療時，必須考慮有脛骨平台骨折及脛骨結節扯離性骨折兩種骨折情況。固定期的運動治療：肌肉收縮運動，以及配合髕骨運動的徒手操作，以此來預防髕骨上方支持組織的沾黏與攣縮。固定期解除後的運動治療：要考慮修復期，針對髕骨下方支持組織直接進行各項治療，如此一來，術後初期就可以恢復膝關節功能。

受傷時(側面照)

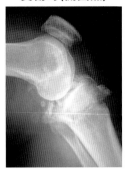

脛骨關節面的外側前面凹陷，骨折部位粉碎。另外，脛骨結節近端變形且有骨碎片，有髕骨高位現象。

病例

　　70多歲。騎腳踏車時跌倒受傷。醫生診斷為左脛骨平台骨折(AO分類C3)、脛骨結節扯離性骨折(AO分類A1)、外側半月板損傷。受傷3天後進行外科復位固定術(圖)，以關節鏡進行外側半月板切除術。術後隔天開始運動治療。視診、觸診結果，左下肢整體灼熱、腫脹，靜態疼痛視覺類比量表(visual analogue scale；VAS)3/10分。術後穿戴膝矯具3星期，固定在膝關節伸展姿勢，以運動治療預防攣縮。固定期中的運動治療要留意不要增加扯離骨折部位的負擔，針對膝關節前面及受損組織，要配合肌肉收縮及髕骨動作，以徒手操作維持股外側肌、股內側肌、股中間肌的伸展性以及預防髕上滑液囊的沾黏。另外，還有浮腫、腫脹管理、股四頭肌選擇性伸張運動及等長收縮、髖關節內收外展主動－協助運動、維持髕股關節可動性等預防攣縮的運動治療，施行時要避免施加壓力於扯離骨折部位。術後4週的膝關節可動範圍(ROM)：屈曲90度，伸展0度，無法做到SLR。術後4週以後，以擴大ROM與提升肌力為目標，術後6週膝關節屈曲125度，膝伸不直(extension lag)10度。術後11週，膝關節屈曲135度，膝關節屈曲、伸展時肌力皆為4－，膝伸不直5度，可拄T形枴杖步行。因為固定期內的運動治療成效佳，所以才能初期就恢復膝關節功能。

術後(側面照)

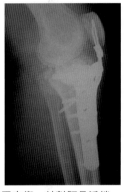

外科復位固定術，針對脛骨近端，先以J-plate固定外側，但因為固定力不夠，再以J-plate追加固定內側。另外，針對髕腱、扯離的骨碎片，以8字形方式固定髕骨與脛骨後，再以cannulated cancellous screw(CCS)固定扯離骨碎片。

◆運用的知識・技術・準則

◎髕骨高度的評估　⇒
・膝6／圖7(p.67)

◎對髕骨周圍的操作　⇒
・膝1／圖5(p.47)、膝6／圖5(p.66)
・膝15／圖6(p.103)

◎膝關節屈曲ROM訓練　⇒
・圖6(p.67)

◎cryokinetics　⇒
・膝12／圖2(p.91)

◎股直肌伸張運動　⇒
・膝18／圖6(p.115)

◆小建議

　　脛骨平台骨折的運動治療要考慮髕股下方支持組織的修復過程；脛骨結節扯離性骨折的運動治療則要考慮對骨折部位的負擔。考慮骨折部位的負擔與髕上滑液囊足夠的柔軟度都是必要的，所以應該從固定期間就開始積極復健。然而考慮到修復過程，對髕下滑液囊的直接運動治療應於術後6週才開始。

●相關疾患・類似術式

髕骨韌帶斷裂、股骨髁部、髁上骨折、髕骨骨折。

特徵

髕骨韌帶斷裂的特徵是在運動疾走時、跳躍或是著地時、用力踏腳時，容易隨著股四頭肌的強力收縮而發生。發病原因除了身高、體重等身體上的特徵所造成之外，隨著年齡增長髕腱的退化也是原因之一。另外，根據報告顯示這也是患有慢性腎衰竭及類風濕性關節炎等病患日常生活中常發生的疾病。

病例

40多歲。跳高練習中在腹滾式起跳時受傷。醫生診斷為左髕骨韌帶斷裂。於受傷後9天時進行手術。以ring pin和wire拉近斷裂的韌帶再加以縫合。術後運動治療的成效：術後1個月時膝關節屈曲改善至90度，在肌肉輕度收縮範圍內進行股四頭肌收縮，穿戴支架可SLR，穿戴支架可自行步行；術後3個月膝關節屈曲進步到120度。拔掉骨螺絲釘後活動不受限制，術後6個月起可上下階梯，可稍微慢跑；術後1年回到運動場上。2年後的理學檢查：大腿周長膝上10cm處與健側相比，術前3.5cm，拔釘時−4.5cm，術後1年時−1.5cm，術後2年時−2.0cm。關節可動範圍(ROM)，術前60度，拔釘時130度，術後1年145度，術後1年半155度，可以跪坐。MMT，術後2年為4。膝伸不直的情況於術後3個月時獲得改善。疼痛方面，術後至術後1年半的期間內大腿前面有伸展痛以及髕股關節有嘎吱聲。Insall-Salvati比率在正常範圍內。運動機能方面，膝關節可伸展、可跪坐、可上下樓梯，日常生活沒有問題。雖然對斷裂的不安感已經消失，但無法完完全全回到運動場上，只改善到慢跑程度，運動治療結束。

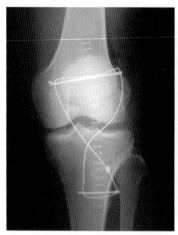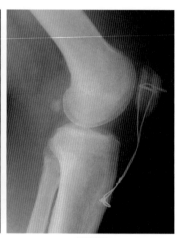

正面照　　　　　　　　側面照

◆運用的知識・技術・準則

◎髕骨高度的評估　⇒
・膝6／圖7(p.67)

◎對髕骨周圍的操作　⇒
・膝2／圖5(p.51)
・膝6／圖5(p.66)

◎膝關節屈曲ROM訓練　⇒
・膝6／圖6(p.67)

◎對股中間肌的操作　⇒
・膝9／圖3(p.79)

◆小建議

術後的運動治療，雖然以wire補強，但還是需要注意強大外力與突如其來的股四頭肌收縮。特別是股四頭肌若有痙攣現象，施行他動屈曲運動就會很危險，利用膝關節屈曲肌肉來抑制伸展肌肉以擴大ROM。另外，同時進行膝關節完全伸展姿勢下的初期步行也是很重要的。不要忘記使用Insall-Salvati比率法長時間定期確認髕腱長度，並隨時搭配運動治療。

●相關疾患・類似術式

脛骨結節扯離性骨折、髕骨下端骨折。

創傷性大腿血腫後骨化性肌炎的病例

特徵

　　骨化性肌炎，因骨頭及關節周圍的軟組織受到損傷而引起反應性纖維化，骨性組織的增生。病灶是血腫發生骨化，主要病狀有疼痛和可動範圍(ROM)受到限制。針對創傷性骨化性肌炎的治療以保守治療為主，發病初期要避免他動運動，以外固定和投藥來使骨化情況減緩。若肌肉壓挫傷導致肌肉血腫，則以切開、吸引來拿掉血腫。等到發炎期過後再開始ROM、維持肌力的主動運動。

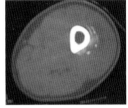
CT攝影

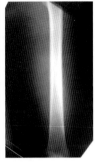
X光攝影

病例

　　10多歲。社團練習中被對方以低踢(low kick)踢中左大腿外側。醫生診斷為創傷性左大腿血腫後骨化性肌炎。受傷7天後到附近醫院就醫，穿刺檢查發現有個4ml的血腫。受傷25天，以運動治療為目地至本院就醫，1週3次的回診治療。從X光片可看出左大腿外側有紡錘狀骨化影像；從CT攝影可看出左股中間肌也有骨化影像。初診時，有明顯疼痛造成的跛行，從視診、觸診可知大腿外側中央灼熱、腫脹、肌肉僵硬及大腿整體有嚴重痙攣現象。疼痛方面，屈曲、伸展運動時會疼痛，以及大腿外側中央有壓痛。大腿周長與健側相差-1.5㎝，有肌肉萎縮情況。膝關節ROM，屈曲70度，伸展0度，膝伸不直10度。MMT，可動範圍內屈曲3$^+$，伸展4$^-$。運動治療方法：①仰躺姿勢下髖關節內收外展運動，②股中間肌cryokinetics，③股中間肌cryostretching(圖)，④股直肌伸張運動。另外，運動後徹底執行RICE緊急處置(rest、icing、compression、elevation)。運動治療開始後2天，膝關節屈曲120度，1個月後屈曲155度，可跪坐，運動治療結束。

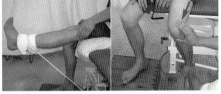
股中間肌cryokinetics
在不會妨礙膝關節伸展的範圍內，髖關節採取屈曲姿勢，並配合骨化部位肌肉纖維的方向進行膝關節伸張運動。

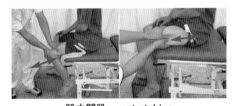
股中間肌cryostretching
治療師壓住骨化部位，然後慢慢往遠端進行股中間肌的伸張運動。

◆運用的知識・技術・準則

◎髖關節內收、外展運動　⇒
　・髖9／圖6(p.37)
　・膝12／圖2(p.91)
◎對股中間肌的cryostretching　⇒
　・膝12／圖3(p.91)
◎對股四頭肌的操作　⇒
　・膝19／圖(p.119)，圖7(p.119)

◆小建議

　　針對創傷性骨化性肌炎的運動治療，伴隨運動而來的是明顯的疼痛現象，所以要誘導肌肉收縮有其困難度。保持骨化部位安靜休養的同時，又要誘發肌肉收縮是很重要的。另外，針對骨化部位股中間肌，使用冰敷的cryokinetics和cryostretching既可以減輕疼痛也可以在初期就恢復膝關節屈曲ROM(圖)。用冰敷袋在患部敷上20～30分鐘，降溫中患部的感覺會歷經四個階段：疼痛、溫暖、刺痛，然後沒有感覺。目標就是要沒有感覺。

附
錄
1

●相關疾患・類似術式
　　術後骨化性肌炎、術後異位性骨化症、術後有明顯疼痛性痙攣的病例。

特徵

髕骨骨折幾乎是因為外力直接撞擊所造成。骨折類型有橫向骨折和粉碎性骨折，縱向骨折比較少。治療方面以重建膝關節伸展結構為目標，保守治療的適應症有裂縫骨折、縱向骨折、2～3mm以內的橫向骨折；外科手術治療的適應症則有3mm以上且移位的橫向骨折、粉碎性骨折等。手術方法有tension band wiring(張力性鋼絲)法、使用kirschner鋼線的modified tension band wiring法、骨螺絲釘固定法、周圍雙層環紮法等。進行骨折後的運動治療時，要先依照骨折類型及移位程度來推測髕上腱膜及髕骨支持帶的損傷後再進行適當的治療(圖1)。

圖1 損傷部位的推測

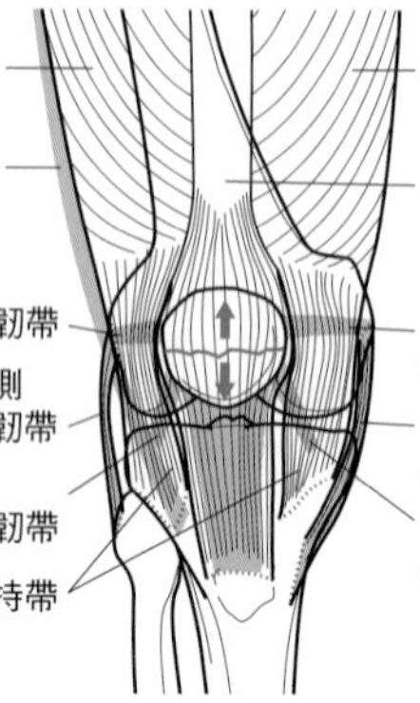

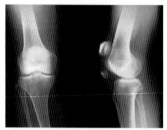

病例

60多歲。跌倒受傷(圖2)。骨折類型，Bostrom分類：橫向骨折。骨折碎片分近端和遠端兩塊，並且大移位，判斷髕上腱膜及髕骨支持帶都有損傷。受傷後5天進行外科復位手術(modified tension band wiring法)(圖3)，從術後第3天開始運動治療。推斷有大範圍的軟組織受損，內側除了kirschner鋼線，沒有再追加軟鋼線，術後4個星期內預計軟組織會進行修復且形成骨痂，所以沒有進行任何膝關節可動範圍(ROM)的訓練，僅徹底做好浮腫管理、髖關節肌力訓練及步行訓練。

術後4週出院，每週1次回院進行運動治療。小心不讓骨折部位出現疼痛現象，開始股四頭肌收縮等訓練膝關節周圍肌力的治療，也開始ROM訓練。這個時候，有膝伸不直的情況。

術後7週，步態和肌力都漸漸恢復，膝關節屈曲135度，也沒有膝伸不直的情況了。雖然之後因工作的關係無法回院復健，但術後5個月已經可以跪坐。

圖2 病例1(受傷時)

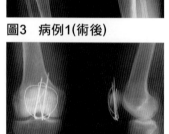

圖3 病例1(術後)

◆運用的知識・技術・準則

◎髕骨骨折的分類 ⇒
・膝7／圖1(p.68)

◎Zuggurtungu法 ⇒
・膝7／圖2(p.69)

◎髖關節內收、外展運動 ⇒
・髖9／圖6(p.37)

◎對髕骨周圍的操作 ⇒
・膝2／圖5(p.51)，圖7(p.51)

◎膝關節ROM訓練 ⇒
・膝7／圖4(p.71)，圖(p.71)

◆小建議

這是沒有移位的橫向骨折病例(圖4)。60多歲的女性，進行同樣的手術，術後第3天開始運動治療。判斷無移位，無髕骨支持帶損傷，於術後1週開始股四頭肌收縮運動及ROM訓練，術後5週時恢復原有可動範圍，膝伸不直的情況也消失了。雖然是同類型骨折，同樣的術式，但是運動治療必須考慮到髕骨支持帶的損傷有無。

圖4 病例2

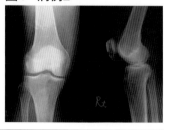

●相關疾患・類似術式

鷹嘴突骨折。

14 跑步及側踢時縫匠肌疼痛的病例

特徵

一般來說，縫匠肌產生的原因是的運動障礙，有髂骨前上棘扯裂性骨折及鵝足炎。兩種疾患多發生於田徑選手身上。髂骨前上棘扯裂性骨折多發生於短跑衝刺及跳遠，從伸展姿勢突然劇烈向心性收縮的時候。鵝足炎則是由縫匠肌、股薄肌、半腱肌所構成的鵝足部發炎。鵝足炎發病原因多半是上述三條肌肉的短縮，再加上knee in-toe out骨列異常。這個病例是小腿外扭造成骨列異常而引起縫匠肌的疼痛，算是比較罕見的情況。就將其當作是縫匠肌造成運動障礙的亞型。

病例

10多歲。大約從2週前開始跑步的時候右大腿上面會感到疼痛。之後連側踢時，同一個部位也會感到疼痛，因而至本院就醫。縫匠肌、股直肌、內收肌等沒有壓痛，另外，也沒有收縮疼痛及伸展疼痛。髖關節可動範圍沒有問題，髖關節及膝關節周圍肌肉也沒有肌力低下的問題。唯一的病狀就是小腿外扭變形(圖1)。步行時的骨列為跟骨旋後著地，同時有明顯的toe out。在復健跑步機上以跑步增加負荷，大約10分鐘，縫匠肌附近開始有疼痛感。同一條肌肉伸展時會疼痛且有壓痛，以貼紮限制小腿外旋，疼痛的情況立刻減輕。從這樣的結果得知，是骨列異常再加上過度使用才會造成肌肉疼痛，製作矯正鞋墊加以治療(圖2)。初診過後4週，疼痛消失，運動治療結束。另外，綜合各項檢查，這也很有可能是慢性腔室症候群，但因為沒有進行相關的確認檢查，所以詳細情況不明。

圖1 小腿外扭變形

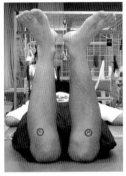 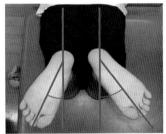

讓病患俯臥，膝關節屈曲，將兩側脛骨結節移到前面，因小腿外扭，右側足部很明顯向外偏。

圖2 矯正鞋墊的製作方法

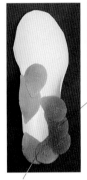 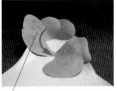

誘導小腿內旋

目標是使跟骨直立、矯正toe out及小腿外旋。重點在於外側的鞋墊傾斜角度不要太大。

跟骨直立

◆運用的知識‧技術‧準則
◎鵝足炎的評估　⇒
・膝30／圖1(p.160)
◎矯正鞋墊治療法　⇒
・膝30／圖4(p.163)
◎縫匠肌伸張運動　⇒
・膝30／圖5(p.163)
◎足部拓印　⇒
・踝4／圖5(p.181)

◆小建議
膝部的疾患中多數都會併發knee in-toe out引起的鵝足炎，特別是病灶在股薄肌的鵝足炎。這個病例的疼痛原因是小腿外旋變形造成toe out骨列異常，及跟骨旋後著地使小腿強制外旋，導致縫匠肌因使用過度而產生疼痛。大腿前面的運動障礙多半原因出在股直肌拉傷，但是明顯有toe out骨列異常的情況時，就必須針對縫匠肌進行檢查確認。

● 相關疾患‧類似術式
鵝足炎、髕骨不穩定症候群、脛骨疼痛、後脛骨肌腱炎。

15 中距離跑者引發髂脛韌帶發炎的病例

特徵

　　長跑等需要反覆屈曲、伸展膝關節的運動項目中最常發生的就是髂脛韌帶炎。治療方面主要是投予消炎藥和熱療，但治療成效不佳的病例也時有所聞。這個病例膝關節外側疼痛與彈撥(snapping)之主要原因是髂脛韌帶的短縮外加與股骨外髁的摩擦所造成。髂脛韌帶發炎的病例多半會有足部旋前、膝內翻、脛骨內扭等骨列異常現象，需要特別留意。另外，髂脛韌帶之所以會短縮是因為韌帶兩側的闊筋膜張肌和臀大肌的攣縮所造成，診斷時需要確實評估骨列和攣縮這兩個要素。

病例

　　10多歲。步行及蹲下時膝關節外側會疼痛，因走路困難而至本院就醫。醫生診斷為髂脛韌帶炎，開始運動治療。病患主訴步行時及蹲下時大腿外側會疼痛且有彈撥(snapping)。經醫生檢查，髂脛韌帶過緊，Ober test(奧伯氏測試)呈強陽性。脛後肌有壓痛，也懷疑可能是脛骨疼痛。步行時的動態骨列，跟骨旋前，以大腿為基準，小腿呈內旋。另外，從足部拓印可看出，跟骨旋前的同時，前足部橫弓明顯低下。運動治療開始後第3週，製作矯正鞋墊。矯正鞋墊的目的是為了牽制伴隨跟骨旋前而來的小腿內旋。為了保持內側縱向足弓，貼上舟狀骨墊片；為了限制跟骨旋前，在載距突下貼1片蹠骨墊片。另外，為了保持前足部橫弓，貼上2片蹠骨墊片。以此來限制小腿內旋，改善骨列異常。使用矯正鞋墊後，步行約1km也不會疼痛，治療開始後第7週，蹲下時也不會疼痛了。第12週，步行時的疼痛完全消失，Ober test(奧伯氏測試)呈陰性，運動治療結束。

足部拓印

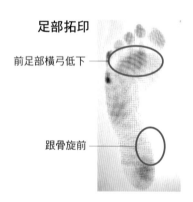

前足部橫弓低下

跟骨旋前

矯正鞋墊

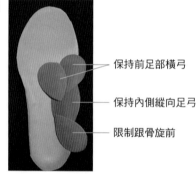

保持前足部橫弓

保持內側縱向足弓

限制跟骨旋前

◆ 運用的知識・技術・準則
◎髂脛韌帶的解剖　⇒
　・膝16／圖1(p.104)，圖2(p.104)
◎髂脛韌帶炎的評估　⇒
　・膝16／圖3(p.105)，圖4(p.106)，
　　圖5(p.106)，圖6(p.106)
◎對闊筋膜張肌、臀大肌的操作　⇒
　・膝16／圖7(p.107)，圖8(p.107)
◎矯正鞋墊治療法　⇒
　・踝2／圖5(p.173)
　・踝4／圖4(p.180)

◆ 小建議
　　針對髂脛韌帶炎基本的運動治療是藉由臀大肌與闊筋膜張肌的伸張運動來減輕髂脛韌帶本身的緊繃。但是，這個病例因為動態骨列有問題，只靠肌肉伸張運動較難以治癒，所以要追加極有治療成效的矯正鞋墊法。

● 相關疾患・類似術式
　脛骨疼痛、鵝足炎、扁平足障礙、後脛骨肌腱炎等。

以矯正鞋墊法治療Sever症的病例

特徵

　　Sever症是Sever於1912年所提出，是腳跟後下方會疼痛且預後良好的小兒疾病。因反覆的小外傷造成跟骨結節的骨軟骨炎，與微小循環障礙有關[1]。跟骨結節在跟骨癒合之前，其力學強度還很脆弱，除了壓迫的直接外力外，因小腿三頭肌肌腱與足底肌膜的作用所產生之牽引力，也很容易造成其產生障礙。可由阿基里斯腱附著部位的壓痛、阿基里斯腱的短縮、跟骨後方下端1/3處的內外側壓痛測試[4]這三點來進行診斷。靜態時症狀會減輕，運動時會再次復發，是無法短期內治癒的疾病。

病例

　　10多歲。大約1年前運動後腳後跟都會感覺疼痛。之後，疼痛情況加劇，連步行時也會痛，於是至本院就診並開始運動治療。X光檢查左右兩側皆無異常。初診時的理學檢查，步行的時候左右兩側皆以跟骨旋前的姿勢著地，步行的疼痛點也是落在跟骨著地時跟骨的內外側與跟骨足底部位。內外側跟骨骨骺線及跟骨結節無壓痛，足底腱膜伸展時跟骨結節也不會痛。只有在步行時，跟骨骨骺線才會疼痛，且跟骨骨骺線外側也有強烈壓痛。

踝關節背屈右10度，左10度。地板反作用力及周圍肌肉收縮帶來的牽引壓力加諸在骨骺線上，使得組織壓力產生巨大變化才因此引發疼痛。為了緩和腳跟著地時的衝力，進行將腳跟脂肪組織集中起來的貼紮治療，以減輕腳跟著地時腳跟部位的疼痛(圖1)。並以矯正鞋墊(圖2)治療，緩和腳跟的衝擊力及阿基里斯腱的緊繃。使用矯正鞋墊在跑步時，腳跟不再感到疼痛。之後，針對踝關節蹠屈肌肉積極進行伸張運動，5週後踝關節背屈右20度，左20度，運動時及運動後腳跟都不再疼痛，運動治療結束。

圖1 包覆腳跟的貼紮治療	圖2 製作矯正鞋墊
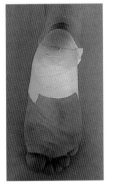	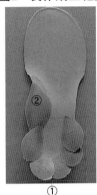

使用EMSOLD公司製造的蹠骨墊片與舟狀骨墊片。為了要緩和衝力及防止跟骨旋後，在後足部貼上5片蹠骨墊片(①)，然後為了穩定內側縱向足弓而貼上舟狀骨墊片(②)。

◆運用的知識·技術·準則

◎選擇性肌肉收縮訓練，伸張運動　⇒
　·踝6／圖4(p.189)

◆小建議

　　成長期的骨軟骨炎，是疼痛會消失且預後良好的疾病。但是，如果跟骨部位一直受到衝撞，則會使病症拖得又長又久，從事運動的孩童會因為疼痛而表現不佳，也會妨礙練習。因此治療對策上多半以初期減輕疼痛與能盡快回到運動場上為主。為了減輕疼痛，以緩和跟骨上的衝力為目的的矯正鞋墊是最有效的治療方法。

附錄1

●相關疾患·類似術式

阿基里斯腱周圍發炎、痛性足跟疾病、三角骨障礙。

特徵

副舟狀骨是位於舟狀骨結節的餘骨，這個部位產生疼痛就叫做痛性副舟狀骨。多半發生於成長期的體育活動中。Veitch將副舟狀骨分為以下三種類型：與舟狀骨完全分離，

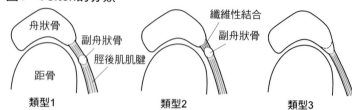

圖1 Veitch的分類

舟狀骨　副舟狀骨　脛後肌肌腱　距骨　類型1

纖維性結合　副舟狀骨　類型2

類型3

並存在於脛後肌肌腱內的是類型I；與舟狀骨以纖維連結在一起的是屬於類型II；成為舟狀骨一部分的是屬於類型III(圖1)。有報告指出副舟狀骨本身與疼痛並無關連，但是與扁平足有很大的因果關係。隨著內側縱向足弓低下，脛後肌會過度收縮，形成對副舟狀骨的牽引壓力，進而引發疼痛。因此，以矯正鞋墊來保持內側縱向足弓是很有效的治療方法。

病例

10多歲。約1個月前發現慢跑時足部內側有疼痛感。醫生診斷為左側痛性副舟狀骨，開始運動治療。副舟狀骨有明顯壓痛、脛後肌收縮時疼痛、伸展時疼痛。承重X光攝影，內側縱向足弓低下且前足部有外開現象。步行時的足部拓印，內側縱向足弓及前足部橫弓低下(圖2)。步態觀察，跟骨過度旋前，X光檢查和足部拓印的結果是一致的。運動治療方面，針對脛後肌進行選擇性伸張運動，同時製作矯正鞋墊。讓腳跟著地時跟骨直立、保持內側縱向足弓、保持前足部橫弓，如此一來，疼痛很快就減輕了(圖3)。

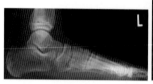

圖2 承重X攝影及步行時足部拓印

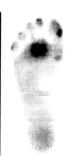

依Veitch的分類，副舟狀骨為類型II。從承重X光攝影可看出內側縱向足弓低下，前足部有外開現象。另外，從步行時足部拓印可看出內側縱向足弓低下、第2、3蹠骨有壓力集中現象，前足部橫弓低下。

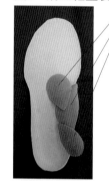

圖3 矯正鞋墊製作方法

保持前足部橫弓
保持內側縱向足弓
黏貼在載距突下

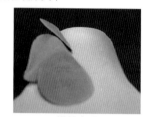

從前方看

內側縱向足弓低下的話，在承重時跟骨多半會過度旋前。製作矯正鞋墊時限制跟骨過度旋前是很重要的，除了舟狀骨墊片之外，還要在載距突上追加墊片。

◆運用的知識‧技術‧準則
◎類型分類與足部拓印 ⇒
　‧踝4／圖1(p.179)，圖3(p.180)
◎矯正鞋墊治療法 ⇒
　‧踝2／圖5(p.173)

◆小建議

根據報告顯示，舟狀骨可分為痛性與無痛，其依據在於內側縱向足弓的狀態。在有後足部旋前不穩定的病例中，一旦有症狀出現，往往都會變成長期性的，初期以矯正鞋墊法治療有助於縮短治療時間。

●相關疾患‧類似術式
脛後肌肌腱炎、脛骨疼痛。

伸拇長肌斷裂修復術術後的病例

特徵

伸拇長肌斷裂是非常罕見的外傷之一。多半以運動外傷形式出現，關於預後也沒有一致性的說法。另外，因為其發生機率非常小，所以幾乎沒有關於伸拇長肌肌腱斷裂縫合後的成效與術後運動治療的相關論文，只能參照手部外科領域的伸展肌肌腱斷裂的資料。

病例

30多歲。使用電動切割器時弄斷了伸拇長肌肌腱。當天進行縫合手術。斷裂部位在近端趾骨處，術後拇趾伸展0度，踝關節背屈0度，以副木固定3個星期。術後3週，縫的肌腱因為處於修復及發炎期，所以強度明顯下降，有再斷裂的危險。術後4週，拇趾屈曲0度，踝關節蹠屈0度，積極進行踝關節背屈及拇趾他動伸張運動(圖1)。

術後5～6週，為了恢復縫合肌腱的滑動性與防止再斷裂，治療項目都是反向操作。這個時期的運動治療有踝關節背屈姿勢下的拇趾主動及他動屈曲訓練、拇趾伸展姿勢下踝關節主動及他動蹠屈可動範圍(ROM)訓練(圖2)。術後7週以後，因為縫合肌腱修復完成，可以積極進行踝關節蹠屈姿勢下拇趾主動及他動屈曲運動，以及拇趾主動伸張運動(圖3)。最後伸拇長肌肌腱沒有沾黏，沒有再斷裂，治療成效良好，於術後第9週結束運動治療。

◆運用的知識・技術・準則
◎攣縮手的機能解剖學　⇒
　・手11／圖3(『上肢』p.215)
　・手12／圖3(『上肢』p.219)
◎肌腱沾黏部位　⇒
　・手12／圖6(『上肢』p.221)
◎術後運動治療流程　⇒
　・手13／圖4(『上肢』p.224)

圖1　術後4週的運動治療

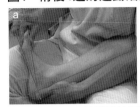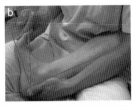

拇趾屈曲及踝關節蹠屈被限制在0度內，所以積極進行踝關節背屈(a)、拇趾伸張運動(b)。

圖2　術後5～6週的運動治療

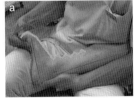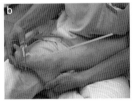

為了不讓伸拇長肌肌腱產生過度伸展壓力，將踝關節固定在背屈姿勢之後再進行拇趾主動及他動屈曲運動(a)，以及將拇趾固定在伸展姿勢後進行踝關節主動及他動蹠屈ROM訓練(b)。

圖3　術後7週以後的運動治療

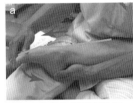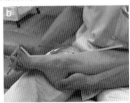

縫合肌腱的修復過程結束，強度也穩定下來，所以開始慢慢增加踝關節蹠屈角度，積極進行拇趾主動、他動屈曲運動及拇趾主動伸張運動。

◆小建議

因為沒有伸拇長肌肌腱縫合術術後照料的相關報告，所以參照手指伸展肌肌腱斷裂的相關資料，考慮肌腱修復過程與動態肌腱固定效果，採用階段式的運動治療，這是能夠獲得良好成效的訣竅之一。

●相關疾患・類似術式
　手指伸展肌肌腱斷裂。

拇趾蹠趾關節背側脫臼的病例

■ 特徵

拇趾蹠趾關節(MTP關節)脫臼的發生機轉是，踝關節蹠屈姿勢(足部輕度墊腳尖)，蹠趾關節背屈姿勢狀態下，因過度伸展的外力加在長軸方向上所造成的。不帶骨創傷的背側脫臼是足部外傷中極為罕見的疾患。治療方式是在麻醉狀態下以徒手操作將其復位，若無法復位，就要進行外科脫臼復位手術。

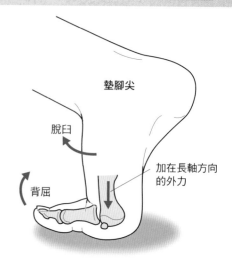

墊腳尖

脫臼

加在長軸方向的外力

背屈

■ 病例

50多歲。醫生診斷為左拇趾蹠趾關節脫臼。被建設用重型機具的履帶壓住兩下肢而受傷。受傷當天進行外科脫臼復位手術。內側有不穩定的情況，所以追加縫合外側關節囊。術後3週的期間以厚貼紮(buddy taping)固定。從術後5天開始運動治療。術後3週的時間要進行腫脹、浮腫管理、足部內在肌肉、外在肌肉的收縮訓練、以腳跟步行。4週以後要進行①浮腫管理，②足部內在肌肉、外在肌肉的伸張運動，③疼痛自我控制範圍內承重步行，④他動方式關節可動範圍(ROM)訓練。6週以後，進行韌帶、關節囊的伸張運動。術後4週至6週的期間要考慮拇趾蹠趾關節脫臼部位的韌帶、關節囊修復過程，注意不要對脫臼方向進行過度的運動。術後6週以後，拇趾蹠趾關節的韌帶、關節囊修復過程進入安定期，可以以韌帶、關節囊為中心進行運動治療。術後第7週辦理出院。1週回診2～3次。術後3個月時的ROM，蹠趾關節屈曲35度，伸展45度，MMT為5，可自行步行及以腳尖站立。術後約6個月時，蹠趾關節屈曲40度，伸展85度，沒有不穩定或異常症狀，運動治療結束回到職場。

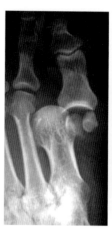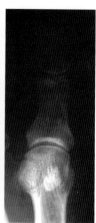

◆ 運用的知識‧技術‧準則

◎關於足部內在肌肉的知識　⇒
　‧足底貼紮對足部內在肌肉的影響
　　(附錄2-3，p.291)
　‧蹠骨橫弓與足趾屈肌肌力之間的關係
　　(附錄2-7，p.295)

◆ 小建議

關於拇趾蹠趾關節背側脫臼的報告相當少，談及運動治療的資料更是沒有。蹠趾關節在固定期間，主要的運動是足部內在肌肉的等長收縮，以此來維持肌肉機能，術後3週至6週才擴大脫臼方向以外的可動範圍(ROM)。6週以後針對韌帶、關節囊進行攣縮治療。在改善伸展ROM方面，合併誘使內、外側種子骨的可動性會有助於治療。

● 相關疾患‧類似術式
　拇趾蹠趾關節脫臼骨折、屈拇長肌肌腱損傷。

踝關節前方impingement exostosis的運動治療

特徵

　　踝關節背屈時踝關節前方會疼痛的疾患是因為有impingement exostosis。踝關節扭傷及運動障礙導致踝關節部位(脛骨下端前面、距骨頸背面)產生增殖性變化，進而引發踝關節疼痛與運動受到限制[1]。踝關節前方部位有壓痛，踝關節背屈時會誘發同一個部位產生疼痛，但是以徒手操作將距骨誘導至後方的話，疼痛就會減輕。如果踝關節一再重複扭傷，就會造成踝關節內翻不穩定與前方不穩定。不穩定會使距骨運動異常，內髁與距骨互相摩擦，脛骨下端與距骨也會互相摩擦，也就容易擠壓到前方關節囊。

病例

　　10多歲。在樓梯上踩空而扭傷右腳踝關節。之後，疼痛未消的狀態下又去練習跳舞。當天晚上踝關節腫脹嚴重，步行時和跳舞時都會疼痛。觀察數天後因疼痛一直存在而至本院就診。醫生診斷為踝關節內翻扭傷，開始運動治療。病患主訴在步行站立後期與蹲踞時踝關節前方部位會疼痛。初診的理學檢查，內翻壓力測試與前抽拉測試皆呈陽性。前距腓韌帶有壓痛，踝關節周圍腫脹。背屈20度時踝關節前方會疼痛。背屈時，以徒手操作將距骨往後方移動的話，疼痛症狀就會減輕，背屈可動範圍也會隨之增大。以貼紮進行治療，目的是為了誘使距骨往後方移動，將踝關節設定在背屈25度，如此一來，步行站立後期與蹲踞時，踝關節前方的疼痛都得以減輕。指導病患如何貼紮，於日常生活中及跳舞時使用，並指導病患進行踝關節周圍肌肉的收縮訓練。2週後即使不貼紮也不會疼痛，跳舞時也不再感到疼痛。

◆運用的知識・技術・準則
　　◎距骨解剖學的特徵　⇒　・踝14／圖2(p.219)，圖3(p.219)

◆小建議
　　貼紮時使用彈性貼布(hard type)Elastic Tape 50mm。

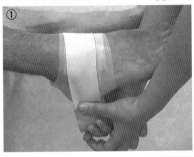
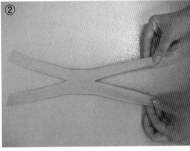
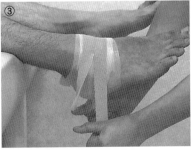
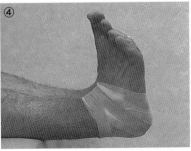

①先捲上貼布內膜，再剪一段可從踝關節前方繞到腳跟長度的貼布。
②從各兩端剪開，如圖所示。
③踝關節採取蹠屈姿勢，將貼布置於距骨頸上，下端用力拉繞過腳跟。
④然後貼在小就完成了。

附
錄
1

●相關疾患・類似術式
　　踝關節脫臼骨折、退化性踝關節炎等等。

21 跗骨凹症候群的矯正鞋墊治療法病例

特徵

跗骨凹是由距骨與跟骨所構成，開口面向前外側，成圓錐狀(圖1)。所謂跗骨凹症候群，是因為跗骨凹的韌帶等軟組織因纖維化與慢性滑膜炎造成踝關節外側疼痛。在不平的地面步行會使疼痛情況加劇。雖然說踝關節扭傷與骨間距骨跟骨韌帶損傷有因果關係，但多數的病例都沒有明顯的距骨下關節不穩定現象。足部的骨列多半呈旋後足，使用矯正鞋墊可以有效矯正後足部的骨列。

圖1 跗骨凹

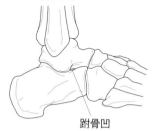

跗骨凹

病例

20多歲。3個月前開始，步行時右足部外側會疼痛。因症狀一直未減輕而至本院就診，醫生診斷為右跗骨凹症候群，以矯正鞋墊法治療。初診時，跗骨凹周圍有輕度腫脹，跗骨凹及腓骨肌有壓痛。跟骨旋後壓力下並沒有產生疼痛。承重X光攝影檢查並沒有異常之處，但步行足部拓印看得出有高弓足傾向(圖2)。步態觀察上，跟骨旋後著地。矯正鞋墊要誘使跟骨旋前，使其直立(圖3)。使用當天，步行時疼痛明顯減輕，5週後疼痛都消失了，運動治療結束。

圖2 承重X光攝影及步行時足部拓印

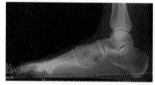
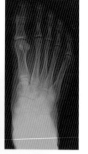
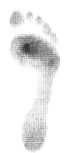

承重X光檢查一切都正常，但是步行時的足部拓印，可看出有高弓足傾向，重心落在外側。

圖3 矯正鞋墊治療法

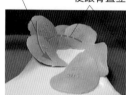

誘使小腿內旋
使跟骨直立
從前方看

保持前足部橫弓
誘使小腿內旋

要誘使跟骨旋前並使其直立，同時也誘導小腿內旋。從後方到後外側加以補強是製作鞋墊時的重點所在。

◆運用的知識・技術・準則

◎足部外側韌帶的解剖 ⇒
　・踝1／圖1(p.166)
◎承重X光攝影檢查 ⇒
　・踝1／圖2(p.167)
◎足部拓印 ⇒
　・踝4／圖1(p.179)，圖5(p.181)

◆小建議

製作矯正鞋墊時，誘導跟骨旋前與使其直立是製作重點。為了穩定跟骨使其直立，要在腳跟周圍黏貼墊片(圖4)。如果外側墊片貼得過高則會過度旋前，這一點要特別注意。

圖4 製作矯正鞋墊的重點

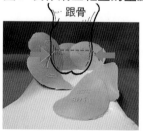

跟骨

在四周圍黏貼墊片，使其具有足跟墊的效果，藉此穩定跟骨。如果墊片貼得太深入反而會造成跟骨不穩定，所以重點在要貼得讓跟骨可以直立，保持穩定。

●相關疾患・類似術式

跟骨骨折、踝關節脫臼骨折、距骨下關節脫臼、踝關節內翻扭傷等等。

馬尾間歇性跛行與薦髂關節痛混雜在一起的病例

特徵

間歇性跛行可分為神經性與血管性兩種，前者又可分為馬尾型、神經根型和綜合型。馬尾型的症狀特徵是，步行時從兩側臀部經下肢後方至足底有知覺異常和無力感。馬尾間歇性跛行只要稍微前屈和蹲下休息一下，下肢症狀就會減緩並可繼續步行。

薦髂關節痛則是沿著薦髂關節有帶狀的疼痛區域，但是，通常也都會有其他部位的關連痛。雖然有數個部位會感到疼痛，但是各個部位並不是連續在一起的，而是分區分散的。

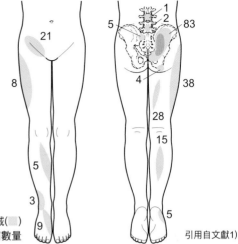

薦髂關節固有疼痛區域(■)及關連痛區域(▨)
數字為100例中的發病數量

引用自文獻1)

病例

70多歲。長距離步行時兩側下肢出現無力感及右臀部、右下肢疼痛，症狀漸漸惡化，2個月後醫師診斷為腰部脊椎狹窄症，開始運動治療。

初診時，步行5m就因為右下肢疼痛無法繼續走下去，在稍微前屈休息後症狀就減緩了。從X光片中可看出腰椎過度前凸，Thomas test(湯馬斯測試)兩側皆呈陽性，下部腰椎小面關節有攣縮情況，後凸範圍變小。右薦髂關節有強烈壓痛，Patric測試及Fadire測試(flexio，adduction，internal rotation，extension的第一個英文字母)皆呈陽性。

初診時臀部和下肢的疼痛起因可能是馬尾間歇性跛行要素或薦髂關節障礙要素。不管是哪一種要素，運動治療的目的同樣都是要矯正腰椎過度前凸的問題。運動治療項目有，改善髂腰肌及腰椎小面關節攣縮，來擴大腰椎後凸範圍、改善馬尾充血性血流障礙、及穩定薦髂關節。另外，還要改善前、後薦髂韌帶的攣縮，在日常生活中徹底以薦髂關節支撐帶固定。

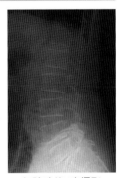

初診時的X光攝影

開始治療3週後步行距離可延長至120m，但即使以前屈姿勢休息，症狀仍沒有改善，所以這時右側臀部及右小腿外側疼痛應該是薦髂關節所造成。開始治療7週後可步行1km以上，獲得良好改善。

◆運用的知識‧技術‧準則
◎姿勢改變，硬腦膜外壓力也跟著改變　⇒
‧軀幹6／圖2(p.257)，圖3(p.257)
◎慢性腰痛的評估　⇒
‧軀幹4／圖4(p.250)
‧軀幹5／圖1(p.252)，圖2(p.252)，
圖3(p.253)，圖4(p.253)
◎多裂肌收縮訓練　⇒
‧軀幹4／圖6(p.251)
◎針對薦髂關節的操作　⇒
‧軀幹65／圖9(p.254)
◎改善髂腰肌、恥骨肌的柔軟度　⇒
‧軀幹6／圖6(p.259)，圖7(p.259)

◆小建議
老年人病患有腰部下肢疼痛的症狀，通常都是因為合併許多病症，而非單獨一種病症所引起。在臨床上需要對病症掌握得非常清楚後再開始運動治療。在這個病例中，因為馬尾間歇性跛行及薦髂關節疼痛兩者都是會誘發腰椎過度前凸的要素，所以優先針對腰椎過度前凸加以改善的話，對兩種病症都會有非常好的治療成效。

●相關疾患‧類似術式
脊椎狹窄症、小面關節症、薦髂關節障礙等等。

腰椎解離滑脫症出現馬尾間歇性跛行的病例

特徵

脊椎狹窄症特徵症狀之一就是馬尾間歇性跛行。因為某種原因造成硬腦膜管受到壓迫，進而發現馬尾間歇性跛行這個症狀，腰椎退化滑脫也是重要因素之一。根據報告，同樣是腰椎滑脫，但還有所謂的解離滑脫，然而解離滑脫的情況下，椎體與椎弓之間在理論上是呈擴大的狀態，不太會發生因脊椎狹窄所造成的馬尾間歇性跛行。另外也有報告指出，依據Meyerding醫生對椎間滑脫的分類，3度及4度的滑脫很少會產生馬尾症狀。

在這裡，我們將針對非常罕見的合併解離滑脫症之馬尾間歇性跛行進行說明。

病例

70多歲。醫生診斷為第4節腰椎解離滑脫症。步行時兩下肢會疼痛且發麻，有明顯的馬尾間歇性跛行現象。進行前列腺素E1(prostaglandinE1；PGE1)藥物治療法，但沒有明顯的效果。為了改善步行障礙，開始運動治療。運動治療開始時，以復健跑步機進行步行實測，步行200m後兩側下肢疼痛且發麻，無法繼續走下去。從X光片可看出Meyerding分類3度的第4節腰椎解離滑脫，腰薦椎前凸角(L1/S間角)56度；腰椎前凸角(L2/5間角)41度；解離滑脫部位的伸展角度(L4/5間角)16度，確定腰椎過度前凸且腰薦部

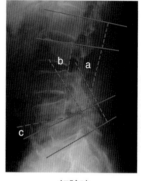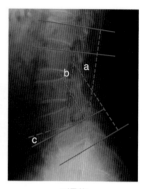

| 初診時 | 9週後 |

藉由運動治療腰薦椎前凸角(a)從56度改善至46度；腰椎前凸角(b)從41度改善至31度；L4/5間角度(c)則從16度減少到9度。

過度伸展。MRI檢查，從第4、5節腰椎間的冠狀切面來看，硬腦膜管因黃韌帶的鼓起猶如從側邊被擠壓般受到縱向壓迫。從矢狀切面可確認第5節腰椎椎體高位時，第5腰椎椎體後上緣會往後方壓迫。髖關節屈肌群有攣縮現象、腰椎後凸可動性低下。髖關節攣縮迫使腰椎過度前凸，第4、5節腰椎間的動態不穩定，再加上黃韌帶的鼓起與椎體後上緣的壓迫，才會出現馬尾症狀。

運動治療的目的是矯正直立姿勢下及步行時腰椎過度前凸、腰薦部過度伸展的情況。改善髖關節屈曲、外展肌的攣縮，擴大腰椎後凸範圍，致力於使PLF呈陰性反應。運動治療9週後，可以連續步行3km以上，9週時的X光片，腰薦椎前凸角從56度改善到46度；腰椎前凸角從41度改善至31度；解離滑脫部位的伸展角度(L4/5間角度)從16度改善至9度，前凸角與伸展角度都減少了。隨著脊椎骨列獲得矯正，解離滑脫部位的過度伸展情況減少，黃韌帶鼓起及椎體後上緣的壓迫也都跟著減少。12週後，日常生活完全沒有任何障礙，運動治療結束。

◆ 運用的知識・技術・準則

◎脊椎狹窄症的基礎知識　⇒
・軀幹6／圖1(p.256)，圖2(p.257)，
　　圖3(p.257)

◎腰痛評估　⇒
・軀幹4／圖4(p.250)
・軀幹7／圖4(p.262)，圖5(p.262)，
　　圖6(p.263)，圖7(p.263)

◎改善髂腰肌、恥骨肌的柔軟度　⇒
・軀幹6／圖6(p.259)，圖7(p.259)

◎多裂肌收縮訓練　⇒
・軀幹4／圖6(p.251)

● 相關疾患・類似術式
　脊椎狹窄症、腰椎解離滑脫症。

◆ 小建議

解離滑脫部位有沒有伸展不穩定情形，硬腦膜管的壓迫是受到哪個組織的影響、發生在哪個部位，這需要從影像檢查及臨床症狀來加以鑑別診斷。

狹窄的原因是骨刺等解剖學的因素以及因攣縮、肌力低下而造成腰椎過度伸展的機能學因素。針對機能學因素進行運動治療，治療對象多半都是髖關節屈曲、外展攣縮及腰椎後凸範圍窄小的病例。縱使存在有解剖學因素，只要排除機能學因素，症狀就有可能獲得改善。

1 踝關節髁部骨折後石膏固定角度對之後可動範圍的影響

特徵

踝關節以骨性來說，是屬於很安定的關節，如果髁部骨折的話，適合以外科手術進行治療。另外，術後會以石膏固定，但固定角度並沒有規定，多數的固定都沒有考慮到石膏拿掉後可能會發生的踝關節攣縮。

病例

兩起踝關節髁部骨折的病例，術後踝關節固定角度不同，拿掉石膏後改善背屈可動範圍(ROM)的所需時間也會有所不同。兩起病例都是從術後數天就以石膏固定，並確實進行腳趾的主動、他動運動，運動治療和石膏固定期間都一樣。

術後石膏固定在踝關節蹠屈35度的病例，在拿掉石膏後花了4個星期，蹠屈ROM還是只有恢復到健側的70%左右。另外一個術後固定在踝關節0度的病例，拿掉石膏後僅僅1個星期，背屈ROM就已經改善到跟健側一樣。

術後踝關節的固定姿勢

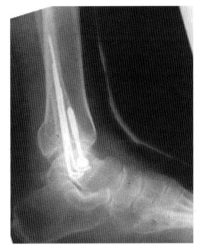 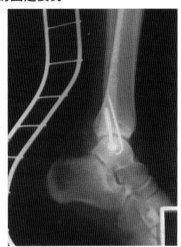

固定在踝關節0度　　　　固定在踝關節蹠屈姿勢

病例的解釋

踝關節髁部骨折，讓身為承重關節的距骨小腿關節(踝關節)受到損害，所以治療方式要選擇最可以穩定關節的。術後的石膏固定角度並沒有什麼硬性規定，但盡可能都固定在背屈姿勢，這樣有助日後拿掉石膏後可以在初期就改善背屈ROM。

構成距骨小腿關節的距骨，其關節面的前方是寬廣的梯形，當踝關節背屈的時候，面寬的距骨關節面前方部位必須嵌入踝樺裡。當踝關節以石膏固定在蹠屈姿勢時，距骨與踝樺之間會產生微小的縫隙，血腫及組織修復過程中所產生的肉芽組織等就會蓄積在裡面。繼續以這樣的型態固定下去的話，會因組織結痂化及踝樺內空間狹隘化，而妨礙距骨往踝樺內的滑動。另外，踝關節後方軟組織如果伸展性低下的話，也會使踝關節背屈受到限制。

◆ 小建議

術中以內固定確實固定好的病例，術後的石膏固定角度最好設定在踝關節0度至輕度背屈之間。這個角度可以在石膏固定中也能確實做到預防踝關節的攣縮，在拿掉石膏後，可以順利進行改善背屈可動範圍的運動，並且在開始承重時恢復到步行所需的踝關節背屈角度。

因此，治療師和主治醫生要進行更縝密的協調溝通，依照不同的病例以最適合的角度來進行術後固定。

- **● 可應用該知識的疾患**
  小腿骨骨折(p.182, 202, 206, 210, 214, 218, 222)、蹠骨骨折(p.190, 226)、前距腓韌帶損傷(p.202)等等。

附錄 2

2 限制小腿外旋的貼紮對股內側肌斜向纖維的影響

貼紮的效果

大家都知道膝關節內側副韌帶損傷及前膝痛(anterior knee pain)等都是好發於運動中的膝外傷，其受傷機轉是knee in-toe out的動態骨列。而針對這種knee in-toe out動態骨列所造成的膝蓋外傷，以限制小腿外旋的貼紮是非常具有治療效果，但是客觀陳述貼紮效果的報告卻非常少。所以在這裡將從肌電圖學這個領域來研究限制小腿外旋的貼紮對股內側肌斜向纖維(VMO)部位之肌肉活動的影響。

對象・方法

以下肢無外傷病史的20名男性(平均年齡20.1±1.7歲)為對象。在受檢者右側VMO皮膚上先黏貼裝置ANIMA公司

圖1 測量條件

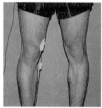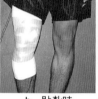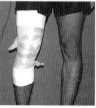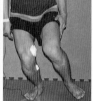

a. 貼紮前　　b. 貼紮時　　c. 剪斷support tape時　　d. 測量姿勢

生產的肌電圖MYOANALIZER雙極表面電極。隨意最大肌肉活動量的測量法，先採取坐姿，膝關節屈曲90度，測量膝關節伸展等長最大收縮(3秒)的VMO肌肉活動量，然後求其積分值。

Knee in-toe out下的VMO肌肉活動量，按照下列三個模式依序去測量：貼紮前(圖1a)，貼紮時(圖1b)，只剪斷support tape時(圖1c)。

Knee in-toe out下的VMO肌肉活動量的測量方法，首先，從沒有支撐的靜止直立姿勢下腳尖面向矢狀切面toe out20度，膝關節在矢狀切面上屈曲到小腿前傾45度為止。接著，保持這樣的狀態慢慢等右側單腳站立姿勢穩定後，測量3秒鐘內VMO肌肉活動量的積分值(圖1d)。

圖2 限制小腿外旋的貼紮

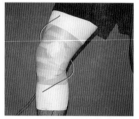

貼紮方式，先用貼部內膜(under wrap)從大腿中央捲到小腿中央，再貼anchor tape，上下各多貼1cm，以限制小腿外旋的方式，使用伸縮hard type貼布(日東電工公司製作NITREAT　EB50)從小腿前面的anchor tape朝內側繞過膕窩往大腿外側方向前進，再纏繞至大腿前面的anchor tape。最後再以support tape固定在anchor tape上(圖2)。

結果

和貼紮之前相比，貼紮時肌肉活動力會有意義的增加。另外，當剪斷螺旋狀支撐的support tape時，肌肉活動量有減少的傾向(圖3)。

圖3 VMO肌肉活動量

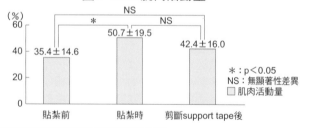

＊：p＜0.05
NS：無顯著性差異
□ 肌肉活動量

貼紮前　35.4±14.6
貼紮時　50.7±19.5
剪斷support tape後　42.4±16.0

◆ 小建議

由以上看來，當作螺旋狀支撐使用的伸縮貼布其作用是促進神經傳導效果及穩定小腿的內外旋轉軸。使用彈性貼布來貼紮並非只是為了限制關節的單一效果，也是為了提高VMO肌力活動量，提升肌力活動量就可以更有效限制動態小腿外旋。

將這次的研究成果運用到臨床貼紮上，想要提高肌肉活動量就要配合肌纖維走向，並使用彈性貼布來貼紮，可以即時加速神經傳導並且使肌肉肥大。印象中在臨床上當內側股外側肌、股內側肌、股中間肌的肌肉萎縮，以及膝蓋、斜方肌的中段纖維、下段纖維肌力低下的時候，貼紮治療也非常有效。

● 可應用該知識的疾患

退化性關節炎(p.100, 116)、ACL損傷(p.120, 124)、MCL損傷(p.128)、鵝足炎(p.128)、髕骨亞脫臼症候群、AKP(p.136)等等。

足底貼紮對足部內在屈肌肌力的影響

貼紮效果

貼紮一般多用於限制非生理性的關節運動。最近，川野提出一種functional taping，是屬於機能性的貼紮。貼紮所使用的貼布大致分為無伸縮性的白色貼布與具有伸縮性的貼布兩種，而具有伸縮性的又分為soft type和hard type。關於貼紮的效果，鵜飼在報告中指出，使用伸縮性貼布來進行限制小腿外旋的貼紮，會有助於提升股內側肌斜向纖維的肌肉活動力。蹠骨橫弓低下會造成八字腳，而這是足部內在屈肌肌力低下所造成，所以本研究針對足部內在屈肌以伸縮性貼布進行貼紮後的肌力來加以探討。

對象與結果

製作自然步行中的足部拓印，以腳跟離地期壓力集中在第2、3蹠骨頭，蹠骨橫弓低下的26名26足為研究對象。肌力測量使用MICROFET 2，測量拇趾MTP關節屈肌肌力和腳趾屈曲力(第4趾)。屈拇肌肌力在裸足時平均1.59N/kg，貼紮時平均1.93N/kg，有意義地增加了。屈趾肌肌力在裸足時平均0.53N/kg，貼紮時N/kg平均0.87，有意義地增加了。

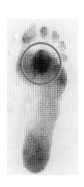

結果的解釋

林在報告中指出，蹠骨橫弓低下的病例，足部內在屈肌肌力都比較低，所以要保持蹠骨橫弓，內在肌肉的肌力就非常重要。相較於裸足，使用貼紮時屈拇肌和屈趾肌的肌力都提升了。

使用貼紮後肌力之所以立即提升，據推定是因為有彈性的support tape具有提高運動中樞，脊髓運動神經元亢奮度的功效。

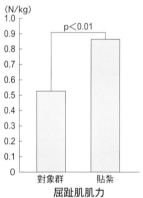

左圖：(N/kg) p<0.01 — 裸足時 貼紮時 屈拇肌肌力
右圖：(N/kg) p<0.01 — 對象群 貼紮 屈趾肌肌力

◆ 小建議

貼紮方式，從拇趾MTP關節內側，外側種子骨附近，第5MTP關節外側，各自朝著跟骨結節方向貼。貼紮產生的即時肌力增加效果，可以拿來當作針對拇趾外翻和足弓障礙之肌力強化的補強手段。另外，運用在運動場上的話，可以拿來當作控制表現的工具。

・IFH(intrinsic flexor hallucis)
　：足部內在屈拇肌
・IFD(intrinsic flexor digitorum)
　：足部內在屈趾肌

貼紮的方法和順序

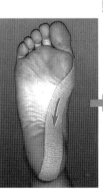
IFH為基準，從拇趾MTP關節內側到跟骨結節

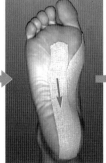
IFH為基準，從拇趾MTP關節外側到跟骨結節

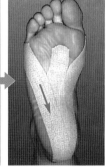
IFH為基準，從第5MTP關節外側到跟骨結節

● 可運用該知識的疾患

扁平足(p.178)、八字腳、拇趾外翻、小趾內翻、蹠骨頭痛、足底肌膜炎(p.170)、阿基里斯腱周圍發炎、脛後肌失能症、踝關節骨折(p.194, 198, 202, 206, 210, 214, 218, 222, 226, 230)、腳趾骨折。

承重時足部X光片之背面照與側面照之間的關係

承重時足部機能的改變

　　承重時足部會產生機能性的改變，為的是緩和衝擊力及有效率步行，所以要確實瞭解從後足部到前足部的力學運動連鎖反應。一般來說，承重下後足部會增加旋前負荷；中足部，足弓低下、骨外開、會往指尖方向推出去；前足部，拇趾內轉、旋後、第4、5趾外轉、旋前，藉此來吸收重量，有效分散。如果這個運動連鎖反應有一定的規則，那麼從承重X光片的背面照與側面照就可以想像得出其相互關係。而為了製作矯正鞋墊，必須先以X光片為依據算出所需的基本數據。

結果

　　以125名202足為研究對象，這125名都是至本院就診的痛性足部疾患之患者，以診斷為目的拍攝了X光片。從承重X光片背面照測量出拇趾外翻角(HVA)、M1M2角、M1M5角；從側面照依橫倉法算出t、r、c、n、l各值及距骨第1蹠骨角(TMA)(圖)，然後再求出Pearson相關係數。

　　HVA和M1M2角($r=0.736$)、M1M5角($r=0.623$)是有相關的，但是和側面照所得的各數值則沒有關連性。M1M2角和HVA、M1M5角($r=0.635$)是有相關的。M1M5角和HVA、M1M2角是有相關的，但和側面照的各值沒有關連性。TMA和t值($r=0.620$)、r值($r=0.602$)、c值($r=0.753$)、n值($r=0.749$)、l值($r=0.777$)是有相關的，但是和背面照的各值則沒有關連性。

承重姿勢下
背面照上的測量

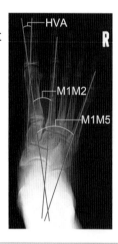

承重姿勢下側面照上的測量

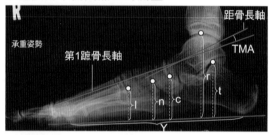

足弓係數t值 $= t / Y \times 100\%$
足弓係數r值 $= r / Y \times 100\%$
足弓係數c值 $= c / Y \times 100\%$
足弓係數n值 $= n / Y \times 100\%$
足弓係數l值 $= l / Y \times 100\%$

解釋

　　能清楚掌握承重時足部的機能變形相關知識，對於評估痛性足部疾患及治療是非常有幫助的，矯正鞋墊治療法基本上也是要依據機能變形的大小來做調整。承重X光片有助於客觀掌握足弓的情況。但是，從背面照所得的足部外開程度程度與內側縱向足弓無關，所以針對側面照與背面照分開進行檢討會比較妥當。然而實際上，就算X光片及足部拓印兩者都是正常的，卻還是動態旋後足的病例也不在少數，和靜態評估結果症狀不相符的情況也不少。以這次的結果來看，光從承重X光片要去想像足部整體的足弓構造並不是一件容易的事。

◆ **小建議**

　　針對痛性足部疾患製作矯正鞋墊時，要綜合X光片、足部拓印上的異常之處，還要結合臨床上理學檢查結果及針對動態骨列進行觀察，將所有資料總結之後再行製作。

● **可應用該知識的疾患**

　　拇趾外翻、蹠骨頭痛、Morton(摩頓氏)症(p.170)、扁平足障礙(p.178)、八字腳、拇趾種子骨障礙、脛後肌失能症等等。

5 足部拓印上的異常之處與承重足部X光攝影間的關係

作為診斷依據的足部拓印

對於扁平足障礙等一些足部疾患，足部拓印是絕對不可缺少的檢查項目之一。利用足部拓印可以客觀取得足部大致的型態、足長、足寬等資料，但是與3次元足弓構造的相關性較小，所以在整型外科領域多以承重X光片為評估時的主要依據。但另一方面，太常以X光片做為依據，病患會有輻射量的問題，且成本高又不方便，所以如果足部拓印上的異常之處和承重X光片之間的關連性受到認可的話，可以活用足部拓印，將其當作日後追蹤觀察的工具。

圖1 足部拓印之足部分類

類型A	類型B	類型C	類型D	類型E
(正常足)	(後足部旋前足)	(高弓足)	(橫弓低下足)	(扁平足)

在足部拓印的足部分類分為正常足；腳底內側往前延伸的後足部旋前足；中足部凹陷處很清楚的的高弓足；壓力集中在第2、3中蹠骨的橫弓低下足；扁平足。

結果與解釋

製作自然步行時的足部拓印，可分類為正常足(類型A)、後足部旋前足(類型B)、高弓足(類型C)、橫弓低下足(類型D)、扁平足(類型E)。從X光片背面照可以測量出拇趾外翻角(HVA)、M1M2角、M1M5角；從側面照則可以依據橫倉法來計算。類型A測量出來的數值和一般報告中所提出的正常值幾乎是一樣的，這也表示足部拓印的正確性。針對背面照，類型D和類型E的HVA和M1M5角都比較大，表示和前足部外開有所關連。而針對側面照，類型E的所有數值都偏低，從足部拓印和X光片都可判定為扁平足。類型B和類型A相比，類型B的所有數值都比類型A還要低，這表示有扁平化的傾向，類型B再和類型E相比，r值有顯著性差異，這表示後足部有旋後傾向，而且距離變成完全扁平足只有一步之差了。類型D的n值和l值都偏低，足部拓印中承重時蹠骨橫弓低下，足部拓印和X光片的結果一致。最後，類型C除了M1M5角之外，其他數值和正常足都沒有什麼不一樣，僅從足部拓印就判定為高弓足是不妥當的，必須綜合其他項目的檢查結果再下判斷。

足部拓印的優點是病患不需要曝曬在輻射線下，且較為簡便，製作拓印時多費點心思(靜態直立時、步行時、非承重時)，只要藉由觀察壓力分布與型態變化，就可以進行評估診斷。從這次的研究結果看來，足部拓印可以當作長期追蹤時的評估工具，依足部類型的變化去加以判定。

◆ 小建議

在痛性足部疾患中，如果有伴隨足弓構造低下的情形，那足部拓印就是很有效的檢查方式之一，但是在判定是否為高弓足這一部分，則需要更縝密的檢查。不過，縱使X光片正常，動態步行卻有明顯旋後現象的病例並不在少數，這就表示足部障礙並非單一，必須要綜合病患主訴、足部拓印等影像檢查，觀察動態步行等各項情報後再來思考矯正鞋墊等因應對策。

● 可應用該知識的疾患

拇趾外翻、蹠骨頭痛、Morton(摩頓氏)症(p.170)、扁平足障礙(p.178)、八字腳、拇趾種子骨障礙等等。

附錄2

6 股內側肌之肌纖維角的特徵

從臨床上來看股內側肌

股四頭肌包括四部分：股直肌、股外側肌、股內側肌和股中間肌，在針對下肢障礙進行運動治療時，股四頭肌與支撐性、可動性有著非常密不可分的關係。有報告指出臨床上常見的股內側肌萎縮和膝伸不直(extension lag)與髕骨不穩定有很大的關連性，而其因應對策往往也讓醫生和治療師深思竭慮。所以，在運動治療上，希望能先考慮到股內側肌在解剖學上的特徵後再來詳加擬定。一般而言。股內側肌分為二：終止於腱膜的纖維群與透過髕骨支持帶終止於脛骨的纖維群，後者又稱為股內側肌斜向纖維。臨床上碰到的都是股內側肌斜向纖維出問題，所以，關於這個纖維群，我們將在這裡探討其纖維角的特徵。

結果

使用解剖用大體10副膝蓋，測量股內側肌之肌纖維角(pennate angle)。在額切面上測量附著於股四頭肌腱膜最近端的肌纖維角(VM角)、附著於髕骨最近端的肌纖維角(POVM角)及附著於髕骨最遠端的肌纖維角(DOVM角)。另外也測量股外側肌的肌纖維角，當作比照組使用，附著於腱膜最近端的肌纖維角(VL角)、附著於髕骨中央部位的肌纖維角(OVL角)。在矢狀切面上測量附著於髕骨中央部位股內側肌的肌纖維角(SOVM角)及股外側肌的肌纖維角(SOVL角)。測量出來的所有角度都是與股骨長軸所形成的角的角度。額切面上的肌纖維角，VM角平均25.6度、POVM角平均32.7度、DOVM角平均40.8度，愈往遠端，形成的角就愈是鈍角。相對於VL角，VM角、POVM角、DOVM角都是鈍角；相對於OVL角，POVM角、DOVM角都是鈍角。在矢狀切面上也是，相對於SOVL角，SOVM角是鈍角。

解釋

股內側肌是屬於膝關節伸展肌，愈往遠端，肌纖維角就愈是鈍角。肌纖維角愈是呈鈍角，促使膝關節伸展運動的垂直牽引部分就會減少，內側牽引的部分就會增加(圖1)。也就是說，股內側肌斜向纖維之所以成為臨床上的問題，是因為誘發股內側肌斜向纖維的收縮與膝關節伸張展運動之向量不一致所引起的。

圖1　股內側肌斜向纖維之作用向量

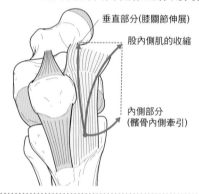

垂直部分(膝關節伸展)
股內側肌的收縮
內側部分
(髕骨內側牽引)

◆小建議

在運動治療時就從愈是遠端，肌纖維角就愈是鈍角的這一點著手，不僅要針對肌纖維角所在的小腿，還要針對有問題的部分，同時進行運動治療(圖2)。另外，在運動治療初期，於誘發肌肉收縮時，不僅於額切面上操作髕骨，也必須將矢狀切面的肌纖維角也列入考慮，搭配解剖學上的構造來進行運動治療。

圖2　肌纖維角列入考慮的股內側肌・股外側肌收縮誘發訓練

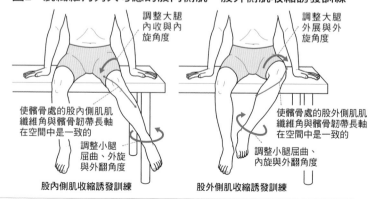

調整大腿內收與內旋角度
使髕骨處的股內側肌肌纖維角與髕骨韌帶長軸在空間中是一致的
調整小腿屈曲、外旋與外翻角度
股內側肌收縮誘發訓練

調整大腿外展與外旋角度
使髕骨處的股外側肌肌纖維角與髕骨韌帶長軸在空間中是一致的
調整小腿屈曲、內旋與外翻角度
股外側肌收縮誘發訓練

●可應用該知識的疾患

退化性關節炎(p.116)、所有的下肢骨折、膝關節韌帶損傷(p.120, 124, 128, 132, 136)、人工膝關節置換術(p.140, 144, 148)、膝關節攣縮(p.84, p.96)等，所有需要訓練股四頭肌的疾患。

蹠骨橫弓與腳趾屈肌肌力之間的關係

構成足部足弓的肌肉

足部的足弓包括三個：內側縱向足弓、外側縱向足弓和蹠骨橫足弓，使足弓在靜態時猶如樹根一樣穩固的是韌帶，但維持動態下足弓構造的則是肌肉。一般來說，足部、腳趾的屈肌群其功用是提舉足弓，其中最主要仰賴的是脛後肌的緊繃和腓長肌的緊繃。而至於腳趾的屈肌和足部內在屈肌和足弓構造又有何關連，這一部分的報告其實目前不太多。蹠骨橫弓低下會造成蹠骨頭疼痛、結硬皮和拇趾不穩定，而這些是拇趾外翻和Morton(摩頓氏)症的起因，是臨床上很常見的機能障礙之一，針對前足部障礙的運動治療，有必要從肌肉面著手。從足部拓印來觀察比較橫弓低下足與正常足的腳趾屈肌肌力之不同，比較結果如下。

結果

分為保持內側縱向足弓，腳跟離地期的壓力集中於拇趾的正常足32足與保持內側縱向足弓，腳跟離地期的壓力集中於第2、3蹠骨頭的橫弓低下足26足兩類(圖1)。使用HORGAN公司製造的MICROFET2來測量腳趾屈肌肌力。關於屈拇長肌和屈趾長肌的肌力，在踝關節最大背屈姿勢下，屈拇長肌的部分是測量拇趾IP關節的屈曲力；屈趾長肌部分則是測量第3趾的PIP關節屈曲力。關於內在屈肌肌力，在踝關節最大蹠屈姿勢下，內在屈拇肌肌力部分是測量MTP關節的屈曲力；內在屈趾肌肌力部分則是測量第3趾MTP關節的屈曲力。

屈拇長肌的肌力，正常足是2.15 ± 0.75N/kg，橫弓低下足則是1.69 ± 0.84N/kg，兩者之間有顯著性差異($p<0.05$)。屈趾長肌的肌力，正常足是0.69 ± 0.28N/kg，橫弓低下足則是0.56 ± 0.33N/kg，沒有顯著性差異。內在屈肌肌力方面，正常足的拇趾是0.83 ± 0.29N/kg，橫弓低下足的拇趾則是0.61 ± 0.24N/kg；正常足的腳趾是0.33 ± 0.15N/kg，橫弓低下足的腳趾則是0.26 ± 0.11N/kg，兩者都有顯著性差異($p<0.01$)。

圖1 橫弓低下足的足部拓印

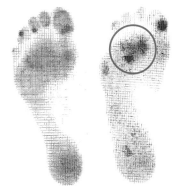

正常足　　橫弓低下足

結果的解釋

腳趾的屈肌肌力是由起始於小腿的足部外在肌肉(extrinsic muscle)與起始、終止都於足部的足部內在肌肉(intrinsic muscle)兩者共同作用而來的。屈拇長肌等足部外在肌肉會受到踝關節姿勢的影響，反之，足部內在肌肉活動時就必定不受踝關節姿勢左右。在橫弓低下的病例中，內在屈拇肌肌力及內在屈趾肌肌力皆低下，是因為受到橫弓低下要因之一的內在屈肌肌力低下的影響。承重時，拇趾的蹠骨會被強制內收，第5趾的蹠骨會被強制外展，面對這些負荷，屈拇短肌、拇趾內收肌、屈趾短肌和蚓狀肌無法控制住前足部的外闊，可以從足部拓印中看出壓力都集中在第2、3蹠骨頭上。

◆ 小建議

從足部拓印上看出壓力集中在第2、3蹠骨頭上的橫弓低下病例中，因為足部內在屈肌肌力低下，所以除了矯正鞋墊治療外，還必須針對這些肌群進行肌力強化訓練。一般最常使用的訓練方法就是腳趾抓毛巾運動，但是踝關節要採取什麼樣的姿勢，這也是重點所在，採取踝關節最大蹠屈姿勢的話，可以有效運動到足部內在屈肌，但如果採取背屈姿勢的話，則可以運動足部外在肌肉。所以，訓練之前要先確定目標再開始執行。

● 可應用該知識的疾患

拇趾外翻、蹠骨頭痛、Morton(摩頓氏)症(p.170)、扁平足障礙(p.178)、八字腳、拇趾種子骨障礙等等。

膝關節周圍的黏液囊

滑液囊位於人體組織間最容易發生機械式摩擦壓力的部位，最大功能是減少組織間的摩擦係數。人體中最大的黏液囊是肩峰下黏液囊，負責使棘上肌的滑動更加圓滑，這個部位如果發生沾黏，就會引發嚴重的肩關節障礙。在膝關節具代表性的黏液囊有，提高髕骨滑動的髕上滑液囊，提高鵝足滑動性的鵝足滑液囊，另外，終止於膝關節周圍的肌肉‧肌腱也附著不少黏液囊。針對膝關節的攣縮進行治療時，伸展結構的伸展性如果也能針對運動時組織間的滑動性進行改善，治療成效肯定會更好。

結果

觀察部位是股內側肌斜向纖維的內側及從股內側肌斜向纖維繼續延伸的髕骨內側支持帶縱向纖維與膝關節囊的中間。股內側肌斜向纖維的內側有個大範圍的黏液囊(圖1a)，膝關節運動時，黏液囊就會發揮其滑動結構的功能。髕骨內側支持帶與膝關節囊的中間也有個皺摺狀的黏液囊存在。非常具有光澤，以手指觸摸表面，摩擦力非常低(圖1b)。

圖1 髕骨內側支持帶周圍的黏液囊

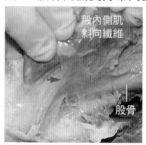
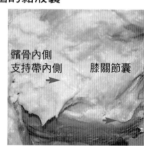

a. 位於股內側肌斜向纖維內 側的大範圍黏液囊

b. 位於髕骨內側支持帶與膝 關節囊中間的黏液囊

位於股內側斜向纖維內側的黏液囊範圍很大(a箭頭)，可以想像得到，當膝關節運動時，是負責擔任肌肉與其他組織間的滑動結構。髕骨內側支持帶與膝關節囊之間也有個皺摺般的黏液囊(b箭頭)，同樣也是負責滑動的功能。

解釋

一般膝關節的外科手術，開刀入口不是在前方就是在內側，因為經過髕骨內側支持帶，所以從發炎到修復過程完成，這個區域是非常容易產生沾黏。舉例來說，如果從股內側肌斜向纖維到髕骨支持帶這中間產生沾黏，那就會妨礙髕骨自身往遠端的移動(圖2a)；如果是髕骨韌帶部位的髕骨內側支持帶產生沾黏的話，就會妨礙內側副韌帶(MCL)往後方移動(圖2b)。換言之，若能預防這些部位的沾黏，就可以儘早恢復膝關節屈曲可動範圍(ROM)。

圖2 依沾黏部位的不同，屈曲受限的程度也不同

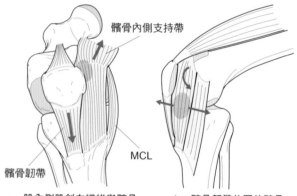

a. 股內側肌斜向纖維與髕骨 內側支持帶之間的沾黏

b. 髕骨韌帶位置的髕骨 內側支持帶的沾黏

如果從股內側肌斜向纖維到髕骨支持帶這中間產生沾黏，那就會妨礙髕骨自身往遠端的移動，屈曲就會受到限制。如果是髕骨韌帶部位的髕骨內側支持帶產生沾黏的話，隨著膝關節屈曲而內側副韌帶(MCL)會往後移動的運動模式就會受到阻礙，屈曲ROM也就會跟著受到限制。

◆ 小建議

膝關節周圍外傷及TKA等術後，依預防髕骨內側支持帶周圍沾黏程度的不同，之後屈曲ROM恢復程度也會受影響。髕骨內側支持帶在於股內側肌斜向纖維的纖維束，不僅要以他動方式幫忙伸展，術後初期的股四頭肌收縮訓練，特別是以股內側肌斜向纖維為主的肌肉收縮訓練，對髕骨內側支持帶來說都是非常重要的運動治療。

● 可應用該知識的疾患

膝關節周圍外傷(含韌帶損傷‧骨折)、TKA術後病例(p.140, 144, 148)、退化性膝關節炎(p.100, 116)、關節鏡下手術後(p.48)等等。

文獻

髖關節

1 ·· p.2-5

1) 川谷義行, 松田芳郎, 中山温広, ほか：梨状筋症候群の診断と病因－骨盤出口症候群の呼称の提唱－. 西日本脊椎研究会誌, 24(2)：255-261, 1998.
2) 久保伸之, 行岡正雄, 水島真澄, ほか：腰部疾患を合併した梨状筋症候群. 中部整災誌, 47：1307-1308, 2004.
3) 朝田滋貴, 板金寛昌, 野中藤吾, ほか：解剖学的破格を伴った梨状筋症候. 臨整外, 34(12)：1535-1537, 1999.
4) 萬納寺毅智：梨状筋症候群. 整・災外, XXV. 12：1759-1763, 1982.
5) Beaton LE：The sciatic nerve and the piriformis muscle：Their interrelation-a possible cause of coccygodynia, J Bone Joint Surg, 20：686, 1938.
6) Freiberg AH：Sciatic pain and its relief by operations on muscle and fascia. Arch Surg, 34：337, 1937.
7) Pace JB：Piriform syndrome, West J Med, 124：435, 1976.
8) Kapandji IA：カパンディ 関節の生理学II 下肢 原著第5版, 医歯薬出版, 2001.
9) Netter FH：ネッター解剖学アトラス, 南江堂, 2004.
10) Robinson DR：Piriformis syndrome in relation to sciatic pain. Acta Anat, 105：181-187, 1979.

2 ·· p.6-9

1) 北 純：関節部骨折 その2. 大腿骨頸部骨折－血行状態と病理, 骨折・外傷シリーズ5, p148-154, 南江堂, 1987.
2) 北 純, ほか：大腿骨頸部骨折における骨頭の血行状態と病理組織像. MB Orthop, 6：5-11, 1988
3) Ward FO：Human anatomy, Renshaw, London, 1838.
4) 野々宮廣章, ほか：大腿骨頸部内側骨折に対するハンソンピンシステムによる治療経験. 骨折, 23：389-393, 2001.
5) 熊谷匡晃, ほか：大腿骨頸部骨折に対する術式の違いによる短期成績について. PTジャーナル, 39：1023-1027, 2005.
6) 林 典雄：運動療法のための機能解剖学的触診技術 下肢・体幹, p20, メジカルビュー社, 2006.
7) 山野賢一, ほか：大腿骨頸部内側骨折術後のMRIにおけるband patternの検討. 骨折, 17：398-403, 1955.
8) 川嶋禎之, ほか：股関節. 関節外科, 9：113-125, 1990.

3 ·· p.10-13

1) 三木秀宣, ほか：人工股関節置換術後の脱臼と対策－コンピュータ支援技術を用いた新しい脱臼治療の展開. 関節外科, 26(12)：36-42, 2007.
2) 岡野邦彦, ほか：骨盤傾斜とTHA術後脱臼. 関節外科, 25(4)：67-72, 2006.
3) 原 俊彦, ほか：大腿骨頚部内側骨折に対するBipolar型人工骨頭置換術. MB Orthop, 16(12)：47-55, 2003.

4) 富田勝郎：整形外科放射線診断学, p174, 南江堂, 1994.
5) 三木堯明：骨折と外傷, p339-353, 金芳堂, 2005.
6) 島津 晃, ほか：アルミナ・セラミック・バイポーラ型人工骨頭置換術の臨床成績. 関節外科, 11(8)：75-84, 1992.
7) 浅田莞爾, ほか：アルミナ・セラミック・バイポーラ型人工骨頭における外骨頭の強度. 関節外科, 11(8)：33-46, 1992.
8) 林 典雄, ほか：大腿骨頚部内側骨折. PTジャーナル, 39(1)：13-20, 2005.

4 ·· p.14-17

1) Nakamura S, et al：Primary osteoarthritis of the hip joint in Japan. Clin Orthop Relat Res, 241：190-196, 1989.
2) 後藤英司：姿勢と股関節症の進展(シンポジウム)－Hip-Spine Syndrome－研究助成金による研究成果報告. 日本股関節研究成果報告, p19-23, 2002.
3) 宮城島純：発育期股関節のバイオメカニクス. 図説整形外科 先天性股関節脱臼・臼蓋形成不全, p36-41, メジカルビュー社, 1990.
4) 大谷卓也, ほか：末期股関節症に対する筋解離術後のX線学的長期経過 自然経過例との比較検討. 臨整外, 39：921-926, 2004.
5) 藤井克之, 大谷卓也：変形性股関節症に対するオマリー変法筋解離術の長期成績. 臨整外, 38：1287-1293, 2003.
6) 林 典雄：運動療法のための機能解剖学的触診技術 下肢・体幹, p148-152, メジカルビュー社, 2006.

6 ·· p.22-25

1) 長谷川幸治(著), 岩田 久(監修)：よくわかる股関節の病気, 名古屋大学出版会, 1993.

7 ·· p.22-25

1) Sharp IK：Asetabular dysplasia. The asetabular angle. J Bone Joint Surg Br, 43：268-272, 1961.
2) Wiberg G：Studies on dysplastic asetabula and congenital subluxation of the hip joint. Acta Chir Scand(Suppl), 83：1-130, 1939.
3) Trendelenburg F：Ueber den Gang bei angeborener Huftgelenksluxation, Dtsch M, ed Wochenschr 21, p21-24, 1895.
4) 中野 隆：末梢神経系の機能解剖. 理学療法, 24(8)：1130-1140, 2007.
5) Viel E：PNF－神経筋促通手技, p101-104, 医歯薬出版, 1985.
6) Berry DJ：Unstable total hip arthroplasty. Detailed overview. Instr Course Lect, 50：265-274, 2001.
7) Hardinge K：The direct lateral approach to the hip. J Bone Joint Surg, 64-B：17-19, 1982.
8) Dall D：Exposure of the hip by anterior osteotomy of the greater trochanter. J Bone Joint Surg, 68-B：382-386, 1986.
9) Blanchard J：Prevention of deep-vein thrombosis

after total knee replacement. Randomised comparison between a low-molecular -weight heparin and mechanical prophylaxis with a foot-pump system. J Bone Joint Surg, 81-B：654-659, 1999.

10) Virchow RLK：Gesammelte Abhandlungen zur wissenschaftlichen Medizin. Meidinger & Sohnu, 1856.

11) 玉井　昭：転子間骨切り術. 図説整形外科診断治療講座 第16巻 変形性股関節症, p126-139, メジカルビュー社, 1990.

8 .... p.30-33

1) 川嶋禎之, ほか：股関節. 関節外科, 9：113-125, 1990.

2) 茂呂　徹, ほか：寛骨臼回転骨切り術. 整・災外, 44：637-642, 2001.

3) Eyring EJ, Murray WR：The effect of joint position on the pressure of intraarticular effusion. J Bone Joint Surg, 46-A, 1235-1241, 1964.

4) 古川良三, ほか：和式日常生活動作(ADL)と股関節可動域について－Electrogoniometerによる健常者の分析－. 理・作・療法, 13：177-185, 1979.

5) Carmine D, et al：Gray's anatomy. 30th American ed, Lea＆Febiger, Philadelphia, 390-397, 1985.

6) Johnston RC, et al：Hip motion measurements for selected activities of daily living. Clin Orthop, 72：205-215, 1970.

7) 対島栄輝：下肢関節疾患の理学療法－下肢関節障害のADL, p124-134, 理学療法MOOK, 三輪書店, 2001.

9 .... p.34-37

1) 三木克明：整形外科Reference 骨折と外傷, p386, 金芳堂, 2005.

2) 林　典雄：運動療法のための機能解剖学的触診技術 下肢・体幹, p83・164, メジカルビュー社, 2006.

膝關節

1 .... p.44-47

1) 奥村　博, ほか：脛骨外側プラトー骨折の治療成績. 整・災外, 29：817-823, 1986.

2) Hohl M, et al：Fractures of the tibial condyle. J Bone Joint Surg, 38-A：1001-1018, 1956.

3) Hohl M：Tibial condyle fractures. J Bone Joint Surg, 49-A：1455-1467, 1967.

4) Kurosawa H, et al：Geometry and motion of the knee for implant and orthotic design. J Biomech, 18：487-499, 1985.

5) 中川　滋, ほか：MRIを用いた膝関節の運動解析. 日臨バイオメカ学会誌, 21：193-196, 2000.

6) 赤居正美：運動療法による予防と治療. 総合リハ, 34：663-666, 2006.

2 .... p.48-51

1) 古賀良生, 大森豪, 瀬川博之：膝関節拘縮の病態と関節受動術. MB Orthop, 15(10)：15-20, 2002.

2) 須田康文, 松本秀男, 大谷俊郎：膝関節拘縮に対する

鏡視下授動術. MB Orthop, 15(10)：23-28, 2002.

3) 大森　豪：鏡視下関節授動術. 整形外科, 57(8)：1085-1090, 2006.

4) 大森俊行, 大谷卓也, 小牧宏和, ほか：術後膝関節拘縮に対する早期授動術の検討. 整形外科, 56(2)：137-140, 2005.

5) 佐々木俊二, 船岡信彦, 栗田良次, ほか：関節鏡視下膝関節授動術. 別冊整形外科22, p192-197, 南江堂, 1992.

6) 松本秀男, 冨士川恭輔, 竹田　毅：膝関節拘縮に対する授動術について. 別冊整形外科22, p198-202, 南江堂, 1992.

7) Wang J-H, Zhao J-Z, He Y-H：A new treatment strategy for sever arthrofibrosis of the knee. J Bone Joint Surg, 89-A：93-102, 2007.

8) 林　典雄：運動療法のための機能解剖学的触診技術 下肢・体幹, p82-84, メジカルビュー社, 2006.

9) 林　典雄：運動療法のための機能解剖学的触診技術 下肢・体幹, p170, メジカルビュー社, 2006.

10) 松井宣夫, 小林正明：カラーイラスト下肢手術完全マスター(松井宣夫, 立石博臣, 編), p162-169, メジカルビュー社, 2005.

11) 古賀良生：整形外科：痛みへのアプローチ－膝と大腿部の痛み(鳥巣岳彦, 編), p222-224, 南江堂, 2004.

3 .... p.52-55

1) Muller ME, et al：The comprehensive classification of fractures of long bone, Springer-Verlag, 1990.

2) 高平尚伸, 新藤正輝：大腿骨顆部・顆上骨折の分類. MB Orthop, 14：1-7, 2001.

3) 田中　正, 金山竜沢：プレートおよびDCSによる治療, アプローチの方法. MB Orthop, 14：16-23, 2001.

4) 生田拓也, 坂口　満：大腿骨遠位端骨折. 整・災外, 39：349-356, 1996.

5) 吉田健治, 山下　寿, 後藤琢也：大腿骨遠位部骨折の手術療法成功のポイント. 整・災外, 44：555-561, 2001.

6) 笘野　稔：大腿骨骨幹部・顆部骨折の整形外科的治療法と理学療法. PTジャーナル41, 983-989, 2007.

7) 野本　聡：大腿骨顆部・顆上骨折の手術法の選択－プレート法か逆行性髄内釘か－. MB Orthop, 14：37-44, 2001.

8) 澤口　毅：高齢者の大腿骨顆部・顆上骨折の治療. MB Orthop, 14：58-64, 2001.

9) 笹重善朗, 藤本英作：膝周辺の骨折と治療方法(鏡視下手術を含む). MB Orthop, 18：68-79, 2005.

10) 佐藤　徹：大腿骨顆部・顆上骨折の手術療法－プレート法－. MB Orthop, 16：1-11, 2003.

4 .... p.56-63

1) 横山一彦, ほか：長幹骨骨折に対する髄内釘ねじ横止め法－下肢長幹骨骨折を中心に－. 整・災外, 40：1125-1136, 1997.

2) 山野慶樹, 編：骨折と外傷治療の考え方と実際, 金原出版, 1996.

3) キャンベル整形外科手術書 7 原著第10版, エルゼビア・ジャパン, 2004.

4) 飯田二：大腿骨骨幹部骨折に対するKüntscher原法の成績と限界. MB Orthop, 10(1)：1-8, 1997.

5) 清水弘之, ほか：大腿骨骨幹部骨折に対する髄内釘横止め法の成績と限界. MB Orthop, 10(1)：17-24, 1997.

6) 糸満盛憲：大腿骨骨幹部骨折の閉鎖性髄内釘による治療, MB Orthop, 5：41‐48, 1992.

5 .... p.60-63

1) Schunke M, Schulte E, Schumacher U：プロメテウス 解剖学アトラス(坂井建雄, ほか), p396-401, 医学書院, 2007.

2) Meyers MH, McKeever FM：Fracture of the intercondylar eminence of the tibia. J Bone Joint Surg, 41-A：209, 1959.

3) 林 典雄：運動療法のための機能解剖学的触診技術 下肢・体幹, p81-90, メジカルビュー社, 2006.

4) 林 典雄：膝関節拘縮に関する運動療法の考え方～膝関節伸展機構との関連を中心に～. The Journal of Clinical Physical Therapy, 8：1-11, 2005.

5) 松本裕司：ギプス固定中より運動療法を実施し得た膝関節周辺骨折の2症例～膝蓋骨の可動性がその後の可動域獲得に及ぼす影響～. 愛知県理学療法士会誌, 17(2)：40-41, 2005.

6 .... p.64-67

1) Aglietti P, et al：Patellar pain and incongruence. 1：Measurement of incongruence. Clin Orthop, 176：217-224, 1983.

2) Insall JN, et al：Patella position in the normal knee joint. Radiology, 1971.

3) 黒川高秀, 総編集：局所解剖とバイオメカニクス. 整形外科手術 第5巻 膝関節の手術, p14, 中山書店, 1995.

4) 前 達雄, ほか：膝蓋大腿関節のバイオメカニクス. 関節外科, 25(11)：24(1148), 2006.

5) 冨士川恭輔, ほか：膝関節のバイオメカニクス. 関節外科, 16(3)：71(319), 1997.

6) 遠山晴一, 安田和則：靭帯の修復メカニズム. 整・災外, 48：417-422, 2005.

7 .... p.68-71

1) 森川圭三, 佐藤啓二：膝蓋骨骨折－tension band wiring法－. MB Orthopedics, 14：165-172, 2001.

2) ジョセフ・シャツカー：膝蓋骨骨折. 骨折 理論的治療と実際(平澤泰介, 監訳), p289-292, シュプリンガー・フェアラーク東京, 1989.

3) 衣笠清人：膝蓋骨骨折, 救急医学, 24：348-351, 2000.

4) 松元 司, 田名部誠悦：膝蓋骨骨折. 整・災外, 29：57-63, 1986.

5) 冨士川恭輔：外傷/骨折・脱臼. 図説膝の臨床(冨士川恭輔, 編), p141-145, メジカルビュー社, 1999.

6) 冨士川恭輔：膝蓋骨骨折. 骨折・脱臼(冨士川恭輔, 編), p787-797, 南山堂, 2000.

7) 中川研二：膝蓋骨骨折, NEW MOOK整形外科No.8下肢の外傷, p179-187, 金原出版, 2000.

8 .... p.72-75

1) 新藤正輝, 田中啓司, 糸満盛憲：開放骨折の初期治療の考え方と実際. 整・災科, 40：1137-1145, 1997.

2) 塚原隆司, 大橋俊郎：開放骨折の治療. 整・災外, 44：325-330, 2001.

3) 佐々木 孝：感染症を合併した骨折の治療. 整・災外, 44：331-336, 2001.

9 .... p.76-79

1) 松井宣夫：研修医のための整形外科救急外傷ハンドブック, p187-190, メジカルビュー社, 2003.

2) Evans EB, et al：Experimental immobilization and remobilization of rat knee joints. JBJS, 42-A：737-758, 1960.

3) 八百坂沙：長期固定による膝関節拘縮の発生と修復に関する実験的研究. 日整会誌, 40：431-453, 1966.

4) 安藤徳彦：関節拘縮の発生機序. 総合リハ, 5：1005-1012, 1977.

5) 沖田 実：関節の固定肢位の違いが筋線維ならびに筋内膜コラーゲン線維におよぼす影響. 理学療法学, 25：128-133, 1998.

6) 神中正一：神中整形外科学, p150, 南山堂, 1964.

10 .... p.80-83

1) 横山一彦, ほか：同側下肢大腿骨・下腿骨複合骨折 (floating knee)の治療戦略. MB Orthop, 16(10)：50-59, 2003.

2) Lundy DW, Johnson KD："Froating knee" injuries：ipsilateral fractures og the femur and tibia. J Am Acad Orthop Surg, 9：238-245, 2001.

3) 栄枝裕文, ほか：floating knee骨折の合併損傷と治療. 整形外科, 49(7)：765-769, 1998.

4) 橋本貴幸, ほか：floating knee fracture(Fraserの分類：I型)の理学療法を経験して. 整形外科リハビリテーション研究会誌, 9(9)：101-104, 2006.

5) 三木堯明：整形外科Reference 骨折と外傷 第2版, 金芳堂, 2005.

6) Karlstrom G, Olerud S：Ispilateral fracture of the femur and tibia. J Bone Joint Surg, 59-A：240-243, 1977.

7) 田村 清, ほか：同一下肢複合骨折の合併症と後遺症. 整・災外, 33：299-307, 1990.

8) 中村秀明, ほか：floating knee fractureの治療. 整・災外, 33：254-262, 1990.

9) 青柳孝一, ほか：同側大腿骨, 下腿骨幹部骨折の治療経験. 整形外科, 40(5), p695-703, 1998.

10) Fraser RD：Ipsilateral fracture of the femur and tibia. J Bone Joint surg, 60-B：510-515, 1978.

11) 長尾憲孝, ほか：最近経験したfloating knee fracture. 整・災外, 34：1215-1218, 1991.

12) 平澤精一, ほか：若年者における多発骨折症例の検討. 整・災外, 28：823-828, 1985.

11 .... p.84-87

1) ヴェルナー・ミュラー：膝 形態・機能と靭帯再建術, p87, シュプリンガー・フェアラーク東京, 1987.

2) 林　典雄：運動療法のための機能解剖学的触診技術 下肢・体幹, p79, メジカルビュー社. 2006.

12 ──────────────────────── p.88-91

1) 福林　徹：大腿の外傷・障害に対する理学療法 基本的な処方の仕方. 臨スポーツ医 臨時増刊号10, 235-238, 1993.
2) 松田直樹, 間瀬泰克, 下條仁士：大腿の外傷・障害に対する理学療法 大腿部打撲. 臨スポーツ医 臨時増刊号10, 239-242, 1993.
3) 神谷成人：筋原性疼痛に対する寒冷療法. 理学療法, 18：500-506, 2001.
4) 清家　渉：RICE療法の意義について. 臨スポーツ医, 14：561-565, 1997.
5) 櫻庭景植：スポーツ傷害に関する痛み. ペインクリニック, 25：1319-1334, 2004.
6) 吉松俊紀：スポーツの痛みと寒冷療法. ペインクリニック, 25：747-753, 2004.
7) Torg JS, Vegso JJ, Torg E：スポーツ外傷・傷害のリハビリテーション(大畠　裏, 監訳), p107-127, 医学書院, 1990.
8) 嶋田智明：寒冷療法. 物理療法マニュアル, p41-82, 医歯薬出版株式会社, 1997.

13 ──────────────────────── p.92-95

1) Saupe E：Beitrag zur Patella. Fortschr Rontgenster, 28：37-41, 1921.
2) Schlatter C：Verletzungen des schnabelformigen Fortsatzes der oberen Tibiaepiphyse. Burn Beiter Klin Chir, 38：874-887, 1903.
3) 寺山和雄：整形外科痛みへのアプローチ2 膝と大腿部の痛み 第4版, p143, 南江堂, 2002.
4) Odermatt W：Zwei-und Mehrteilung der Patella. Schweiz Med Wschr, 52：1263-1264, 1921.
5) 篠原裕治：分裂膝蓋骨の治療. MB Orthop, 6：41-47, 1993.
6) 菱沢利行：外科的治療を要した有痛性分裂膝蓋骨. 整形外科, 33(11)：1287-1290, 1982.

14 ──────────────────────── p.96-99

1) 格谷義徳：深屈曲に対応する人工膝関節のインプラントデザイン－正常膝での深屈曲の解析を基に－. 整・災外, 47(2)：129-135, 2004.
2) 橋本貴幸：膝関節伸展拘縮に伴う深屈曲可動域制限の特異的所見と理学療法. 理学療法学, 32(2)：183, 2005.
3) 浅野昭裕：深屈曲域へのアプローチ－脛骨高原骨折の一症例－. 整形外科リハビリテーション研究会誌, 8(8)：50-52, 2005.

15 ──────────────────────── p.100-103

1) 寺山和雄, 辻　陽雄, 監訳：膝関節. 整形外科医のための手術解剖学図説 原著第3版, p493-561, 南江堂, 2005.
2) 黒坂昌弘, 岩谷　力, 別府諸兄：手術療法. 標準整形外科学 第8版, 医学書院, p140-159, 2002.

3) 貴島　稔：関節鏡システムおよび基本手技(鏡視法). 整形外科関節鏡マニュアル 膝関節鏡, p2-11, メジカルビュー社, 1998.
4) 松末吉隆：膝関節における鏡視下手術の適応と期待される効果. 骨・関節・靱帯, 17：241-251, 2004.
5) 内尾祐司, 越智光夫：関節鏡視下手術, MB Orthop, 16：41-48, 2003.
6) 岡本連三, ほか：変形性膝関節症における膝蓋大腿関節の処置. 整・災外, 34：1509-1515, 1991.
7) 赤羽根良和, ほか：変形性膝関節症における階段降段時痛とその対応について. 整形外科リハビリテーション研究会誌, 8：53-56, 2005.
8) 赤羽根良和, ほか：Infra patella tissueに由来する疼痛の解釈とその対策, 整形外科リハビリテーション研究会誌, 7：12-14, 2004.
9) 林　典雄：運動療法のための機能解剖学的触診技術 下肢・体幹, p154-190, メジカルビュー社, 2006.
10) 山下敏彦, ほか：腰椎椎間関節における機械的感覚受容器の生理学的特性. 関節外科, 7：33-40, 1999.
11) 林　典雄：運動療法のための機能解剖学的触診技術 下肢・体幹, p173-190, メジカルビュー社, 2006.
12) 林　典雄, 鵜飼建志, 禹　誠殊, ほか：膝関節拘縮の観点よりみた内側膝蓋支帯と膝関節包間の滑液包の存在意義について. 整形外科リハビリテーション研究会誌, 4：5-8, 1998.
13) 鵜飼健志, ほか：下腿外旋制動目的のテーピングが内側広筋斜走線維に及ぼす影響について. 整形外科リハビリテーション研究会誌, 6：44-47, 2000.
14) 岡本連三, ほか：変形性膝関節症における膝蓋大腿関節の処置. 整・災外, 34：1509-1515, 1991.

16 ──────────────────────── p.104-107

1) 林　典雄：運動療法のための機能解剖学的触診技術 下肢・体幹, p91-95, メジカルビュー社, 2005.
2) 増島　篤：整形外科的検査. 臨床スポーツ医学, 7：119-123, 1990.
3) 浦辺幸夫：腸脛靱帯炎, 鵞足炎. 臨スポーツ医, 10：328-332, 1993.

17 ──────────────────────── p.108-111

1) Watanabe Y, Moriya H, Takahashi K, et al：Functional anatomy of the posterolateral structures of the knee. Arthroscopy, 9：57-62, 1993.
2) Kaneda T, Moriya H, Takahashi K, et al：Experiment study on external tibial rotation of the knee. Am J Sports Med, 25：796-800, 1997.
3) Grood ES, Stowers SF, Noyes FR：J Bone Joint Surg Am, 70(1)：88-97, 1988.

18 ──────────────────────── p.112-115

1) Osgood RB：Lesions of the tibial tubercie occurring during adolescence. Boston Med Surg J, 148：114-117, 1903.
2) Schlatter C：Verletzungen des Schnabelformigen Fortsatzes der Oberen Tibiaepiphyse. Beitr Klin Chir, 38：874-887, 1903.

3) Ogden JA, et al：Osgood-Schlatter's disease and tibial tuberosity development. Clin Orthop, 116：180-189, 1976.

4) 平野　篤, ほか：オスグッドシュラッター病の診断と治療. MB Orthop, 15(6)：18-23, 2002.

5) Micheli：Overgrowth syndrome：1983.

19 ....p.116-119

1) Kellgren JH, Lawrence JS：Osteo-arthrosis and disk degeneration in an urban population. Ann Rheum Dis, 17：388-397, 1958.

2) 腰野富久：膝関節. 関節外科, 9：127-151, 1990.

3) 齋藤知行, 高橋　晃：膝関節変性疾患の画像診断. MB Orthop, 17(1)：51-59, 2004.

4) 熊谷匡晃, 岸田敏嗣：変形性膝関節症(保存療法)の診かたと治療のコツ. 整形外科リハビリテーション研究会誌, 9：3-6, 2006.

5) 赤羽根良和, 林　典雄, ほか：変形性膝関節症における階段昇降時痛とその対応について. 整形リハ研究会誌, 8：53-56, 2005.

6) 岩谷　力：変形性膝関節症の保存的治療ガイドブック, p22-23, メジカルビュー社, 2005.

7) 腰野富久：膝診療マニュアル, p177, 医歯薬出版, 1992.

20 ....p.120-123

1) 黒澤　尚：膝関節部 総論. スポーツ外傷学 IV 下肢, p58-60, 医歯薬出版, 2001.

2) 濱田雅之, 史野根生：膝関節部 バイオメカニクス(靭帯および半月の機能). スポーツ外傷学 IV 下肢, p62-66, 医歯薬出版, 2001.

3) 河野卓也：膝関節部 靭帯損傷 前十字靭帯損傷(B). スポーツ外傷学 IV 下肢, p80-96, 医歯薬出版, 2001.

4) 森田定雄：前十字靭帯損傷とバイオメカニクス. 理学療法MOOK 8下肢関節疾患の理学療法, p52-63, 三輪書店, 2002.

5) 川島敏生：前十字靭帯再建術後の理学療法. 理学療法MOOK 8下肢関節疾患の理学療法, p116-123, 三輪書店, 2002.

6) 吉矢晋一, 黒澤昌弘：骨付き膝蓋腱を用いた前十字靭帯再建術とスポーツ復帰. 臨スポーツ医, 18：541-544, 2001.

7) 濱田雅之, 史野根生：ハムストリング筋腱を用いた前十字靭帯再建術の現状とスポーツ復帰. 臨スポーツ医, 18：545-550, 2001.

8) 丸山祐一郎, 一青勝雄, 佐藤公一, ほか：骨片付き膝蓋腱による膝前十字靭帯再建術の膝蓋大腿関節への影響. 整・災外, 41：339-346, 1998.

9) 前田　朗, 堀部秀二, 中村憲正, ほか：自家腱移植による前十字靭帯再建術－膝蓋腱vs半腱様筋腱－. 整・災外, 37：1341-1347, 1994.

10) 西野章江, 牧原由紀子, 福林　徹, ほか：膝屈筋腱を使用したACL再建術後の膝関節深屈曲位における筋力低下. 臨スポーツ医, 22：273-281, 2005.

11) 前田　朗, 史野根生, 前　達雄, ほか：ACL再建術移植腱の選択と再建方法. 臨スポーツ医, 22：247-255, 2005.

12) 津田英一, 石橋恭之, 岡村良久：ACL損傷－その指導－. 臨スポーツ医, 22：225-232, 2005.

13) 三木英之：非接触型膝前十字靭帯損傷のメカニズム. 整・災外, 46：1247-1254, 2003.

21 ....p.124-127

1) 前十字靭帯(ACL)損傷診療ガイドライン, 南江堂, 2006.

2) 腰野富久：膝触診マニュアル, p92-100, 医歯薬出版社, 2001.

3) 冨士川恭輔, 松本秀男：膝関節靭帯の機能解剖と不安定性の病態. 整・災外, 39：371-380, 1996.

4) 橋本貴幸, ほか：ACL再建術後の理学療法プロトコール. 理学療法学, 33(2)：205, 2006.

5) ブロウツマン SB：リハビリテーションプロトコール, p194-257, 医学書院MYW, 1998.

6) Bousquet G, ほか：図解・膝の機能解剖と靭帯損傷, p104-113, 協同医書出版社, 1995.

7) 宗田　大：実践すぐに役立つ膝靭帯損傷診断・治療マニュアル, p36-52, 全日本病院出版会, 2006.

8) 遠山晴一, 安田和則：膝靭帯手術後の運動療法－前十字靭帯再建術－. 整形外科運動療法実践マニュアル, p91-95, 全日本病院出版会, 2002.

22 ....p.128-131

1) Warren LF, et al：The supporting structures and layerson the medial side of the knee. J Bone Joint Durg, 61-A：56-62, 1979.

2) Hughston JC, et al：The role of the posterior oblique ligament in repairs of acute medical(collateral)ligament tears of the knee. ibid, 55-A：923-940, 1973.

3) 林　典雄：膝関節拘縮に対する運動療法の考え方～膝関節伸展機構との関連を中心に～. The Journal of Clinical Physical Therapy, 8：1-11, 2005.

4) 正田悦郎, ほか：靭帯損傷・その他4. 膝関節内側副靭帯損傷の診断と治療. 整形外科, 46(8)：1049-1054, 1995.

23 ....p.132-135

1) 緒方公介：後十字靭帯再建のバイオメカニクス. 骨・関節・靭帯, 2(9)：1989.

24 ....p.136-139

1) 鳥巣岳彦：膝と大腿部の痛み, p16, 37, 南江堂, 1996.

2) 小島博嗣, ほか：Anterior knee painの検討 膝蓋骨の可動域を中心に. 中部整災誌, 38(1)：133-134. 1995.

3) 森雄二郎：Anterior knee painその分類と病態. Orthopeadica, 6(3)：57-62, 1993.

4) 須田康文, ほか：膝関節後外側回旋不安定性の病態に関する生体力学的研究. 東京膝関節学会誌, 20：134-137, 2000.

5) 高井信朗：膝蓋大腿関節のバイオメカニクス. 関節外科, 15(5)：16-25, 1996.

6) Wiberg G：Roentgenographic and anatomic studies on the patello-femoral joint. With special reference to

condromalacia patellae. Acta Orthop Scand, 12：319-410, 1941.

7) 川野哲英：運動機構からみた好ましい動作とは. 関西理学, 2：17-24, 2002.

8) 高倉義典：整形外科：痛みへのアプローチ 下腿と足の痛み, p190, 南江堂, 2004.

26 ···p.144-147

1) 富田直秀：人工膝関節の工学デザインの限界と可動性. 関節外科, 23(7)：17-22, 2004.

2) 石井隆雄, ほか：TKAの術後可動域を左右する因子の検討. 関節外科, 23(7)：24-30, 2004.

3) 永嶺隆二, ほか：TKAの可動域とPCL(温存か否か). 関節外科, 23(7)：31-36, 2004.

4) 赤木将男：深屈曲を考慮した人工膝関節のデザインー後方安定型についてー. 関節外科, 23(7)：59-66, 2004.

5) 小堀　眞：mobile bearing型LCS人工膝関節の可動域. 関節外科, 23(7)：68-75, 2004.

6) 格谷義徳：mobile bearing人工膝関節(MBK)の今後の展望. 関節外科, 24(12)：78-83, 2005.

27 ···p.148-151

1) 龍　順之助, 山本一樹：再置換の考え方と機種の選択. 人工膝関節置換術ー基礎と臨床ー, p488-494, 文光堂, 2005.

2) 宗田　大：展開が困難な症例. 人工膝関節置換術ー基礎と臨床ー, p219-224, 文光堂, 2005.

3) 勝呂　徹：人工膝関節再置換術. 人工膝関節置換術［TKA］のすべてー安全・確実な手術のためにー, p244-251, メジカルビュー社, 2007.

4) 石井隆雄, 龍　順之助：人工膝関節置換術後感染の危険因子と治療法. 整形外科, 55(8)：1015-1021, 2004.

5) 豊田　宏, ほか：抗生物質入り人工関節型骨セメントを人工膝関節全置換術後感染治療に用いた1例. 整形外科, 54(10)：1308-1311, 2003.

6) 大槻亮二, 豊島良太：感染人工関節に対するセメントスペーサーを用いた二期的再置換術. 日本骨・関節感染症研究会雑誌, 19：116-119, 2005.

28 ···p.152-155

1) 野村栄貴：膝蓋骨脱臼における内側膝蓋大腿靭帯の意義. 整形外科, 53：1-7, 2002.

2) 中川研二：膝蓋骨脱臼. MB Orthop, 13(1)：44-50, 2000.

3) 三岡智規：膝蓋骨不安定症ー膝関節伸展位付近で膝蓋骨が内外側に不安定なものの病態およびその治療についてー. MB Orthop, 13(1)：37-43. 2000.

4) 竹内良平：膝蓋骨脱臼・亜脱臼と膝蓋大腿関節のアライメント異常. 関節外科, 15(5)：30-36, 1996.

5) 林　典雄：内側広筋における筋線維角の特徴. 理学療法学, 26(7)：289-293, 1999.

6) 鵜飼建志, ほか：下腿外旋制動目的のテーピングが内側広筋斜走線維に及ぼす影響について. 整形外科リハビリテーション研究会誌, 6：44-47, 2000.

7) 風間裕孝：膝蓋骨脱臼の1症例～発症機序および運

動療法の展開～. 理学療法新潟. Vol10：16-19, 2000.

29 ···p.156-159

1) 林　典雄：運動療法のための機能解剖学的触診技術 下肢・体幹, p173-178, メジカルビュー社, 187-190, 2006.

2) J Casting, ほか：図解 関節・運動器の機能解剖 下肢編, p87-95, 協同医書出版社, 1986.

3) 竹田　毅, ほか：半月板損傷の症状と診断法. 関節外科, 9(11)：43-49, 1990.

4) 鳥巣岳彦：整形外科診断学に必要な冠名サインとテスト 膝関節. MB Orthop, 7(5)：61-67, 1994.

30 ···p.160-163

1) 林　典雄：運動療法のための機能解剖学的触診技術 下肢・体幹, p123-126, 173-178, 184-186, メジカルビュー社, 2005.

2) 赤羽根良和, 林　典雄, ほか：鵞足炎におけるトリガー筋鑑別テストについて. 理学療法学, 29(2)：285, 2002.

3) 林　優, 赤羽根良和, ほか：スポーツ選手における鵞足炎の臨床的特徴と我々の運動療法成績についての検討. 第23回東海北陸理学療法学術大会誌：71, 2007.

4) 寺山和雄：整形外科痛みへのアプローチ② 膝と大腿部の痛み, p143, 南江堂, 2002.

踝關節・足部

1 ···p.166-169

1) コルト・スナイダー・マクラー：スポーツリハビリテーション 最新の理論と実践, p339-340, 西村書店, 2006.

2) 高倉義典, 北田　力, ほか：改訂版 図説 足の臨床, p218-240, メジカルビュー社, 1998.

3) 林　典雄：運動療法のための機能解剖学的触診技術 下肢・体幹, p100-111, メジカルビュー社, 2006.

4) 川野哲英：スポーツ傷害の理学療法. 整形外科, 46：1001-1009, 1995.

5) 大関　覚, ほか：足関節靭帯のバイオメカニクス. 別冊整形外科, 25：6-10, 1994.

2 ···p.170-173

1) 高倉義典, ほか：足部診療ハンドブック, p356-358, 医学書院, 2000.

2) B レニョー(廣島和夫, 監訳)：足ー病因・病理・病態と治療法ー, シュプリンガーフェアラーク東京, 1986.

3 ···p.174-177

1) 中山正一朗, ほか：スポーツとアキレス腱断裂. MB Orthop, 16(4)：8-15, 2003.

2) 坂野裕昭, ほか：アキレス腱断裂に対する経皮縫合術. MB Orthop, 16(4)：31-37, 2003.

3) 佐藤直人, ほか：早期運動が手指屈筋腱癒着形態に及ぼす影響. 関節外科, 16(2)：22-27, 1995.

4) 野口昌彦, ほか：Double Tsuge変法によるアキレス腱縫合術. MB Orthop, 16(4)：39-45, 2003.

4　　　　　　　　　　　　　　　　　　　　p.178-181
1) 中宿伸哉, 林　典雄：当院で扱ったシンスプリントのタイプ分類と足底挿板の成績について. 靴の医学, 20(2)：40-43, 2006.
2) Slocum DB：The shin splints syndrome. Am J Surg, 114：875-881, 1967.
3) Clement DB, et al：A survey of overuse running injuries. Physician sportsmed, 9：47-58, 1981.
4) Michael RH, et al：The soleus syndrome. A cause of medial Tibial stress(shin splints). Am J Sports Med, 13：87-94, 1985.
5) 竹林茂生：シンスプリントの画像診断. 臨スポーツ医, 13(5)：481-488, 1996.
6) 大久保　衛：シンスプリントと脛骨疲労骨折. 臨スポーツ医, 10(8)：887-896, 1993.
7) 伊藤浩充：シンスプリントの機能解剖学的特性. 理学療法, 21(2)：388-394, 2004.
8) 白土　仁：シンスプリントのリハビリテーション. 臨スポーツ医, 13(5)：511-517, 1996.
9) 長田瑞穂, 林　典雄, ほか：足底挿板が後脛骨筋と母趾外転筋の筋活動に与える影響. 整形外科リハビリテーション研究会誌, 7(7)：173-175, 2004.

5　　　　　　　　　　　　　　　　　　　　p.182-185
1) 冨士川恭輔, 鳥巣岳彦, 編：骨折脱臼 改訂2版, p148-177, 南山堂, 47-61, 2005.
2) 山野慶樹, 編：骨折と外傷 治療の考え方と実際, p20-43, 金原出版, 2000.
3) 川上幸雄, ほか：髄内釘におけるPoller screw(blocking screw)の併用. 整・災外, 49(9)：967-971. 2006.
4) 入谷　誠：足部・足関節・足底挿板療法. 整形外科理学療法の理論と技術, p37-83, メジカルビュー社, 1997.
5) 林　典雄, ほか：足底挿板が足部内在屈筋力に及ぼす影響について. 日本義肢装具学会誌, 16(4)：287-290, 2000.
6) 林　典雄：運動療法のための機能解剖学的触診技術 下肢・体幹, メジカルビュー社, 2006.

6　　　　　　　　　　　　　　　　　　　　p.186-189
1) 長総義弘：Compartment syndrome, Volkmann拘縮の原因と病態. MB Orthop, 9(13)：1-7, 1996.
2) 仁木久照：下腿コンパートメント症候群. 関節外科, 16：642-651, 1997.
3) 菊地臣一：下肢のcompartmental syndrome. 神経内科, 18：553-559, 1983.
4) Kikuchi S, et al：Ischemic contracture in the lower Limb. Clin Orthop, 134：185-192, 1978.
5) 山野慶樹：Crush syndromeとCompartment syndrome. 臨整外, 30(11)：1263-1270, 1995.
6) 山下仁司：完成したVolkmann拘縮の治療 分類・保存療法. MB Orthop, 9(13)：25-29, 1996.
7) 風間裕孝：足関節背屈制限を呈した外傷性下腿compartment症候群の一症例. 整形外科リハビリテーション研究会誌, 7：162-165, 2004.

7　　　　　　　　　　　　　　　　　　　　p.190-193
1) 高倉義典：足の解剖と構築. 関節外科, 13(12)増刊号：7-14, 1994.
2) 千保一幸, ほか：バスケットボール練習中に生じた第1・第2楔状骨間離開の一例. 臨スポーツ医, 9(11)：1267-1272.
3) 久保恭臣, ほか：足根骨第1・第2楔状骨間離開の4症例. 日整外スポーツ医会誌, 11：487-490, 1991.
4) 斉藤令馬, ほか：第1・2楔状骨離開の治療経験, 日足の外科会誌, 14：194-200, 1993.
5) 大澤　透, ほか：第1・2楔状骨離開を伴った第1楔状骨骨折の一例. 第279回整形外科集団会京阪神地方会抄録, 1742, 1992.
6) 宮崎芳一, ほか：第1・第2楔状骨間離開の5例. 中部整災誌, 34(5)：1537-1538, 1991.
7) Meyer SA：Midfoot sprain in collegiate football players. Am J Sports Med, 22：392-401, 1994.
8) 佐藤光太朗, ほか：リスフラン関節複合体の母趾列脱臼骨折の治療経験. 臨スポーツ医, 21(5)：569-572, 2004.

8　　　　　　　　　　　　　　　　　　　　p.194-197
1) Büler L：J Bone Joint Surg, 13：75, 1931.
2) Arnesen A：Acta Chir Scand, (Supple)234, 1958.
3) Watson J：Fracture and Joint Injuries 5th ed, p1157, Livingstone, London, 1976.
4) Essex-Lopresti P：The mechanism, reduction technique and results in fractures of the os calcis. Br J Surg, 39：359-419, 1952.
5) Sanders R：Intra-articular fractures of the calcaneus；present state of the art. J Orthop Trauma, 6：252-265, 1992.
6) 北田　力：北田法のよる踵骨骨折の治療. MB Orthop, 8：55-63, 1995.
7) 杉本和也：踵骨関節内骨折に対する新しい方法にについて. 奈良医誌, 30：267-292, 1988.
8) 熊谷匡晃：踵骨骨折に対する運動療法と考え方. 整形リハ学会誌, 10(投稿中).
9) 高倉義典, 編：踵部の外傷. 下腿と足の痛み, p121, 南江堂, 1996.
10) 杉本和也：踵骨関節内骨折に対する新しい方法にについて. 奈良医誌, 30：267-292, 1988.
11) 大本秀行：踵骨骨折の徒手整復法. MB Orthop, 16(1)：25-33, 2003.

9　　　　　　　　　　　　　　　　　　　　p.198-201
1) 黒川高秀, 編：整形外科手術 第6巻 足関節と足の手術, p18, 中山書店, 1994.
2) J Castaing, ほか：関節・運動器の機能解剖 下巻 下肢編, p138, 協同医書出版社, 1986.

10　　　　　　　　　　　　　　　　　　　p.202-205
1) 仁木久照：足関節果部骨折の診断と治療. 関節外科, 23(9)：36-48, 2004.

2) 高倉義典：両果骨折. MB Orthop, 19：51-60, 1989.
3) 林　典雄：運動療法のための機能解剖学的触診技術 下肢・体幹, p100-220, メジカルビュー社, 2006.
4) 高倉義典：足関節の機能解剖と診断. 整・災外, 33：787-795,1990.
5) 藤巻悦夫, 北田　力, 高倉義典, 編：下腿と足の痛み, p70-105, 南江堂, 2001.
6) John T. Hansen：ネッターコンパクト解剖学アトラス 下巻, p281, 南江堂, 2007.
7) 越智隆弘, 編：足の外来, p10-11, メジカルビュー社, 1999.
8) 藤井秀男：足診療マニュアル, p12, 医歯薬出版, 1993.

11 .... p.206-209
1) 仁木久照：足関節果部骨折の診断と治療. 関節外科, 23：1132-1144, 2004.
2) 渡辺　良：足関節果部骨折の分類と治療. 整形外科, 39：1409-1413, 1988.
3) 林　典雄：運動療法のための機能解剖学的触診技術 下肢・体幹, p96-99, メジカルビュー社, 2006.
4) 萩島秀男, 訳：足と足関節の痛み, p28, 医歯薬出版, 2001.
5) 田中康仁：足関節の構造とバイオメカニクス. 関節外科, 20：1378-1386, 2001.
6) 大関　覚：三角靭帯損傷の診断と治療. MB Orthop, 18：55-59, 2005.

12 .... p.210-213
1) 仁木久照：足関節果部骨折の診断と治療. 関節外科, 23(9)：36-48, 2004.
2) 阪本桂造：外果骨折 治療を主体として. MB Orthop, 19(11)：27-34, 1989.
3) 小野昌代, ほか：足関節部骨折における術後理学療法に対する一考察～足関節固定角度の違いについて～. 整形外科リハビリテーション研究会誌, 1：43-45, 1995.
4) Ogilvie-Harris DJ, Reed SC, Hedman TP：Disruption of the ankle syndesmosis：Biomechanical study of the ligamentous restraints. Arthroscopy, 10：558-560, 1994.

13 .... p.214-217
1) 黒川高秀, 編：整形外科手術 第2巻A 外傷 I, 中山書店, 1990.
2) 山野慶樹, 編：骨折と外傷 治療の考え方と実際, 金原出版, 1996.
3) キャンベル整形外科手術書7 原著第10版 骨折と脱臼, エルゼビア・ジャパン, 2004.
4) 仁木久照：足関節果部骨折の診断と治療. 関節外科, 23(9)：36-48, 2004.
5) 藤巻悦夫：足関節果部骨折の治療. 整・災外, 35：427-436, 1992.
6) 藤井唯誌：足関節果部骨折に対する極超短期間ギプス固定の試み. 足の外科学会誌, s99：2004.
7) 藤井唯誌：足関節果部骨折に対する極超短期間ギプス固定期間の比較. 足の外科学会誌, s41：2005.

14 .... p.218-221
1) 水野耕作：足関節における拘縮の成因. 病態ならびに治療. 関節外科, 10(増刊号)：164-173, 1991.
2) Ruedi T, et al：The operative treatment of intraarticular fracture of the tibia. Clin Orthop, 138：105-110, 1979.
3) Burwell HN, Charney AD：The treatment of displaced fractures at the ankle by rigid internal fixation and early joint movement. J Bone Joint Surg, 47-B：634-660, 1965.
4) Sneppen O, et al：Fracture of body of the talus. Acta Orthop Scand, 48：317-324, 1977.
5) 浅野昭裕：距骨頸部骨折を含む足関節脱臼骨折について. 整形外科リハビリテーション研究会誌, 7：153-155, 2004.
6) 高倉義典, 山本晴康, 木下光雄：足部診療ハンドブック, p50-52. 医学書院, 2000.
7) 松本正知, ほか：角度調節が簡単で足部の状態に合わせやすい夜間装具の試作. PTジャーナル, 40：494, 2006.

15 .... p.222-225
1) 安田稔人：足部の麻痺性障害 足部の末梢神経障害. MB Orthop, 20(11)：125-132, 2007.
2) 長谷川　惇：足根管症候群. 手術, 43(10)：1281-1285, 1989.
3) 長岡正宏：足関節および足指周囲の絞扼性末梢神経障害. MB Orthop, 16(6)：61-65, 2003.
4) 中野　隆：マスターの要点 機能解剖学 末梢神経系の機能解剖(10). 理学療法, 24(9)：1248-1263, 2007.
5) Kinoshita M：The dorsiflexion-eversion test for diagnosis of tarsal tunnel syndrome. J Bone Joint Surg, 83-A：1835-1839, 2001.
6) 長岡正宏：末梢神経麻痺の評価 電気診断学とリハビリテーション, p195-204, 医歯薬出版, 1994.
7) 安部幸雄：末梢神経の癒着と可動性障害の病態. 別冊整形外科, 49：98-102. 2006.
8) 細田多穂：理学療法ハンドブック 第2巻, p51-84, 協同医書出版社. 2000.
9) 林　典雄：運動療法のための機能解剖学的触診技術 下肢・体幹, p210-215, メジカルビュー社, 2006.

16 .... p.226-229
1) Wilson PD：Fractures and dislocations of the tarsalbone. Southern MJ, 26：833-845, 1933.
2) 乗松敏晴：足舟状骨単独脱臼骨折の治療経験. 整・災外, 24：1025-1029, 1981.
3) 宇佐見則夫：足舟状骨単独脱臼骨折の検討ー受傷転帰と治療について. 整形外科, 44(1)：37-42, 1993.
4) 山村成截：両側舟状骨折脱臼骨折の1例. 臨整外, 34(8)：1057-1060, 1999.
5) Main JB：Injuries of the midtarsal joint. J BoneJoint Surg, 57(B)：89-97, 1975.
6) Wiley JJ：The mechanism of tarso-metatarsal joint injuries. J Bone Joint Surg, 53(B)：474-482, 1971.
7) 黒澤　尚：スポーツ外傷 IV 下肢, p299-432, 医歯薬出版株式会社, 2001.

8) 山内昭雄：アトラスとテキスト人体の解剖 原著第4版, p273-280, 南江堂, 2004.
9) 嶋田智明ほか, 監訳：筋骨格系のキネシオロジー, p502-591, 医歯薬出版株式会社, 2005.
10) 丸箸兆延：足舟状骨疲労骨折の1例. 整形外科, 50(4)：389-391, 1999.
11) 石川　斉, ほか：足部舟状骨疲労骨折とその力学的考察. 中部整災誌, 31：2154-2159, 1988.
12) B レニョー：足病因・病理・病態と治療, シュプリンガーフェアラーク東京, 1986.
13) 林　典雄：足底挿板が足部内在屈筋力に及ぼす影響について. 日本義肢装具学会, 16(4)：287-290, 2000.
14) 長田瑞穂：足底挿板が後脛骨筋と母趾外転筋の筋活動に与える影響. 整形外科リハビリテーション研究会誌, 7(7)：173-175, 2004.
15) 佐藤達雄, 坂井建雄(監訳)：臨床のための解剖学, p696, メディカル・サイエンス・インターナショナル, 2008.

17 ·· p.230-233
1) 井口　傑：距骨骨折の診断と治療. 関節外科, 23(9)：1158-1165, 2004.
2) 三木亮明：骨折と外傷, 金芳堂, 1992.

軀幹

1 ·· p.166-169
1) 吉田　徹, ほか：成長期分離症. 整・災外, 43：1249-1259, 2000.
2) 吉田　徹, ほか：脊椎分離症に対する対処法の基本原則. 整・災外, 48：625-635, 2005.
3) 吉田　徹, ほか：MRIによる成長期脊椎分離の診断. 中部整災誌, 35(4)：951-952, 1992.
4) 吉田　徹, ほか：成長期分離症のMRIによる早期発見と装具療法. 整・災外, 39：819-827, 1996.
5) 大場俊二：スポーツによる腰部疲労骨折に対するメディカルチェック－早期診断を可能にする選手の意識向上を目指して－. 臨スポーツ医, 19(12)：1417-1424, 2002.
6) 宝田雄大：薬いらずの肉体改造法 第1版, p80-122, ベースボール・マガジン社, 2001.

2 ·· p.240-243
1) Nachemson AL：Spine, 1：59-71, 1976.
2) 菊地臣一：腰痛, p57, 医学書院, 2003.

3 ·· p.244-247
1) 熱田裕司, ほか：高齢者の脊柱後彎症の原因と治療方針－腰部変性後彎に注目して－. 整・災外, 37：289-295, 1994.
2) 紺野慎一, ほか：臨整外, 28：419-426, 1993.
3) 菊池臣一：腰痛, p49-108, 医学書院, 2003.
4) 竹光義治：脊椎およびその周辺からの痛み－脊柱姿勢の異常に関連して－. 日脊椎外会誌, 4(1)：327-339, 1993.
5) 山本博司：腰痛発生のメカニズム. 理学療法, 4(6)：

407-416, 1987.
6) 紺野慎一, ほか：腰部筋内圧と慢性腰痛－コンパートメント症候群の病態－. 総合リハ, 22(9)：745-749, 1994.
7) 加茂裕樹, ほか：高齢者の脊柱彎曲異常と慢性腰痛. 総合リハ, 22(9)：733-738, 1994.
8) 吉田　徹, ほか：脊椎圧迫骨折 保存療法の要点と運動療法. 臨床リハ, 14(11)：996-1002, 2005.
9) 佐藤光三：脊柱骨粗鬆症における腰背痛と画像所見. 骨・関節・靱帯, 11(4)：297-305, 2000.
10) 李　俊, ほか：慢性腰痛症と体幹筋力－体幹筋力測定からみた慢性腰痛症の病態について－. 総合リハ, 22(9)：739-744, 1994.
11) 辻　太一, ほか：中高年者の腰痛の疫学的検討－腰椎アライメントと重心動揺の関係－. 日脊椎脊髄病会誌, 15(1)：378, 2004.

4 ·· p.248-249
1) 大浦好一郎：腰部椎間関節症の鑑別診断. 関節外科, 18(7)：799-804, 1999.
2) Lynch MC, et al：Facet joint injection for low back pain. J Bone Joint Surg, 68-B：138-141, 1986.
3) 山本　博, 編：整形外科 痛みへのアプローチ 腰背部の痛み, p27-28, 南江堂, 1999.
4) 吉尾雅春：新鮮凍結遺体による股関節屈曲角度. 理学療法学, 31(Suppl)：461, 2004.
5) 林　典雄：馬尾性間欠跛行に対する運動療法の効果. 日本腰痛学会誌, 13(1)：165-170, 2007.
6) Luis R：Surgery of the spine, Berlinm, Heidelberg, New York, Splinger-Verlag, 1983.

5 ·· p.252-255
1) Kapandji IA(萩島秀男, 監訳)：カパンディ関節の生理学III 体幹・脊柱, 医歯薬出版, 1986.
2) 山元　功, Panjabi MM：仙腸関節の三次元動態解析. 関節外科, 18(5)：14-18, 1999.
3) 村上栄一, 石塚正人, ほか：仙腸関節性疼痛の自覚部位と発現動作の特徴. 臨整外, 32(4)：387-392, 1997.
4) 林　典雄：運動療法のための機能解剖学的触診技術 下肢・体幹：メジカルビュー社, 2006.
5) 伊志嶺隆：仙腸関節の病理組織学的加齢変化. 日整会誌, 63(9)：1074-1084, 1989.
6) 宮本雅史, 元文芳和, ほか：仙腸関節部痛の診断. 骨・関節・靱帯, 16(8)：880-888, 2003.
7) 黒崎祥一, 里見和彦, ほか：診断に難渋した右梨状筋症候群の1例. 整形外科, 48(5)：599-601, 1997.

6 ·· p.256-259
1) 渡辺雅彦, 持田譲治：腰部脊柱管狭窄症の診察. MB Orthop, 17(5)：15-20, 2004.
2) 駒形正志：馬尾の循環動態と腰部脊柱管狭窄症. MB Orthop, 7(5)：39-50, 1993.
3) 高橋啓介：硬膜外圧からみた馬尾性間欠跛行. 骨・関節・靱帯, 12(4)：377-381, 1999.
4) 古川一郎, 星野雄一：馬尾血流からみた馬尾性間欠跛行. 骨・関節・靱帯, 12(4)：405-411, 1999.
5) 高橋啓介, 島　巌：腰部脊柱管狭窄症における馬尾圧

迫の動態－姿勢および歩行における圧迫の変化－. 日整会誌, 71(8)：S1403, 1997.
6) Evans JG：Neurogenic intermittent claudi-cation, Br Med J, 17：985-987, 1964.

7 ·· p.260-263
1) Offerski C, Macnab OC, I：Hip-spine syndrome. Spine, 8：316-321, 1983.
2) Cailiet R(萩島秀男, 訳)：腰痛症, p22-26, 医歯薬出版, 1996.
3) 帖佐悦男：Hip-spine syndromeの分類における症状とX線学的特徴, 関節外科, 23(4)：476-483, 2004.
4) Hoppenfeld S：図解 四肢と脊椎の診かた, p150, 医歯薬出版, 1984.
5) 増田一太：股関節muscle tightness由来の腰痛. 整形外科リハビリテーション研究会誌, 9：90-92, 2006.

附録1

2 ·· p.267
1) Edwards BN, et al：Contributory factors and etiology of sciatic nerve palsy in total hip arthroplasty. Clin Orthop, 218：136-141, 1987.

11 ·· p.276
1) 片岡洋一, 東海林和弘, 千馬誠悦, ほか：骨傷を伴わない膝蓋腱皮下断裂の3例. 関節外科, 14(4),96-99, 1995.
2) Rand JA, Morrey BF, Bryan RS：Patellar tendon rupture total knee arthroplasty. Clin Orthop Relat Res, 244：233-238, 1989.
3) 冨士川恭輔, 小林龍生, 松本秀男, ほか：膝伸展機構損傷. OS NOW No23 膝関節疾患の手術療法, p14-23, メジカルビュー社, 1996.
4) 太田道紀, 安部　学, 詫摩博史, ほか：ジャンプにより発症した膝蓋腱皮下断裂の1例. 整形外科, 50(2)：195-198, 1999.
5) 駒谷隆雄, 今井久一：膝蓋腱断裂一次修復の経験. 日災医会誌, 46(4)：1998.

12 ·· p.277
1) 橋本貴幸, 岡田恒夫, 杉原勝宣, ほか：外傷性左大腿血腫後骨化性筋炎を呈した一症例～膝関節可動域制限の理学療法～, 整形外科リハビリテーション研究会誌, 8(8)：60-63, 2005.
2) 二ノ宮節夫, ほか：今日の整形外科治療指針 第4版, p69-70, 医学書院, 2000.
3) 廣瀬聡明, ほか：特殊な組織像を呈した後頚部発生の多結節性骨化性筋炎の1例. 整形外科, 51(6)：661, 2000.
4) 福林　徹, 編：スポーツ外傷・障害とリハビリテーション 実践スポーツクリニック, p53, 文光堂1999.

16 ·· p.281
1) 君塚　葵：足部の骨端症. MB Orthop, 7(3)：55-60,

1994.
2) 木下光雄：足部の骨端症. 関節外科, 22(4)：76-84, 2003.

18 ·· p.283
1) 赤羽根良和, 林　典雄, ほか：長母趾伸筋腱断裂における理学療法の試み－伸筋腱の修復時期で分類した治療プログラムについて－. 愛知県理学療法士会誌, 16(1)：43-46, 2004.
2) 南川義隆, 神部賢一, ほか：手関節背屈位と指伸筋腱の滑動域の関係について. 日手会誌, 10(2)：235-238, 1991.

19 ·· p.284
1) 橋本貴幸, ほか：母趾MP関節背側脱臼の一症例　整形外科リハビリテーション研究会誌, 9, 2006.
2) Coughlin MJ, et：Surgery of the foot and ankle vol 1, p1558-1566, Mosby, 1999.
3) 林　典雄：運動療法のための機能解剖学的触診技術 下肢・体幹, p221-227, メジカルビュー社,2006.

22 ·· p.287
1) 村上栄一, ほか：仙腸関節性腰殿部痛の診断と治療. MB Orthop, 18(2)：77-83, 2005.

附録2

3 ·· p.291
1) 橋本貴幸, 林　典雄, 鵜飼建志：テーピング及び足底挿板が足部内在屈筋力に及ぼす影響について. 整形外科リハビリテーション研究会誌, 6(6)：24-27, 2000.
2) Cailliet R：足と足関節の痛み 第1版, p89-109, 医歯薬出版社, 1983.
3) 鵜飼建志, 林　典雄, 橋本貴幸：下腿外旋制動目的のテーピングが内側広筋斜走線維に及ぼす影響について, 整形外科リハビリテーション研究会誌, 6(6)：44-47, 2000.
4) 林　典雄, 鵜飼建志, 橋本貴幸：中足骨横アーチと足趾屈筋力との関係について. 整形外科リハビリテーション研究会誌, 6(6)：9-12, 2000.
5) 川野哲英：テーピングテクニックの基本. MB Orthop, 17(6)：12-20, 2004.

8 ·· p.296
1) 林　典雄, ほか：膝関節拘縮の観点よりみた内側膝蓋支帯と膝関節包間の滑液包の存在意義について. 整形外科リハビリテーション研究会誌, 4：5-8, 1998.
2) 林　典雄：解剖所見よりみる関節機能とクリニカルヒント. 整形外科リハビリテーション研究会誌, 6：48-94, 2000.

索 引

■■■■■ 二十 ■■■■■

■■■■■ 二十三 ■■■■■

■■■■■ 二十四 ■■■■

■■■■ 二十五 ■■■■

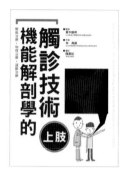

機能解剖學的
觸診技術
—上肢

19×26cm　296 頁
單色　定價 600 元

　　觸診是藉由手觸摸患者的身體，以判斷、評估身體的狀況，因此對於人體的正常機能及解剖位置必須有充分的理解。本書內容在講述上肢的觸診方式，分為三大部分，將人體上肢全部的骨骼、肌肉、韌帶都逐一的做詳細解說。

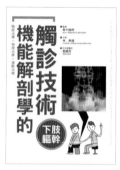

機能解剖學的
觸診技術
—下肢軀幹

19×26cm　304 頁
單色　定價 600 元

　　觸診是藉由手觸摸患者的身體，以判斷、評估身體的狀況，因此對於人體的正常機能及解剖位置必須有充分的理解。
　　本書內容在講述下肢以及軀幹的觸診方式，分為三大部分，將人體下肢以及軀幹重要的骨骼、肌肉、韌帶都逐一的做詳細解說。

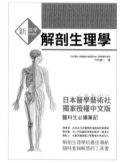

新快學
解剖生理學

18×26cm　408 頁
彩色　定價 600 元

　　解剖生理學內容包羅萬象，它不但研究生命的運作機轉，並針對每個器官或組織的名稱、位置、結構去做解說。本書為日本濱松大學的教授—竹內修二，依據多年教學經驗以及本身專業知識撰寫而成。以幫助學習為主旨，詳細解說生理學與解剖學的知識與概念。

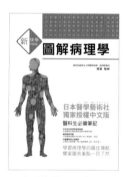

新快學
圖解病理學

18x26cm　408 頁
彩色　定價 700 元

　　病理學是一門專門在探討疾病發生的起因、發展以及變化的學科。疾病的預防與治療為醫學發展的主要目的之一，因此病理學是為醫護相關科系學生，以及從業人員必備的專業基礎知識。

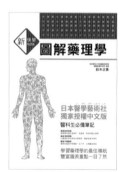

新快學
圖解藥理學

18x26cm　248 頁
彩色　定價 600 元

　　在現代醫療當中，藥物治療是很重要的一環，本書針對醫護相關科系學生之需要，由專業教授執筆，全面解析藥理相關知識。書中以藥物的作用系統分類章節，讓學習更有效率。並搭配圖片及表格進行說明，讓藥物名稱與作用機制一目了然，方便讀者背記。

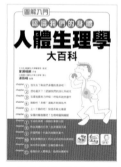

人體生理學
大百科

15x21 公分 276 頁
雙色　定價 300 元

　　當我們愈是瞭解人體的運作機制，對這套機制的精密與巧妙就愈加讚嘆，並油然生起敬意與感動，這也是生理學之所以能讓人回味無窮的原因！有鑒於此，本書作者將整個博大精深的生理學濃縮成精華，以深入淺出的方式來解說。

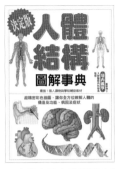

人體結構
圖解事典

15x21 公分 272 頁
彩色　定價 350 元

　　本書主旨在於希望人們對自己的身體有一定
程度的認識，是本寫給普羅大眾的身體知識百
科。書中使用豐富的彩色插圖，搭配淺顯易懂
的解說，用深入淺出的方式介紹複雜的身體結
構。

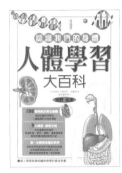

人體學習
大百科

15x21 公分 304 頁
彩色　定價 300 元

　　全書超過８００張全彩插圖，以最簡明詳實
的方式將全身各部位的器官、功能、結構表現
出來。就連毛髮、指甲、細胞、遺傳基因等也
都有詳盡的介紹說明。同時還有全身各器官的
主要疾病以及形成原因與症狀介紹，內容詳
盡，是居家必備的工具書！

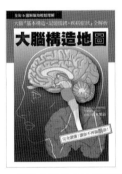

大腦構造地圖

15x21cm　　192 頁
彩色　定價 350 元

　　能夠負責各式各樣高度活動的大腦，充滿了
許多謎團，是一個令人相當好奇的部位。本書
將腦的構造以及連結腦部的神經機制、感覺記
憶的原理、心理活動作用與腦的疾病，乃至與
腦相關的最新資訊，分為八個章節，將腦的世
界濃縮為一冊。

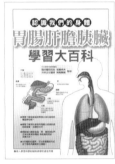

胃腸肝膽胰臟
學習大百科

14.8x21cm　　244 頁
彩色　定價 300 元

　　本書是針對消化器官之構造與功能所推出的
一本書，讓讀者學習了解從食道到腸胃之消化
器官的構造與功能。消化器官所罹患之疾病的
症狀與檢查、治療的方式。並解說從口腔經食
道、胃、腸而到肛門之消化器官的構造與疾病
的症狀、治療方式。

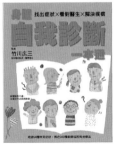

身體自我診斷
一本通

21×26cm　　224 頁
彩色　定價 450 元

　　身體有點不舒服，但這樣就跑去看醫生似乎
有點小題大作，再加上工作繁忙，於是就只是
自己默默的忍耐著，久而久之非但沒有改善，
反而越來越嚴重……。小毛病有可能是重大疾
病的前兆，因此請不要輕忽身體的訊號，然而
該怎麼判斷這究竟是小小的不適，還是重大疾
病呢？您的疑問在本書都可以找到解答！

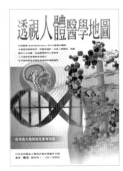

透視人體
醫學地圖

21×30 公分 184 頁
彩色　定價 420 元

　　本書提供簡潔明快的、詳盡易懂的「目視人
體機制」插圖，共八大章節，依身體器官分門
別類，再輔以淺顯易懂的文字說明，不管任何
時候都是您最貼身及時的健康顧問！

瑞昇文化 http://www.rising-books.com.tw
更多圖書優惠請洽 e-order@rising-books.com.tw 或 TEL：02-29453191

TITLE

整形外科運動治療 下肢・軀幹

STAFF

出版	三悅文化圖書事業有限公司
編著	日本整形外科復健學會
譯者	高詹燦　龔亭芬

總編輯	郭湘齡
責任編輯	王瓊苹
文字編輯	林修敏　黃雅琳
美術編輯	李宜靜
排版	六甲印刷有限公司
製版	明宏彩色照相製版股份有限公司
印刷	桂林彩色印刷股份有限公司
法律顧問	經兆國際法律事務所　黃沛聲律師

代理發行	瑞昇文化事業股份有限公司
地址	新北市中和區景平路464巷2弄1-4號
電話	(02)2945-3191
傳真	(02)2945-3190
網址	www.rising-books.com.tw
e-Mail	resing@ms34.hinet.net

劃撥帳號	19598343
戶名	瑞昇文化事業股份有限公司

初版日期	2012年3月
定價	600元

國家圖書館出版品預行編目資料

整形外科運動治療　下肢・軀幹／日本整形
外科復健學會編著；高詹燦，龔亭芬譯.
-- 初版. -- 新北市：三悅文化圖書，2012.01
336面；25.7x18.2公分

ISBN 978-986-6180-93-4 (平裝)

1.運動療法　2.復健醫學　3.下肢　4.軀幹

418.934　　　　　　　　　101000728

KANSETSU KINO KAIBOGAKU NI MOTOZUKU SEIKEI GEKA UNDO RYOHO NAVIGATION <KASHI, TAIKAN>
(ISBN978-4-7583-0683-6)
Edited by SEIKEI GEKA REHABILITATION GAKKAI
Originally published in Japan in 2008 and all rights reserved
by MEDICAL VIEW CO., LTD., Tokyo.
Chinese (in complex character only)translation rights arranged with
MEDICAL VIEW CO., LTD., Japan
through THE SAKAI AGENCY and HONGZU ENTERPRISE CO., LTD.